新药非临床研究与开发

徐寒梅　主编

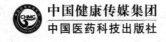

中国健康传媒集团
中国医药科技出版社

内容提要

本书系根据作者长期积累总结的教学与药物开发实践经验撰写而成。本书重点介绍包括政策法规、试验内容、试验设计、试验方法等药物非临床研究的内容，体现了多学科交叉的药物研发特点，有实践指导意义，有助于读者形成新药临床前研发的整体思路。

本书可以作为药学类专业研究生、本科生的必备教材，也可以作为药学工作者及相关人员的参考书。

图书在版编目（CIP）数据

新药非临床研究与开发 / 徐寒梅主编 . — 北京：中国医药科技出版社，2020.7
ISBN 978-7-5214-1920-7

Ⅰ.①新⋯　Ⅱ.①徐⋯　Ⅲ.①新药-研究　Ⅳ.①R97

中国版本图书馆CIP数据核字（2020）第124762号

美术编辑　陈君杞
版式设计　友全图文

出版　**中国健康传媒集团**｜中国医药科技出版社
地址　北京市海淀区文慧园北路甲 22 号
邮编　100082
电话　发行：010-62227427　邮购：010-62236938
网址　www.cmstp.com
规格　787×1092mm $^1/_{16}$
印张　22 $^3/_4$
字数　471 千字
版次　2020 年 7 月第 1 版
印次　2020 年 7 月第 1 次印刷
印刷　三河市万龙印装有限公司
经销　全国各地新华书店
书号　ISBN 978-7-5214-1920-7
定价　98.00 元

获取新书信息、投稿、为图书纠错，请扫码联系我们。

编委会

药物研究与开发是一项系统工程，历时长，耗资巨大，涉及专利、政策法规、技术开发、成果转化、市场销售等方方面面。仅就技术而言，药物研发经过几个阶段：药物的设计与发现（先导化合物的发现）、药物成药性评价、系统的非临床研究、临床研究（Ⅰ期，Ⅱ期，Ⅲ期，Ⅳ期）、上市生产与销售。

对于广大药学专业的学生，无论是研究生还是本科生，在读期间多少都会涉及到新药研发的某个环节，特别是药物的非临床研究部分。如果有幸发现一个新的药物分子，需要及时进行专利保护，然后根据国家《药品注册管理办法》及相关的指导原则，开展成药性评价，以判断该药物候选分子的有效性、安全性、质量可控性、药代动力学特征等，通过综合考虑，如果是非常有开发价值的分子可以进入系统的非临床研究：药学研究、药理毒理学研究。

本书重点阐述药物的非临床研究：在《药品注册管理办法》指导下，对所研发的产品进行分类，参照相关类别的试验或资料要求，以及相关指导原则的要求，开展系统的药学及质量标准研究、体内外药效学研究的设计及研究（以肿瘤、类风湿性关节炎等适应证为例）、非临床药代动力学研究、毒理学研究，以上这些内容覆盖了药物的非临床研究的范畴。

本书的编撰目的是希望读者经过阅读学习，全面了解药物非临床研究的内容，包括政策法规、试验内容、试验设计、试验方法。本书即是以药品研发的方法过程为线索，通过系统阅读和学习，将有助于读者形成新药临床前研发的整体思路。

本书使用范围广泛，既可以作为药学类专业研究生、本科生的教材进行教学使用，也可以作为药学工作者及相关人员的参考书。

因为药物研发的特点是多学科交叉、相互渗透，为本书的编写带来一定难度，感谢参与编写的所有编者，经过大家多年努力和积累、不断完善而形成了现有内容。尽管编者力求在本书的内容与形式方面做得更好，但难免也存在疏漏，有待通过今后的工作进行修订、充实和完善。

编　者
2020年3月

第一章　药品注册管理办法

第一节　药品注册制度历史沿革

一、我国药品注册管理制度的发展历程

我国建立药品注册管理制度的时间比较短，大体可以划分为以下七个阶段。

第一阶段：1963年10月25日，由卫生部、化工部、商业部颁发《关于药品管理的若干规定》，要求对药品实行审批制度。

第二阶段：1966—1976年，全民大搞中草药运动，兴办药厂，药品审批处于混乱状态。

第三阶段：1978年国务院颁布《药政管理条例》，规定新药由省、自治区、直辖市卫生厅（局）和医药管理局组织鉴定后审批；1982年全国以省、自治区、直辖市为单位，统一实施药品生产批准文号管理制度，对过去批准生产的药品重新换发批准文号。

第四阶段：1984年全国六届人大七次会议审议通过《中华人民共和国药品管理法》（以下简称《药品管理法》），并于1985年5月1日实施。《药品管理法》的颁布，使我国的药品注册管理制度第一次以法律的形式固定下来。同年7月1日，卫生部颁布并实施了《新药审批办法》。《药品管理法》规定，新药由国务院卫生行政部门审批，生产地方药品标准、仿制国家药品标准的药品由省级卫生行政部门审批。

第五阶段：1998年3月，国家药品监督管理局成立，修订了一系列药品注册管理规章。修订后的《新药审批办法》于1999年5月1日开始实施。

2001年3月，新修订的《药品管理法》正式实施；2002年12月1日，国家食品药品监督管理局颁布实施了《药品注册管理办法》（试行）。

2005年2月28日，国家食品药品监督管理局颁布了修订的《药品注册管理办法》。规定国家食品药品监督管理局主管全国药品注册工作，负责对药物临床试验、药品生产和进口进行审批。省、自治区、直辖市（食品）药品监督管理部门依法对申报药物的研制情况及条件进行核查，对药品注册申报资料的完整性、规范性和真实性进行审核，并组织对试制的样品进行检验。

第六阶段：2005年5月1日起施行的《药品注册管理办法》对于规范药品的审评审批起到了积极作用，但是，在实施过程中也暴露出该办法存在的突出问题和薄弱环节，如存在鼓励创新不够，造成简单改剂型品种和仿制品种申报数量急剧增多，低水平重复现象严重，故有必要对现行的《药品注册管理办法》进行修订。

2007年6月18日经国家食品药品监督管理局局务会审议通过，颁布新修订《药品注册

管理办法》，自2007年10月1日起施行。

本次修订坚持以科学监管理念统领药品注册工作的指导思想，通过整合药品注册管理资源，深化药品注册审评机制改革，严格药品注册审批程序，建立高效运转；之后又相继颁布了《中药注册管理补充规定》《新药注册特殊审批管理规定》《药品生产质量管理规范》（2010年修订）等配套规定及指导原则。

第七阶段：自2007版《药品注册管理办法》颁布以来，在规范药品注册行为、引导药物研发、促进我国医药产业发展、满足公众用药需求等方面发挥了重要作用。为贯彻党中央、国务院关于药品审评审批制度改革的精神，落实《药品管理法》《中华人民共和国中医药法》（以下简称《中医药法》）、《中华人民共和国疫苗管理法》（以下简称《疫苗管理法》）等新制修订法律以及《中华人民共和国药品管理法实施条例》（以下简称《药品管理法实施条例》）要求，加强药品注册管理，解决实践中遇到的问题，国家药监局组织对《药品注册管理办法》进行修订，并于2020年1月15日经国家市场监督管理药监局2020年第1次局务会议审议通过，2020年1月22日国家市场监督管理药监局令第27号公布，自2020年7月1日起施行。新修订《药品注册管理办法》最终分为十章一百二十六条，与之前的《药品注册管理办法》相比，此次修订突出药品注册管理功能，进一步构建完善审评审批框架体系，进一步明确药品注册、核查、检验环节以及注册申请人（上市许可持有人）等各部门、各参与主体的职责以及权利义务。同时，此版《药品注册管理办法》对审评审批中涉及的具体技术要求不再写入《药品注册管理办法》正文，改由在指导原则等配套文件中体现，这一改变，使整个药品注册管理的制度框架和技术标准体系体现出更强的稳定性和灵活性。

二、新修订《药品注册管理办法》的特点

（一）落实新制修订法律的要求

将新制修订的《药品管理法》《中医药法》《疫苗管理法》纳入总则，全面落实法律要求并细化。

根据新修订的《药品管理法》，药品上市许可持有人制度在全国范围内全面推行。《药品注册管理办法》将申请人资质放宽为能够承担相应法律责任的企业或者药品研制机构。持有人转让药品上市许可被列入审批类变更，需要以补充申请的方式进行申报，经批准后可以实施。

药物临床试验项下第二十二条新增对疫苗临床试验开展机构的要求，应当由符合药监局和卫健委规定条件的三级医疗机构或者省级以上疾病预防控制机构实施或者组织实施。重构疫苗监管体系，严格疫苗风险管控。

（二）明确各级监管部门的职责

国家药品监督管理局主管全国药品注册管理工作，负责建立药品注册管理工作体系和制度，制定管理规范，组织药品注册审评审批以及监督管理工作。其中国家药品监督管理局药品审评中心负责药物临床试验申请、药品上市许可申请、补充申请和境外生产药品再注册申请等的审评。

地方药品监督管理部门负责行政区域内境内生产药品再注册申请的受理、审查和审批，药品上市后变更的备案、报告事项管理等。

这一改变，也是对新一轮药品监管机构改革以后，对省级药品监督管理部门的注册管理职责进一步进行的细化和补充，进一步加强了药品的研发监管力量，将对药品研究质量的提高和药品研究环节秩序的进一步规范起到积极促进作用。

（三）优化审评审批流程

做好药品注册审评检查与检验各环节衔接，提高注册时间的可预期性，减轻企业负担。

1.明确各项工作时限　对于药品注册审评、注册核查申请、审批类变更补充申请、再注册审查审批等设置了工作时限。药品上市许可申请审评时限设置为二百日，在审评时限届满四十日前可完成核查工作，行政审批决定应当在二十日内作出。明确了各项工作启动和完成的时间点，提高审评审批效率。

2.优化核查和检验程序　药品核查中心可以协调相关省、自治区、直辖市药品监督管理部门同步实施上市前药品生产质量管理规范检查和药品注册生产现场核查。

申请人已完成药学研究、质量标准和商业规模生产工艺验证后，可以在药品注册申请受理前向中检院或者省、自治区、直辖市药品监督管理部门提出药品注册检验。

从对药品注册检验程序的调整情况来看，将有利于创新药在提交注册申请之前与检验部门共同对相应的质量项目、技术指标、检验方法进行沟通，初步确认药品的质量标准。但药品注册申请人也不应认为，注册检验的前置将解决药品注册过程中的所有问题，在提交注册申请进入药品审评环节后，药品审评人员如发现需要通过检验确定的问题，还是有可能发起补充检验的通知。注册检查核查中，如果发现问题需要检验的，也有可能发起抽样和检验。因此，申请人保证申报资料的真实、规范、系统对后续减少发补十分有益。

（四）鼓励创新

增加"药品加快上市注册程序"章节，支持以临床价值为导向的药物创新。启用突破性治疗药物程序、附条件批准程序、优先审评审批程序和特别审批程序，设立审评四个加快通道。对于各个项下符合条件的药物按规定给予药品审评中心交流指导，上市后提交补充申请和缩短审评时限等不同的政策支持，加快上市注册。

该四个通道的引入，进一步和国际先进做法接轨，同时也有利于对创新药企业关注的优先审评审批制度进一步进行完善。同时，也给"附条件批准"上市提供了制度依据，有利于临床急需药品的加快上市，有利于建立"附条件批准"的统一标准和评价尺度。

（五）强化药品全生命周期监管

新《药品注册管理办法》对药物上市注册的临床试验部分内容作出了更改。药物临床试验应当在具备相应条件并按规定备案的药物临床试验机构开展，化学仿制药生物等效性研究应当报国家局药品审评中心备案。

药品上市后的各项变更设置为审批类变更、备案类变更和报告类变更，对各项变更的纳入范围，实施程序都作出了解释说明。明确药品再注册的审批部门和条件。强调了持有人在临床试验、上市注册和上市后管理等全药品周期中需要承担的责任。

国家药品监督管理局建立药品安全信用管理制度，对有不良信用记录的机构，增加监督检查频次，并可以按照国家规定实施联合惩戒。依法向社会公布批准上市药品的审评结论和依据，以及监督检查发现的违法违规行为，接受社会监督。

这些调整，一是更充分地考虑了上市后变更的客观情况，预计国家药监局后期的变更指导原则将会对药品的上市后变更按照对质量影响的风险程度进行划分，将进一步明确应该报国家药审中心审批后实施的变更事项、须经省局备案后的变更事项和企业自行验证后实施的变更事项。这一做法，既体现了两法关于变更管理的立法精神和国务院放管服的要求，也进一步突出了药品上市许可持有人对核准的进行工艺变更管理的主体地位，也对药品上市许可持有人质量管理能力提出了更高的要求。

（六）与国际通行规则接轨

国家药监局成为国际人用药品注册技术协调会（ICH）管理委员会成员，对于使用境外研究资料和数据支持的药品注册申请，其来源、研究机构或者实验室条件、质量体系要求及其他管理条件等应当符合国际人用药品注册技术要求协调会通行原则，并符合我国药品注册管理的相关要求。

新修订的《药品注册管理办法》优化了审评审批程序，建立以审评为主导，检验、核查、监测与评价等为支撑的药品注册管理体系，提高审评审批效率，减小企业压力。推进简政放权、放管结合、优化服务，以公开、公平、公正为原则，以临床价值为导向，鼓励企业药品研制机构研究和创制新药，积极推动仿制药发展。在加快新药好药上市注册的同时，各部门协调合作提升对药品研制和上市后全生命周期的监管能力，形成职责明确、流程清晰、运行规范的监督管理体系。

第二节 《药品注册管理办法》法律原文

第一章 总则

第一条 为规范药品注册行为，保证药品的安全、有效和质量可控，根据《中华人民共和国药品管理法》（以下简称《药品管理法》）、《中华人民共和国中医药法》、《中华人民共和国疫苗管理法》（以下简称《疫苗管理法》）、《中华人民共和国行政许可法》、《中华人民共和国药品管理法实施条例》等法律、行政法规，制定本办法。

第二条 在中华人民共和国境内以药品上市为目的，从事药品研制、注册及监督管理活动，适用本办法。

第三条 药品注册是指药品注册申请人（以下简称申请人）依照法定程序和相关要求提出药物临床试验、药品上市许可、再注册等申请以及补充申请，药品监督管理部门基于法律法规和现有科学认知进行安全性、有效性和质量可控性等审查，决定是否同意其申请的活动。申请人取得药品注册证书后，为药品上市许可持有人（以下简称持有人）。

第四条 药品注册按照中药、化学药和生物制品等进行分类注册管理。中药注册按照中药创新药、中药改良型新药、古代经典名方中药复方制剂、同名同方药等进行分类。化学药注册按照化学药创新药、化学药改良型新药、仿制药等进行分类。生物制品注册按照生物制品创新药、生物制品改良型新药、已上市生物制品（含生物类似药）等进行分类。中药、化学药和生物制品等药品的细化分类和相应的申报资料要求，由国家药品监督管理局根据注册药品的产品特性、创新程度和审评管理需要组织制定，并向社会公布。境外生产药品的注册申请，按照药品的细化分类和相应的申报资料要求执行。

第五条 国家药品监督管理局主管全国药品注册管理工作，负责建立药品注册管理工作体系和制度，制定药品注册管理规范，依法组织药品注册审评审批以及相关的监督管理工作。国家药品监督管理局药品审评中心（以下简称药品审评中心）负责药物临床试验申请、药品上市许可申请、补充申请和境外生产药品再注册申请等的审评。中国食品药品检定研究院（以下简称中检院）、国家药典委员会（以下简称药典委）、国家药品监督管理局食品药品审核查验中心（以下简称药品核查中心）、国家药品监督管理局药品评价中心（以下简称药品评价中心）、国家药品监督管理局行政事项受理服务和投诉举报中心、国家药品监督管理局信息中心（以下简称信息中心）等药品专业技术机构，承担依法实施药品注册管理所需的药品注册检验、通用名称核准、核查、监测与评价、制证送达以及相应的信息化建设与管理等相关工作。

第六条 省、自治区、直辖市药品监督管理部门负责本行政区域内以下药品注册相关管理工作。

（一）境内生产药品再注册申请的受理、审查和审批；

（二）药品上市后变更的备案、报告事项管理；

（三）组织对药物非临床安全性评价研究机构、药物临床试验机构的日常监管及违法行为的查处；

（四）参与国家药品监督管理局组织的药品注册核查、检验等工作；

（五）国家药品监督管理局委托实施的药品注册相关事项。省、自治区、直辖市药品监督管理部门设置或者指定的药品专业技术机构，承担依法实施药品监督管理所需的审评、检验、核查、监测与评价等工作。

第七条 药品注册管理遵循公开、公平、公正原则，以临床价值为导向，鼓励研究和创制新药，积极推动仿制药发展。国家药品监督管理局持续推进审评审批制度改革，优化审评审批程序，提高审评审批效率，建立以审评为主导，检验、核查、监测与评价等为支撑的药品注册管理体系。

第二章 基本制度和要求

第八条 从事药物研制和药品注册活动，应当遵守有关法律、法规、规章、标准和规范；参照相关技术指导原则，采用其他评价方法和技术的，应当证明科学性、适用性；应当保证全过程信息真实、准确、完整和可追溯。药品应当符合国家药品标准和经国家药品监督管理局核准的药品质量标准。经国家药品监督管理局核准的药品质量标准，为药品注册标准。药品注册标准应当符合《中华人民共和国药典》通用技术要求，不得低于《中华人民共和国药典》的规定。申报注册品种的检测项目或者指标不适用《中华人民共和国药典》的，申请人应当提供充分的支持性数据。药品审评中心等专业技术机构，应当根据科学进展、行业发展实际和药品监督管理工作需要制定技术指导原则和程序，并向社会公布。

第九条　申请人应当为能够承担相应法律责任的企业或者药品研制机构等。境外申请人应当指定中国境内的企业法人办理相关药品注册事项。

第十条　申请人在申请药品上市注册前，应当完成药学、药理毒理学和药物临床试验等相关研究工作。药物非临床安全性评价研究应当在经过药物非临床研究质量管理规范认证的机构开展，并遵守药物非临床研究质量管理规范。药物临床试验应当经批准，其中生物等效性试验应当备案；药物临床试验应当在符合相关规定的药物临床试验机构开展，并遵守药物临床试验质量管理规范。申请药品注册，应当提供真实、充分、可靠的数据、资料和样品，证明药品的安全性、有效性和质量可控性。使用境外研究资料和数据支持药品注册的，其来源、研究机构或者实验室条件、质量体系要求及其他管理条件等应当符合国际人用药品注册技术要求协调会通行原则，并符合我国药品注册管理的相关要求。

第十一条　变更原药品注册批准证明文件及其附件所载明的事项或者内容的，申请人应当按照规定，参照相关技术指导原则，对药品变更进行充分研究和验证，充分评估变更可能对药品安全性、有效性和质量可控性的影响，按照变更程序提出补充申请、备案或者报告。

第十二条　药品注册证书有效期为五年，药品注册证书有效期内持有人应当持续保证上市药品的安全性、有效性和质量可控性，并在有效期届满前六个月申请药品再注册。

第十三条　国家药品监督管理局建立药品加快上市注册制度，支持以临床价值为导向的药物创新。对符合条件的药品注册申请，申请人可以申请适用突破性治疗药物、附条件批准、优先审评审批及特别审批程序。在药品研制和注册过程中，药品监督管理部门及其专业技术机构给予必要的技术指导、沟通交流、优先配置资源、缩短审评时限等政策和技术支持。

第十四条　国家药品监督管理局建立化学原料药、辅料及直接接触药品的包装材料和容器关联审评审批制度。在审批药品制剂时，对化学原料药一并审评审批，对相关辅料、直接接触药品的包装材料和容器一并审评。药品审评中心建立化学原料药、辅料及直接接触药品的包装材料和容器信息登记平台，对相关登记信息进行公示，供相关申请人或者持有人选择，并在相关药品制剂注册申请审评时关联审评。

第十五条　处方药和非处方药实行分类注册和转换管理。药品审评中心根据非处方药的特点，制定非处方药上市注册相关技术指导原则和程序，并向社会公布。药品评价中心制定处方药和非处方药上市后转换相关技术要求和程序，并向社会公布。

第十六条　申请人在药物临床试验申请前、药物临床试验过程中以及药品上市许可申请前等关键阶段，可以就重大问题与药品审评中心等专业技术机构进行沟通交流。药品注册过程中，药品审评中心等专业技术机构可以根据工作需要组织与申请人进行沟通交流。沟通交流的程序、要求和时限，由药品审评中心等专业技术机构依照职能分别制定，并向社会公布。

第十七条　药品审评中心等专业技术机构根据工作需要建立专家咨询制度，成立专家咨询委员会，在审评、核查、检验、通用名称核准等过程中就重大问题听取专家意见，充分发挥专家的技术支撑作用。

第十八条　国家药品监督管理局建立收载新批准上市以及通过仿制药质量和疗效一致性评价的化学药品目录集，载明药品名称、活性成分、剂型、规格、是否为参比制剂、持有人等相关信息，及时更新并向社会公开。化学药品目录集收载程序和要求，由药品审评中心制定，并向社会公布。

第十九条　国家药品监督管理局支持中药传承和创新，建立和完善符合中药特点的注册管理制度和技术评价体系，鼓励运用现代科学技术和传统研究方法研制中药，加强中药质量控制，提高中药临床试验水平。中药注册申请，申请人应当进行临床价值和资源评估，突出以临床价值为导向，促进资源可持续利用。

第三章　药品上市注册

第一节　药物临床试验

第二十条　本办法所称药物临床试验是指以药品上市注册为目的，为确定药物安全性与有效性在人体开展的药物研究。

第二十一条　药物临床试验分为Ⅰ期临床试验、Ⅱ期临床试验、Ⅲ期临床试验、Ⅳ期临床试验以及生物等效性试验。根据药物特点和研究目的，研究内容包括临床药理学研究、探索性临床试验、确证性临床试验和上市后研究。

第二十二条　药物临床试验应当在具备相应条件并按规定备案的药物临床试验机构开展。其中，疫苗临床试验应当由符合国家药品监督管理局和国家卫生健康委员会规定条件的三级医疗机构或者省级以上疾病预防控制机构实施或者组织实施。

第二十三条　申请人完成支持药物临床试验的药学、药理毒理学等研究后，提出药物临床试验申请的，应当按照申报资料要求提交相关研究资料。经形式审查，申报资料符合要求的，予以受理。药品审评中心应当组织药学、医学和其他技术人员对已受理的药物临床试验申请进行审评。对药物临床试验申请应当自受理之日起六十日内决定是否同意开展，并通过药品审评中心网站通知申请人审批结果；逾期未通知的，视为同意，申请人可以按照提交的方案开展药物临床试验。申请人获准开展药物临床试验的为药物临床试验申办者（以下简称申办者）。

第二十四条　申请人拟开展生物等效性试验的，应当按照要求在药品审评中心网站完成生物等效性试验备案后，按照备案的方案开展相关研究工作。

第二十五条　开展药物临床试验，应当经伦理委员会审查同意。药物临床试验用药品的管理应当符合药物临床试验质量管理规范的有关要求。

第二十六条　获准开展药物临床试验的，申办者在开展后续分期药物临床试验前，应当制定相应的药物临床试验方案，经伦理委员会审查同意后开展，并在药品审评中心网站提交相应的药物临床试验方案和支持性资料。

第二十七条 获准开展药物临床试验的药物拟增加适应证（或者功能主治）以及增加与其他药物联合用药的，申请人应当提出新的药物临床试验申请，经批准后方可开展新的药物临床试验。获准上市的药品增加适应证（或者功能主治）需要开展药物临床试验的，应当提出新的药物临床试验申请。

第二十八条 申办者应当定期在药品审评中心网站提交研发期间安全性更新报告。研发期间安全性更新报告应当每年提交一次，于药物临床试验获准后每满一年后的两个月内提交。药品审评中心可以根据审查情况，要求申办者调整报告周期。对于药物临床试验期间出现的可疑且非预期严重不良反应和其他潜在的严重安全性风险信息，申办者应当按照相关要求及时向药品审评中心报告。根据安全性风险严重程度，可以要求申办者采取调整药物临床试验方案、知情同意书、研究者手册等加强风险控制的措施，必要时可以要求申办者暂停或者终止药物临床试验。研发期间安全性更新报告的具体要求由药品审评中心制定公布。

第二十九条 药物临床试验期间，发生药物临床试验方案变更、非临床或者药学的变化或者有新发现的，申办者应当按照规定，参照相关技术指导原则，充分评估对受试者安全的影响。申办者评估认为不影响受试者安全的，可以直接实施并在研发期间安全性更新报告中报告。可能增加受试者安全性风险的，应当提出补充申请。对补充申请应当自受理之日起六十日内决定是否同意，并通过药品审评中心网站通知申请人审批结果；逾期未通知的，视为同意。申办者发生变更的，由变更后的申办者承担药物临床试验的相关责任和义务。

第三十条 药物临床试验期间，发现存在安全性问题或者其他风险的，申办者应当及时调整临床试验方案、暂停或者终止临床试验，并向药品审评中心报告。有下列情形之一的，可以要求申办者调整药物临床试验方案、暂停或者终止药物临床试验：

（一）伦理委员会未履行职责的；

（二）不能有效保证受试者安全的；

（三）申办者未按照要求提交研发期间安全性更新报告的；

（四）申办者未及时处置并报告可疑且非预期严重不良反应的；

（五）有证据证明研究药物无效的；

（六）临床试验用药品出现质量问题的；

（七）药物临床试验过程中弄虚作假的；

（八）其他违反药物临床试验质量管理规范的情形。

药物临床试验中出现大范围、非预期的严重不良反应，或者有证据证明临床试验用药品存在严重质量问题时，申办者和药物临床试验机构应当立即停止药物临床试验。药品监督管理部门依职责可以责令调整临床试验方案、暂停或者终止药物临床试验。

第三十一条 药物临床试验被责令暂停后，申办者拟继续开展药物临床试验的，应当在完成整改后提出恢复药物临床试验的补充申请，经审查同意后方可继续开展药物临床试验。药物临床试验暂停时间满三年且未申请并获准恢复药物临床试验的，该药物临床试验许可自行失效。药物临床试验终止后，拟继续开展药物临床试验的，应当重新提出药物临床试验申请。

第三十二条 药物临床试验应当在批准后三年内实施。药物临床试验申请自获准之日起，三年内未有受试者签署知情同意书的，该药物临床试验许可自行失效。仍需实施药物临床试验的，应当重新申请。

第三十三条 申办者应当在开展药物临床试验前在药物临床试验登记与信息公示平台登记药物临床试验方案等信息。药物临床试验期间，申办者应当持续更新登记信息，并在药物临床试验结束后登记药物临床试验结果等信息。登记信息在平台进行公示，申办者对药物临床试验登记信息的真实性负责。药物临床试验登记和信息公示的具体要求，由药品审评中心制定公布。

第二节 药品上市许可

第三十四条 申请人在完成支持药品上市注册的药学、药理毒理学和药物临床试验等研究，确定质量标准，完成商业规模生产工艺验证，并做好接受药品注册核查检验的准备后，提出药品上市许可申请，按照申报资料要求提交相关研究资料。经对申报资料进行形式审查，符合要求的，予以受理。

第三十五条 仿制药、按照药品管理的体外诊断试剂以及其他符合条件的情形，经申请人评估，认为无需或者不能开展药物临床试验，符合豁免药物临床试验条件的，申请人可以直接提出药品上市许可申请。豁免药物临床试验的技术指导原则和有关具体要求，由药品审评中心制定公布。仿制药应当与参比制剂质量和疗效一致。申请人应当参照相关技术指导原则选择合理的参比制剂。

第三十六条 符合以下情形之一的，可以直接提出非处方药上市许可申请：

（一）境内已有相同活性成分、适应证（或者功能主治）、剂型、规格的非处方药上市的药品；

（二）经国家药品监督管理局确定的非处方药改变剂型或者规格，但不改变适应证（或者功能主治）、给药剂量以及给药途径的药品；

（三）使用国家药品监督管理局确定的非处方药的活性成分组成的新的复方制剂；

（四）其他直接申报非处方药上市许可的情形。

第三十七条 申报药品拟使用的药品通用名称，未列入国家药品标准或者药品注册标准的，申请人应当在提出药品上市许可申请时同时提出通用名称核准申请。药品上市许可申请受理后，通用名称核准相关资料转药典委，药典委核准后反馈药品审评中心。

申报药品拟使用的药品通用名称，已列入国家药品标准或者药品注册标准，药品审评中心在审评过程中认为需要核准药品通用名称的，应当通知药典委核准通用名称并提供相关资料，药典委核准后反馈药品审评中心。

药典委在核准药品通用名称时，应当与申请人做好沟通交流，并将核准结果告知申请人。

第三十八条 药品审评中心应当组织药学、医学和其他技术人员，按要求对已受理的药品上市许可申请进行审评。审评过程中基于风险启动药品注册核查、检验，相关技术机构应当在规定时限内完成核查、检验工作。药品审评中心根据药品注册申报资料、核查结果、检验结果等，对药品的安全性、有效性和质量可控性等进行综合审评，非处方药还应当转药品评价中心进行非处方药适宜性审查。

第三十九条　综合审评结论通过的，批准药品上市，发给药品注册证书。综合审评结论不通过的，作出不予批准决定。药品注册证书载明药品批准文号、持有人、生产企业等信息。非处方药的药品注册证书还应当注明非处方药类别。经核准的药品生产工艺、质量标准、说明书和标签作为药品注册证书的附件一并发给申请人，必要时还应当附药品上市后研究要求。上述信息纳入药品品种档案，并根据上市后变更情况及时更新。药品批准上市后，持有人应当按照国家药品监督管理局核准的生产工艺和质量标准生产药品，并按照药品生产质量管理规范要求进行细化和实施。

第四十条　药品上市许可申请审评期间，发生可能影响药品安全性、有效性和质量可控性的重大变更的，申请人应当撤回原注册申请，补充研究后重新申报。申请人名称变更、注册地址名称变更等不涉及技术审评内容的，应当及时书面告知药品审评中心并提交相关证明性资料。

第三节　关联审评审批

第四十一条　药品审评中心在审评药品制剂注册申请时，对药品制剂选用的化学原料药、辅料及直接接触药品的包装材料和容器进行关联审评。化学原料药、辅料及直接接触药品的包装材料和容器生产企业应当按照关联审评审批制度要求，在化学原料药、辅料及直接接触药品的包装材料和容器登记平台登记产品信息和研究资料。药品审评中心向社会公示登记号、产品名称、企业名称、生产地址等基本信息，供药品制剂注册申请人选择。

第四十二条　药品制剂申请人提出药品注册申请，可以直接选用已登记的化学原料药、辅料及直接接触药品的包装材料和容器；选用未登记的化学原料药、辅料及直接接触药品的包装材料和容器的，相关研究资料应当随药品制剂注册申请一并申报。

第四十三条　药品审评中心在审评药品制剂注册申请时，对药品制剂选用的化学原料药、辅料及直接接触药品的包装材料和容器进行关联审评，需补充资料的，按照补充资料程序要求药品制剂申请人或者化学原料药、辅料及直接接触药品的包装材料和容器登记企业补充资料，可以基于风险提出对化学原料药、辅料及直接接触药品的包装材料和容器企业进行延伸检查。仿制境内已上市药品所用的化学原料药的，可以申请单独审评审批。

第四十四条　化学原料药、辅料及直接接触药品的包装材料和容器关联审评通过的或者单独审评审批通过的，药品审评中心在化学原料药、辅料及直接接触药品的包装材料和容器登记平台更新登记状态标识，向社会公示相关信息。其中，化学原料药同时发给化学原料药批准通知书及核准后的生产工艺、质量标准和标签，化学原料药批准通知书中载明登记号；不予批准的，发给化学原料药不予批准通知书。未通过关联审评审批的，化学原料药、辅料及直接接触药品的包装材料和容器产品的登记状态维持不变，相关药品制剂申请不予批准。

第四节　药品注册核查

第四十五条　药品注册核查，是指为核实申报资料的真实性、一致性以及药品上市商业化生产条件，检查药品研制的合规性、数据可靠性等，对研制现场和生产现场开展的核查活动，以及必要时对药品注册申请所涉及的化学原料药、辅料及直接接触药品的包装材料和容器生产企业、供应商或者其他受托机构开展的延伸检查活动。药品注册核查启动的原则、程序、时限和要求，由药品审评中心制定公布；药品注册核查实施的原则、程序、时限和要求，由药品核查中心制定公布。

第四十六条　药品审评中心根据药物创新程度、药物研究机构既往接受核查情况等，基于风险决定是否开展药品注册研制现场核查。药品审评中心决定启动药品注册研制现场核查的，通知药品核查中心在审评期间组织实施核查，同时告知申请人。药品核查中心应当在规定时限内完成现场核查，并将核查情况、核查结论等相关材料反馈药品审评中心进行综合审评。

第四十七条　药品审评中心根据申报注册的品种、工艺、设施、既往接受核查情况等因素，基于风险决定是否启动药品注册生产现场核查。对于创新药、改良型新药以及生物制品等，应当进行药品注册生产现场核查和上市前药品生产质量管理规范检查。对于仿制药等，根据是否已获得相应生产范围药品生产许可证且已有同剂型品种上市等情况，基于风险进行药品注册生产现场核查、上市前药品生产质量管理规范检查。

第四十八条　药品注册申请受理后，药品审评中心应当在受理后四十日内进行初步审查，需要药品注册生产现场核查的，通知药品核查中心组织核查，提供核查所需的相关材料，同时告知申请人以及申请人或者生产企业所在地省、自治区、直辖市药品监督管理部门。药品核查中心原则上应当在审评时限届满四十日前完成核查工作，并将核查情况、核查结果等相关材料反馈至药品审评中心。需要上市前药品生产质量管理规范检查的，由药品核查中心协调相关省、自治区、直辖市药品监督管理部门与药品注册生产现场核查同步实施。上市前药品生产质量管理规范检查的管理要求，按照药品生产监督管理办法的有关规定执行。申请人应当在规定时限内接受核查。

第四十九条　药品审评中心在审评过程中，发现申报资料真实性存疑或者有明确线索举报等，需要现场检查核实的，应当启动有因检查，必要时进行抽样检验。

第五十条　申请药品上市许可时，申请人和生产企业应当已取得相应的药品生产许可证。

第五节　药品注册检验

第五十一条　药品注册检验，包括标准复核和样品检验。标准复核，是指对申请人申报药品标准中设定项目的科学性、检验方法的可行性、质控指标的合理性等进行的实验室评估。样品检验，是指按照申请人申报或者药品审评中心核定的药品质量标准对样品进行的实验室检验。药品注册检验启动的原则、程序、时限等要求，由药品审评中心组织制定公布。药品注册申请受理前提出药品注册检验的具体工作程序和要求以及药品注册检验技术要求和规范，由中检院制定公布。

第五十二条　与国家药品标准收载的同品种药品使用的检验项目和检验方法一致的，可以不进行标准复核，只进行样品检验。其他情形应当进行标准复核和样品检验。

第五十三条　中检院或者经国家药品监督管理局指定的药品检验机构承担以下药品注册检验：

（一）创新药；

（二）改良型新药（中药除外）；

（三）生物制品、放射性药品和按照药品管理的体外诊断试剂；

（四）国家药品监督管理局规定的其他药品。境外生产药品的药品注册检验由中检院组织口岸药品检验机构实施。其他药品的注册检验，由申请人或者生产企业所在地省级药品检验机构承担。

第五十四条　申请人完成支持药品上市的药学相关研究，确定质量标准，并完成商业规模生产工艺验证后，可以在药品注册申请受理前向中检院或者省、自治区、直辖市药品监督管理部门提出药品注册检验；申请人未在药品注册申请受理前提出药品注册检验的，在药品注册申请受理后四十日内由药品审评中心启动药品注册检验。原则上申请人在药品注册申请受理前只能提出一次药品注册检验，不得同时向多个药品检验机构提出药品注册检验。申请人提交的药品注册检验资料应当与药品注册申报资料的相应内容一致，不得在药品注册检验过程中变更药品检验机构、样品和资料等。

第五十五条　境内生产药品的注册申请，申请人在药品注册申请受理前提出药品注册检验的，向相关省、自治区、直辖市药品监督管理部门申请抽样，省、自治区、直辖市药品监督管理部门组织进行抽样并封签，由申请人将抽样单、样品、检验所需资料及标准物质等送至相应药品检验机构。境外生产药品的注册申请，申请人在药品注册申请受理前提出药品注册检验的，申请人应当按规定要求抽取样品，并将样品、检验所需资料及标准物质等送至中检院。

第五十六条　境内生产药品的注册申请，药品注册申请受理后需要药品注册检验的，药品审评中心应当在受理后四十日内向药品检验机构和申请人发出药品注册检验通知。申请人向相关省、自治区、直辖市药品监督管理部门申请抽样，省、自治区、直辖市药品监督管理部门组织进行抽样并封签，申请人应当在规定时限内将抽样单、样品、检验所需资料及标准物质等送至相应药品检验机构。境外生产药品的注册申请，药品注册申请受理后需要药品注册检验的，申请人应当按规定要求抽取样品，并将样品、检验所需资料及标准物质等送至中检院。

第五十七条　药品检验机构应当在五日内对申请人提交的检验用样品及资料等进行审核，作出是否接收的决定，同时告知药品审评中心。需要补正的，应当一次性告知申请人。药品检验机构原则上应当在审评时限届满四十日前，将标准复核意见和检验报告反馈至药品审评中心。

第五十八条　在药品审评、核查过程中，发现申报资料真实性存疑或者有明确线索举报，或者认为有必要进行样品检验的，可抽取样品进行样品检验。审评过程中，药品审评中心可以基于风险提出质量标准单项复核。

第四章　药品加快上市注册程序

第一节　突破性治疗药物程序

第五十九条　药物临床试验期间，用于防治严重危及生命或者严重影响生存质量的疾病，且尚无有效防治手段或者与现有治疗手段相比有足够证据表明具有明显临床优势的创新药或者改良型新药等，申请人可以申请适用突破性治疗药物程序。

第六十条　申请适用突破性治疗药物程序的，申请人应当向药品审评中心提出申请。符合条件的，药品审评中心按照程序公示后纳入突破性治疗药物程序。

第六十一条　对纳入突破性治疗药物程序的药物临床试验，给予以下政策支持：

（一）申请人可以在药物临床试验的关键阶段向药品审评中心提出沟通交流申请，药品审评中心安排审评人员进行沟通交流；

（二）申请人可以将阶段性研究资料提交药品审评中心，药品审评中心基于已有研究资料，对下一步研究方案提出意见或者建议，并反馈给申请人。

第六十二条　对纳入突破性治疗药物程序的药物临床试验，申请人发现不再符合纳入条件时，应当及时向药品审评中心提出终止突破性治疗药物程序。药品审评中心发现不再符合纳入条件的，应当及时终止该品种的突破性治疗药物程序，并告知申请人。

第二节　附条件批准程序

第六十三条　药物临床试验期间，符合以下情形的药品，可以申请附条件批准：

（一）治疗严重危及生命且尚无有效治疗手段的疾病的药品，药物临床试验已有数据证实疗效并能预测其临床价值的；

（二）公共卫生方面急需的药品，药物临床试验已有数据显示疗效并能预测其临床价值的；

（三）应对重大突发公共卫生事件急需的疫苗或者国家卫生健康委员会认定急需的其他疫苗，经评估获益大于风险的。

第六十四条　申请附条件批准的，申请人应当就附条件批准上市的条件和上市后继续完成的研究工作等与药品审评中心沟通交流，经沟通交流确认后提出药品上市许可申请。经审评，符合附条件批准要求的，在药品注册证书中载明附条件批准药品注册证书的有效期、上市后需要继续完成的研究工作及完成时限等相关事项。

第六十五条　审评过程中，发现纳入附条件批准程序的药品注册申请不能满足附条件批准条件的，药品审评中心应当终止该品种附条件批准程序，并告知申请人按照正常程序研究申报。

第六十六条　对附条件批准的药品，持有人应当在药品上市后采取相应的风险管理措施，并在规定期限内按照要求完成药物临床试验等相关研究，以补充申请方式申报。对批准疫苗注册申请时提出进一步研究要求的，疫苗持有人应当在规定期限内完成研究。

第六十七条　对附条件批准的药品，持有人逾期未按照要求完成研究或者不能证明其获益大于风险的，国家药品监督管理局应当依法处理，直至注销药品注册证书。

第三节　优先审评审批程序

第六十八条　药品上市许可申请时，以下具有明显临床价值的药品，可以申请适用优先审评审批程序：

（一）临床急需的短缺药品、防治重大传染病和罕见病等疾病的创新药和改良型新药；

（二）符合儿童生理特征的儿童用药品新品种、剂型和规格；

（三）疾病预防、控制急需的疫苗和创新疫苗；

（四）纳入突破性治疗药物程序的药品；

（五）符合附条件批准的药品；

（六）国家药品监督管理局规定其他优先审评审批的情形。

第六十九条　申请人在提出药品上市许可申请前，应当与药品审评中心沟通交流，经沟通交流确认后，在提出药品上市许可申请的同时，向药品审评中心提出优先审评审批申请。符合条件的，药品审评中心按照程序公示后纳入优先审评审批程序。

第七十条　对纳入优先审评审批程序的药品上市许可申请，给予以下政策支持：

（一）药品上市许可申请的审评时限为一百三十日；

（二）临床急需的境外已上市境内未上市的罕见病药品，审评时限为七十日；

（三）需要核查、检验和核准药品通用名称的，予以优先安排；

（四）经沟通交流确认后，可以补充提交技术资料。

第七十一条　审评过程中，发现纳入优先审评审批程序的药品注册申请不能满足优先审评审批条件的，药品审评中心应当终止该品种优先审评审批程序，按照正常审评程序审评，并告知申请人。

第四节　特别审批程序

第七十二条　在发生突发公共卫生事件的威胁时以及突发公共卫生事件发生后，国家药品监督管理局可以依法决定对突发公共卫生事件应急所需防治药品实行特别审批。

第七十三条　对实施特别审批的药品注册申请，国家药品监督管理局按照统一指挥、早期介入、快速高效、科学审批的原则，组织加快并同步开展药品注册受理、审评、核查、检验工作。特别审批的情形、程序、时限、要求等按照药品特别审批程序规定执行。

第七十四条　对纳入特别审批程序的药品，可以根据疾病防控的特定需要，限定其在一定期限和范围内使用。

第七十五条　对纳入特别审批程序的药品，发现其不再符合纳入条件的，应当终止该药品的特别审批程序，并告知申请人。

第五章　药品上市后变更和再注册

第一节　药品上市后研究和变更

第七十六条　持有人应当主动开展药品上市后研究，对药品的安全性、有效性和质量可控性进行进一步确证，加强对已上市药品的持续管理。

药品注册证书及附件要求持有人在药品上市后开展相关研究工作的，持有人应当在规定时限内完成并按照要求提出补充申请、备案或者报告。

药品批准上市后，持有人应当持续开展药品安全性和有效性研究，根据有关数据及时备案或者提出修订说明书的补充申请，不断更新完善说明书和标签。药品监督管理部门依职责可以根据药品不良反应监测和药品上市后评价结果等，要求持有人对说明书和标签进行修订。

第七十七条　药品上市后的变更，按照其对药品安全性、有效性和质量可控性的风险和产生影响的程度，实行分类管理，分为审批类变更、备案类变更和报告类变更。持有人应当按照相关规定，参照相关技术指导原则，全面评估、验证变更事项对药品安全性、有效性和质量可控性的影响，进行相应的研究工作。药品上市后变更研究的技术指导原则，由药品审评中心制定，并向社会公布。

第七十八条　以下变更，持有人应当以补充申请方式申报，经批准后实施。

（一）药品生产过程中的重大变更；

（二）药品说明书中涉及有效性内容以及增加安全性风险的其他内容的变更；

（三）持有人转让药品上市许可；

（四）国家药品监督管理局规定需要审批的其他变更。

第七十九条　以下变更，持有人应当在变更实施前，报所在地省、自治区、直辖市药品监督管理部门备案：

（一）药品生产过程中的中等变更；

（二）药品包装标签内容的变更；

（三）药品分包装；

（四）国家药品监督管理局规定需要备案的其他变更。境外生产药品发生上述变更的，应当在变更实施前报药品审评中心备案。药品分包装备案的程序和要求，由药品审评中心制定发布。

第八十条　以下变更，持有人应当在年度报告中报告：

（一）药品生产过程中的微小变更；

（二）国家药品监督管理局规定需要报告的其他变更。

第八十一条　药品上市后提出的补充申请，需要核查、检验的，参照本办法有关药品注册核查、检验程序进行。

第二节　药品再注册

第八十二条　持有人应当在药品注册证书有效期届满前六个月申请再注册。境内生产药品再注册申请由持有人向其所在地省、自治区、直辖市药品监督管理部门提出，境外生产药品再注册申请由持有人向药品审评中心提出。

第八十三条　药品再注册申请受理后，省、自治区、直辖市药品监督管理部门或者药品审评中心对持有人开展药品上市后评价和不良反应监测情况，按照药品批准证明文件和药品监督管理部门要求开展相关工作情况，以及药品批准证明文件载明信息变化情况等进行审查，符合规定的，予以再注册，发给药品再注册批准通知书。不符合规定的，不予再注册，并报请国家药品监督管理局注销药品注册证书。

第八十四条 有下列情形之一的，不予再注册：

（一）有效期届满未提出再注册申请的；

（二）药品注册证书有效期内持有人不能履行持续考察药品质量、疗效和不良反应责任的；

（三）未在规定时限内完成药品批准证明文件和药品监督管理部门要求的研究工作且无合理理由的；

（四）经上市后评价，属于疗效不确切、不良反应大或者因其他原因危害人体健康的；

（五）法律、行政法规规定的其他不予再注册情形。对不予再注册的药品，药品注册证书有效期届满时予以注销。

第六章　受理、撤回申请、审批决定和争议解决

第八十五条 药品监督管理部门收到药品注册申请后进行形式审查，并根据下列情况分别作出是否受理的决定：

（一）申请事项依法不需要取得行政许可的，应当即时作出不予受理的决定，并说明理由。

（二）申请事项依法不属于本部门职权范围的，应当即时作出不予受理的决定，并告知申请人向有关行政机关申请。

（三）申报资料存在可以当场更正的错误的，应当允许申请人当场更正；更正后申请材料齐全、符合法定形式的，应当予以受理。

（四）申报资料不齐全或者不符合法定形式的，应当当场或者在五日内一次告知申请人需要补正的全部内容。按照规定需要在告知时一并退回申请材料的，应当予以退回。申请人应当在三十日内完成补正资料。申请人无正当理由逾期不予补正的，视为放弃申请，无需作出不予受理的决定。逾期未告知申请人补正的，自收到申请材料之日起即为受理。

（五）申请事项属于本部门职权范围，申报资料齐全、符合法定形式，或者申请人按照要求提交全部补正资料的，应当受理药品注册申请。药品注册申请受理后，需要申请人缴纳费用的，申请人应当按规定缴纳费用。申请人未在规定期限内缴纳费用的，终止药品注册审评审批。

第八十六条 药品注册申请受理后，有药品安全性新发现的，申请人应当及时报告并补充相关资料。

第八十七条 药品注册申请受理后，需要申请人在原申报资料基础上补充新的技术资料的，药品审评中心原则上提出一次补充资料要求，列明全部问题后，以书面方式通知申请人在八十日内补充提交资料。申请人应当一次性按要求提交全部补充资料，补充资料时间不计入药品审评时限。药品审评中心收到申请人全部补充资料后启动审评，审评时限延

长三分之一；适用优先审评审批程序的，审评时限延长四分之一。不需要申请人补充新的技术资料，仅需要申请人对原申报资料进行解释说明的，药品审评中心通知申请人在五日内按照要求提交相关解释说明。药品审评中心认为存在实质性缺陷无法补正的，不再要求申请人补充资料。基于已有申报资料做出不予批准的决定。

第八十八条　药物临床试验申请、药物临床试验期间的补充申请，在审评期间，不得补充新的技术资料；如需要开展新的研究，申请人可以在撤回后重新提出申请。

第八十九条　药品注册申请受理后，申请人可以提出撤回申请。同意撤回申请的，药品审评中心或者省、自治区、直辖市药品监督管理部门终止其注册程序，并告知药品注册核查、检验等技术机构。审评、核查和检验过程中发现涉嫌存在隐瞒真实情况或者提供虚假信息等违法行为的，依法处理，申请人不得撤回药品注册申请。

第九十条　药品注册期间，对于审评结论为不通过的，药品审评中心应当告知申请人不通过的理由，申请人可以在十五日内向药品审评中心提出异议。药品审评中心结合申请人的异议意见进行综合评估并反馈申请人。申请人对综合评估结果仍有异议的，药品审评中心应当按照规定，在五十日内组织专家咨询委员会论证，并综合专家论证结果形成最终的审评结论。申请人异议和专家论证时间不计入审评时限。

第九十一条　药品注册期间，申请人认为工作人员在药品注册受理、审评、核查、检验、审批等工作中违反规定或者有不规范行为的，可以向其所在单位或者上级机关投诉举报。

第九十二条　药品注册申请符合法定要求的，予以批准。药品注册申请有下列情形之一的，不予批准：

（一）药物临床试验申请的研究资料不足以支持开展药物临床试验或者不能保障受试者安全的；

（二）申报资料显示其申请药品安全性、有效性、质量可控性等存在较大缺陷的；

（三）申报资料不能证明药品安全性、有效性、质量可控性，或者经评估认为药品风险大于获益的；

（四）申请人未能在规定时限内补充资料的；

（五）申请人拒绝接受或者无正当理由未在规定时限内接受药品注册核查、检验的；

（六）药品注册过程中认为申报资料不真实，申请人不能证明其真实性的；

（七）药品注册现场核查或者样品检验结果不符合规定的；

（八）法律法规规定的不应当批准的其他情形。

第九十三条　药品注册申请审批结束后，申请人对行政许可决定有异议的，可以依法提起行政复议或者行政诉讼。

第七章　工作时限

第九十四条　本办法所规定的时限是药品注册的受理、审评、核查、检验、审批等工作的最长时间。优先审评审批程序相关工作时限，按优先审评审批相关规定执行。药品审评中心等专业技术机构应当明确本单位工作程序和时限，并向社会公布。

第九十五条 药品监督管理部门收到药品注册申请后进行形式审查，应当在五日内作出受理、补正或者不予受理决定。

第九十六条 药品注册审评时限，按照以下规定执行：

（一）药物临床试验申请、药物临床试验期间补充申请的审评审批时限为六十日；

（二）药品上市许可申请审评时限为二百日，其中优先审评审批程序的审评时限为一百三十日，临床急需境外已上市罕见病用药优先审评审批程序的审评时限为七十日；

（三）单独申报仿制境内已上市化学原料药的审评时限为二百日；

（四）审批类变更的补充申请审评时限为六十日，补充申请合并申报事项的，审评时限为八十日，其中涉及临床试验研究数据审查、药品注册核查检验的审评时限为二百日；

（五）药品通用名称核准时限为三十日；

（六）非处方药适宜性审核时限为三十日。

关联审评时限与其关联药品制剂的审评时限一致。

第九十七条 药品注册核查时限，按照以下规定执行：

（一）药品审评中心应当在药品注册申请受理后四十日内通知药品核查中心启动核查，并同时通知申请人；

（二）药品核查中心原则上在审评时限届满四十日前完成药品注册生产现场核查，并将核查情况、核查结果等相关材料反馈至药品审评中心。

第九十八条 药品注册检验时限，按照以下规定执行：

（一）样品检验时限为六十日，样品检验和标准复核同时进行的时限为九十日；

（二）药品注册检验过程中补充资料时限为三十日；

（三）药品检验机构原则上在审评时限届满四十日前完成药品注册检验相关工作，并将药品标准复核意见和检验报告反馈至药品审评中心。

第九十九条 药品再注册审查审批时限为一百二十日。

第一百条 行政审批决定应当在二十日内作出。

第一百零一条 药品监督管理部门应当自作出药品注册审批决定之日起十日内颁发、送达有关行政许可证件。

第一百零二条 因品种特性及审评、核查、检验等工作遇到特殊情况确需延长时限的，延长的时限不得超过原时限的二分之一，经药品审评、核查、检验等相关技术机构负责人批准后，由延长时限的技术机构书面告知申请人，并通知其他相关技术机构。

第一百零三条 以下时间不计入相关工作时限：

（一）申请人补充资料、核查后整改以及按要求核对生产工艺、质量标准和说明书等所占用的时间；

（二）因申请人原因延迟核查、检验、召开专家咨询会等的时间；

（三）根据法律法规的规定中止审评审批程序的，中止审评审批程序期间所占用的时间；

（四）启动境外核查的，境外核查所占用的时间。

第八章 监督管理

第一百零四条 国家药品监督管理局负责对药品审评中心等相关专业技术机构及省、自治区、直辖市药品监督管理部门承担药品注册管理相关工作的监督管理、考核评价与指导。

第一百零五条 药品监督管理部门应当依照法律、法规的规定对药品研制活动进行监督检查，必要时可以对为药品研制提供产品或者服务的单位和个人进行延伸检查，有关单位和个人应当予以配合，不得拒绝和隐瞒。

第一百零六条 信息中心负责建立药品品种档案，对药品实行编码管理，汇集药品注册申报、临床试验期间安全性相关报告、审评、核查、检验、审批以及药品上市后变更的审批、备案、报告等信息，并持续更新。药品品种档案和编码管理的相关制度，由信息中心制定公布。

第一百零七条 省、自治区、直辖市药品监督管理部门应当组织对辖区内药物非临床安全性评价研究机构、药物临床试验机构等遵守药物非临床研究质量管理规范、药物临床试验质量管理规范等情况进行日常监督检查，监督其持续符合法定要求。国家药品监督管理局根据需要进行药物非临床安全性评价研究机构、药物临床试验机构等研究机构的监督检查。

第一百零八条 国家药品监督管理局建立药品安全信用管理制度，药品核查中心负责建立药物非临床安全性评价研究机构、药物临床试验机构药品安全信用档案，记录许可颁发、日常监督检查结果、违法行为查处等情况，依法向社会公布并及时更新。药品监督管理部门对有不良信用记录的，增加监督检查频次，并可以按照国家规定实施联合惩戒。药物非临床安全性评价研究机构、药物临床试验机构药品安全信用档案的相关制度，由药品核查中心制定公布。

第一百零九条 国家药品监督管理局依法向社会公布药品注册审批事项清单及法律依据、审批要求和办理时限，向申请人公开药品注册进度，向社会公开批准上市药品的审评结论和依据以及监督检查发现的违法违规行为，接受社会监督。

批准上市药品的说明书应当向社会公开并及时更新。其中，疫苗还应当公开标签内容并及时更新。

未经申请人同意，药品监督管理部门、专业技术机构及其工作人员、参与专家评审等的人员不得披露申请人提交的商业秘密、未披露信息或者保密商务信息，法律另有规定或者涉及国家安全、重大社会公共利益的除外。

第一百一十条 具有下列情形之一的，由国家药品监督管理局注销药品注册证书，并予以公布：

（一）持有人自行提出注销药品注册证书的；

（二）按照本办法规定不予再注册的；

（三）持有人药品注册证书、药品生产许可证等行政许可被依法吊销或者撤销的；

（四）按照《药品管理法》第八十三条的规定，疗效不确切、不良反应大或者因其他原因危害人体健康的；

（五）按照《疫苗管理法》第六十一条的规定，经上市后评价，预防接种异常反应严重或者其他原因危害人体健康的；

（六）按照《疫苗管理法》第六十二条的规定，经上市后评价发现该疫苗品种的产品设计、生产工艺、安全性、有效性或者质量可控性明显劣于预防、控制同种疾病的其他疫苗品种的；

（七）违反法律、行政法规规定，未按照药品批准证明文件要求或者药品监督管理部门要求在规定时限内完成相应研究工作且无合理理由的；

（八）其他依法应当注销药品注册证书的情形。

第九章　法律责任

第一百一十一条　在药品注册过程中，提供虚假的证明、数据、资料、样品或者采取其他手段骗取临床试验许可或者药品注册等许可的，按照《药品管理法》第一百二十三条处理。

第一百一十二条　申请疫苗临床试验、注册提供虚假数据、资料、样品或者有其他欺骗行为的，按照《疫苗管理法》第八十一条进行处理。

第一百一十三条　在药品注册过程中，药物非临床安全性评价研究机构、药物临床试验机构等，未按照规定遵守药物非临床研究质量管理规范、药物临床试验质量管理规范等的，按照《药品管理法》第一百二十六条处理。

第一百一十四条　未经批准开展药物临床试验的，按照《药品管理法》第一百二十五条处理；开展生物等效性试验未备案的，按照《药品管理法》第一百二十七条处理。

第一百一十五条　药物临床试验期间，发现存在安全性问题或者其他风险，临床试验申办者未及时调整临床试验方案、暂停或者终止临床试验，或者未向国家药品监督管理局报告的，按照《药品管理法》第一百二十七条处理。

第一百一十六条　违反本办法第二十八条、第三十三条规定，申办者有下列情形之一的，责令限期改正；逾期不改正的，处一万元以上三万元以下罚款：

（一）开展药物临床试验前未按规定在药物临床试验登记与信息公示平台进行登记；

（二）未按规定提交研发期间安全性更新报告；

（三）药物临床试验结束后未登记临床试验结果等信息。

第一百一十七条　药品检验机构在承担药品注册所需要的检验工作时，出具虚假检验报告的，按照《药品管理法》第一百三十八条处理。

第一百一十八条　对不符合条件而批准进行药物临床试验、不符合条件的药品颁发药品注册证书的，按照《药品管理法》第一百四十七条处理。

第一百一十九条　药品监督管理部门及其工作人员在药品注册管理过程中有违法违规行为的，按照相关法律法规处理。

第十章 附则

第一百二十条 麻醉药品、精神药品、医疗用毒性药品、放射性药品、药品类易制毒化学品等有其他特殊管理规定药品的注册申请，除按照本办法的规定办理外，还应当符合国家的其他有关规定。

第一百二十一条 出口疫苗的标准应当符合进口国（地区）的标准或者合同要求。

第一百二十二条 拟申报注册的药械组合产品，已有同类产品经属性界定为药品的，按照药品进行申报；尚未经属性界定的，申请人应当在申报注册前向国家药品监督管理局申请产品属性界定。属性界定为药品为主的，按照本办法规定的程序进行注册，其中属于医疗器械部分的研究资料由国家药品监督管理局医疗器械技术审评中心作出审评结论后，转交药品审评中心进行综合审评。

第一百二十三条 境内生产药品批准文号格式为：国药准字H（Z、S）+四位年号+四位顺序号。中国香港、澳门和台湾地区生产药品批准文号格式为：国药准字H（Z、S）C+四位年号+四位顺序号。境外生产药品批准文号格式为：国药准字H（Z、S）J+四位年号+四位顺序号。其中，H代表化学药，Z代表中药，S代表生物制品。药品批准文号，不因上市后的注册事项的变更而改变。中药另有规定的从其规定。

第一百二十四条 药品监督管理部门制作的药品注册批准证明电子文件及原料药批准文件电子文件与纸质文件具有同等法律效力。

第一百二十五条 本办法规定的期限以工作日计算。

第一百二十六条 本办法自2020年7月1日起施行。2007年7月10日原国家食品药品监督管理局令第28号公布的《药品注册管理办法》同时废止。

第三节 化学药品注册分类改革

2015年8月9日，国务院发布《关于改革药品医疗器械审评审批制度的意见》，明确调整药品注册分类。2015年11月4日，第十二届全国人民代表大会常务委员会第十七次会议审议通过《关于授权国务院在部分地方开展药品上市许可持有人制度试点和有关问题的决定》，同意国务院组织开展药品注册分类改革。

为鼓励新药创制，严格审评审批，提高药品质量，促进产业升级，对当前化学药品注册分类进行改革，特制定本工作方案。

一、调整化学药品注册分类类别

对化学药品注册分类类别进行调整，化学药品新注册分类共分为5个类别，具体如下。

1类：境内外均未上市的创新药。指含有新的结构明确的、具有药理作用的化合物，且具有临床价值的药品。

2类：境内外均未上市的改良型新药。指在已知活性成分的基础上，对其结构、剂型、处方工艺、给药途径、适应证等进行优化，且具有明显临床优势的药品。

3类：境内申请人仿制境外上市但境内未上市原研药品的药品。该类药品应与原研药品的质量和疗效一致。

原研药品指境内外首个获准上市，且具有完整和充分的安全性、有效性数据作为上市依据的药品。

4类：境内申请人仿制已在境内上市原研药品的药品。该类药品应与原研药品的质量和疗效一致。

5类：境外上市的药品申请在境内上市。

化学药品新注册分类、说明及包含的情形见表1-1。

表1-1　化学药品新注册分类、说明及包含的情形

注册分类	分类说明	包含的情形
1	境内外均未上市的创新药	含有新的结构明确的、具有药理作用的化合物，且具有临床价值的原料药及其制剂
2	境内外均未上市的改良型新药	2.1 含有用拆分或者合成等方法制得的已知活性成分的光学异构体，或者对已知活性成分成酯，或者对已知活性成分成盐（包括含有氢键或配位键的盐），或者改变已知盐类活性成分的酸根、碱基或金属元素，或者形成其他非共价键衍生物（如络合物、螯合物或包合物），具有明显临床优势的原料药及其制剂
		2.2 含有已知活性成分的新剂型（包括新的给药系统）、新处方工艺、新给药途径，且具有明显临床优势的制剂
		2.3 含有已知活性成分的新复方制剂，且具有明显临床优势
		2.4 含有已知活性成分的新适应证的制剂
3	仿制境外上市但境内未上市原研药品的药品	具有与原研药品相同的活性成分、剂型、规格、适应证、给药途径和用法用量的原料药及其制剂
4	仿制境内已上市原研药品的药品	具有与原研药品相同的活性成分、剂型、规格、适应证、给药途径和用法用量的原料药及其制剂
5	境外上市的药品申请在境内上市	5.1 境外上市的原研药品（包括原料药及其制剂）申请在境内上市
		5.2 境外上市的非原研药品（包括原料药及其制剂）申请在境内上市

注：1. "已知活性成分"指"已上市药品的活性成分"。

　　2.注册分类2.3中不包括"含有未知活性成分的新复方制剂"。

二、相关注册管理要求

（1）对新药的审评审批，在物质基础原创性和新颖性基础上，强调临床价值的要求，其中改良型新药要求比改良前具有明显的临床优势。对仿制药的审评审批，强调与原研药品质量和疗效的一致。

（2）新注册分类1、2类别药品，按照《药品注册管理办法》中新药的程序申报；新注册分类3、4类别药品，按照《药品注册管理办法》中仿制药的程序申报；新注册分类5类

别药品，按照《药品注册管理办法》中进口药品的程序申报。

新注册分类2类别的药品，同时符合多个情形要求的，须在申请表中一并予以列明。

（3）根据《中华人民共和国药品管理法实施条例》的有关要求，对新药设立3~5年监测期，具体见表1-2。

表1-2　化学药品新药监测期期限表

注册分类	监测期期限
1	5年
2.1	3年
2.2	4年
2.3	4年
2.4	3年

（4）本方案发布实施前已受理的化学药品注册申请，可以继续按照原规定进行审评审批，也可以申请按照新注册分类进行审评审批。如申请按照新注册分类进行审评审批，补交相关费用后，不再补交技术资料，国家药品监督管理局药品审评中心要设立绿色通道，加快审评审批。符合要求的，批准上市；不符合要求的，不再要求补充资料，直接不予批准。

（5）新注册分类的注册申请所核发的药品批准文号（进口药品注册证/医药产品注册证）效力与原注册分类的注册申请核发的药品批准文号（进口药品注册证/医药产品注册证）效力等同。

（6）国家药品监督管理局组织相关部门细化工作要求，做好受理、核查检查、技术审评及制定、修订相关国家药品标准等工作。

（7）《药品注册管理办法》与本方案不一致的，按照本方案要求执行。

第二章 新药开发的质量标准概论

第一节 质量标准方法学的建立和研究内容

一、质量标准的含义

药品是一种特殊的商品，它的质量优劣直接影响药品的安全性和有效性，关系使用者的身体健康和生命安全。由于不同的药品生产企业的设备条件、生产工艺和技术水平的不同，以及药品的经营和使用单位的运输和贮藏环境的差异，都直接影响药品的质量。为保证药品质量，保证用药的安全和有效，各个国家对药品各种检查项目、指标、限度、范围等所作的统一的、强制性的规定，称为药品质量标准。药品质量标准是药品的纯度、成分含量、组分、生物有效性、疗效、毒副作用、热原度、无菌度、物理化学性质以及杂质的综合表现。

在药品质量标准中，对能够达到控制药品质量要求的技术指标均规定有一定的限度范围，如药品中的杂质限量和主成分的含量限度等。只有符合标准的药品才是合格的药品。质量标准中同时也规定了技术指标的检测方法，检验时应按照药品质量标准规定的方法进行。法定的药品质量标准具有法律的效力，不符合药品质量标准的药品为伪药或劣药，生产和销售伪药或劣药，均是违法行为。

原料药在确证化学结构或组分的基础上，应对该药品进行质量研究，并参照现行版《国家药品标准工作手册》制订质量标准，《中国药典》一部分通则已有详细规定的常规测定方法，对方法本身可不作验证，但用于申报原料药测定的特殊注意事项应明确标明。

二、质量标准分类

药品质量标准分为法定标准和企业标准两种。法定标准又分为国家药典、行业标准和地方标准。药品生产一律以药典为准，未收入药典的药品以行业标准为准，未收入行业标准的以地方标准为准。无法定标准和达不到法定标准的药品禁止生产、销售和使用。

（一）法定标准

法定标准包括《中华人民共和国药典》（简称《中国药典》）和国家药品监督管理局药品标准（简称局标准），《中国药典》和局标准均属于国家药品标准。另外，在我国法定的药品质量标准体系中，曾存在"地方标准"，即各省、自治区、直辖市的卫生厅（局）审批并颁布实施的药品质量标准。由于各地方的药品质量标准存在一定差异，不利于药品这一特殊"商品"的统一管理。近年来国家药品监督管理局已对各地方药品标准中收载的品种进行了全面整理、提高。对于某些疗效不确切、质量不稳定，且无可靠的质量控制手段的品种予以撤销，而对于疗效确切、质量稳定可控的品种载入局标准，同时原地方标准废止。

1.《**中国药典**》 属于国家药品标准，是国家药品生产和管理的法典，系由国家药典委员会负责制定和修订，并由国家药品监督管理局颁布实施。《中国药典》目前为5年修订一次，其版次按出版的年份确定，如目前最新版本为《中国药典》(2020年版)。为适应药品生产和使用迅速发展的需求，《中国药典》在版次之间还出版有增补本，以及时补充新收载药品的质量标准以及药典凡例和通则修订的内容。《中国药典》收载的品种是疗效确切、应用广泛、能批量生产、质量稳定可控的药品。

2.**局标准** 作为《中国药典》的补充，与《中国药典》同属于国家药品标准，也是由国家药典委员会负责制定和修订，并由国家药品监督管理局颁布实施。局标准收载的品种主要是疗效较好、并具有可靠的质量控制手段的新药。其中，经过临床应用证明疗效确切、质量稳定可控的品种将逐步升格至《中国药典》。局标准同时收载经整理、提高后由原地方标准升格的药品，以及个别由《中国药典》降格或准备淘汰、目前暂无疗效更佳、毒副作用更小的替代品的药品。

（二）企业标准

企业药品质量标准是由药品生产企业自行制定，并用于控制本企业生产药品质量的标准。它不属于法定药品质量标准，仅在企业内部有效。企业药品质量标准一般有两种情况：一种是所采用的检测方法为非法定方法，但能达到某种程度的质量控制要求，此种标准不能用于质量仲裁；另一种是采用法定标准，但其标准规格高于法定标准，如增加某些检测项目、提高限度标准等。制订此类标准，一般是企业为保证其药品在其有效期内不出现不符合法定标准要求的情况。企业药品质量标准一般是非公开的并对外保密。

三、质量标准制定原则和基本内容

（一）药品质量标准制定原则

药品是特殊商品，其质量的优劣直接关系到人民的身体健康与生命安危，药品的质量标准是国家对药品质量、规格及检验方法所作的技术规定，是药品生产、供应、使用、检验和药政管理部门共同遵循的法定依据，因此药品质量标准是保证人民用药安全有效，促进药品生产发展的一项重要措施。

一个完整的、有科学性的药品质量标限的制定，应是药品各项研究工作的综合，需要各方面的协作和配合。在制定过程中，同时还要结合我国实际情况，制定出一个既符合中国国情又有较高水平的药品质量标准。

（二）药品质量标准的制定与修改的总原则

1. 必须坚持质量第一，充分体现"安全有效、技术先进、经济合理"的原则，并要尽可能采用先进标准，使标准能起到推动提高质量、保证择优发展和促进对外贸易的作用。

2. 要从生产、流通、使用的各个环节去考察影响药品质量的因素，有针对性地规定检测项目，切实加强对药品内在质量的控制。

3. 检验方法的选择，应根据"准确、灵敏、简便、快速"的原则，要强调方法的适用性，并注意吸收国内科研成果和国外先进经验，既要考虑当前国内实际条件，又要反映新技术的应用发展，进一步完善和提高检测水平。对于某些抗生素、生化药品和必须采用生物测定的品种，在不断改进生物测定法的同时，也可采用化学和仪器分析的方法控制其纯度。

4. 质量标准中限度的确定，通常基于安全性、有效性的考虑，研发者还应注意工业化生产规模产品与进行安全性有效性研究的样品质量的一致性，因此，既要密切结合实际，又要保证药品在生产、贮存、销售和使用过程中的质量。例如，对于注射用脂质体，在质量标准中需要制定与药物性质相关的一些检验项目，如含量限度、pH、溶液颜色、有关物质等。此外，需要针对注射制剂的特点，对无菌和细菌内毒素进行控制。另外，针对脂质体的特点，需要对粒径、载药量或包封率以及磷脂氧化情况进行控制。通过上述方法在保证药物的理化和生物学稳定性之外，还需要保持剂型的特点以保证药物的体内分布靶向性。

（三）各种药品质量标准的收载范围

1.《中国药典》的收载范围

（1）收载防病治病所必需的、疗效肯定、副作用小并有标准能控制或检定质量的品种。

（2）工艺成熟、质量稳定或成批工业生产的药品。

（3）医疗常用，品质来源清楚，有鉴别真伪和必要的质量规定的中药材及使用面广、处方合理、工艺成熟的中成药。

（4）临床必需的验方、制剂，择优选收。

（5）医疗常用的辅料也进行了收录，并加强对辅料安全性控制，如增加残留溶剂等控制要求。更加注重对辅料功能性控制，如增订多孔性、粉末细度、粉末流动、比表面积等检查项，并强化药用辅料标准适用性研究的要求。

2. 局颁标准收载范围

（1）卫健委批准的新药。

（2）上版药典收载而现行版药典未列入的疗效肯定、国内几省仍在生产、使用的且需要统一标准的品种。

（3）地方药品标准中疗效较好、医疗常用、生产地区较多，需要统一标准的品种。

（四）保证药品安全与有效原则

药品的质量主要表现为安全、有效。制定药品质量标准时，首先要树立质量第一的观念，对药物作全面统一的考虑，使它能确保药品质量。同时制定时还应考虑药品的生理效用和使用方法。一般对内服药严些，注射用药和麻醉用药更严，外用药品要求可以稍宽。

（五）药品质量标准制定的内容

1. 名称 制定药品质量标准时，首先应该给予一个药品以法定的名称，根据原卫生部颁布的《新药审批办法》规定："新药的名称应明确、科学、简短，不得使用代号及容易混同或夸大疗效的名称"。

国际上，世界卫生组织制定公布了国际非专有药品名，审定出版了单一药物通用名

《国际非专利药名》供国际统一使用。对命名问题，WHO的专家委员会对药品命名提出了两个主要原则：①药品名称读音应清晰易辨，全词不宜过长，且应避免与目前已经使用的药名相似；②属于同一药效类别的药物，其名称应力求用适当的方法使之显示这一关系：凡是易令患者从解剖学、生理学、病理学和治疗学角度猜测药效的名称，一般不应采用。

我国药典委员会和《新药审批办法》对药品命名的原则规定是：①药品的名称包括中文名、汉语拼音名、英文名三种。②药品的名称应明确、简短、科学，词干已确定的译名应尽量采用，使同类药品能体现系统性。不用代号、政治性名词、容易混同或夸大疗效的名称。③药品的命名应避免采用可能给患者以暗示的有关药理学、解剖学、生理学、病理学或治疗学的药品名称，并不得用代号命名。中药和生物药品中无国际非专利药名（International Nonproprietary Names for Pharmaceutical Substances，简称 INN）命名的酌情处理。④药品的英文名应尽量采用世界卫生组织编订的INN；INN 没有的，可采用其他合适的英文名称。⑤对于沿用已久的药名，如必须改动，可列出其曾用名作为过渡。⑥药名后附注的类别，是根据主要药理作用或药物的作用机理或学科划分的，或者直接从 INN 划分的类别翻译的，仅供参考。⑦药品通用名不采用药品的商品名（包括外文名和中文名）。药品的通用名（包括 INN）及其专用词干的英文及中文译名也均不得作为商品名或用以组成商品名。

目前，我国药品名称大致有这几种类型：以学名或来源命名；以简化的化学名命名；以译音命名；以译音、译意混合命名；将药品与疗效相联系的商品名。

【化学药品的命名】

（1）中文通用名尽量与英文名相对应。可采取音译、意译或音、意合译，一般以音译为主。

（2）无机化学药品，如化学名常用且较简单，应采用化学名；如化学名不常用，可采用通俗名，如盐酸、硼砂。酸式盐以"氢"表示，如碳酸氢钠，不用"重"字；碱式盐避免用"次（Sub-）"字，如碱式硝酸铋，不用"次硝酸铋"。

（3）有机化学药品，其化学名较短者，可采用化学名，如苯甲酸；已习用的通俗名，如符合药用情况，可尽量采用，如糖精钠、甘油等。化学名较冗长者，可根据实际情况，采用下列方法命名。

1）音译命名。音节少者，可全部音译，如Codeine 可待因；音节较多者，可采用简缩命名，如Amitriptyline 阿米替林。音译要注意顺口、易读，用字通俗文雅，字音间不得混淆，重音要译出。

2）意译（包括化学命名和化学基团简缩命名）或音、意结合命名。在音译发生障碍，如音节过多等情况下，可采用此法命名，如Chlorpromazine 氯丙嗪。

3）与酸成盐或酯类的药品，统一采取酸名列前，盐基（或碱基）列后，如Streptomycin Sulfate 硫酸链霉素，Hydrocortisone Acetate 醋酸氢化可的松。

4）季铵盐类药品，一般将氯、溴置于铵前，如Benzalkonium Bromide 苯扎溴铵。除沿用已久者外，尽量不用氯化×××、溴化×××命名。与有机酸组成的季铵类药名，酸名列于前，一般亦略去"酸"字，如 Amezinium Metilsulfate 译为甲硫阿镁铵。

5）同类药品应考虑系统性。如磺胺类药，一般同"磺胺××"（磺胺间甲氧苄啶）；抗生素类药，经常用"××霉素"，而头孢菌素类往往用"头孢××"；半合成的抗生素，尚需在前面加化学基团字头，并注意简短而有区别，如氨苄青霉素钠、苯唑青霉素钠等。

（4）对于光学异构体的命名，左旋或右旋，以左或右冠于通用名前，英文冠以 Levo 或 Dex 。天然氨基酸或糖类不标出 L 构型或 D 构型。合成的 D 构型或消旋的氨基酸要标出；合成的 L 构型或消旋的糖类同样处理。

（5）对于特指的消旋体的命名，以消旋冠于通用名前，英文冠以 Race- 。

（6）对于几何异构体的命名，顺式或反式，以顺或反冠于通用名前，英文冠以 Cis 或 Trans 。

（7）生化药的英文名一般仍以 INN 为准；如 INN 未列入的，可参照中国生化协会名词审定委员会列出的生化名词外，尚需结合药学的特点或常规使用名称拟定，如 Urokinase 尿激酶、Trypsin 胰蛋白酶。

（8）单克隆抗体和白细胞介素类药，采用音、意结合简缩命名，如 Dorlimomab Aritox 阿托度单抗、Biciromab 比西单抗、Teceleukin 替西白介素。

（9）放射性药品在药品名称中的核素后，加直角方括号注明核素符号及其质量数，如碘 $[^{125}I]$ 化钠。

（10）化学结构已确定的天然药物提取物，其外文名系根据其属种来源命名者，中文名可结合其属种名称命名，如 Artemisinin 青蒿素、Penicillamine 青霉胺；外文名不结合物种来源命名者，中文名可采用音译，如 Morphine 吗啡、Amikacin 阿米卡星。化学结构不完全清楚者，可根据其来源或功能简缩命名，如 Bacitracin 杆菌肽。

【中成药的命名】

中成药系指以中药材、中药饮片或中药提取物及其他药物，经适宜的方法制成的各类制剂。中成药名称包括中文名，单味制剂应有拉丁名。

（1）中成药中文名

1）制剂应放在名称之后。

2）不应采用人名、地名、企业名称，如同仁乌鸡白凤丸、云南红药等。

3）不应采用固有特定含义名词的谐音，如名人名字的谐音等。

4）不应采用夸大、自诩、不切实际的用语。如"宝""灵""精""强力""速效"等；如飞龙夺命丸、速效牛黄丸、中华跌打丸等。不应采用受保护动物命名。

5）不应采用封建迷信色彩及不健康内容的用语，如媚灵丸。

6）一般不采用"复方"二字命名，如复方丹参片等。

7）一般字数不超过8个字。

（2）中成药药名的汉语拼音应与剂型拼音分隔书写，如香附丸Xiangfu Wan。药名较长的可按适当的音节分隔拼音，如通宣理肺丸Tong xuan Lifei Wan。

（3）单味制剂一般应采用中药材、中药饮片或中药提取物加剂型命名。

（4）复方制剂根据处方组成的不同情况可酌情采用下列方法命名。

1）由中药材、中药饮片及中药提取物制成的复方制剂的命名。

2）可采用处方中的药味数、中药材名称、药性、功能等并加剂型命名。鼓励在遵照命名原则条件下采用具有中医文化内涵的名称，如六味地黄（滋阴）丸。

3）源自古方的品种，如不违反命名原则，可采用古方名称，如四逆汤（口服液）。

4）某一类成分或单一成分的复方制剂的命名。应采用成分加剂型命名，如丹参口服液、蛹虫草菌粉胶囊；云芝糖肽胶囊、西红花多苷片等。单味制剂（含提取物）的命名，必要时可用药材拉丁名或其缩写命名，如康莱特注射液。

5）采用处方主要药材名称的缩写并结合剂型命名。如香连丸由木香、黄连二味药材组成；葛根芩连片由葛根、黄芩、黄连、甘草等四味药材组成。

6）注意药材名称的缩写应选主要药材，其缩写不能组合成违反其他命名要求的含义。

7）采用主要功能加剂型命名，如补中益气合剂、除痰止嗽丸、大补阴丸。

8）采用主要药材名和功能结合并加剂型命名，如牛黄清心丸、龙胆泻肝丸等。

9）采用药味数与主要药材名或药味数与功能并结合剂型命名，如六味地黄丸、八味沉香散等。

10）由两味药材组方者，可采用方内药物剂量比例加剂型命名，如六一散，由滑石粉、甘草组成，药材剂量比例为6:1；九一散，由石膏（煅）、红粉组成，药材剂量比例为9:1。

11）采用象形比喻结合剂型命名。如玉屏风散，本方治表虚自汗，形容固表作用像一扇屏风。

12）采用主要药材和药引结合并加剂型命名，如川芎茶调散，以茶水调服。

13）必要时可加该药临床所用的科名，如小儿消食片、妇科千金片。

14）必要时可在命名中加该药的用法，如小儿敷剂止泻散、含化上清片等。

（5）中药与其他药物组成的复方制剂的命名。应符合中药复方制剂命名基本原则，兼顾其他药物名称。

【生物药品命名】

（1）已有 INN 名称的生物制品　中文通用名称应尽量与其英文名相对应，其中文名应以意译为主。如 Recombinant Human Erythropoietin（INN 名称：Epoetin），译为重组促红素；亦可音译或音、译合译。

（2）尚无 INN 名称的生物制品　可以疾病、微生物、特定组成成分或材料等命名，并应标明药品剂型，如麻疹减毒活疫苗、注射用人凝血因子Ⅷ、重组白介素-2 注射液等，具体规定如下。

1）一种制品存在多种制造方法者需标明，如采用重组 DNA 技术制成的产品，名称前加"重组"二字，以与非重组制品相区别；采用不同细胞基质制备的同种制品应分别标明，如风疹减毒活疫苗（2BS）、风疹减毒活疫苗（兔肾）。

2）氨基酸改变（增、减）或替换的生物技术类制品可标明氨基酸改变的位置，如重组白介素-2（125phe）。

3）有的制品名称还应标明生产用生物材料的来源，如人血白蛋白注射液、重组牛碱性成纤维细胞生长因子。

4）同一制品存在液体和冻干两种性状时，预防类冻干制品需在名称前加"冻干"二字，如冻干甲型肝炎减毒活疫苗；预防类液体制品则不需在名称前加"液体"二字。治疗类冻干制品需在名称前加"注射用"三字，如注射用重组干扰素 γ；治疗类液体制品应在名称尾部加"注射液"三字，如重组粒细胞刺激因子注射液。

5）一般用法均不标明，特定途径使用者必须标明。如皮内注射用卡介苗、皮上划痕用鼠疫活疫苗、注射用人免疫球蛋白（静注）等。

6）预防人、畜共患疾病的同名同型制品必须标明"人用"二字，以与兽用制品相区别，如人用纯化狂犬病疫苗。

7）特定成人用或青少年用的制品，可在名称后用括号注明，如吸附白喉疫苗（成人及青少年用）。

8）含两种以上不同抗原成分的制品，应于制品种类前加"联合"二字，如吸附无细胞百白破联合疫苗、麻腮联合疫苗。

9）同一制品含不同群、型别者，应标明"多价或 n 价"，如双价肾综合征出血热灭活疫苗、A 群脑膜炎球菌多糖疫苗。

10）具有预防和治疗两种作用的同种疫苗，治疗用疫苗应在品名前加"治疗用"三个字，如治疗用布氏菌疫苗。

11）药品名中一般不采用人名，只有个别制品按照国内外沿用已久的惯例，如皮内注射用卡介苗、锡克试验毒素。

12）体内诊断用制品一般不加"诊断用"字样，如结核菌纯化蛋白、锡克试验毒素。

2. 性状　药品的性状反映了药物特有的物理性质，是药物质量的重要表征之一。

性状项下记述药品的外观、臭、味和一般的稳定性情况，溶解度以及物理常数等。"性状"项下记述的外观、臭、味，是一种感观规定，仅作一般性描述，没有确切的法定检验方法；不构成法定标准的组成部分，不作为质量的法定要求。

考虑到药品的性状是药品质量的表征之一，与其质量间仍有一定的联系，可对产品的质量作出初步的评价，所以，应根据各药的实际予以规定，用词仍应确切。在"遇有对药品的晶型、细度或溶液的颜色需作严格控制时，应在检查项下另作具体规定"。对相对密度、沸程、熔点等物理常数，则应严格按照规定的方法进行测定，并用以评价药品质量。

（1）外观、臭、味和稳定性　作为一个自然段，按次序描述，中间用分号"；"隔开。

1）对于色的描述，气体或液体药物一般用"无色"，固体粉末用"白色""白色或类白色""白色至微黄色"等，为免引起过渡颜色缺失而导致结果误判，如果两个色阶相邻可用"或"来描述，如"类白色或微黄色"，如果色阶之间相隔两个或以上，应采用"至"来描述，如"白色至微黄色"，避免用"白色或微黄色"，尽量避免用特殊的形容词如琥珀或乳白色等来描述；有色药物应根据其应有的色泽加以叙述。如有其他外观特性，也可写在色泽之后。

2）臭是指药品本身固有的，不包括因混有不应有的残留有机溶剂而带入的异臭。

3）具有特殊味觉的药品，必须加以记述，但剧毒、麻药可不作"味"的记述。

4）有引湿、风化、遇光变质等与贮藏有关的性质，也应择要记述。

5）遇有药品的晶型、细度或制成溶液后的颜色，对质量有较大影响而需作严格控制时，

应在"检查"项下另作具体规定。例:

本品为无色、澄清的黏稠液体;味甜,有引湿性,水溶液(1→10)显中性反应。(甘油)

本品为白色、有丝光的针状结晶或结晶性粉末;无臭;遇光易变质。(盐酸吗啡)

本品为白色至微黄色粉末;有类似蒜的特臭。(二巯丁二钠)

(2)溶解度 不列小标题,排在外观性状项下,作为"性状"项下的第二个自然段。

1)溶解度在一定的程度上反映药品的纯杂程度,也可供精制或制备溶液时参考。因此对溶解度的描述一定要核实,切不可照抄一般参考资料。

2)在溶剂的选择上,应尽量采用与该品种溶解特性密切相关,配制制剂、制备溶液或精制等所需用的常用溶剂,应列出在水中溶解度;品种应简化,不应罗列过多,并应尽量避免使用昂贵或毒性较大的溶剂。如植物油仅用于因制备制剂需要的个别品种。

3)文字叙述的顺序,按溶解度的大小排列,即"极易溶解""易溶""溶解""略溶""微溶""极微溶解""几乎不溶或不溶";其中溶解度相似的溶剂,则按其极性大小依次排列(水、甲醇、乙醇、丙酮、乙酸乙酯、三氯甲烷、乙醚或环己烷等),热水或热乙醇(不用其他的热溶剂)放在同一溶解度的各溶剂之前;在酸性或碱性溶液中的溶解度放在最后,并在其前用分号";"使与前述溶剂中的溶解度相隔开,要注明所用酸或碱的名称(不要用"矿酸"或"氢氧化碱"等名词)和浓度。例:

本品在乙醇或丙酮中微溶,在水中几乎不溶;在氢氧化钠试液或氨试液中易溶,在稀盐酸中溶解。(磺胺嘧啶)

(3)物理常数 是检定药品的重要指标,应根据该药品的特性或检定工作的需要,选择有关的物理常数,依次(相对密度、馏程、熔点、凝点、比旋度、折光率、黏度、酸值、皂化值、羟值、碘值、吸收系数)排列于"性状"的溶解度之下,并用黑体字列出小标题。

由于物理常数的测定结果,不仅对该药品具有鉴别意义,也反映该药品的纯杂程度,因而数值范围的规定必须明确并切合实际,不要用"约"字;如测定方法已收载于《中国药典》"通则"之中,必须引用;遇有两种或两种以上的法定方法时,应注明"第×法"或"××法";如有个别条件(如温度)与《中国药典》通则不一致时,要加以注明。

1)相对密度 一般用于液体原料药,其数值范围应书写至小数点后第3位;需明确指定《中国药典》通则中所载方法之一时,或测定温度不同于《中国药典》通则所规定的20℃时,应加以注明。对某些没有含量测定,而以相对密度控制其含量的药物,其数值可根据需要书写至小数点后4位。相对密度的书写格式如下:

本品的相对密度(通则0601)在25℃时为1.235~1.255。(二巯丙醇)

本品的相对密度(通则0601)不大于0.8129,相当于含C_2H_6O不少于95%(ml/ml)。(乙醇)

2)馏程 液体药物的沸点与其结构有着密切的关系,因为范德华引力与氢键缔合的存在,使液态有机分子相互作用,促使分子间迅速运动,而又不致于变成气态分子,只有外界供给的能量足以克服这些引力时,才能形成气体分子,当蒸汽压不断增大,达到与外界压力相等时,液体开始沸腾,这就是沸点。一些常用药物都有一定的沸点,如麻醉乙醚为

33.5~35.5℃，三氯甲烷为60~62℃。

《中国药典》（2020年版）规定：在标准大气压（101.3 kPa）下，按药典装置自开始馏出第5滴算起，至供试品仅剩3~4ml或一定比例的容积馏出时的温度范围称为馏程。数值的精度一般为1℃，也可书写至0.5℃。此外，从液体开始沸腾到全部变成气态分子时，药物如果纯度较高，其馏程较短，如有多种类型混在一起，其馏程就较长。例如，混合脂肪酸甘油酯有多种类型，局颁标准（1989）规定其34型馏程为225~235℃、35型为220~230℃、38型和40型为215~230℃。这几类型混合在一起，其沸程在215~235℃；水杨酸甲酯比较纯，馏程就短，局颁标准（1989）规定馏程为218~224℃。亚硝酸戊酯的馏程规定为90~100℃，中间相隔10℃，而且局颁标准（1989）要求在这段温度内蒸馏出来的数量不得少于85%（ml/ml），这说明亚硝酸戊酯中混有相当多的杂质（约占15%）。

馏程的书写格式如下：

取本品，照馏程测定法（通则0611）测定，在190~205℃馏出的量应不少于85%（ml/ml）。

3）熔点 结晶性药物在一定的压力下都有一定的熔化温度。对纯的结晶性药物而言，熔点十分敏锐，一般熔距不超过0.5℃，若受到杂质的影响，熔点下降，熔化敏锐程度减低而使熔距增大。如纯的B晶型氯霉素熔点为86~88℃，若纯度为94%时，则69℃开始熔化，至86℃全熔。晶型不同，其熔点也有差异。如磷酸氯喹存在着两种晶型，其差示热分析法吸收峰分别为196℃和216℃，故USP和JP对其高低熔点及混合晶型的熔点都作了规定。

此外，构型不同其熔点也不同，如氨甲环酸反式异构体的空间结构具有高度对称性，顺式体对称性较差；两者的熔点差别很大，前者为386~392℃，后者为238~239℃。由于熔点太高，一般不易测定，如制成盐酸盐，顺式体的熔点为198.5~199.6℃，反式体的氨甲环酸熔点为249.5~250℃。

值得注意的是：各国药典所称的熔点其含义是不同的，有的以熔化温度指熔点，有的将初熔到终熔时的熔距称熔点。《中国药典》（2020年版）规定："熔点系指一种物质由固体溶化成液体的温度，熔融同时分解的温度，或在熔化时自初熔至全熔的一段温度"。因此，中国药典的熔点含义实际上是熔距。

在《中国药典》（2020年版）通则中收载有三种方法，其中最常用的为测定易粉碎固体药品的"第一法"，因此，除必须采用"第二法"或"第三法"的个别品种、并在标准中注明外，均系指用"第一法"。由于方法中采用传温液，因而收载的熔点宜在200℃以下。熔点在200℃以上的，可视需要而订。熔点数值的精度一般为1℃，也可书写至0.5℃，测定结果的数据按修约间隔为0.5进行修约，即0.1~0.2℃舍去，0.3~0.7修约为0.5℃，0.8~0.9℃进为1℃；限度范围要包括该品种的初熔温度和全熔温度，一般为2~4℃，个别品种可放宽至6℃，再宽则失去对控制药品纯度的意义，除非是另加"熔距"的限制。标准中一般不用"约××℃"或"不低于×××℃"。测定熔点的药品，应是在熔点以下遇热时晶型不转化，其初熔和终熔点易于判断的品种；对熔融分解且不易明确判断的品种，可不订"熔点"。对于熔融时同时分解或另有要求的品种，均应在标准中标明。

熔点的书写格式如下：

本品的熔点（通则0612）为110~114℃，熔融时同时分解。（卡莫氟）

本品的熔点（通则0612）为204~212℃，熔距在5℃以内。（炔诺孕酮）

4）凝点 系指一种物质由液体凝结为固体时，在短时间内停留不变的最高温度。某些药品具有一定的凝点，纯度变更，凝点亦随之改变。测定凝点可以区别或检查药品的纯杂程度。

凝点的书写格式如下：

本品的凝点（通则0613）为22~24℃。（尼可刹米）

5）比旋度 具旋光学异构体分子的药物，它们有着相同的物理性质和化学性质，但它们的旋光性能不同时，一般分为左旋体、右旋体和消旋体。在有些药物中，两种不同的光学异构体其药理作用相同。例如：左旋和右旋氯喹具有相同的抗疟作用；左旋和右旋的可待因，具有相同的局部麻醉作用。但一些药物中左旋体和右旋体的生物活性并不相同。因此，比旋度是反映手性化合物特性及其纯度的主要指标之一，测定比旋度（或旋光度）可以区别或检查某些药品的纯杂程度；因此，凡具有光学异构体的药品，在其性状项下的物理常数中，应尽可能对其比旋度作出明确规定。例如，《中国药典》（2020年版）规定葡萄糖的比旋度为+52.6°至+53.2°；左炔诺孕酮的三氯甲烷液（20mg/ml）比旋度为−30°至−35°。这些规定都对保证药物的纯度和质量有着密切的关系。

由于药典的旋光度测定法规定，按干燥品或无水物计算，因此，一般可不再写"按干燥品计算"，但必须说明供试溶液的浓度及其所用的溶剂，除个别品种外，供试品溶液的浓度一般用"定量稀释制成每1ml中含0.×× g或×× mg的溶液"表示；测定温度不在20℃时，要注明温度；在操作中另有特殊要求时也要注明；限度范围数值的精度要求，应在依法测定旋光度的读数时，能准确至0.01°。

比旋度书写格式如下：

取本品，精密称定，加乙醇溶解并定量稀释制成每1ml中约含10mg的溶液，依法测定（通则0621），按无水、无溶剂物计算，比旋度为−240°至−250°。（秋水仙碱）

取本品约10g，精密称定，置50ml量瓶中，加水适量与氨试液2.0ml溶解后，用水稀释至刻度，摇匀，放置60分钟，在25℃时依法测定（通则0621），比旋度为+52.6°至+53.2°。（无水葡萄糖）

取本品，精密称定，加乙醇溶解并定量稀释制成每1ml中约含40mg的溶液，依法测定（通则0621），比旋度为+102.5°至+107.5°（应于容器开启后30分钟内取样，并在溶液配制后30分钟内测定）。（维生素D_2）

6）折光率 光线自一种透明介质进入另一种透明介质时，由于两种介质的密度不同，光的行进速度发生变化，即发生折射现象，并且遵从折射定律。折光率对于液体药品，尤其是植物油，是一项很有意义的物理常数；测定折光率可以区别不同的油类、检查某些药品的纯杂程度或测定溶液的浓度，且因其测定方法简便。在上述有关药品性状项下的物理常数中应予列入。折光率受温度的影响较大，《中国药典》（2020年版）通则中明确规定在20℃时进行测定；如对测定温度另有要求时，应在标准中注明；限度范围数值的精度应书写至小数点后第三位。

折光率的书写格式如下：

本品的折光率（通则0622）为1.517~1.522。（苯丙醇）

7）黏度 系指流体对流动的阻抗能力，以动力黏度、运动黏度或特性黏数表示，测定供试品的黏度可以区别或检查其纯杂程度。在《中国药典》（2020年版）通则"黏度测定法"中并列有三种方法，其中第一法用于测定牛顿流体（包括纯液体、低分子物质溶液、高聚物的稀薄溶液、低黏度液体等）的运动黏度，第二法用于测定非牛顿流体（包括混悬液、高聚物溶液、乳剂和表面活性剂的溶液等）的动力黏度，第三法用于测定特性黏数，以间接控制分子量。三种方法应根据其内容，分别作为物理常数或检查项目列入性状或检查项下。书写格式中应指定"通则0633第×法"，及测定时的温度及其限度；引用第一法时，还应注明毛细管的内径（请注意要与其限度范围相适应，一般控制流出时间约为100秒）；引用第二法时，还应注明仪器型号、转动角速度、轴速度、转子号数、转速以及除通则规定外的测定温度；《中国药典》2000年版后，对一些高聚物品种进行"分子量与分子量分布"检查，特性黏数测定已少用。

黏度的书写格式如下：

本品的运动黏度（通则0633第一法），在40℃时（毛细管内径为0.8mm），应为37~45mm^2/s。

取本品6.0g，在75%乙醇溶液100ml使完全溶解后，依法测定（通则0633第二法），用旋转式黏度计0号转子，每分钟30转，在20℃时的动力黏度不得超过0.015Pa·s。

8）吸收系数 物质对光的选择性吸收波长，及其在最大吸收波长处的吸收系数，是该物质物理常数之一。吸收系数用符号"$E_{1cm}^{1\%}$"表示，即换算成溶液浓度为1%（g/ml）、光路长度为1cm时的吸收度，将其列入性状项下的物理常数之中，不仅可用于考查该原料药的质量，并可作为其制剂含量均匀度、溶出度检查及含量测定中选用值的依据。因此，凡制剂的含量均匀度、溶出度检查及含量测定采用以值计算的分光光度法，而其原料药的含量测定又因根据精密度的要求而改用其他方法的品种，均应在原料药的性状项下增订"吸收系数"，并应尽可能采用其制剂含量均匀度、溶出度检查及含量测定中的条件，使原料药的质量标准能与其制剂相适应。

方法中的溶剂，除应满足物质的光学特征的需要外，还要考虑"易得、价廉、低毒"的原则，避免使用甲醇等低沸点、易挥发的溶剂；对于极性化合物，水是一种最为价廉的溶剂，但因易受溶质的影响而使其溶液的pH不恒定，进而影响某些药品的紫外吸收光谱特征时，可考虑改用0.1mol/L的盐酸溶液或氢氧化钠溶液或缓冲溶液作溶剂。对于供试溶液的制备，要强调"定量稀释"，其浓度应使测得的吸光度介于0.3~0.7，操作的特殊之处，应予以注明。

由于在《中国药典》（2020年版）通则"紫外-可见分光光度法"中已明确交代浓度c系按其干燥品（或无水物）的重量进行计算，因此在文字叙述中不要加"按干燥品或无水物计算"。订入性状项下的吸收系数值应在100以上，其限度范围一般为±3%，限度范围的确定要考虑到测定误差，一般可采用三位有效数字。

吸收系数书写格式如下：

取本品，精密称定，加盐酸溶液（稀盐酸1ml加水至100ml）溶解并定量稀释制成每1ml

中约含 20 μg 的溶液，照紫外-可见分光光度法（通则 0401），在 264nm 的波长处测定吸光度，吸收系数（ $E_{1cm}^{1\%}$ ）为 212~222。

避光操作。取本品，精密称定，加盐酸溶液（9→1000）溶解并定量稀释制成每 1ml 中约含 10 μg 的溶液，在 1 小时内，照紫外-可见分光光度法（通则 0401），在 294nm 的波长处测定吸光度，吸收系数（ $E_{1cm}^{1\%}$ ）为 464~494。

9）酸值、皂化值、羟值、碘值　是脂肪、脂肪油和其他类似物（如卵磷脂、聚山梨醇酯）特有的物理常数，可用于检查上述此类药品的纯杂程度。附录已收载了测定方法，根据不同品种规定各项测定值的范围。

酸值是测定上述酯类物质中游离脂肪酸的量。以中和 1g 脂肪、脂肪油及其他类似物中含有的游离脂肪酸所需的氢氧化钾的重量（mg）表示。将酸值列入性状项的仅对其限度作了规定。亦有品种将酸值列入检查项。因大多数油脂类物质会受贮存条件和存放时间的影响，使酸值发生变化，故宜列入检查项。

皂化值是指中和并皂化 1g 脂肪、脂肪油或其他类似物质 1g 中所含有的游离酸类和酯类所需氢氧化钾的重量（mg）。皂化值与组成脂肪酸的多少和碳链长度有关，组成的脂肪酸数量愈少，碳链愈长，皂化值愈小。因皂化值中包括游离脂肪酸的量，而油脂类物质在贮存期间往往会发生酸败使酸值增加，从而影响皂化值的恒定。操作中的特殊之处，应予注明。

羟值是指油脂类物质中未被酯化的羟值，以每 1g 酯类物质中所含的羟基按《中国药典》通则规定的方法酰化后所需氢氧化钾的重量（mg）表示。

碘值是测定酯类物质中脂肪酸的不饱和度，组成的脂肪酸不饱和度愈高，碘值愈大。以每 100g 酯类物质充分卤化时所需的碘值（g）表示。操作中的特殊之处，应予注明。

书写格式如下：

取乙醇与乙醚各 15ml，置锥形瓶中，加酚酞指示剂 5 滴，滴加氢氧化钠滴定液（0.1mol/L）至微显红色，再加本品 2.0g，加热回流 10 分钟，放冷，用氢氧化钠滴定液（0.1mol/L）滴定，酸值（通则 0713）不得过 2.8。（鱼肝油）

本品的皂化值（通则 0713）为 92~106（测定时加热回流时间为 2 小时）。本品的碘值（通则 0713）为 18~35（测定时在暗处放置时间为 4 小时）。（羊毛脂）

3. 鉴别　鉴别试验是指用理化方法或生物学方法来证明药品真实性的方法，而不是对未知物进行定性分析，因此只要求专属性强，再现性好，灵敏度高以及操作简便、快速等。常用的方法有：测定生成物的熔点、呈色反应、沉淀反应或其他化学反应、色谱法、紫外吸收光谱特征、红外光谱以及常见盐基或酸根的一般鉴别试验等。由于性状项下的物理常数也能协助鉴别真伪，所以选用的条目不要太多，一般用 2~4 条，能证明其真实性即可，并按上述次序排列。测定生成物熔点的方法宜少用或不用；一旦采用时，要具体叙述取样量、试剂用量和操作方法。

（1）制备衍生物并测定其熔点　此法操作繁琐、费时，要尽量少用；万一采用时，要具体叙述取样量、试剂用量和操作方法；最后熔点可采用"约××℃"，也可规定明确的熔距。

书写格式如下：

取本品约 0.5g，加水 5ml 溶解后，加稀过量的稀盐酸，即析出白色结晶性沉淀，滤过，

沉淀用水洗净，在105℃干燥后，依法测定（通则0612），熔点为174~178℃。（苯巴比妥钠）

（2）呈色反应和沉淀反应 呈色反应是利用药物分子结构中的某一基团与反应试剂发生反应，产生不同的颜色来鉴别药物。同类药物由于结构相似，所以很难把它们鉴别开来。但由于同类药物往往在不同的位置上有相同的取代基，它们遇到相同的试剂，可产生不同色泽，据此可作为鉴别药物的依据。目前，在药物分析中常见的显色反应有配位显色反应、氧化还原显色反应、离子缔合显色反应、电荷转移显色反应、重氮化–偶合显色反应、亚硝化显色反应、缩合显色反应和超分子显色反应等。

沉淀反应是利用药物分子结构中的某一基团与反应试剂发生特殊的沉淀来鉴别药物的。例如，磺胺类药物在碱性溶液中可与硫酸铜试液发生反应，生成各种颜色的结晶性沉淀。

这两种方法因其操作简便，在鉴别试验中是比较常用的，但要选用反应明显、专属性较强的方法，并对方法的取用量、操作、注意事项和应观察到的现象都要有明确的叙述，对于毒、麻或贵重药品还应重视方法的灵敏度。尽可能减少供试量，在制定方法时，应做空白试验，以免出现假阳性反应，并与同类药物做对比试验；如为同类药物的共同反应，则应增加一个能在同类药物中相互区别的反应。

书写格式如下：

取本品约1mg，加甲醛硫酸试液1滴，即显紫堇色。（盐酸吗啡）

取本品约1mg，加水1ml溶解后，加稀铁氰化钾试液1滴，即显蓝绿色（与可待因的区别）。（盐酸吗啡）

取本品约50mg，加水10ml，微温使溶解，加氨试液1滴与硫酸铜试液2滴，即生成蓝灰色沉淀；再加过量的氨试液，沉淀即溶解。（西咪替丁）

（3）其他化学反应 在原有的药典中，尚有化学反应生成具有挥发性产物，依靠嗅觉来进行鉴别的药物。如具有醋酸酯的团体激素类药物，但因供试品的取用量较大，应尽可能避免采用，尤其是对生成有毒的挥发性物质，更不应采用。其他的反应，也有利用化学反应生成特殊的气体使试纸变色的方法。

书写格式如下：

取本品10滴，加氢氧化钠试液3ml，加热，即发生二乙胺的臭气，能使湿润的红色石蕊试纸变蓝色。（尼可刹米）

（4）色谱法 采用与对照品、标准品或已确证的已知药品，在相同条件下进行色谱分离并进行比较，要求其保留行为和检测结果都相互一致，作为鉴别药品真伪的方法。常用于鉴别试验的色谱法为薄层色谱法、高效液相色谱法、气相色谱法、电泳法和纸色谱法。纸色谱法因操作繁琐，宜少用或不用。色谱法是一种较好的专属性强的方法，采用高效液相色谱法除以供试品溶液与对照品溶液主成分峰保留时间一致作为鉴别方法外，亦有采用特征色谱图比较的方法。原料药的鉴别，如采用高效液相色谱法，一般是在检查或含量测定项下采用高效液相色谱法时附带引用。选用色谱法进行鉴别试验时，必须要求该色谱条件能保证其与同类药品的良好分离，应有系统适用性试验的内容。

书写格式如下：

取本品和阿米卡星对照品适量，分别加水溶解并稀释制成每1ml中含5mg的溶液，照薄层色谱法（通则0502）试验，吸取上述两种溶液各2μl，分别点于同一硅胶H薄层板上，以三氯甲烷–甲醇–浓氨溶液–水（1:4:2:1）为展开剂，展开，晾干，喷以0.2%茚三酮的水饱和正丁醇溶液，在100℃加热10分钟。供试品溶液所显主斑点的位置和颜色应与对照品溶液主斑点的位置和颜色相同。（硫酸阿米卡星）

在含量测定项下记录的色谱图中，供试品溶液主峰的保留时间应与对照品溶液主峰的保留时间一致。（硫酸阿米卡星）

取本品适量，加0.1%三氟醋酸溶液溶解并稀释制成每1ml中含10mg的溶液，取20μl，加0.2mol/L三羟甲基氨基甲烷–盐酸缓冲液（pH 7.3）20μl、0.1% V8酶溶液20μl与水140μl，混匀，置37℃水浴中2小时后，加磷酸3μl，作为供试品溶液；另取胰岛素对照品适量，同法制备，作为对照品溶液。照含量测定项下的色谱条件，以0.2mol/L硫酸盐缓冲液（pH 2.3）–乙腈（90：10）为流动相A，以乙腈–水（50：50）为流动相B，按下表进行梯度洗脱。取对照品溶液和供试品溶液各25μl，分别注入液相色谱仪，记录色谱图。供试品溶液的肽图谱应与对照品溶液的肽图谱一致。

时间（分钟）	流动相A（%）	流动相B（%）
0	90	10
60	55	45
70	55	45

（胰岛素）

（5）紫外–可见吸收光谱鉴定　在多数有机药物分子中，因含有某些能吸收紫外–可见光的基团而显示的吸收光谱，可作为鉴别的依据；但因吸收光谱较为简单、平坦，曲线形状的变化不大，用作鉴别的专属性远不如红外吸收光谱。当遇到药物分子结构相近、吸收特征值（如峰值）相同或极接近时，可采用更多的特征值，以达到相互区别各自鉴定的目的。通常采用在指定溶剂（常用的为0.1mol/L盐酸溶液、0.1mol/L氢氧化钠溶液、水、乙醇或无水乙醇）中，测定2~3个特定波长（排列顺序从小到大）处的吸收度比值（峰值与峰值比，或峰值与谷值比），以提高专属性。为了排除短波长处的末端吸收，如能在文字叙述中明确测定波长范围，则更为严谨。某些药物在紫外–可见区虽有数个吸收峰，但因其吸收峰值的差距大于一个数量级，采用单一浓度时，不易观察到全部吸收峰，因此宜采用两种浓度的供试液分别检测其最大吸收波长。此外，也可采用下列方法。

1）测定最大吸收波长或同时测定最小吸收波长，如有肩峰也可以描述。

2）测定一定浓度的供试液在最大吸收波长处的吸收度。

3）采用在不同溶剂中测定其最大吸收波长。

4）经化学处理后，测定其反应产物的吸收光谱特性。

5）用"吸收系数"或"含量测定"项下的供试液进行吸收光谱鉴别。

书写格式如下：

取含量测定项下的溶液，照紫外–可见分光光度法（通则0401）测定，在267nm、375nm

与444nm的波长处有最大吸收。375nm波长处的吸光度与267nm波长处的吸光度的比值应为0.31~0.33；444nm波长处的吸光度与267nm波长处的吸光度的比值应为0.36~0.39。（维生素B_2）

取本品，加乙醇制成每1ml中含10μg的溶液，照紫外-可见分光光度法（通则）测定，在242nm的波长处有最大吸收，在233nm的波长处有最小吸收，242nm波长处的吸光度与223nm波长处的吸光度比值应为1.47~1.61。（盐酸胺碘酮）

（6）红外吸收光谱鉴别　红外光谱是分子的振动-转动光谱，特征性强，是鉴别物质和分析物质化学结构的有效手段，用于鉴别组分单一、结构明确的原料药，是一较为合适的方法，尤其适用于其他方法不易区分的同类药物，如磺胺类、甾体激素类和半合成抗生素类药品。

由于《中国药典》中常采用与对照图谱进行比较的办法，因此必须是已收载于《药品红外光谱集》中的品种，且供试品应按照《药品红外光谱集》中收载各光谱图所规定的方法制备。如在光谱集中尚未收载，标准起草单位应按要求及时增补。对于具有同质异晶现象的药品，应选用有效晶型的图谱或分别比较，如晶型不一致需要转晶的，应规定转晶条件，给出处理方法和重结晶所用溶剂。多组分药物，当各组分的相对含量不固定时，应避免采用本法，此时，可采用特征谱带比较法，即选择有效组分的若干个特征谱带，规定其波数作鉴别时比较用；阴离子具有强吸收的盐类药品（例如磷酸盐），可采用其游离碱作红外鉴别，但应明确规定样品的预处理方法。

书写格式如下：

本品的红外光吸收图谱应与对照的图谱（光谱集12图）一致。（二羟丙茶碱）

本品的红外光吸收图谱应与对照的图谱（光谱集1266图）一致。如不一致，取本品和对照品适量，分别加水制成饱和溶液，滤过，取滤液在10℃以下放置过夜，待析出结晶，滤过，滤渣经105℃干燥后，再次测定。（更昔洛韦）

取本品约0.5g，置分液漏斗中，加水25ml溶解后，加氢氧化钠试液5ml、乙醚50ml振摇提取，醚层用水洗涤后通过置有无水硫酸钠的漏斗滤过，滤液置水浴上蒸干，残渣用五氧化二磷为干燥剂减压干燥至析出结晶，其红外光吸收图谱应与氯喹的对照图谱（光谱集672图）一致。

4. 杂质检查　检查项下包括有效性、纯度要求和安全性三个方面，对于规定中的各种杂质检查项目，指该药品在按规定工艺进行生产和正常贮藏过程中可能含有或产生并需要控制的杂质。因此，原料药质量标准中有关检查条目的确定，既要考虑药物中影响有效性的关键内容、保证制剂质量的重要因素以及对药物安全性的要求；又要考虑其生产工艺、所用的原材料和贮藏过程中可能生成的降解产物和引入的杂质以及对药品安全性的要求。对影响药物有效性、严重危害人体健康或能真实反映药品质量的项目，要制定出有效而灵敏的检查方法。限量指标的规定，要有充分的具有一定代表性的数据，要立足于赶超国际先进水平，并有利于医药工业的择优发展。

原料的检查条目，由于品种不同、生产工艺不同和原材料不同而各有不同。根据我国历版药典的惯例，可按内容归纳为（以编写时排列顺序）：有效性试验（如结晶性、晶型等）、酸碱度、溶液的澄清度与颜色、无机阴离子、有机杂质与有关物质、残留溶剂、干燥失重或水分、炽灼残渣、金属离子或重金属、硒或砷盐、组分测定、生物安全性（如异常毒性、热原或细菌内毒素、无菌、微生物限度等）以及生物活性检查等。将通用的条目依次排列后，再排列特殊要求的项目。在药典通则中，如对操作和标准已有具体规定时，应尽可能采用《中国药典》通则方法，并注意操作及文字上的衔接和预处理方法的制订。

（1）有效性试验　中国药典中用于这方面的检查项目如下。

1）影响药物生物利用度的项目，必须进行检查，如"粒度和粒度分布""结晶性""晶型""异构体"。

2）有根据药物的主要作用，有针对性设置检查项目，如抗酸药必须检查"制酸力"；根据制剂工艺需要，设"稳定度"检查。

3）有控制物理性能的项目，如"吸着力""吸水力""疏松度""凝冻浓度""分子量与分子量分布"等项，均能控制产品的有效性。

4）类似于含量测定的项目，如"含氟量""含氯量""含氮量""乙炔基"等，是检查药物中含有的氟、氯、氮等的量与分子中计算含有量是否相符，常作为含量测定的补充。

随着临床药学工作的开展，对影响药物生物利用度和毒副反应的晶型和粒度，以及其他反映药物质量的主要指标，均应根据需要和可能（指检测手段），增加这方面的内容。

书写格式举例如下：

粒度　精密称取本品10mg，加水2~4滴，使均匀湿润，加玻璃珠20粒，振摇3~5分钟后，加5%阿拉伯胶溶液10ml，充分振摇10分钟，立即用滴管自底部吸取供试液，迅速用滤纸拭净滴管外部，垂直滴1滴于血球计数板上，盖上盖玻片，置显微镜下检视，计数，含5μm以下的颗粒应不少于85%，仅允许偶见50μm的颗粒。含50μm以上的颗粒数，全视野检视，不得超过5颗。（灰黄霉素）

异构体　在含量测定项下记录的供试品溶液色谱中头孢呋辛酯A异构体峰面积与头孢呋辛酯A、B异构体峰面积和之比应为0.48~0.55。

制酸力　取本品约0.5g，精密称定，置250ml具塞锥形瓶中，精密加盐酸滴定液（0.1mol/L）100ml，密塞，在37℃不断振摇1小时，放冷至室温，滤过，精密量取续滤液50ml，加溴酚蓝指示液数滴，用氢氧化钠滴定液（0.1mol/L）滴定。按干燥品计算，每1g消耗盐酸滴定液（0.1mol/L）不得少于130ml。（硫糖铝）

稳定度　取本品，经140℃加热2小时后，照含量测定项下的方法测定，减失含量不得过4.0%。

吸水力　取本品5.0g，置100ml量筒中，加水至100ml，搅匀，在25℃静置24小时，经湿润的玻璃棉滤入另一量筒中，滤液的总量不得过75ml。（琼脂）

疏松度　取本品5.0g，置50ml具塞量筒中（自筒底至最高刻度处的距离应为11~14cm），加水至刻度，密塞，强力振摇1分钟，使粉末均匀混悬，静置15分钟，混悬物的顶面不得下降至18ml刻度以下。［硫酸钡（I型）］

取本品约15mg，精密称定，照氟检查法（通则0805）测定，含氟量应为13.1%~14.6%。（氟尿嘧啶）

（2）酸碱度　原料药的酸碱度检查方法有：酸碱滴定法、pH测定法、指示剂法。某一药物中检查方法的选用，应根据对该品的具体要求而定，主要是要能真实反映使用时的要求，并考虑方法的简便、快速，但在选用指示剂时，要考虑指示剂不得与供试品形成离子对而改变色调。凡检查时用碱进行滴定或规定pH小于7.0时，称"酸度"；采用酸液进行滴定或规定的pH大于7.0时称"碱度"；检查时用酸和碱液分别滴定或规定的pH跨越在7.0上下两侧的，称"酸碱度"。

某些药物对酸碱具有强缓冲能力（如枸橼酸哌嗪），因而很难从酸碱度上发现质量问题，就不宜制定本检查。

书写格式举例如下：

酸度　取本品加水溶解并稀释制成酶1ml中约含10mg的溶液，依法测定（通则0631），pH应为4.5~6.5。（盐酸丁卡因）

碱度　取本品1.0g，加水10ml溶解后，依法测定（通则0631），pH应为9.5~10.5。（苯巴比妥钠）

酸碱度　取本品1.0g，加水20ml溶解后，加酚酞指示液2滴；如显淡红色，加硫酸滴定液（0.05mol/L）0.25，淡红色应消失；如无色，加氢氧化钠滴定液（0.1mol/L）0.25ml，应显淡红色。（苯甲酸钠）

（3）溶液的澄清度与颜色　以水或其他溶剂为溶剂将原料药制成一定浓度的溶液后，采用通则"澄清度检查法"进行检查，并与指定的浊度标准液比较，其溶液的澄清情况，称为溶液的澄清度。当要求供试液的澄清度不越过0.5号浊度标准液时，应定为"澄清"。

澄清度主要用于供制备注射用的原料药检查。以其他溶剂制成的溶液，称为"××溶液的澄清度"。

样品制成溶液后，允许有少量的不溶物，可以滤取称量的，称"××中不溶物"。利用某些杂质（或成分）在特定溶剂中的溶解性能，在加入溶剂使杂质滤液蒸干称重的，称"××中溶解物"。

检查以水或其他溶剂制成的溶液的颜色，并与标准比色液比较，或在可见光波长范围内测定吸光度进行比较的项目，称"溶液的颜色"或"颜色"。如以酸性溶液、碱性溶液或有机溶剂制成的溶液则称为"××溶液的颜色"。个别品种易在空气中氧化变质，为检查其氧化产物，可对"溶液的颜色"作具体要求。

既检查澄清度又检查溶液颜色的，称"溶液澄清度与颜色"或"××溶液的澄清度与颜色"。

有些品种可用溶剂制成一定浓度的溶液后，采用紫外-可见分光光度法，在特定波长处测定透光率，不得低于规定限度，用以检查溶液的澄清度与颜色，控制产品质量。如氨基酸类原料药，制成溶液后，在430nm波长处测定透光率并规定限度。

书写格式举例如下：

溶液的颜色　取本品1.0g，加水10ml溶解后，溶液应无色，如显色，如棕红色4号标准比色液（通则0901第一法）比较，不得更深。（二巯丁二钠）

溶液的澄清度与颜色　取本品0.14g，加水10ml溶解后，溶液应澄清无色；如显色，照

紫外–可见光分光光度法（通则0401），在420nm的波长处测定吸光度，不得过0.03。（酒石酸长春瑞滨）

溶液的透光率 取本品1.0g，加1mol/L盐酸溶液10ml溶解后，照紫外–可见光分光光度法（通则0401），在430nm的波长处测定透光率，不得低于95.0%。

（4）无机阴离子 药物中其他无机阴离子的混入，大多来自原材料和生产工艺，少数为其降解产物。除氯化物和硫酸盐作为信号杂质进行一般检查外，其他无机阴离子的检查都具有针对性，应根据各自的情况加以制订，操作方法要简易，判断标准应尽可能明确，如有数字要求或用对照比较则更好。

氯化物、硫酸盐、硫化物和氰化物的检查，通则中均已收载，应尽可能采用通则方法，如载有数种方法时，应在引用时注明第×法。如需经过预处理，则应详述处理方法并与通则相衔接，供试品与标准溶液的取用量应书写至两位有效数。

有机药物中检查氯化物或硫酸盐，主要是用于不能以其他更直接的方法控制确切的杂质时，用以考核其是否已达到一定的纯度，因此不要作为药品标准中的普遍要求，要有选择地采用。

而对于磷酸盐与亚磷酸盐包括有机药品中的含磷酸物质没有统一的检测方法，在正文中除预处理方法外，最终均为钼蓝法比色（目视或分光光度法），但所用试剂不同，应具体叙述。

根据药品各自的化学特性，以及生产工艺中带来的常伴随成品存在的阴离子进行检查，检查方法常用限度检查加以控制。如供试品中检查某阴离子，采用低于其显色灵敏度的方法，要求不得呈现显色反应；或与限度量的对照品（或对照物）同时同法显色或进行其他化学反应（如产生浑浊）后再作比较，并标明限度。

书写格式举例如下：

氯化物 取本品1.6g，加水100ml与硝酸1ml，置水浴上加热5分钟，时时振摇，放冷，滤过；取滤液25ml，依法检查（通则0801），与标准氯化钠溶液7.0ml制成的对照液比较，不得更浓（0.018%）。（丙磺舒）

氰化物 取本品0.40g，依法检查（通则0806第二法），与标准氰化钾溶液1.0ml所得的结果相比较，应符合规定（0.0005%）。（碘解磷定）

含磷物质 取本品50mg，置10ml凯氏烧瓶中，加50%硫酸溶液1ml，用小火缓缓加热约3分钟，冷却，小心滴加硝酸3~4滴，继续加热至溶液几乎无色后，冷却，转移至纳氏比色管中，用水10ml分次洗涤烧瓶，洗液并入比色管中，加钼酸铵硫酸试液2.5ml与1–氨基–2–萘酚–4–磺酸溶液（取亚硫酸氢钠94.3g，无水亚硫酸钠5g与1–氨基–2–萘酚–4–磺酸0.7g，充分混匀；临用时取此混合物1.5g，加水10ml使溶解，必要时滤过）1ml，用水稀释至25ml，摇匀。如显色，与标准磷酸盐溶液（精密称取经105℃干燥至恒重的磷酸二氢钾143.3mg，置1000ml量瓶中，用水溶解并稀释至刻度，摇匀，精密量取10ml，置100ml量瓶中，用水稀释至刻度，摇匀，每1ml相当于10μg的PO_4）1.5ml，加水10ml，再加钼酸铵硫酸试液2.5ml与1–氨基–2–萘酚–4–磺酸溶液1ml，用水稀释至25ml，摇匀制成的对照液比较，不得更深（0.03%）。（硫鸟嘌呤）

碘酸盐　取本品0.50g，加新沸过的冷水10ml溶解后，加稀硫酸2滴与淀粉指示液0.2ml，避光放置，2分钟内不得显蓝色。（碘化钾）

硫代硫酸盐　取本品2.2g，缓缓加稀盐酸10ml，溶解后，置水浴中加热10分钟，放冷，移置比色管中，加水至20ml；如显浑浊，与硫代硫酸钠滴定液（0.1mol/L）0.1ml用同一方法制成的对照液比较，不得更浓（0.05%）。（焦亚硫酸钠）

（5）有机杂质　包括的内容很广泛，名目繁多，主要根据每一药品的各自来源（如来自天然产物的生物碱类药品中的其他生物碱或抗生素类药品中的其他组分）、生产工艺（如生产中间体、副产物和残留有机溶剂等）和贮藏过程（如降解产物）中可能引入的杂质加以制订，其中有些是严重影响用药安全有效的杂质，应严格控制其杂质限量。

确定检查项目"标题"的依据如下。

1）检查对象为明确的单一物质，即以该物质的名称为标题，如磷酸可待因中的"吗啡"。

2）当杂质的化学名太长，而又无其他简短通俗的名称，可选用合适的标题，如肾上腺素中的"酮体"。

3）检查对象不能明确为某一物质，仅知为一类杂质时，则标题为"其他甾体""其他氨基酸""有关物质"等。

4）未知杂质，仅根据检测方法而选用标题，如"杂质吸收度""易氧化物""挥发性杂质""不挥发物"等。

检测方法的选择，应根据灵敏、专属、简便的原则选用，并根据生产实际和质量水平，制订出明确而适当的限度，以保证质量，较多应用薄层色谱法、高效液相色谱法、气相色谱法及紫外–可见分光光度法，也可用滴定分析法、重量法、显色反应或比浊法等。对具有旋光性的药物，也可利用旋光度测定法进行检测。

书写格式举例如下：

咪唑　取本品，加三氯甲烷制成每1ml中约含100mg的溶液，作为供试品溶液；另取咪唑对照品，加三氯甲烷制成每1ml中约含0.50mg的溶液，作为对照品溶液。照薄层色谱法（通则0502）试验，吸取上述两种溶液各5μl，分别点于同一硅胶G薄层板上，以二甲苯–正丙醇–浓氨溶液（180:20:1）为展开剂，展开，晾干，在碘蒸气中显色。供试品溶液如显与对照品溶液相应的杂质斑点，其颜色与对照品溶液的主斑点比较，不得更深（0.5%）。（克霉唑）

有关物质　取本品，用甲醇溶解并稀释制成每1ml中约含0.6mg的溶液，作为供试品溶液；精密量取2ml，置100ml量瓶中，用甲醇稀释至刻度，摇匀，作为对照溶液。照含量测定项下的色谱条件，取对照溶液10μl注入液相色谱仪，调节检测灵敏度，使主成分色谱峰的峰高约为满量程的25%，精密量取供试品溶液与对照溶液各10μl，分别注入液相色谱仪，记录色谱图至主成分峰保留时间的2倍。供试品溶液色谱图中如有杂质峰，不得多于3个，单个杂质峰面积不得大于对照溶液主峰面积的0.5倍（1.0%），各杂质峰面积的和不大于对照溶液主峰面积的0.75倍（1.5%）。供试品溶液色谱图中任何小于对照溶液主峰面积0.025倍的峰可忽略不计。（甲睾酮）

高分子蛋白质　取本品适量，照含量测定项下方法检查，除去保留时间大于主峰的其他峰面积，按峰面积归一化法计算，保留时间小于主峰的所有峰面积之和不得大于4.0%。（重组人生长激素）

草酸盐　取本品1.0g，加水10ml溶解后，加氨试液中和，加氯化钙试液2ml，在室温放置30分钟，不得产生浑浊。（枸橼酸）

易氧化物　取水100ml，加硫酸1.5ml，煮沸后，滴加高锰酸钾滴定液（0.02mol/L）适量，至显出的粉红色持续30秒钟不消失，趁热加本品1.0g，溶解后，加高锰酸钾滴定液（0.02mol/L）0.25ml，应显粉红色，并在15秒钟内不消失。（苯甲酸）

三氯甲烷　取供试品约0.5g，精密称定，置顶空瓶中，精密加入2%氢氧化钠溶液5ml使溶解，密封，作为供试品溶液。精密称取三氯甲烷适量，加2%氢氧化钠溶液稀释制成每1ml中含三氯甲烷6μg的溶液，精密量取5ml，置顶空瓶中，密封瓶口，作为对照品溶液。照残留溶剂测定法（通则0861第二法）测定，以聚乙二醇（PEG-20M）（或极性相近）为固定液的毛细管柱为色谱柱，起始温度60℃，维持10分钟，以每分钟20℃的速率升温至150℃，维持5分钟，检测器为氢火焰离子化检测器（FID），检测器温度为230℃；进样口温度为200℃。顶空瓶平衡温度为75℃，平衡时间为20分钟。取供试瓶溶液与对照品溶液分别顶空进样，记录色谱图，按外标法以峰面积计算，应符合规定。（司帕沙星）

（6）**干燥失重或水分**　干燥失重是指在规定的条件下，测定药品中所含能被驱去的挥发性物质，从而减失重量的百分率；既包括水，也包括其他挥发性物质。

水分是指药品中的水和结晶水的总和，但不包括其他挥发性杂质。

根据测定方法的不同，对干燥失重和水分应加以区分，凡用《中国药典》通则"干燥失重测定法"测定的，标题用"干燥失重"；照通则"水分测定法"测定的，标题用"水分"。在干燥失重测定中，使用烘箱的，应注明温度；用干燥器的，应注明所用的干燥剂；用减压干燥的，除注明干燥剂和减压干燥外，必要时还应注明压力；恒温减压干燥，则应注明干燥剂与温度，必要时加注压力，一般均应照通则干燥至恒重，但也可在正文中规定干燥时间而不采用恒重的方法；遇有特殊要求时，应注明条件、供试品的取用量，附录规定为约1g，所以标准中可不再规定，但对贵重的药品减少取用量时，应注明取用量。

在水分测定中，应注明《中国药典》通则中的第X法，一般情况下可不必写出取用量（《中国药典》通则已有规定），需经预处理时，应叙述处理方法。

关于限度，如供试品仅含少量附着水，减失重量小于2%的，可仅规定一个高限，如供试品含有结晶水，并因风化在失水将影响用药剂量时，应制订限度范围。对于某些无机药物，往往采用"炽灼失重"。

书写格式举例如下：

干燥失重　取本品，在105℃干燥至恒重，减失重量不得过0.5%（通则0831）。（二羟丙茶碱）

干燥失重　取本品，以五氧化二磷为干燥剂，在70℃减压干燥3小时，减失重量不得过1.0%（通则0831）。（乙酰半胱氨酸）

水分　取本品，照水分测定法（通则0832第一法A）测定，含水分应为2.8%~4.0%。

（普鲁卡因青霉素）

炽灼失重　取本品约0.5g，精密称定，在700~800℃炽灼至恒重，减失重量不得过30.0%。（三硅酸镁）

（7）炽灼残渣　药典中的炽灼残渣系指硫酸化灰分，以转化成硫酸盐后的重量计算。用于考查有机药物中混入的各种无机杂质，一般规定限度为0.1%；这样小量的污染，一般不易用色谱检测，或从含量测定的结果中反映出来，因而用炽灼残渣来控制各种无机杂质，是一种简便的方法，属于纯度检查。由于方法的取用量较大（1.0~2.0g），因而对剂量小而价格昂贵的药品，一般不作本检查。

炭化后不经硫酸处理而继续灰化至完全的，称为"灰分"。一般不必注明取用量，仅需规定限度，并引用通则，但遇需将检查后的残渣继续供重金属（或铁盐）检查时，则应根据重金属（或铁盐）检查的需要，规定取量，个别品种的限度允许较大时，也应增写取用量，以免硬套附录取用1.0~2.0g的供试品。

书写格式举例如下：

炽灼残渣　取本品约0.2g，依法检查（通则0841），遗留残渣不得过2.0%。（重组人胰岛素）

（8）金属离子和重金属检查　药品中对于某单一金属离子的检查，不同于重金属检查，是有其针对性的；除碱金属和碱土金属的检查主要用于无机药物或有机胶的金属盐类外，铁、铜、锌、镍和铅盐的检查也用于有机药品，大多用于因原料混入或生产工艺中曾经接触过而可能残存的品种。其中铁盐的存在，可能加速个别有机药物的氧化和降解，而钡盐的存在，则可导致严重的医疗事故；因而必须根据原料来源和生产工艺决定检查的内容及要求。

《中国药典》中对于碱金属的检查，仍大多采用早期的方法，干扰因素多，检出灵敏度差。碱土金属的检查，也大多采用显色或沉淀反应。药典通则中的原子吸收分光光度法不仅对碱金属离子的检出灵敏度高，干扰因素少，并可广泛应用于其他微量金属离子的测定和检查，只是目前全面开展还有困难，因而今后对于上述离子的检查，有选择地推广其在药品质量检定工作中的应用是很有意义的。

《中国药典》通则中重金属（如银、铅、汞、铜、镉、铋、锑、锡、砷、镍、钴、锌盐等）检查法的灵敏度高，要求限量也很严，因而规定作检查时，除对有特殊要求的品种外，应局限于每日剂量在0.5g或0.5g以上且较长期服用的品种。它作为对药品质量标准的普通要求。引用通则时，要根据供试品的情况选用方法，并注明第X法。

书写格式举例如下：

铁盐　取炽灼残渣项下遗留的残渣，加盐酸2ml，置水浴上蒸干，再加稀盐酸4ml，微温溶解后，加水30ml与过硫酸铵50mg，依法检查（通则0807），与标准铁溶液1.0ml制成的对照液比较，不得更深（0.001%）。（盐酸普鲁卡因）

重金属　取本品2.0g，加水23ml溶解后，加醋酸盐缓冲液（pH3.5）2ml，依法检查（通则0821第一法），含重金属不得过百万分之十。（甘露醇）

（9）硒和砷　均为毒性杂质。药品中混入的微量硒，主要来自生产工艺，如某些甾类药品，在生产过程中曾用二氧化硒脱氢，因而成品中有可能混入硒，故需进行控制。此外，通则中已收载有检查法，并规定对照液中的含硒量为5μg，因此在引用通则时，仅需根据限度换算提供取样量。砷盐的检查在通则中列有二法：第一法为古蔡法；第二法为二乙基二硫代氨基甲酸银比色法。药典通则检查法中对有机药物的预处理未作统一规定，因此在引用通则之前应叙述供试液的制备方法。

书写格式举例如下：

硒　取本品0.10g，依法检查（通则0804），应符合规定（0.005%）。（醋酸曲安奈德）

砷盐　取本品0.5g，加盐酸6ml与水22ml溶解后，依法检查（通则0822第一法），应符合规定（0.0004%）。（碳酸钙）

砷盐　取无水碳酸钠约1g，铺于坩埚底部与四周，再取本品1.0g，置无水碳酸钠上，用水少量湿润，干燥后，先用小火烧灼使炭化，再在500~600℃炽灼使完全灰化，放冷，加盐酸5ml与水23ml使溶解，依法检查（通则0822第一法），应符合规定（0.0002%）。

（10）生物安全性检查　药品中存在的某些痕量杂质，可对生物体产生特殊的生理作用或引起药物成分发生变化，严重影响用药的安全，如"异常毒性""热原或细菌内毒素""降压物质""无菌""过敏反应"等。其检测都依赖于生物学方法，已收载于通则。

1）异常毒性　来自植物、动物的脏器或微生物发酵提取物组分与结构不明确或在工艺中可能混入毒性杂质的原料药，在缺乏有效的理化分析情况下，应设立异常毒性检查项，如生化药、抗生素等。

给药途径一般应与临床给药途径一致，特殊品种可采用其他适宜方法，并应在正文中注明。

溶剂的浓度也应注明，注射给药品种可选用氯化钠注射液或灭菌注射用水作为稀释剂，部分品种可用专用溶剂；也可根据各品种的理化性质、溶解度及给药途径选择适宜的溶剂。

书写格式举例如下：

异常毒性　取本品，加氯化钠注射液制成每1ml含5000单位的溶液，依法检查（通则1141），按静脉注射法给药，应符合规定。（尿激酶）

异常毒性　取体重17~22g的健康小白鼠5只，分别由皮下注射每1ml中含玻璃酸酶10000单位的氯化钠注射液0.25ml，48小时内不得发生皮下组织坏死或死亡现象，如有1只小白鼠发生组织坏死或死亡，应按上述方法复试，全部小鼠在48小时内不得有组织坏死或死亡现象。（玻璃酸酶）

2）热原及细菌内毒素　来自植物、动物的脏器或微生物发酵提取物，供直接分装注射用制剂的原料药、易污染热原或要求控制热原的品种应建立热原细菌内毒素检查项。

正文中应注明供试品浓度与给药剂量，并在称量时应避免微生物污染。如需经特殊处理的供试品，也应在正文中加以叙述。

书写格式举例如下：

热原　取本品适量，加氯化钠注射液制成每1ml中含200单位的溶液，依法检查（通则1142），剂量按家兔体重每1kg注射1ml，应符合规定。（门冬酰胺酶）

细菌内毒素　取本品，加碳酸钠（170℃加热4小时以上）适量，使混合，依法检查（通

则1143），每1mg维生素C中含内毒素的量应小于0.02EU（供注射用）。（维生素C）

3）升压物质　来自植物、动物脏器或微生物发酵提取物，组分或结构不明确或有可能污染后影响血压迅速异常升高的杂质的原料药，在缺乏有效的理化分析情况下，应考虑设立升压物质检查项。

4）降压物质　组胺、缓激肽一类的物质具有血管扩张作用，超过一定剂量会使血压快速降低，对人体产生危害。来自动植物或微生物发酵提取物及生产过程中有可能混入此类物质的原料药，其质量标准应设立降压物质检查项。

书写格式举例如下：

降压物质　取本品，加氯化钠注射液溶解并稀释，依法检查（通则1144），剂量按猫体重每1kg注射1.5单位，应符合规定。（抑肽酶）

5）无菌　直接无菌分装为无菌制剂的原料药及要求无菌的原料药其质量标准应设定无菌检查项，并在正文中列出。方法可引用药典通则"无菌检查法"，需经预处理或需要排除供试品的抑菌作用，应叙述处理方法。还应注明供试品无菌检查的方法（直接接种法或薄膜过滤法）及阳性对照菌株。

书写格式举例如下：

无菌　取本品，用适宜溶剂溶解后转移至不少于500ml的0.9%无菌氯化钠溶液中，用薄膜过滤法处理后，依法检查（通则11101），应符合规定。（头孢呋辛钠）

6）微生物限度　药品所污染的微生物能引起产品疗效的减弱或失去，并可能对患者健康造成损害，污染的微生物主要来自原材料和生产过程，因此，必须尽可能使原材料污染的微生物降低到最低限度。需经预处理或需要排除供试品的抑菌作用，应叙述处理方法，还应注明供试品的细菌和真菌计数方法（平皿法或薄膜过滤法）。

书写格式举例如下：

微生物限度　取本品，依法检查（通则1105），每1g供试品种中细菌数不得过1000个，真菌数不得过100个，不得检出大肠埃希菌。（玉米朊）

7）过敏反应　来自植物、动物或微生物发酵提取物，组分结构不清晰或有可能污染异原蛋白或未知过敏反应物质的原料药，均应考虑设置过敏反应检查项。操作要求、判断标准及给药量等如与药典通则"过敏检查法"完全一致可引用通则，供试品溶液的制备浓度及不同于通则的检查方法应在正文中加以叙述。

书写格式举例如下：

过敏试验　取本品适量，加注射用水稀释成每1ml中含细胞色素C 7.5mg的溶液，作为致敏液与供试品溶液。另取体重为250~350g健康豚鼠6只，连续3次隔日腹腔注射致敏液0.5ml，2周后，再自股（耳）静脉注射供试品溶液1ml，注射后15分钟内，均不得出现过敏性反应。如有竖毛、呼吸困难、喷嚏、干呕或咳嗽3声等现象中的两种或两种以上者，或有啰音、抽搐、虚脱或死亡等现象之一者，应判为阳性。（细胞色素C溶液）

5. 含量测定或效价测定　凡用理化方法测定药含量，按有效物质的质量计算的，称"含量测定"。凡以生物学方法或生化方法测定生理活性物质，并按效价单位计算的，称"效价测定"。

对于效价测定，应强调所选用方法的选择性和专属性，以及反应与药效之间的相关性，并规定可信限率。

对于原料药含量测定方法的选择，除应考虑测定有效部分外，应着眼于测定方法的精密度与准确性，这是因为原料药的纯度较高，含量限度要求严格，若方法本身的误差较大，就无法从含量测定结果中严格评价质量上的优劣。

（1）滴定分析法　在测定常量组分时，滴定分析法具有精密度好和操作简便、快速的优点，因而是化学原料药含量测定的首选方法。《中国药典》中常用的有酸碱滴定法、非水滴定法、银量法、络合法、碘量法和重氮化法等，比较少用的有汞量法、四苯硼钠法、溴量法、高锰酸钾法、碘酸钾法、溴酸钾法、高碘酸钾法和铈量法等，因此可根据药品分子中所具有的基团及化学性质分别选用。

1）酸碱滴定法为药典中常用的定量分析方法，有酸量法和碱量法，各自有直接滴定法和返滴定法。

2）在水以外的溶剂中进行滴定的容量分析方法，称为"非水滴定法"。主要用来测定有机碱及其氢卤酸盐、磷酸盐、硫酸盐或有机酸盐以及有机酸的碱金属盐类药物的含量，也用于测定某些有机弱酸的含量。

3）银量法是沉淀滴定的一种，是以硝酸银滴定液测定能与Ag^+生成难溶性沉淀的分析方法。常用的有铬酸钾指示剂法、硫酸铁铵指示剂法及吸附指示剂法。

4）以络合反应为基础的滴定分析法称为络合滴定法，常用的络合剂为乙二胺四醋酸二钠滴定液，常用铬黑T指示剂、钙紫红素指示剂或钙黄绿素指示剂来确定滴定终点。主要用于含Mg、Ca、Al、Zn或Bi药物的含量测定。

5）凡能还原I_2生成I^-的还原性物质，或能氧化I^-生成I_2的氧化性物质，都可以用碘量法进行滴定测定含量。

6）用亚硝酸钠滴定液在酸性条件下滴定芳伯胺类化合物的容量分析法称为重氮化滴定法。

书写格式举例如下：

取本品约0.4g，精密称定，加中性乙醇（对酚酞指示液显中性）20ml溶解后，加酚酞指示液3滴，用氢氧化钠滴定液（0.1mol/L）滴定。每1ml氢氧化钠滴定液（0.1mol/L）相当于18.02mg的$C_9H_8O_4$。（阿司匹林）

取本品约0.25g，精密称定，加甲酸8ml溶解后，加冰醋酸40ml与酸酐5ml，照电位滴定法（通则0701），用高氯酸滴定液（0.1mol/L）滴定，并将滴定的结果用空白试验校正。每1ml高氯酸滴定液（0.1mol/L）相当于29.58mg的$C_{16}H_{13}N_3O_3$。（甲苯咪唑）

（2）重量法　测得的结果精密度好、准确度也较高，但是，重量法的操作繁琐、费时也较长，因而仅在不能应用滴定法时方可选用。

（3）紫外分光光度法　是一种较为简便、快速的分析方法，但目前由于仪器或操作等原因，对同一供试液的吸收系数有较大的偏差（为0.5%~1.5%），因此，原料药的含量测定，除甾体激素类药物和某些抗生素外，应尽可能避免使用紫外分光光度法，特别是吸收系数法。对于新品种，必要时可考虑采用与对照品同时测定进行比较。

书写格式举例如下：

取本品约10mg，精密称定，置200ml量瓶中，加1%酒石酸溶液溶解并稀释至刻度，摇匀，精密量取5ml，置具塞试管中，精密加对二甲氨基苯甲醛试验10ml，暗处放置30分钟，照紫外-可见分光光度法（通则0401），在550nm的波长处测定吸光度；另取马来酸麦角新碱对照品约10mg，精密称定，同法测定，计算，即得。每1mg马来酸麦角新碱相当于1.488mg的$(C_{33}H_{35}N_5O_5)_2 \cdot C_4H_6O_6$。

（4）气相色谱法　需要一定的仪器设备和对照品，加上操作繁琐费时，不宜作为一般原料药的含量测定方法。但由于其分离效果优越，对于所含杂质将干扰其他含量测定方法，而样品本身又具有一定挥发性的原料药，将是一个有效的含量测定方法，如维生素E。

书写格式举例如下：

照气相色谱法（通则0521）测定。

色谱条件与系统适用性试验　用硅酮（OV-17）为固定液，涂布浓度为2%的填充柱，或用100%二甲基聚硅氧烷为固定液的毛细管柱；柱温为265℃。理论板数按维生素E峰计算不低于500（填充柱）或5000（毛细管柱），维生素E峰与内标物质峰的分离度应符合要求。

校正因子的测定　取正三十二烷适量，加正己烷溶解并稀释成每1ml中含1.0mg的溶液，作为内标溶液。另取维生素E对照品约20mg，精密称定，置棕色具塞瓶中，精密加内标溶液10ml，密塞，振摇使溶解，作为对照品溶液，取1~3μl注入气相色谱仪，计算校正因子。

测定法　取本品约20mg，精密称定，置棕色具塞瓶中，精密加内标溶液10ml，密塞，振摇使溶解，作为供试品溶液；取1~3μl注入气相色谱仪，测定，计算，即得。（维生素E）

（5）高效液相色谱法　在原料药的含量测定中，高效液相色谱法主要用于多组分的抗生素、生化药品或因所含杂质干扰测定，而常规方法又难以分离或分离手段繁杂的化学品种。方法中所用的对照品，必须具有纯度高、易于制备和性质稳定等条件。一般均采用外标法，如采用内标法，内标物质应易得到，化学稳定性好并不得对测定方法产生干扰的化学试剂。填充剂首选为十八烷基硅烷键合硅胶，其次为辛基硅烷键合硅胶和其他类型的硅烷键合硅胶，硅胶等液有使用。流动相首选为甲醇-水系统，理论塔板数和分离度均应符合最低要求。

书写格式举例如下：

照高效液相色谱法（通则0512）测定。避光操作。

色谱条件与系统适用性试验　用硅胶为填充剂；以石油醚（60~90℃）-正戊醇（2000：2.5）为流动相；检测波长为254nm。维生素K_1的顺、反式异构体峰之间及顺式异构体峰与内标物质峰之间的分离度应符合要求。

内标溶液的制备　取苯甲酸胆甾酯约37.5mg，置25ml量瓶中，用流动相溶解并稀释至刻度，摇匀，即得。

测定法　取本品约20mg，精密称定，置50ml量瓶中，用流动相溶解并稀释至刻度，摇匀，精密量取5ml与内标溶液1ml，置10ml量瓶中，用流动相稀释至刻度，摇匀，取10μl注入液相色谱仪，记录色谱图；另取维生素K_1对照品，同法测定。按内标法以顺、反异构体峰面积的和计算，即得。（维生素K_1）

6．生物检定法　利用药物对生物体或其离体器官组织等所起的药理作用来检定药物效价的方法，称为生物检定法。用于检定成分复杂且又来源于生物体的药物。但由于需用大量的实验动物，操作繁琐，试验误差大，故应用较少，并有逐步被理化分析方法取代的趋势。

（1）根据不同品种的药理作用，选择相应的测定指标（如器官的坛重、血钙浓度等），测定指标应与计量有良好的相关性。

（2）应选择与反应成线性的剂量范围。根据剂量−反应曲线进行试验设计，高、中、低剂量的剂距比视不同品种而异，一般不得超过1:0.5。

（3）同一次试验所用的实验动物来源应一致，同时要写明规格（品种、年龄、体重、性别等），必要时还需注明试验前的饲养条件。每组动物数应符合生物统计误差限度要求。

（4）测定结果照药典通则"生物检定统计法"中相应的试验设计，对结果先做可靠性试验，待通过后再计算效价和可信限。

书写格式举例如下：

精密称取本品和绒促性素标准品适量，按标示效价分别加0.1%牛血清白蛋白的0.9%氯化钠溶液溶解并定量稀释制成每1ml中含10个单位的溶液，临用新配。照绒促性素生物检定法（通则1209）测定，应符合规定，测得的结果应为标示量的80%~125%。（绒促性素）

7．类别、剂量、注意　类别是按药品的主要作用或主要用途而划分的。

剂量项下包括常用的给药方法和成人常用的剂量，剧毒药品应规定剂量。

注意项下是指主要的禁忌证和副作用，一般从简。

8．贮藏　叙述药品贮存与保管时的基本要求。一般原料药写"密封保存"，其他应根据"性状"项下的描述，选择合适的条件，如不易吸潮、风化，无挥发性，遇湿不会引起变质，稳定性好的原料药可写"密闭保存"。供直接配制或制备注射用无菌粉末的原料药品，以及需减压或充氮保存的药品，用"严封（或熔封）保存"。必要时，可在前面加"遮光"（遇光易变质）、"充氮"（遇空气易氧化变质）或"置耐压钢瓶内"（气体药品）等字样。个别品种对温度与湿度有特殊需要的，可在"密闭（或密封）"与"保存"之间，增加对贮存场所的要求，如"在阴凉处""在冷处""在干燥处"等。

书写格式举例如下：

密封保存。（乙琥胺）

装于铝制或其他适宜的容器内，充氮气，密封，在凉暗处保存。（维生素A）

9．制剂　系指《中国药典》中收载的、以该药为原料的制剂（包括以该药命名的复方制剂）。排列以剂型的笔画多少为序，复方制剂排在最后。

第二节　原料药理化性质研究

药物理化性质研究主要包括药物的熔点、晶形、溶解度和pK_a、油水分配系数、吸湿性、粉体学性质等。药品理化性质的资料是对药品理化性质全面了解的重要内容。理化常数应尽可能测全，若与文献值不同则应寻找原因，测定方法按现行版《中华人民共和国药典》进行。用以测定理化常数的仪器，均须经过按规定方法的检定，并注明仪器型号，各常数至少应测定三次（自称取供试品开始），数据应列表表示。一般固体药品需测定熔点、吸收系数、溶解度、晶型等。液体药品要测定沸程、相对密度、黏度、折光率等。具有手性中心的药品，如天然物提取的单体或系合成拆分的单一旋光物，应测定比旋光度并证明其光学纯度。凝点用来测定某些在室温范围附近或为固体或为液体不易测定其熔点的药品，如脂肪油、脂肪酸等可先加热使液化后再测其凝点。如属油脂类药物，除相对密度、折光、熔点、沸点等物理常数外，还要测出它的酸值、碘值、羟值、皂化值等一些化学常数。得到这些常数，不仅对药物有鉴别的意义，而且也反映其纯杂程度含量。

一、熔点和多晶型

已知结构的化学原料药，熔点是重要的物理常数之一，利用熔点或熔矩数据，可以鉴别和检查该药品的纯杂程度。测定原料药的熔点常用《中国药典》附录第一法。适于测定熔点的药品应是在熔点以下遇热时晶型不转化，其初熔与全熔易于判断的品种。应详细记录初熔与全熔时的温度，并应在规定范围内。化学药品的熔点范围一般为3~4℃，甾体药物熔点范围较大，其中有的相差6℃以上。熔程一般不超过2℃，不宜过宽。对熔融时同时分解的药品，要记录熔融时的现象，如变色、产生气泡等。通常当供试品开始局部液化，毛细管中出现液滴或开始产生气泡时的温度作为初熔温度，至供试品固相消失全部液化时作为全熔温度。有时固相消失不明显，则以供试品分解并开始膨胀时的温度作为全熔温度。某些药品无法分辨初熔与全熔现象时，可以记录其发生突变（如气泡很快上升、颜色明显变深）时的温度，作为熔融分解温度。对熔点难以判断或熔融时同时分解的品种以及一、二类新药的熔点应用差式扫描量热法（DSC）予以说明。如熔点在200℃以上并同时分解的品种，一般不将熔点订入质量标准中，但最好加做DSC予以佐证。

多晶则是药物的重要物理性质之一。药物常存在有几种以上的晶型，称为多晶型。多晶型在固体有机化合物中是种非常普遍的现象。磺胺噻唑有三种晶型，黄体酮有五种晶型，烟酰胺有四种晶型，法莫替丁也发现有两种晶型。对于同一物种的不同晶型的命名尚无科学界定，通常以它发现的先后依次表示为Ⅰ、Ⅱ、Ⅲ、Ⅳ型等，有时这种先后次序也反映它在室温的稳定性。在科技文献中，也经常可以看到用希腊字母或英文字母依次相应表示不同晶型，有时同一药物的多晶型也有不同的标记，但所有这些编号均与晶型的特征常数无关。

同一药物既能形成不同晶型的结晶，也能够形成无结晶的状态，即无定形粉末或简称无定形。无定形不属于多晶型定义的范畴，因为它不是结晶，它是由分子或原子的无序排列（堆积）构成的，没有可辨别的晶格或晶胞，结晶度为零。从热力学的角度讲，无定形无晶格束缚，自由能大，因此溶解度和溶解速度通常比相应的晶型高。在实际工作中，由于无定形的意义，常把无定形作为固体物质的一种特殊物理形式而与多晶型合并研究。

多晶型药物的化学成分相同，晶型结构不同，因此其在堆积性质（如密度、折射率、电导率、吸湿率）、热力学性质（如熔点、内能、熵、焓、热容、自由能和化学势能、蒸气压、溶解度）、光学性质（如电子跃迁、振动跃迁、转动跃迁、核自旋跃迁），动力学性质（如溶出速度、稳定性、固态反应速度）、表面性质（如表面自由能、界面张力）、机械性质（如硬度、抗张强度、可压性、流动性）等方面都可能存在差异。在研究工作中，根据晶型的热力学稳定性，可以将同种物质的多个晶型分为稳定型和亚稳定型。在一定的条件下，药物的稳定型、亚稳定型、无定形之间均可能发生相互转化，而它们最终都会转变成稳定型，这种转变可能需要几分钟到几年的时间。

多晶型现象可以影响药物及其制剂的物理或化学稳定性。通常，稳定型结晶熵值小，熔点高，化学和物理稳定性最后，而无定形的稳定性最低。例如，甲氧头孢菌素钠具有结晶型和无定形两种，热分解试验和稳定性观察表明结晶型的物理或化学稳定性均好于无定形。亚稳型实际上是药物存在的一种高能状态，通常熔点低，溶解度大，因此，药物晶型不同，溶解度和溶出速率不同，可能影响药物的生物利用度，导致临床药效的差异。例如，氯霉素棕榈酸酯水溶性极差，在体内受胃肠道的酯酶水解，释放出氯霉素而发挥疗效。氯霉素棕榈酸酯有A、B、C三种晶型及无定形。其中B型为亚稳定型，具有较高的自由能，水中溶出速度比稳定的A型快得多，且易为酯酶水解而吸收，血药浓度为A型的近7倍。C型也为亚稳定型，但易转变为A型，溶出速度介于A、B之间，血药浓度不高，与A型同称为"非活性型"。我国在1975年以前生产的氯霉素棕榈酸酯原料、片剂和胶囊都为无效的A型，后来经过研究，改进生产工艺，生产出生物活性的B型，并在质量标准中增加了非活性晶型的含量限度，提高了药品质量，确保了临床疗效。有时在制剂中也可以利用晶型之间的差异，获得预期的效果。例如，胰岛素锌混悬剂中使用其稳定型结晶和无定形粉末的混合物，目的是同时具有长效和速效的双重效果。因此新药研发的临床前工作要研究药物是否存在多晶型、有多少种晶型、稳定性如何；能否存在无定形，每一种晶型的溶解度如何等。

应予指出，并非所有药物的稳定型和亚稳定型之间都会产生稳定性、溶出度或生物利用度明显的差别，只有少部分药物，特别是难溶性药物才可能观察到明显影响药品性能的差异。换言之，大多数药物都可能存在多晶型现象并出现某些物理性质的差异，但这些差异不足以影响它们的正常应用。所以，选择药物的稳定晶型或亚稳定晶型或无定形时，应根据实际需要和其他方面的因素综合考虑。

药物的晶型属于何种晶系、何种点阵结构与药物分子结构有关，同时亦与制备时结晶过程所用溶剂种类、溶液浓度、结晶析出时冷却、蒸发速度等均有关系。多晶型制备常用以下方法。

（一）重结晶法

选用不同溶剂（如非极性溶剂乙醚、石油醚、三氯甲烷、苯等，极性溶剂水、乙酸、吡啶等，中等极性溶剂甲醇、乙醇、丙酮及有机溶剂与水的混合溶剂等）在一定条件下进行重结晶，可以制备相对应的晶型。结晶时，改变溶剂种类，控制结晶条件（浓度、温度），结晶速率，可以得到不同晶型。该方法也是目前工业上最常用的结晶方法之一。例如，吲哚拉新系非甾体类镇痛消炎药，采用不同溶剂进行重结晶，可得到四种晶型 α、β、γ、δ。其制备方法分别为：吲哚拉新溶解在无水乙醇中，于70~80℃制成饱和溶液，滤除未溶药物，于室温下析出结晶，结晶自然挥干得 α 型；吲哚拉新溶解在苯溶液中，加热至60℃溶解制成饱和溶液，滤除未溶的药物，饱和溶液在室温下析出结晶，结晶放在净化通风橱中自然挥干得 β 型；吲哚拉新溶解在乙醚中，室温下制成饱和溶液，滤除未溶的药物，饱和溶液在通风橱中自然挥干得 γ 型；吲哚拉新溶解在三氯甲烷中，室温下制成饱和溶液，滤除未溶的药物，放置结晶，在净化通风橱中自然挥干得 δ 型。

采用混合溶剂或不同组成对西咪替丁进行重结晶可得到A、B、C、D四种晶型与一种单水合物。制备方法分别为：西咪替丁溶解于80%甲醇－水中，加热60℃重结晶，或者在室温下以异丙醇重结晶可得A型；西咪替丁溶解于15%甲醇－水溶液加热至70℃，缓慢冷却，析出结晶为B型；西咪替丁溶解于50%水溶液，迅速冷却至5℃，析出结晶C型；在25℃配制pH6（以醋酸调pH）的西咪替丁甲醇/水（1:1，V/V）的饱和溶液置于冰浴加入浓氨水调至pH8.5，放置1小时后过滤分离结晶，用冷水冲洗，可得结晶D型；西咪替丁15%甲醇水溶液，加热使全溶，倒入三倍量的冰中，结晶析出，为单水合物M_1。

也可将溶解药物的溶媒直接蒸发而获得晶体，此方法往往获得药物的亚稳态晶型。或利用不良溶剂扩散的方法，使药物中的溶解度下降，从而析出晶体。而该种方法主要用于产生单晶，以进行晶体学性质研究。

总之，采用不同溶剂对药物进行结晶可得到不同的晶型或由不同比例晶型组成的混晶。

采用合适的溶剂才能得到所需晶型。除溶剂种类、溶液的浓度、结晶条件与结晶速度等影响晶型的形成外，在同一溶剂中加入不同高分子或表面活性剂进行重结晶时也可得到不同的多晶型。

此外，改变溶液的pH降低药物的溶解度即可析出晶体，溶液pH的变化不同可能产生不同的晶型。例如利尿药吡咯他尼，在室温条件下溶解在0.1mol/L氢氧化钠中，按1:1比例加入酸，使pH为3.3，产生C型结晶，但当碱和酸的比例是1：0.95时，产生无定形和C型的混合物。

（二）熔融法

一般情况下，低熔点的晶型能在一定温度条件下转化为高熔点的晶型。将低熔点的晶体加热熔化后即可转型。采用此方法经常可获得具有更高熔点的结晶。例如甲氧氯普胺在应用差动热分析法测定过程中发现原料药存在两个吸热峰，分别在125~129℃和147~150℃，其中第一个峰为固-固转变峰，即甲氧氯普胺Ⅰ型转变为Ⅱ型的吸热峰，第二个峰为固－液吸热峰，是Ⅱ型熔点峰。将此药物原料在135℃加热15分钟，再测得DSC图谱只出现第二个吸热峰。说明在高于Ⅰ型熔点的温度下，Ⅰ型可迅速地转化为Ⅱ型。此外，将熔融物进行冷却，用不同的冷却方式可得到不同的晶型。例如，氯霉素棕榈酸酯的无效晶型（A型）经过熔融（87~89℃）和快速冷却，即可转变为有效的B型。再如，β-硝氧乙基硝胺熔融后分别在40~45℃、30~35℃以及<30℃条件下结晶，可分别得到Ⅱ型、Ⅲ型和Ⅳ型结晶。

（三）升华法

一些物质通过加热，在熔点以下由固态不经过液态直接转变为气态，而后在一定温度条件下重新再结晶，称升华再结晶。升华的温度、收集器和样品的距离等对所产生的结晶形状、大小都有很明显的影响。多晶型的出现取决于升华的温度。一般而言，较低的升华温度易产生亚稳定晶型，而较高的温度易产生稳定晶型。当然，混晶的情况也经常发生。例如，巴比妥和苯甲酸雌二醇在升华再结晶后均产生混晶。这种方法只适用于对热稳定的物质。

（四）粉碎研磨法

粉碎研磨时，由于机械力作用，可使晶体粒子变小，表面积增大，局部能量增高，引起晶型的错位和晶型边界变形，从而产生新的晶型或晶型转变。一般由亚稳定型向稳定型转变，也有按相反方向转化。例如氯霉素棕榈酸酯在室温研磨条件下，亚稳态的晶型B型和C型转变为稳定的A型晶型。吲哚美辛在4℃研磨时转变为无定形；在30℃研磨时，转变为亚稳态的A晶型。

在制备同一药物不同晶型时应采用不同方法，如磺胺甲氧嘧啶存在5种晶型。Ⅰ型是在沸水中重结晶制得；在乙醇中加热饱和急速冷却析出结晶为Ⅱ型；Ⅲ型是在乙酸中重结晶制得；Ⅳ型是在二氧六环中重结晶制得；Ⅴ型是在三氯甲烷中重结晶制得。其中无论哪一种晶型加热熔融，慢慢冷却，均能成为无定形；若加热150℃均可转变为Ⅰ型；在水中悬浮放置可转变为Ⅲ型；在乳钵中研磨也可转变为Ⅲ型。可见在多晶型制备时应该从溶剂、结晶条件、工艺条件等多方面研究。

确定药物多晶型的试验方法较多，有X射线单晶体结构分析法、X射线粉末衍射法、红外光谱法、差热分析法、差动扫描量热法、核磁共振法、偏光显微镜法、电子显微镜法、磁性异向仪法等。只要能把由晶型转变所引起的物理性质的差异显示出来，如晶型改变后会引起密度、晶体结构、分子间的振动能、光学性质、热函（焓）、吉布斯自由能、溶解度、熔点等的改变就能用作多晶型的确定。

药物多晶型研究与固体制剂的研究紧密联系，药物的晶型变化会改变制剂的性能和质量。结晶度、晶态会影响药物的松密程度，进而影响一些制剂过程，如混合、填充、粉碎、造粒、干燥、压片等。药物多晶型的差异影响压片的抗张强度，而抗张强度取决于粒子间的接触面积和结合势能。亚稳型晶体药物具有较大的能量，故粒子间的结合强度小，所以，一般情况下，亚稳型药物压片后粒子间的结合强度不及稳定型晶体。类似的，无定形粉末的松密度较小，表明自由能高，粒子间结合强度低，容易造成凝聚性、流动性差、弹性变形性强等问题，影响片剂的成型。药物多晶型会直接影响药物制剂的稳定性、溶出度、生物利用度等。但是制剂过程又会使晶型转变，因此研究处理好药物多晶型与固休制备工艺条件的关系，对提高药物制剂的质量与药效有重要意义。如果对药物的多晶型研究不得当，在制剂工作中可能引起结晶析出、晶型转变、稳定性差、生物利用度低等问题。

二、溶解度和pK_a

（一）药物的溶解度

溶解度是药物的基本物理性质之一，通常是指在规定温度和压力下溶质在一定体积溶剂中溶解的量。溶解度是药品的一种物理性质，在一定程度上反映药品的纯度。表示溶解度的术语应按照药典规定分极易溶解、易溶、溶解、略溶、微溶、极微溶解、几乎不溶或不溶。试验法可参照《中国药典》（2020年版）第四部通则。一般用与该药品溶解特性密切相关、配制制剂、制备溶液或精制操作所需用的常用溶剂做试验，不必罗列过多。无论何种性质的药物，也无论通过何种途径给药，都必须具有一定溶解度，因为药物必须处于溶解状态才能被吸收。《中国药典》（2020年版）规定的药品的近似溶解度分别以下列名词表示。

极易溶解系指溶质1g（ml）能在溶剂不到1ml中溶解；

易溶系指溶质1g（ml）能在溶剂1~不到10ml中溶解；

溶解系指溶质1g（ml）能在溶剂10~不到30ml中溶解；

略溶系指溶质1g（ml）能在溶剂30~不到100ml中溶解；

微溶系指溶质1g（ml）能在溶剂100~不到1000ml中溶解；

极微溶解系指溶质1g（ml）能在溶剂1000~不到10000ml中溶解；

几乎不溶或不溶系指溶质1g（ml）在溶剂10000ml中不能完全溶解。

对于难溶性药物的剂型和制剂的研发常需要考虑其溶解以及与之密切相关的吸收问题。溶解是药物吸收的前提条件，在pH 1~7和37℃条件下，如果药物在水中的溶解度小于1%（10mg/ml），即溶解度在微溶、极微溶解及几乎不溶或不溶范围，这些药物均有可能出现吸收问题。所以在片剂、胶囊剂等口服固体制剂设计的过程中，则需要考虑难溶性药物是否能顺利地在胃肠体液中溶解，以避免发生吸收不完全或生物利用度差等问题。如环孢素A、尼莫地平和硝苯地平等药物均有此类问题发生。在注射液的处方设计时则需要考虑在规定体积的水性注射用溶剂中能够溶解至少一个剂量的药物，而且一般应保证在实际贮藏温度范围内不析出。抗肿瘤药物紫杉醇在水中的溶解度极低（<0.1mg/ml），常用剂量以每次注射30mg计算，即使在1000ml注射用水中也难以满足治疗浓度。为了保证难溶性药物的溶解，在处方设计过程中往往涉及剂型选择、溶液pH的调整、增溶剂的选择以及增溶技术的应用等。

（二）溶解度的测定

溶解度的近似测定可按《中国药典》的定义进行。如果需要更为准确地测定溶解度。一般方法是，取过量的药物加入定量溶剂中，在恒定温度（通常为25℃或37℃）振摇，观察药物在溶液中的溶解情况，直至达到饱和，测定药物溶液浓度即得。为了确定药物的溶解性质，根据剂型及制剂的要求，常需要在多种溶剂系统中测定溶解度。常用的溶剂有水、0.9%NaCl溶液、稀盐酸溶液（0.1mol/L HCl）、稀碱溶液（0.1mol/L NaOH）、pH 6.8磷酸盐缓冲溶液和乙醇、甲醇等某些特定溶剂。因为这种测定方法的结果受药物的pK_a、纯度或溶液中其他成分、同离子效应、药物表面对空气的吸附程度等多种因素的影响，故称为表观溶解度或平衡溶解度。

在测定药物的溶解度时，应保证溶解过程达到平衡。对于难溶性药物，取得平衡的时间可能需要十几小时、几十小时甚至更长。减小原料药物的粒径、提高溶解的温度、在溶解过程中辅以搅拌等均可以加速平衡到达的过程，但也可能改变药物的溶解度。例如因粉碎过程导致药物晶型的改变（参见本节"药物的多晶性"）、温度的升高及冷却过程产生过饱和现象等。通过减小粒径可以成比例地提高溶解的比表面积，提高溶解的速度，但对溶解度的影响却很小。根据亨利定律，在假设药物摩尔体积为45cm³/mol，表面张力为125 dynes/cm时，若溶解度提高5%时，药物的粒径需粉碎至小于10nm。

（三）药物的pK_a

很多药物是在水中可以解离的弱碱或弱酸，它们的解离受溶剂系统及其pH的影响。与在水中的溶解度相比较，弱碱性药物在酸性溶液中有更大的溶解度，相反，弱酸性药物在碱性溶液中有更大的溶解度。在酸性溶液或碱性溶液中都有较大溶解度的药物往往具有两性离子的性质。一些在水中难溶的可解离药物在制备液体制剂或注射剂时，往往在生理许可范围内通过调节pH即可方便地达到溶解目的。在制备口服固体制剂时，一些可解离药物虽然在水中溶解度较小，但容易溶解在胃液或肠液中，或者可以将其制备成可溶性盐而减少吸收或生物利用度问题。解离常数对药物的溶解性和吸收性也很重要，因为大多数药物是有机的弱酸和弱碱，其在不同的pH介质中的溶解度不同，药物溶解后存在的形式也不同，即主要以解离型和非解离型存在，一般解离型药物不能很好地通过生物膜被吸收，而非解离型药物往往可有效地通过类脂性的生物膜。

分别测定药物在酸性溶液和碱性溶液中的溶解度可以计算出该药物的解离常数即pK_a。如弱酸性药物阿司匹林和苯唑青霉素的pK_a分别为3.49和2.76，弱碱性药物阿扑吗啡和红霉素pK_a分别为7.0和8.8。一些药物是多元的弱酸与弱碱，具有多级解离常数，如弱酸性药物四环素pK_a分别为3.3、7.68和9.69；弱碱性药物茶碱pK_a分别为5.2和0.7。具有两性离子性质的药物，如蛋白质及多肽类药物，当溶液pH与其等电点（pI）接近时，阳离子及阴离子的浓度相等（或两性离子浓度最大），故溶解度最小。例如胰岛素的pI为5.3，在pH 4.5~7.0范围的溶液中均不溶解。溶液pH和药物的pK_a以及药物的溶解度之间的关系可以用Henderson-Hasselbalch方程表示：

对弱酸性药物　　　　　　$pH=pK_a+\log([A^-]/[HA])$

对弱碱性药物　　　　　　$pH=pK_a+\log([B]/[BH^+])$

式中[B]、[BH⁺]分别为弱碱性药物分子型和离子型的浓度；[HA]、[A⁻]分别为弱酸性药物分子型和离子型浓度。

上述两式可用来解决如下问题：①据不同pH时所对应的药物溶解度测定pK_a；②如果

已知［HA］或［B］和pK_a，则可预测任何pH条件的药物的溶解度（非解离型和解离型溶解度）及口服药物的体内吸收（表2-1）；③有助于选择药物的合适盐；④预测盐的溶解度和pH的关系。

表2-1　电解质药物的pK_a与小肠吸收（大鼠）

药物	pK_a	吸收情况
弱酸	>4.3	吸收迅速
	2.0~4.3	吸收缓慢
强酸	<2.0	难吸收
弱碱	<8.5	吸收迅速
	9.0~1.2	吸收缓慢
季铵类	完全解离	不吸收

由于溶解度和pK_a的测定在很大程度上影响以后许多研究工作，所以新药研发的临床前工作开始时，必须首先测定溶解度和pK_a。溶解度在一定程度上决定药物能否成功制成注射剂或溶液剂。药物的pK_a可使研究人员应用已知的pH变化解决溶解度问题或选用合适的盐，以提高制剂的稳定性。

三、药物油/水分配系数

一个药物药效的产生首先要求药物分子通过生物膜。生物膜相当于类脂屏障，这种屏障作用与转运分子的亲脂性有关。油/水分配系数（例如辛醇/水，三氯甲烷/水）是分子亲脂特性的度量。分配系数代表药物分配在油相和水相中的比例。

（一）分配系数的定义和测定

分配系数（partition coefficient，P）是指物质在两个不相混溶的溶剂中溶解并达平衡时浓度的比值。

$$P = 药物在溶剂1中的浓度/药物溶剂2中的浓度$$

分配系数与药物在不同溶剂中的溶解度有关。在以水为其中一相时，测得的分配系数称为油/水分配系数。在科学文献或物理参数手册上较常收载的分配系数是物质在正辛醇/水溶剂系统中测得的分配系数。

测定药物分配系数的简便方法是，量取体积分别为V_1和V_2的药物饱和水溶液和不相混溶的有机溶剂，在恒定温度下振摇至平衡状态，测定试验前后水相中药物浓度C_0与C_1，或者分别测定水相及溶剂相中的药物浓度C_1及C_2，即可得到计算出该药物的分配系数。即

$$P = (C_0 - C_1) V_1/C_1 V_2$$

或
$$P = C_2/C_1$$

在很多情况下，所应用的两相溶剂或多或少有一定的互溶度，故实际测得的分配系数并非真实分配系数而是表观分配系数。所以，如果溶剂完全不互溶，分别测定药物在两相中的溶解度即可以计算出在该系统中的分配系数。

（二）分配系数的意义

分配系数对研究开发包含两相溶剂系统或其制备过程的制剂具有实际意义。根据制剂性质，通过分配系数的测定指导处方或工艺条件的设计。例如在乳剂处方设计过程中测定药物或防腐剂在脂肪油与水中的分配系数，在采用薄膜蒸发法制备脂质体时测定药物在三氯甲烷及缓冲溶液中的分配系数等。乳剂中应选择油/水分配系数较小的防腐剂并适当增加用量以保证其在水相中的抑菌效果。一些在水中不稳定、需要增加吸收或改变体内分布的药物的水包油乳剂，应选择对药物溶解能力强的油相，尽可能减少药物在水中的溶解。在薄膜蒸发法制备脂质体以及乳化法制备微球等过程中，选择适宜的有机相和适宜的水相及其用量比，对提高微粒载体的载药量和包封率等具有重要意义。

药物分配系数的大小是反映药物经生物膜转运的重要物理参数。细胞膜是具有亲脂性的脂质双分子层，一般而言，具有较大油水分配系数的药物更容易穿透细胞膜转运和吸收，但分配系数过大的药物则相对不易分配进入水性体液。例如水难溶性的药物虽然具有较大分配系数但由于不能在胃肠水性黏液层中充分溶解，难以进入细胞膜转运。因此对于分配系数较小即水溶性较大的药物而言，影响药物向体内转运的限速过程主要是从水性体液向细胞膜分配的过程。相反，对于分配系数较大即难溶性的药物，影响药物转运的限速过程主要是在水性体液中的溶解。

对于弱碱性或弱酸性物质，在解离状态下具有较小的油/水分配系数，在非解离状态下具有较大的油/水分配系数，故通过调节 pH 可以改变解离型与非解离型药物的比例，进而改变药物的分配行为。例如在研究透皮药物制剂时，常选择药物的碱基而不选择药物的盐，或者调节制剂的 pH 以增加非解离型药物的比例，从而提高药物对皮肤脂性角质层的透过性能。

（三）分配系数与跨生物膜转运关系的研究

有许多研究表明，口服药物经胃肠上皮细胞膜的转运、眼用药物经角膜的转运、药物经皮肤角质层的转运以及药物经血液循环对血脑屏障的转运等均与药物分配系数有一定相关性，这对于简化和指导药物的筛选与预测药物的透过或吸收有指导意义。例如在药物经皮透过试验中发现正辛醇−水分配系数（$\lg P$）与药物穿透系数呈抛物线关系，适中的分配系数利于药物的穿透。在对 11 个甾体激素类药物和 12 个 β−受体抑制剂类药物的体外透过兔角膜穿透系数与 $\lg P$ 的关系研究中，透过角膜最合适的 $\lg P$ 分别是 3.088 和 2.884，说明药物在油相中较多的分配有利于角膜穿透。有研究证明 $\lg BB$（脑组织和血液中的稳态浓度之比 C_{brain}/C_{blood} 的对数）和正辛醇−水分配系数对数与环己烷−水分配系数对数的差值线性相关。药物在正辛醇和水中的分配系数也用于预测药物的小肠吸收速率。从上述研究可以看出，这些研究仅是在同系物或结构差异不大的类似物中分别进行，不同结构或性质不同的药物以及不同类型的生物膜转运可能对分配系数的要求各不相同。

分配系数的测定可有许多用处，如测定药物在水和混合溶剂中的溶解度，预测同系列药物的体内吸收，有助于药物从样品中特别是生物样品（血、尿）中的提取，在分配色谱法中有助于选择 HPLC 的色谱柱、TLC 薄层和流动相等。

四、吸湿性

能从周围环境空气中吸收水分的药物称具有吸湿性，一般吸湿程度取决于周围空气中相对湿度（RH）。空气的相对湿度越大，露置于空气中的物料越易吸湿，但药物的水溶性不同，有不同的吸湿规律，水溶性药物在大于其临界相对湿度的环境中吸湿量突然增加，而水不溶性药物随空气中RH的增加缓续吸湿。

绝大多数药物在RH30%~40%（室温）时与空气相平衡的水分含量很低，在此条件下储存的物质较稳定。因此，药物最好置于RH50%以下的条件。

（一）吸湿平衡曲线和临界相对湿度

物质露置在空气或高湿度环境中，表面逐渐吸附空气中的水分直至平衡的过程称为吸湿。喷雾干燥乳糖、二水硫酸钙、磷酸氢钙等一些辅料在空气中能长期保持干燥状态或者含水量仅有很少的增加，而蛋白质、淀粉、蔗糖、氯化钠等一些物质则在空气中很容易吸湿，造成凝集、膨胀、结块或发生潮解甚至溶解现象，影响药物的稳定性以及影响粉末加工的流动性、均匀性等。还有一些物质如微晶纤维素、无水乳糖等吸湿后外观等物理性质并没有明显的变化，但水分的增加及共存最终将影响药物制剂的质量。

影响药物吸附水分的速度和程度取决于药物的理化性质和环境湿度。当药物分子与空气中的水分子形成氢键或产生其他分子间力时，则呈现吸湿现象。如蔗糖分子中的羟基与水分子的氢键结合，各种无机盐的金属离子与水分子之间的结合等。具有吸湿性的物质经粉碎后，由于增加了吸湿表面积而变得更容易吸湿。相反，当将粉末压制成片剂或压缩填充到胶囊中时，由于表面积的减少，吸湿性也随之下降。

药物的吸湿过程及吸湿程度可以用吸湿平衡曲线及临界相对湿度（critical relative humidity，CRH）表示。在相对干燥或较低相对湿度环境中，一些药物或辅料不吸湿或很少吸湿。随着环境相对湿度的增大，吸湿量缓慢增加。当相对湿度到达某一定值时，药物的吸湿量急剧上升。从图2-1中可以看出，这种情况对于水溶性药物表现更为明显。吸湿量急剧上升时的相对湿度（RH）即为该药物的临界相对湿度。药物的临界相对湿度越大，则表明该药物不容易吸湿，相反则容易吸湿。将药物贮存在该药物的临界相对湿度以下环境，能够延长药物吸湿平衡到达的时间。

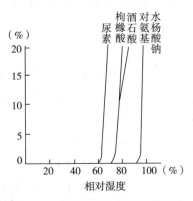

图2-1 水溶性药物吸湿平衡曲线

（二）影响药物吸湿的处方工艺因素

在药物制剂中，由于在处方中成分的多样性使制剂的吸湿现象较单一原料药物的吸湿现象复杂得多。混合成分的临界相对湿度是各成分临界相对湿度的乘积，有：

$$RH\%（M）= RH\%（A）\times RH\%（B）$$

例如蔗糖与乳糖混合物的CRH%=84.5% × 96.9%=81.9%，对氨基水杨酸钠与苯甲酸钠的混合物的CRH%=88.0% × 88.0%=77.4%等。显然，混合物临界相对湿度的下降使制剂吸湿的可能性增加，而且，这种临界相对湿度的下降与混合物的比例无关。因此，在选择固体制剂处方时，对强吸湿性的药物一般应选择低吸湿性的辅料与之配伍。例如硫酸巴龙霉素容易吸湿，可以选用硫酸钙、磷酸氢钙等辅料作为其片剂的赋形剂。另外，在包含有强吸湿性原料的混合过程中，应注意操作环境的相对湿度、原辅料的混合顺序及缩短混合时间。例如在生产含有大量碳酸氢钠及枸橼酸的泡腾制剂时，生产场所的相对湿度应控制在25%~40%。

（三）药物吸湿性试验

药物及固体制剂的吸湿性试验一般置于自动恒温恒湿设备中进行，也可以将适宜的饱和无机盐溶液放置在一定温度的密闭容器中形成湿度环境。例如在25℃，饱和氯化钠溶液所形成的相对湿度为75%RH，饱和硝酸钾溶液所形成的相对湿度为92.5%RH。各种无机盐饱和溶液相应的相对湿度见表2-2。以样品的平衡吸湿量对各个相对湿度作图，从曲线斜率急剧变化处即可得到该样品的临界相对湿度。在新药研制中，一般可以通过加速吸湿试验进行处方筛选，例如比较不同处方样品在75%RH和92.5%RH两种相对湿度下、放置10天的平衡吸湿量。《中国药典》对容易吸湿的许多中药制剂，如颗粒剂、胶囊剂，特别是含有大量蔗糖等引湿性成分的制剂均有水分限量规定，如颗粒剂水分不得过5%，胶囊剂和散剂不得过9%等。

表2-2 不同无机盐饱和溶液的相对湿度

无机盐	温度（℃）	相对湿度（RH%）
磷酸氢二钠 $Na_2HPO_4 \cdot 12H_2O$	20	98
硫酸锌 $ZnSO_4 \cdot 7H_2O$	20	90
硫酸氢钾 $KHSO_4$	20	86
硫酸铵（NH_4）$_2SO_4$	20	81
氯化铵 NH_4Cl	20~25	79
醋酸钠 $NaC_2H_3O_2 \cdot 3H_2O$	20	76
溴化钠 $NaBr \cdot 2H_2O$	20	58
重铬酸钠 $Na_2Cr_2O_7 \cdot 2H_2O$	20	52
氯化钙 $CaCl_2 \cdot 6H_2O$	24.5	31
醋酸钾 $KC_2H_3O_2$	20	20
氯化锂 $LiCl \cdot H_2O$	20	15

五、粉体学性质

粉体是无数个固体粒子集合体的总称，粒子是粉体运动的最小单元，粉体学（micromeritics）是研究粉体的基本性质及其应用的科学。通常所说的"粉""粒"都属于粉体的范畴。通常将小于100μm的粒子叫"粉"，大于100μm的粒子叫"粒"。在一般情况下，粒径小于100μm时容易产生粒子间的相互作用而流动性较差，而且在流动和不流动时都易结块；粒径大于100μm时粒子的自重大于粒子间相互作用而流动性较好，而且可用肉眼看得到"粒"。组成粉体的单元粒子也可能是单体的结晶，也可能是多个单体粒子聚结在一起的粒子，为了区别单体粒子和聚结粒子，将单体粒子叫一级粒子（primary particle），将聚结粒子叫二级粒子（second particle）。在粉体的处理过程中由范德华力、静电力等弱结合力的作用而生成的不规则絮凝物（random floc）和由黏合剂的强结合力的作用聚集在一起的聚结物（agglomerate）都属于二级粒子。在制药行业中常用的粒子大小范围为从药物原料粉的1μm到片剂的10mm。

众所周知，物态有三种，即固体、液体、气体，液体与气体具有流动性，固体没有流动性。但将大块儿固体粉碎成粒子群之后则：①具有与液体相类似的流动性；②具有与气体相类似的压缩性；③具有固体的抗变形能力。因此常把"粉体"视为第四种物态来处理。

在粉体的处理过程中，即使是一种物质，如果组成粉体的每个粒子的大小及粒度分布以及粒子形状不同、粒子间孔隙中充满的气体及吸附的水分等不同，也会严重影响粒子间的相互作用力，使粉体整体的性质也发生变化，因此很难将粉体的各种性质像气体、液体那样用数学模式来描述或定义。然而粉体技术也能为固体制剂的处方设计、生产过程以及质量控制等诸方面提供重要的理论依据和试验方法，因而日益受到药学工作者的关注。

在医药产品中固体制剂占70%~80%，含有固体药物的剂型有散剂、颗粒剂、胶囊剂、片剂、粉针、混悬剂等。涉及的单元操作有粉碎、分级、混合、制粒、干燥、压片、包装、输送、贮存等。多数固体制剂根据不同需要进行粒子加工以改善粉体性质来满足产品质量和粉体操作的需求。

药物的粉体学性质主要包括粒子形状、大小、粒度分布、粉体密度、附着性、流动性、润湿性和吸湿性等。无疑，它对药物制剂的处方设计，制剂工艺和制剂产品产生很大的影响。如流动性、含量、均匀度、稳定性、颜色、气味、溶出速度和吸收速度等无不受药物粉体学性质的影响。用于固体制剂的辅料如填充剂、崩解剂Ⅰ、润滑剂等的粉体性质也可改变或改善主药的粉体性质，以提高药物制剂的质量。如果选择不当，也可影响药物的质量。

六、旋光度

当平面偏振光通过含有某些光学活性物质（如具有不对称碳原子的化合物）的液体或溶液时，能引起旋光现象，使偏振光的振动平面向左或向右旋转。偏振光旋转的度数称为旋光度。旋光度有右旋、左旋之分，偏振光向右旋转（顺时针方向）称为"右旋"，用符号"+"表示；偏振光向左旋转（逆时针方向）称为"左旋"，用符号"-"表示。偏振光透过长1dm，且每1ml中含有旋光性物质1g的溶液，在一定波长与温度下，测得的旋光度称为比旋度。比旋度是旋光物质的重要物理常数，可以用来区别药物或检查药物的纯杂程度，也可用来测定含量。

物质的旋光度不仅与其化学结构有关，而且还和测定时溶液的浓度、光路长度以及测定时的温度和偏振光的波长有关。此项是反映化合物固有特性及其纯度的指标。对这类化合物，在性状项下的物理常数中应作比旋度规定。测定时应注意温度、浓度和溶剂对比旋度的影响，并详细记录测定时的温度、浓度和采用的溶液剂，操作中如有特殊要求应注明，如测定温度和测定波长与药典规定（20℃ 589nm）不同，则应注明。旋光度还可用于某些制剂的含量测定。

第三节　原料药及制剂鉴别

一、原料药结构确证

原料药的结构确证研究是药物研发的基础，其主要任务是确认所制备原料药的结构是否正确，是保证药学其他方面研究、药理毒理和临床研究能否顺利进行的决定性因素。

研究的基本内容包括结构确证方案的确定、样品的要求、药物的名称、结构式、理化常数、结构确证经常使用的方法或手段及其目的和意义、不同结构类型药物的不同要求、综合解析等方面进行了说明。

在药物结构确证研究中，不应机械地照搬原料药结构确证研究的技术指导原则的方法，应结合药物的结构特征，采用有效的手段与方法，以达到对药物结构准确确证的目的。

（一）原料药结构确证研究的一般过程

随着科学的发展和药物研究的不断深入，药物的来源日趋广泛，其结构呈现多样性，药物的结构确证方法也不尽相同。结构确证的一般过程：根据化合物（药物）的结构特征制订科学、合理、可行的研究方案，制备符合结构确证研究要求的样品，进行有关的研究，对研究结果进行综合分析，确证测试品的结构。该过程主要包括化合物的名称、样品的制备、理化常数的研究、样品的测试及综合解析等。常用的分析测试方法有紫外可见吸收光谱（简称紫外光谱）（ultraviolet-visible spectrophotometry，UV）、红外吸收光谱（简称红外光谱）（infrared spectrophotometry，IR）、核磁共振谱（nuclear magnetic resonance，NMR）、质谱（mass spectrum，MS）、比旋度（$[\alpha]_D$）、X射线单晶衍射（简称单晶X衍射）（X-ray single crystal diffraction，XRSD）或（和）X射线粉末衍射（简称粉末X衍射）（X-ray powder diffraction，XRPD）、差示扫描量热法（differential scanning calorimetry，DSC）、热重（Thermogravimetry，TG）等。

（二）原料药结构确证研究的基本内容

1. 研究方案的制订　药物结构千差万别，制备（获得）方法也各不相同，应根据药物的自身结构特征和制备（获得）方法制订出合理、可行的结构确证方案，才能有效地进行药物的结构研究。

结构确证的方案应根据药物自身的结构特点制订，以下对不同类型药物的测试方案作一简要概述。

（1）一般药物　采用常规方法，如元素分析（必要时采用高分辨质谱）、UV、IR、NMR、MS、热分析（差热或热重）、粉末X衍射（XRPD）等即可确证药物的结构。对于结构比较特殊的药物，也可采用制备衍生物的方法间接证明药物的结构。对于存在顺反异构的药物，在一般结构确证的基础上，应增加顺反结构的研究。

（2）手性药物　除进行上述各项化学结构确证和比旋度测定外，还应采用其他有效的方法进行研究。

1）单一对映体　其绝对构型（或通过衍生物的构型）确证常用的方法为：比旋度测定、手性柱色谱（chiral high performance liquid chromatography 和 chiral gas chromatography，Chiral HPLC 和 Chiral GC）、核磁共振（NMR）、单晶X衍射（XRSD）以及旋光色散（optical rotatory dispersion，ORD）、圆二色谱（circular dichroism，CD）等。其中单晶X衍射为直接方法，可提供最直接的信息。也可采用间接的方法，如在说明化合物（药物）在反应过程中构型没有变化的情况下，根据已知的起始原料构型、化学合成方法的立体选择性以及中间体的结构也可间接获得终产品（药物）的构型信息。

2）药物分子中含有多个不对称因素　应对其绝对构型、对映体纯度（非对映体纯度）进行相关的研究，并尽可能提供更多的构型确证信息。

3）立体异构混合物　需进行各立体异构体比例的确证研究。对于已有试验证据或文献报道立体异构体在药效、药代动力学或毒理等方面有明显不同或有相互作用的药物，更有必要测定混合物中各组分的构型和比例。

4）外消旋体或富集对映体　可通过测定旋光度或采用手性色谱（Chiral HPLC 或 Chiral GC）及核磁共振谱等方法阐明其对映体的比例。

（3）不含金属元素的有机盐类或复合物　根据结构确证的需要，可提供成盐前后的两套波谱和试验数据。对于某些波谱测定有困难或不易说明药物结构的盐或复合物，测定药物的酸根或碱基的波谱，并结合其他试验项目亦可对其结构确证提供有效的信息。

（4）金属盐类和络合物　在进行一般要求的各项测试基础上，考虑以适当手段反映药物中金属元素的种类、存在形式和含量的确证试验。不适于或不能测试金属盐本身的项目，可考虑以成盐前的酸分子或配位体的相应测试结果进行佐证。

（5）半合成药物　分子中母核的结构为已知并在可提供明确证据证明原分子母核结构在半合成全过程中未发生改变的前提下，适当简化对母核部分结构的确证工作，仅对新引入的基团结构进行确证。

（6）多晶型药物　在进行一般要求的各项测试基础上，应以适当方法获得药物晶型数据。药物晶型测定常用方法为粉末X衍射（XRPD）、红外吸收光谱、熔点、热分析、光学显微镜等。该类药物一般可分为以下几种情况。

1）新化学实体的药物　应进行药物在不同结晶条件下（溶剂、温度、结晶速度等）是否存在多种晶型的研究。

2）已有文献报道存在多晶型的药物　应明确药物晶型的类型和纯度。对于混晶药物，应测试其晶型组成（种类、比例），并与文献数据比较。对于因晶型影响药物的溶解性、稳定性、生物利用度和活性的药物，在无相应药理毒理等研究证明该晶型的安全和有效性时，应确证自制品与国外上市药品晶型的一致性。

（7）含有结晶水或结晶溶剂的药物　该类药物在进行一般分析时，热分析研究已经提供了药物中的结晶水或结晶溶剂的信息，结合干燥失重、水分或单晶X衍射（XRSD）等方法的测定结果，基本上可以达到对药物中结晶水/溶剂以及吸附水/溶剂进行定性、定量的目的。

（8）合成多肽药物和多糖类药物

1）合成多肽药物　通过氨基酸分析、质谱测定、序列分析以及肽图测绘（含有20个以上的氨基酸残基药物）等试验可基本获得合成多肽药物的结构信息。药物结构中如有半胱氨酸，应明确其状态（氧化态或还原态），对含有多个半胱氨酸的多肽药物，应明确二硫键的正确连接位点。

如各步中间体均进行了质谱测定，可根据相关中间体的结构信息，推测出进行反应的氨基酸的种类。质谱是多肽药物结构确证的重要手段，紫外、红外、核磁共振、多种流动相HPLC、比旋度测定等方法亦可对肽的结构确证提供帮助。对于多肽药物，应对目标物的化学纯度和对映体或非对映体纯度进行研究。

2）多糖类药物　通过对单糖组成、分子量、糖苷键连接方法和连接位置等的分析，可获得多糖类药物的基本结构信息。单糖的分离和鉴定可采用纸色谱、薄层色谱、高效液相色谱、色质联用等技术。多糖的相对分子量及分子量分布测定可用凝胶色谱等方法。红外光谱、核磁共振、化学反应后产物的分析等试验，可帮助确定糖苷键的连接方式及糖苷键的位置。

（9）多组分药物　应明确各组分的组成比例，对其主要成分应进行结构确证。

（10）其他　上述未提及的具有特殊结构，需特殊方法进行说明、确证的药物，可根据其结构特征，制订能反映药物自身结构特征的方法进行结构研究。

2. 测试样品的要求　在结构确证的研究中，测试样品的纯度需要进行一定的控制，只有使用符合要求的测试品进行结构研究，才能获得药物正确的结构信息。

一般情况下，应采用原料药制备工艺中产品的精制方法对样品进行精制，并采用质量标准中的方法测其纯度和杂质，供试样品的纯度应大于99.0%，杂质含量应小于0.5%。

3. 结构确证研究的一般内容

（1）一般药物的结构确证

1）药物元素组成　通常采用元素分析法。这种方法可获得组成药物的元素种类及含量，经比较测试结果与理论结果差值的大小（一般要求误差不超过0.3%），即可初步判定供试品与目标物的分子组成是否一致。对于因药物自身结构特征而难于进行元素分析时，在保证高纯度情况下可采用高分辨质谱方法获得药物元素组成的相关信息。

2）紫外吸收光谱（UV）　通过对药物溶液在可见–紫外区域内在不同波长处吸收度的测定和吸收系数（尤其是摩尔吸收系数）的计算，以及对主要吸收谱带进行归属（如K带、R带、E带、B带），可获得药物结构中可能含有的发色团、助色团种类以及初步的连接方式等信息，同时对药物的鉴别亦有指导意义。

对于发色团上存在酸性或碱性基团的药物，通过在酸或碱溶液中（常用0.1mol/L HCl或0.1mol/L NaOH）最大吸收波长的测试，观察其紫移或红移现象，可为上述酸性或碱性基团的存在提供进一步的支持。

3）红外吸收光谱（IR）　通过对药物进行红外吸收光谱测试，可推测出药物中可能存在的化学键、所含的官能团及其初步的连接方式，亦可给出药物的几何构型、晶型、立体构象等信息。

固态药物红外测试可分为压片法、糊法、薄膜法，液态药物可采用液膜法测试，气态药物则可采用气体池测定。

部分含多晶型药物在研磨和压片过程中，其晶型可能发生变化，可改用糊法测定，同时应根据药物的结构特点对糊剂的种类进行选择。盐酸盐药物在采用KBr压片时可能会发生离子交换现象，应分别对氯化钾压片和溴化钾压片法测得的结果进行比较，并根据结果选择适宜的压片基质。

4）核磁共振（NMR） 本项测试可获得药物组成的某些元素在分子中的类型、数目、相互连接方式、周围化学环境、甚至空间排列等信息，进而推测出化合物相应官能团的连接状况及其初步的结构。常用的有氢核磁共振谱（^{1}H-NMR）和碳核磁共振谱（^{13}C-NMR）等。

核磁共振测试的重要参数有化学位移（δ）、偶合常数（J值）、峰形、积分面积等。

溶剂峰或部分溶剂中的溶剂化水峰可能会对药物结构中部分信号有干扰，因此测试时应选择适宜的溶剂和方法，以使药物所有信号得到充分显示。

① 氢核磁共振谱（^{1}H-NMR）。该项测试可提供供试品结构中氢原子的数目、周围化学环境、相互间关系、空间排列等信息。此外，属于^{1}H-NMR测试的NOE（nuclear overhauser effect）或NOESY试验，还可给出某些官能团在分子中位置、优势构象及构型。

对含有活泼氢的药物必需进行氘代试验，以提供活泼氢的存在以及位置的信息。

② 碳核磁共振谱（^{13}C-NMR）。该项测试可提供供试品结构中不同碳原子的类型以及所处的不同化学环境信息。

DEPT（distortionless enhancement by polarization transfer）谱可进一步明确区分碳原子的类型，对于结构复杂的药物，DEPT谱对结构解析可给予更加有力的支持。

③ 二维核磁共振谱。常用的二维核磁共振测试包括^{1}H-^{1}Hcosy（^{1}H-^{1}H correlated spectroscopy）、HMBC（^{1}H-detected multiple-bond heteronuclear multiple-quantum correlation）、HMQC（^{1}H-detected heteronuclear multiple-quantum correlation）等，对于结构复杂或用一般NMR方法难以进行结构确证的化合物，进行二维谱测试可更有效地确证药物的结构。

④其他核磁共振谱。分子式中含F、P等元素的药物，进行相应的F、P谱测试，除可提供相应元素的种类、在分子中所处的化学环境等信息外，对药物元素组成测试亦有佐证作用。

5）质谱（MS） 用于原子量和分子量的测定、同位素的分析、定性或定量的分析，重要参数有分子离子峰、碎片峰、丰度等。

分子离子峰是确证药物分子式的有力证据，应根据药物自身结构特性选择适宜的离子源和强度，同时尽可能地获得分子离子峰和较多的、可反映出药物结构特征的碎片峰。

对含有同位素元素（如Cl、Br等）的药物，利用分子离子峰及其相关峰丰度间的关系，可以判断药物中部分组成元素的种类、数量。高分辨质谱是通过精确测定分子量确定药物分子式，但它不能反映药物的纯度和结晶水、结晶溶剂、残留溶剂等情况。

随着科学的发展，在药物研究中也采用了GC-MS、MS-MS、LC-MS等方法，研发者应根据药物的组成和结构特征选择适宜的方法。

6）粉末X衍射（XRPD） 可用于固态单一化合物的鉴别与晶型确定，晶态与非晶态物质的判断，多种化合物组成的多相（组分）体系中的组分（物相）分析（定性或定量），原料药（晶型）的稳定性研究等。

（2）手性药物的结构确证 手性药物的结构（或通过生成其衍生物）确证应在上述一般研究的基础上，对其绝对构型进行确证。常用方法有单晶X衍射（XRSD）、核磁共振谱（NMR）、圆二色谱（CD）、旋光光谱（ORD）以及前述的NOESY或NOE谱（主要适用于具有刚性结构的药物）等。其中单晶X衍射（XRSD）为直接方法，后三种为间接方法。

1）单晶X衍射（XRSD） 可获得有关药物晶型的相关信息、药物的相对或绝对构型以及与药物以结晶形式存在的水/溶剂及含量等一系列信息。

手性药物绝对构型的测试，建议采用单晶X射线四圆衍射仪，CuKα靶，衍射试验的θ角范围不低于57°。

普通的单晶X衍射不能区分对映体，仅能推导出在空间的相对位置和药物的相对构型。

2）圆二色谱（CD） 该项测试通过测定光学活性物质（药物）在圆偏振光下的Cotton效应，根据Cotton效应的符号获得药物结构中发色团周围环境的立体化学信息，并与一个绝对构型已知的与待测药物结构相似药物的Cotton效应相比较，即可能推导出待测物的绝对构型。

此外对于一般具有刚性结构的环体系的羰基药物，通过比较其Cotton效应的符号并结合经验规律"八区律"，亦可能预测某些羰基药物的绝对构型。

3）旋光光谱 通过比较相关药物的旋光性，可得到手性药物的相对构型信息。如能得知药物旋光的可测范围，则在一系列反应后，药物绝对构型可从用于制备该药物的底物构型推导得到。

在采用该方法测定药物绝对构型时，要在相同的溶剂中以相同的浓度和温度测定旋光，以保证比较的可靠性。

4）NOESY或NOE谱 通过对具有刚性结构（或优势构象）药物官能团上质子的选择性照射，致使与其相关质子峰强度的增减和相互间偶合作用的消失，从而推测出邻近官能团的空间构象，进而可获得药物构型的信息。

5）其他方法 例如化学比较法、核磁共振法等。

（3）药物晶型的研究 在药物研发过程中，多晶型现象是普遍存在的，其中有部分药物因晶型不同具有不同的生物利用度和（或）生物活性，特别是水溶性差的口服固体药物。

对于新化学实体的药物，应对其在不同结晶条件下（溶剂、温度、结晶速率等）的晶型进行研究；通过不同晶型对药物活性和毒性等影响的研究可为其临床应用晶型的选择提供依据。

对于仿制已上市的药物，应进行自制药物的晶型与已上市药物晶型比较的研究，以保证自制品晶型的正确性。

进行连续多批样品晶型一致性的研究，是判断药物制备工艺是否稳定的依据之一。

药物晶型测定方法通常有粉末X衍射、红外光谱、热分析、熔点、光学显微镜法等。

1）粉末X衍射（XRPD） 该项测试是判断化合物（药物）晶型的首选方法。

2）红外光谱（IR） 结构相同但晶型不同的药物其红外光谱在某些区域可能存在一定的差异，因此比较药物的IR可以用于区分药物的晶型，但应注意在研磨、压片时可能会发生药物晶型的改变。

3）熔点（melt point，mp） 结构相同但不同晶型的药物其熔点可能存在一定的差异，熔点也可以用于晶型研究。

4）热分析 用于药物的物理常数、熔点和沸点的确定，并作为鉴别和纯度检查的方法。晶型不同的药物其热分析图谱有一定的差异，常用的方法有差示扫描量热法（DSC）和差热分析法（DTA）等。

5）其他方法 光学显微镜法等。

（4）药物结晶水或结晶溶剂的分析 对于含有结晶水或结晶溶剂的药物，应对药物中的水分/溶剂进行分析。常用分析方法为热重、差热分析、干燥失重、水分测定、核磁共振以及单晶X衍射（XRSD）。

1）热重 可获得药物的吸附水/溶剂、结晶水/溶剂及初步的分解温度等信息。结合差热分析的结果，还可判断测试药物在熔融时分解情况。

2）差热分析 该项测试可推测出测试药物的吸附水/溶剂、结晶水/溶剂以及熔点、有无多晶型存在和热熔值等信息。

3）干燥失重 该方法可以获得药物中的结晶水或溶剂、吸附水或溶剂的含量。

4）水分测定 可以获得样品中总含水量的信息（结晶水或吸附水）。

5）单晶X衍射（XRSD） 单晶X衍射在提供药物元素组成、分子量及结构的同时，还可提供药物中以结晶形式存在的水或溶剂的信息，包括结晶水或溶剂的种类、数量、存在方式等。

6）其他方法 如通过核磁共振测试，有可能获得药物中含有的部分结晶溶剂的信息。

以上分析方法均有各自的优、缺点，在药物的结构确证研究中应根据药物的结构特征，选择适宜的方法，同时也可利用不同方法所得结果进行相互补充、佐证，以确定存在药物中水或溶剂的种类、数量和形式。

（5）其他具有特殊结构药物的结构确证 结构中含有金属离子以及F、P等元素的药物，可进行相应金属原子吸收以及F、P等元素的测定。

1）原子发射光谱法和原子吸收分光光度法（atomic emission spectrophotometry、atomic absorption spectrophotometry，AES、AAS） 可用于含有多种金属离子的药物中无机微量元素的含量分析。AES常用于金属元素的定性研究，AAS可用于金属元素定量研究。

2）络合金属离子存在方式的检测 对于分子中含有顺磁性金属离子的药物，常用的核磁共振（NMR）方法不能得到金属离子在药物中存在方式的确切信息，可采用单晶X衍射等方法进行检测。

二、原料药鉴别

依据药典进行的药物分析主要有三大项：鉴别、检查和含量测定。药物的鉴别试验（identification test）是用于鉴别药物的真伪，在药物分析中属首项工作，只有证实被分析的药物是真的，才有必要接着进行检查、含量测定。药典所收载的药物项下的鉴别试验方法，仅适用于贮藏在有标签容器中的药物，用以证实是否为其所标示的药物，它与分析化学中的定性鉴别有所区别。这些试验方法不能赖以鉴别未知物。

（一）鉴别的项目

（1）**性状** 药物的性状反映了药物特有的物理性质，一般包括外观、嗅、味、溶解度以及物理常数等。

（2）**一般鉴别试验**（general identification test） 以药物的化学结构及其物理化学性质为依据，通过化学反应来鉴别药物真伪的。无机药物根据其组成的阴离子和阳离子的特殊反应，并以药典附录Ⅲ项下的一般鉴别试验为依据；有机药物采用典型的官能团反应。一般鉴别试验的项目：丙二酰脲类、托烷生物碱类、芳香第一胺类、有机氟化物类、无机金属盐类（钠盐、钾盐、锂盐、钙盐、钡盐、铵盐、镁盐、铁盐、铝盐、锌盐、铜盐、银盐、汞盐、铋盐、锑盐、亚锡盐）、有机酸盐（水杨酸盐、枸橼酸盐、乳酸盐、苯甲酸盐、酒石酸盐）、无机酸盐（亚硫酸盐或亚硫酸氢盐、硫酸盐、硝酸盐、硼酸盐、碳酸盐与碳酸氢盐、醋酸盐、磷酸盐、氯化物、溴化物、碘化物）。

一般鉴别试验仅供确认单一的化学药物，如为数种化学药物的混合物或有干扰物质存在时，除另有规定外，应不适用。通过一般鉴别试验只能证实是某一类药物，而不能证实是哪一种药物。例如，经一般鉴别反应的钠盐试验，证实某一药物为钠盐，但不能辨认是氯化钠、苯甲酸钠或者是其他某一种钠盐药物。要想最后证实被鉴别的物质到底是哪一种药物，必须在一般鉴别试验的基础上，再进行专属鉴别试验，方可确认。

（3）**专属鉴别试验**（specific identification test） 根据每一种药物化学结构的差异及其所引起的物理化学特性的不同，选用某些特有的灵敏定性反应，来鉴别药物真伪的。是证实某一种药物的依据。综上所述，一般鉴别试验是以某些类别药物的共同化学结构为依据，根据其相同的物理化学性质进行药物真伪的鉴别，以区别不同类别的药物。而专属鉴别试验，则是在一般鉴别试验的基础上，利用各种药物的化学结构差异，来鉴别药物，以区别同类药物或具有相同化学结构部分的各个药物单体，达到最终确证药物真伪的目的。

（二）鉴别试验条件

鉴别试验是以所采用的化学反应或物理特性产生的明显的易于觉察的特征变化为依据。因此，能影响鉴别试验判定结果的特征变化的因素都是应当精心选择和严格控制的。也就是说，鉴别试验应该是在规定条件下完成的，否则鉴别试验的结果是不可信的。

1.溶液的浓度 主要指被鉴别药物的浓度，及所用试剂的浓度。由于鉴别试验多采用观测沉淀、颜色或各种光学参数（λ_{max}、λ_{min}、A、$E_{1cm}^{1\%}$ 等）的变化来判定结果，而药物和有关试剂的浓度会直接影响上述的各种变化，因此必须严格规定溶液的浓度。

2.溶液的温度 温度对化学反应的影响很大，一般温度每升高10℃，可使反应速度增加2~4倍。

3.溶液的酸碱度 许多鉴别反应都需要在一定酸碱度的条件下才能进行。溶液酸碱度的作用，在于能使各反应物有足够的浓度处于反应活化状态，使反应生成物处于稳定和易于观测的状态。

4.干扰成分的存在 在鉴别试验中，如药物结构中的其他部分或药物制剂中的其他组分也可参加鉴别反应，产生干扰，应选择专属性更高的鉴别反应将其消除或将其分离。

5.试验时间 有机化合物的化学反应和无机化合物不同，一般反应速度较慢，达到预期试验结果需要较长的时间。这是因为有机化合物是以共价键相结合，化学反应能否进行，依赖于共价键的断裂和新价键形成的难易，这些价键的更替需要一定的反应时间和条件。同时在化学反应过程中，有时存在着许多中间阶段，甚至需加入催化剂才能启动反应。因此，使鉴别反应完成，需要一定时间。

（三）鉴别试验的灵敏度

1.反应灵敏度和空白试验

（1）反应的灵敏度（sensitivity） 在一定条件下，能在尽可能稀的溶液中观测出尽可能少量的供试品，反映对这一要求所能满足的程度。它以两个相互有关的量，即最低检出量（minimum detectable quantity）（又称检出限量）和最低检出浓度（minimum detectable concentration）（又称界限浓度）来表示。最低检出量（以m表示），就是应用某一反应，在一定的条件下，能够观测出的供试品的最小量，其单位通常用微克（μg）表示（$1\mu g = 10^{-6}g$）。最低检出浓度就是应用某一反应，在一定条件下，能够观测出供试品的最低浓度，通常以1：G（或1：V）表示，其中G（V）表示含有1g某供试品的溶液的克（毫升）数。最低检出量和最低检出浓度之间的关系可以用下式表示：

$$m=(V/G) \times 10^6$$

式中，V为鉴别试验时，所取供试溶液的最小体积（ml）。如果选用鉴别反应的灵敏度愈高，则产生可被观测的结果所需要的药物愈少。

（2）空白试验（blank test） 所谓空白试验，就是在与供试品鉴别试验完全相同的条件下，除不加供试品外，其他试剂同样加入进行的试验。在选用灵敏度很高的反应时，必须采用高纯度的试剂和非常洁净的器皿，才能保证鉴别试验结果的可靠性。为了消除试剂和器皿可能带来的影响，应同时进行空白试验，以供对照。

2.提高反应灵敏度的方法 在实际工作中，常采用以下措施来提高反应的灵敏度。

（1）加入与水互不相溶的有机溶剂在鉴别试验中，如生成物具有颜色但颜色很浅时，可利用加入少量与水互不相溶的有机溶剂，浓集有色生成物，使有机溶剂中颜色变深，易于观测。

（2）改进观测方法 例如，将目视观测溶液的颜色，改为可见分光光度法，将观测生成沉淀改为比浊度法等。

三、原料药的一般鉴别试验

（一）鉴别方法

1.化学鉴别法

（1）干法 将供试品加适当试剂在规定的温度条件下（一般是高温）进行试验，观测此时所发生的特异现象。

1）焰色试验 常用干法，利用某些元素所具有的特异焰色，可鉴别它们为哪一类盐类药物。方法为取铂丝，用盐酸湿润后，蘸取供试品，在无色火焰中燃烧，使火焰显出特殊的颜色。

2）加热分解　在适当的温度条件下，加热使供试品分解，生成有特殊气味的气体。

（2）湿法　系指将供试品和试剂在适当的溶剂中，于一定条件下进行反应，发生易于观测的化学变化，如颜色、沉淀、气体、荧光等。

1）呈色反应鉴别法　系指供试品溶液中加入适当的试剂溶液，在一定条件下进行反应，生成易于观测的有色产物。在鉴别试验中最为常用的反应类型有：①三氯化铁呈色反应（酚羟基或水解后产生酚羟基）；②异羟肟酸铁反应（多为芳酸及其酯类、酰胺类）；③茚三酮呈色反应（脂肪氨基）；④重氮化–偶合显色反应（芳伯氨基或能产生芳伯氨基）；⑤氧化还原显色反应及其他颜色反应。

2）沉淀生成反应鉴别法　常用的这类反应有：①与重金属离子的沉淀反应（在一定条件下，药物和重金属离子反应，生成不同形式的沉淀）；②与硫氰化铬铵（雷氏盐）的沉淀反应（多为生物碱及其盐，具有芳香环的有机碱及其盐）；③其他沉淀反应。

3）荧光反应鉴别法　常用的荧光发射形式有以下类型：①药物本身可在可见光下发射荧光；②药物溶液加硫酸使呈酸性后，在可见光下发射荧光；③药物和溴反应后，于可见光下发射出荧光；④药物和间苯二酚反应后，发射出荧光及药物经其他反应后，发射荧光。

4）气体生成反应鉴别法　① 大多数的胺（铵）类药物、酰脲类药物以及某些酰胺类药物，可经强碱处理后，加热，产生氨（胺）气；② 化学结构中含硫的药物，可经强酸处理后，加热，发生硫化氢气体；③含碘有机药物经直火加热，可生成紫色碘蒸气；④含醋酸酯和乙酰胺类药物，经硫酸水解后，加乙醇可产生乙酸乙酯的香味。

2．光谱鉴别法

（1）紫外光谱鉴别法　常用的方法有：①标准品对照法；②规定吸收波长法；③规定吸收波长和相应的吸收度法；④规定吸收波长和吸收系数法；⑤规定吸收波长和吸收度比值法。

（2）红外光谱鉴别法　红外光谱法是一种专属性很强、应用较广（固体、液体、气体样品）的鉴别方法。

3．色谱鉴别法　利用不同物质在不同色谱条件下，产生各自的特征色谱行为（R_f值或保留时间）进行鉴别试验，常用的方法如下。

（1）薄层色谱鉴别法　在实际工作中，一般采用对照品（或标准品）比较法，要求供试品斑点的R_f值应与对照品斑点一致。

（2）高效液相色谱鉴别法　一般规定按供试品含量测定项下的高效液相色谱条件进行试验。要求供试品和对照品色谱峰的保留时间应一致。含量测定方法为内标法时，可要求供试品溶液和对照品溶液色谱图中药物峰保留时间与内标物峰的保留时间比值应相同。

（3）气相色谱鉴别法　方法同高效液相色谱法。

（4）纸色谱鉴别法　纸色谱法存在分离效能低、分析时间长等缺点，在药物鉴别试验中逐渐被薄层色谱法所取代。

(二)鉴别试验与原理

1. 有机氟化物

（1）鉴别试验 取供试品约7mg，照氧瓶燃烧法进行有机破坏，用水20ml与0.01mol/L氢氧化钠溶液6.5ml为吸收液，待燃烧完全后，充分振摇；取吸收液2ml，加茜素氟蓝试液0.5ml，再加12%醋酸钠的稀醋酸溶液0.2ml，用水稀释至4ml，加硝酸亚铈试液0.5ml，即显蓝紫色；同时做空白对照试验。

（2）试验原理 有机氟化物经氧瓶燃烧法破坏，为碱性溶液吸收成为无机氟化物后，与茜素氟蓝、硝酸亚铈形成蓝紫色络合物。

2. 有机酸盐

（1）水杨酸盐

［鉴别试验一］取供试品的稀溶液，加三氯化铁试液1滴，即显紫色。原理：本品在中性或弱酸性条件下，和三氯化铁试液生成配位化合物，在中性时呈红色，弱酸性时呈紫色；若在强酸性中，配位化合物分解生成游离水杨酸。本反应极为灵敏，只需取稀溶液进行试验，如取用量大，产生颜色过深时，可加水稀释后观察。

［鉴别试验二］取供试品溶液，加稀盐酸，即析出白色水杨酸沉淀；分离，沉淀在醋酸铵试液中溶解。原理：水杨酸不溶于水（0℃时溶解度为1g/1500L），故供试液加酸即析出游离水杨酸。由于水杨酸的酸性（$K=1.06 \times 10^{-3}$，25℃）大于醋酸（$K=1.85 \times 10^{-5}$，25℃），故能与醋酸铵作用释出醋酸，而本身形成铵盐溶解。析出的水杨酸亦可经冷水洗涤、干燥后测定熔点（158~161℃）。

（2）苯甲酸盐、乳酸盐、枸橼酸盐、酒石酸盐、醋酸盐

［鉴别试验］取供试品，加硫酸和乙醇后加热，即产生乙酸乙酯的香气。

3. 无机金属盐

（1）钠盐

［鉴别试验一］取铂丝，用盐酸湿润后，蘸取供试品，在无色火焰中燃烧，火焰即显鲜黄色。原理：钠的火焰光谱在可见光区有589.0nm、589.6nm主要谱线，故其燃烧火焰显黄色。本焰色反应极为灵敏（最低检出限量为0.1ng钠离子）。因此，对所用仪器和试剂要求必须很严格。在检测前应将铂丝烧红，趁热浸入盐酸中，如此反复数次，直至火焰不染黄色后，再蘸取供试品进行测定。只有当强烈的黄色火焰持续数秒钟不退，才能确认为钠盐。

［鉴别试验二］取供试品的中性溶液，加醋酸氧铀锌试液，即生成黄色沉淀。

原理及其反应式为：

$$Na^+ + Zn^{2+} + 3UO_2^{2+} + 9CH_3COO^- + 9H_2O \longrightarrow$$
$$NaCH_3CHOO \cdot Zn(CH_3COO)_2 \cdot 3UO_2(CH_3COO)_2 \cdot 9H_2O \downarrow$$

本试验中供试品溶液应为中性，有些有机酸盐（如水杨酸钠）遇醋酸氧铀锌试液能生成有色配位化合物，故在试验前应对供试液进行预处理。其处理方法是，在供试液中加入稀盐酸，滤过，取滤液蒸干，加水溶解后，再供试验用；试验中，醋酸氧铀锌试液要过量；必要时，还需用玻璃棒摩擦试管壁，以促进黄色沉淀的析出。

（2）钾盐

［鉴别试验一］焰色反应显紫色，但有少量钠盐混存时，须隔色玻璃透视，方能辨认。原理：钾的火焰光谱在可见光区有766.49nm、769.90nm与404.4nm几条谱线，其中以766.49nm与769.90nm两条谱线最强。由于人眼在此波长附近敏感度较差，故钾盐的燃烧火焰显紫色。如有钠盐混存，因钠焰灵敏度很高，需透过蓝色钴玻璃将钠焰黄色滤去，此时火焰显粉红色。

［鉴别试验二］取供试品，加热炽灼，除去可能含有的铵盐，放冷后，加水溶解，再加0.1%四苯硼钠溶液与醋酸，即生成白色沉淀。

原理及其反应式为：

$$K^+ + [B(C_6H_5)_4]^- \rightleftharpoons K[B(C_6H_5)_4]\downarrow$$

若有NH_4^+存在，显相同反应，故必须预先加热炽灼除去，以免干扰试验结果的辨认。

（3）铵盐

［鉴别试验］取供试品，加过量氢氧化钠试液后，加热，即分解，发生氨臭；遇湿润的红色石蕊试纸，能使之变蓝，并能使硝酸亚汞试液湿润的滤纸显黑色。原理及其反应式为：

$$NH_4^+ + OH^- \longrightarrow NH_3\uparrow + H_2O$$

$$4NH_3 + 2Hg_2(NO_3)_2 + H_2O \longrightarrow \left[O\begin{matrix}Hg\\Hg\end{matrix}NH_2\right]\cdot NO_3 + 2Hg\downarrow + 3NH_4NO_3$$

（4）钙盐

［鉴别试验一］焰色反应显砖红色（622nm）。

［鉴别试验二］取供试品溶液（1→20），加甲基红指示液2滴，用氨试液中和，再滴加盐酸至呈酸性，加草酸铵试液，即生成白色沉淀；分离，沉淀不溶于醋酸，但可溶于盐酸。试验原理及其反应式为：

$$Ca^{2+} + C_2O_4^{2-} \xrightarrow{PH=4} CaC_2O_4（白色沉淀）\downarrow$$

（5）镁盐

［鉴别试验］取供试品溶液，加氨试液，即生成白色沉淀；滴加氯化铵试液，沉淀溶解；再加磷酸氢二钠试液1滴，振摇，即生成白色沉淀。沉淀在氨试液中不溶。试验原理及其反应式为：

$$Mg^{2+} + 2NH_3\cdot H_2O \rightleftharpoons Mg(OH)_2\downarrow + 2NH_4^+$$

$$Mg(OH)_2 + 2NH_4^+ \longrightarrow Mg^{2+} + 2NH_3\uparrow$$

$$Mg^{2+} + 2NH_3\cdot H_2O + HPO_4^{2-} \rightleftharpoons MgNH_4PO_4\downarrow + H_2O$$

（6）钡盐

［鉴别试验一］焰色试验显黄绿色（553.56nm，500nm），通过绿色玻璃透视，火焰显

蓝色（488nm）。

［鉴别试验二］取供试品溶液，加稀硫酸，即生成白色沉淀；分离，沉淀在盐酸或硝酸中均不溶解。

（7）锂盐

［鉴别试验一］取供试品溶液，加氢氧化钠试液碱化后，加入碳酸钠试液，煮沸，即生成白色沉淀（Li_2O）；分离，沉淀能在氯化铵试液中溶解（NH_3）。

［鉴别试验二］焰色试验显胭脂红色。

［鉴别试验三］取供试品适量，加入稀硫酸或可溶性硫酸盐溶液，不生成沉淀（与锶盐区别）。试验原理：锂盐和稀硫酸或可溶性硫酸盐溶液不发生沉淀反应，而锶盐则相反，以此可区别锂盐和锶盐。

（8）铁盐

1）亚铁盐　鉴别试验：取供试品溶液，加铁氰化钾试液，即生成深蓝色沉淀，分离，沉淀在稀盐酸中不溶，但加氢氧化钠试液，即分解成棕色沉淀。试验原理及其反应式为：

$$3Fe^{2+} + 2[Fe(CN)_6]^{3+} \rightleftharpoons Fe_3[Fe(CN)_6]_2 \downarrow (深蓝色)$$

$$Fe_3[Fe(CN)_6]_2 + 6NaOH \rightleftharpoons 2Na_3[Fe(CN)_6]_2 + 3Fe(OH)_2 \downarrow$$

$$4Fe(OH)_2 + O_2 + 2H_2O \longrightarrow 4Fe(OH)_3(棕色)$$

2）铁盐　试验原理及其反应式为：

$$Fe^{3+} + nSCN^- \rightleftharpoons [Fe(SCN)_n]^{(n-3)^-}(血红色)$$

本试验一般应在盐酸溶液中进行；不能用硝酸，因硝酸中可能含有亚硝酸，干扰试验结果。

$$HNO_2 + SCN^- + H^+ \rightleftharpoons NO \cdot SCN (红色) + H_2O$$

（9）汞盐

1）亚汞盐

［鉴别试验］取供试品，加氨试液或氢氧化钠试液，即变为黑色。试验原理其反应式为：

$$Hg_2^{2+} + 2OH^- \rightleftharpoons Hg_2O \downarrow (黑色) + H_2O$$

$$Hg_2O \xrightarrow{光或热} HgO \downarrow + Hg \downarrow$$

2）汞盐

［鉴别试验一］取供试品溶液，加氢氧化钠试液，即生成黄色沉淀（HgO）。

［鉴别试验二］取供试品的中性溶液，加碘化钾试液，即生成猩红色沉淀，能在过量碘化钾试液中溶解，再以氢氧化钠碱化，加铵盐即生成红棕色沉淀。试验原理及其反应式为：

$$Hg^{2+} + 2KI \longrightarrow HgI_2 \downarrow (猩红色) + 2K^+$$

$$HgI_2 + 2KI \longrightarrow HgI_4^{2-} + 2K^+$$

$$HgI_4^{2-} + NH_4^+ + 4OH^- \longrightarrow \left[O \begin{matrix} Hg \\ Hg \end{matrix} NH_2 \right] \cdot I \downarrow + 7I^- + 3H_2O$$

（10）银盐

［鉴别试验］取供试品溶液，加稀盐酸，即生成凝乳状沉淀，分离，沉淀能在试液中溶解，加硝酸沉淀又重新出现。试验反应式为：

$$Ag^+ + Cl^- \longrightarrow AgCl \downarrow$$

$$[Ag(NH_3)_2]^+ + Cl^- + 2HNO_3 \longrightarrow AgCl \downarrow + NH_4NO_3$$

铬酸银沉淀能溶于硝酸中，也可和氨试液作用生成［Ag（NH₃）₂］⁺而溶解，但不溶于酸性较弱的醋酸中。

（11）铜盐

［鉴别试验］ 取供试品溶液，滴加氨试液，即生成淡蓝色沉淀，再加过量氨试液，沉淀即溶解，生成深蓝色溶液。试验原理及其反应式为：

$$Cu_2^+ + 2NH_3 \cdot H_2O \rightleftharpoons Cu(OH)_2 \downarrow + 2NH_4^+$$

$$Cu(OH)_2 + 4NH_3 \cdot H_2O \longrightarrow Cu(NH_3)_4^{2+} + 2OH^- + 4H_2O$$

（12）铋盐

［鉴别试验一］取供试品溶液，加碘化钾试液，即生成红棕色溶液或暗棕色沉淀，分离，沉淀能在过量碘化钾试液中溶解成黄棕色的溶液，再加水稀释，又生成橙色沉淀。试验原理及其反应式为：

$$Bi^{3+} + 3KI \rightleftharpoons BiI_3 \downarrow + 3K^+$$

铋盐量少时，则形成红棕色溶液。

$$BiI_3 + KI \longrightarrow KBiI_4 （红棕色溶液）$$

加水稀释，即形成橙色的碘化氧铋沉淀。

$$KBiI_4 + H_2O \rightleftharpoons \underset{（橙色沉淀）}{BiOI} \downarrow + 2HI + KI$$

如铋盐浓度较小时，这一反应现象不明显。

［鉴别试验二］取供试品溶液，用稀硫酸酸化，加10%硫脲溶液，即显深黄色。试验原理：铋盐和硫脲在酸性条件下，具有特别灵敏的颜色反应（1μg），其颜色取决于生成沉淀的组成，沉淀的组成取决于反应的条件，Bi^{3+}与SC（NH₂）₂的比例为1：1时为黄褐色；1：2时为黄色；1：3时为黄褐色。硫脲和多数金属离子都可发生颜色反应。

（13）锌盐

［鉴别试验一］取供试品溶液，加亚铁氰化钾试液，即生成白色沉淀，分离，沉淀在稀盐酸中不溶解。试验原理及其反应式为：

$$2Zn^{2+} + K_4[Fe(CN)_6] \rightleftharpoons Zn_2[Fe(CN)_6] + 4K^+$$
$$（白色）$$

亚铁氰化钾试剂过量时则生成溶解度更小的亚铁氰化锌钾白色沉淀。

$$3Zn_2[Fe(CN)_6] + K_4[Fe(CN)_6] \rightleftharpoons 2K_2Zn_3[Fe(CN)_6]_2 \downarrow$$
$$（白色沉淀）$$

沉淀不溶于稀酸或氨试液，但可溶于强碱。

［鉴别试验二］取供试品溶液，以稀硫酸酸化，加0.1%硫酸铜试液1滴及硫氰酸汞铵试液数滴，即生成紫色沉淀。试验原理：锌盐和硫氰酸汞铵于酸性条件下反应，生成白色硫氰酸汞锌沉淀，当有铜盐存在时，则生成混晶而显色。若［Zn^{2+}］/［Cu^{2+}］不同，则所产生沉淀的颜色也不同。

（14）锑盐

［鉴别试验一］供试品溶液，加醋酸呈酸性后，置水浴上加热，趁热加硫代硫酸钠试液数滴，逐渐生成橙红色沉淀。试验原理及其反应式为：

$$2Sb^{3+} + 3S_2O_3^{2-} \xrightarrow[H^+]{\triangle} Sb_2OS_2 \downarrow + 4SO_2 \uparrow$$
$$（橙红色沉淀）$$

酸化溶液时，可用盐酸，然后再加水稀释至恰有白色沉淀浑浊发生（SbOCl），即为所需酸度。由于不易控制，所以一般采用醋酸。

［鉴别试验二］取供试品溶液，加盐酸成酸性后，通硫化氢气，即生成橙色沉淀，分离，沉淀在硫化铵试液或硫化钠试液中溶解。试验原理及其反应式为：

$$2Sb^{3+} + 3H_2S \longrightarrow Sb_2S_3 \downarrow + 6H^+$$
$$（橙色沉淀）$$
$$5Sb^{5+} + 5H_2S \longrightarrow Sb_2S_5 \downarrow + 10H^+$$
$$（橙色沉淀）$$

沉淀可和硫化铵或硫化钠作用，生成硫锑酸盐［SbS_4］$^{3-}$和亚硫锑酸盐［SbS_3］$^{3-}$而溶解。其反应式分别为：

$$Sb_2S_3 + 3S^{2-} \longrightarrow 2[SbS_3]^{3-}$$
$$Sb_2S_5 + 3S^{2-} \longrightarrow 2[SbS_4]^{3-}$$

（15）铝盐

［鉴别试验一］取供试品溶液，加氢氧化钠试液，即生成白色胶状氢氧化铝沉淀；分离，沉淀能溶于过量氢氧化钠试液中。试验原理及其反应式为：

$$Al^{3+} + 3OH^- \xrightleftharpoons{PH\ 3.9\sim10} Al(OH)_3\downarrow$$
（白色胶状沉淀）

当pH超过10时，则氢氧化铝沉淀溶解。

$$Al(OH)_3 + OH^- \rightleftharpoons [Al(OH)_4]^-$$

［鉴别试验二］取供试品溶液，加氨试液至生成白色胶状沉淀，滴加茜素磺酸钠指示液数滴，沉淀即显樱红色。试验原理及其反应式为：

（16）亚锡盐

［鉴别试验］取供试品水溶液1滴，点于磷钼酸铵试纸上，试纸应显蓝色。试验原理：亚锡盐和三氯化锑一样不但能将可溶性的磷钼酸铵盐还原，而且也能使不溶性的磷钼酸盐还原，生成一种钼的低价氧化物的胶体分散混合物即钼蓝，其主要成分大概是 $2MoO_3\cdot Mo_2O_5$。

【示例】苯妥英钠（Phenytoin Sodium）鉴别

（1）取本品约1.0g，加水2ml溶解后，加氯化汞试液数滴，即生成白色沉淀；在氨试液中不溶。

（2）取本品约10mg，加高锰酸钾10mg、氢氧化钠0.25g与水10ml，小火加热5分钟，放冷，取上清液5ml，加正庚烷20ml，振摇提取，静置分层后，取正庚烷提取液，照紫外－可见分光光度法（通则0401）测定，在248nm的波长处有最大吸收。

（3）取本品约150mg，加水20ml使溶解，加3mol/l盐酸溶液5ml，加三氯甲烷20ml提取，分取三氯甲烷层，用水20ml洗涤三氯甲烷层，取三氯甲烷液，置水浴蒸干，残渣置105℃干燥1小时，残渣的红外光吸收图谱应与苯妥英对照品的图谱一致（通则0402）。

（4）本品显钠盐鉴别（1）的反应（通则0301）。

四、制剂的鉴别

（一）性状

制剂的性状项下，应依次描述样品的外形和颜色，如片剂是什么颜色的压制片或包衣片（包薄膜衣或糖衣）除去包衣后，片芯的颜色，片子的形状，如异形片（长条形、椭圆形、三角形等）也应描述，片面有无印字或刻痕或有商标记号等也应如实记述。胶囊剂内容物的颜色、形状，是否有粘连，结块等均应记述。注射液一般应为澄明液体（水溶液），但也有混悬液或黏稠性溶液，都要特别描述清楚，对注射液的颜色应根据颜色色号相应描述，以黄色标准比色液为基础，浅于1号或稀释一倍的1号的为"无色"，浅于2号的为"几乎无色"，浅于4号的为"微黄色"，浅于6号的为"淡黄色"，浅于8号的为"黄色"。贮藏过程如性状有变化，应予以说明。

（二）鉴别

制剂的鉴别试验，其方法要求同原料药，所以除尽可能采用与原料药相同的方法外，还应注意以下几点。

（1）由于多数制剂中均加有辅料，不宜用原料药性状项下的物理常数作为鉴别，也不宜直接用红外吸收光谱作为鉴别，必要时应增订能与同类药或化学结构近似药物相区别的鉴别试验。

（2）有些制剂的主药含量甚微，必须采用灵敏度较高、专属性较强、操作较简便的方法，如薄层色谱法等。

（3）由于制剂中辅料的干扰，应分离除去。常用的方法是用溶剂将主药提取出来后除去溶剂，残留物照原料项下鉴别。

（4）由于制剂的含量测定采用紫外分光光度法，可用含量测定的最大可吸收波长或特定波长下吸收度或吸收度比值作鉴别，采用气相色谱法或高效液相色谱法测定含量时，也可以其保留时间作为鉴别。

（5）对异构体药物应有专属性强的鉴别试验，制剂的鉴别试验如采用原料药项下的鉴别时，其文字叙述应根据不同的剂型如何除去辅料进行描述。

主要剂型及其基本评价项目见表2-3。

表2-3　主要剂型及其基本评价项目

剂型	制剂基本评价项目
片剂	性状、硬度、脆碎度、崩解时限、水分、溶出度或释放度、含量均匀度（小规格）、有关物质、含量
胶囊剂	性状、内容物的流动性和密度、水分、溶出度或释放度、含量均匀度（小规格）、有关物质、含量
颗粒剂	性状、粒度、流动性、溶出度或释放度、溶化性、干燥失重、有关物质、含量
注射剂	性状、溶液的颜色与澄清度、澄明度、pH、不溶性微粒、渗透压、有关物质、含量、无菌、细菌内毒素或热原、刺激性等
滴眼剂	溶液型：性状、可见异物、pH、渗透压、有关物质、含量 混悬型：性状、沉降体积比、粒度、渗透压、再分散性（多剂量产品）、pH、有关物质、含量
软膏剂、乳膏剂、糊剂	性状、粒度（混悬型）、稠度或黏度、有关物质、含量
口服溶液剂、口服混悬剂、口服乳剂	溶液型：性状、溶液的颜色、澄清度、pH、有关物质、含量 混悬型：性状、沉降体积比、粒度、pH、再分散性、干燥失重（干混悬剂）、有关物质、含量 乳剂型：性状、物理稳定性、有关物质、含量
贴剂	性状、剥脱力、黏附强度、透皮速率、释放度、含量均匀性、有关物质、含量
凝胶剂	性状、pH、粒度（混悬型）、黏度、有关物质、含量
栓剂	性状、融变时限、溶出度或释放度、有关物质、含量

【示例】 苯甲酸雌二醇注射液（Estradiol Benzoate Injection）鉴别

（1）取本品适量（约相当于苯甲酸雌二醇 1mg），加无水乙醇10ml，强力振摇，置冰浴中放置使分层，取上层乙醇溶液，置离心管中，离心，取上清液，作为供试品溶液；另取苯甲酸雌二醇对照品，加无水乙醇溶解并稀释制成每1ml中含0.1mg的溶液，作为对照品溶液。照薄层色谱法（通则0502）试验，吸取上述两种溶液各10μl，分别点于同一硅胶G薄层板上，以苯–乙醚–冰醋酸（50∶30∶0.5）为展开剂，展开，晾干，喷以硫酸–无水乙醇（1∶1），于105℃加热10~20分钟，取出，放冷，置紫外光灯（365nm）下检视。供试品溶液所显主斑点的位置和颜色应与对照品溶液的主斑点相同。

（2）在含量测定项下记录的色谱图中，供试品溶液主峰的保留时间应与对照品溶液主峰的保留时间一致。

以上（1）（2）两项可选做一项。

【示例】 苯妥英钠片（Phenytoin Sodium Tablets）鉴别

（1）取本品的细粉适量（约相当于苯妥英钠1g），加水20ml，浸渍使苯妥英钠溶解，滤过；滤液照苯妥英钠项下的鉴别（1）（2）项试验，显相同的结果；另取部分滤液，蒸干，残渣照苯妥英钠项下的鉴别（4）项试验，显相同的反应。

（2）在含量测定项下记录的色谱图中，供试品溶液主峰的保留时间应与对照品溶液主峰的保留时间一致。

第四节 原料药及制剂检查

一、原料药检查

《中国药典》（2020年版）凡例中规定："原料药及制剂检查项下包括安全性、有效性、均一性和纯度要求四个方面"。药品的安全性是指：热原检查、毒性试验、刺激性试验、过敏试验、升压或降压物质检查等内容。药品的有效性，是以动物实验为基础，最终以临床疗效来评价的。药品的均一性，主要指制剂含量的均匀性，溶出度或释放度的均一性，装量差异及生物利用度的均一性。药品的纯度要求主要是指对各类杂质的检查及主药的含量测定。下面主要对杂质检查的内容与方法等进行讨论。

（一）杂质检查的内容

1.一般杂质的检查 在前面章节已阐述，是指对氯化物、硫酸盐、铁盐、砷盐、铵盐、重金属、酸碱度、溶液颜色、澄清度、水分、干燥失重、炽灼残渣、易碳化物、有机溶剂残留物等项目的检查。

【示例】 萘哌地尔（Naftopidil）中残留溶剂检查

乙醇、丙酮、二氯甲烷、乙酸乙酯、正丁醇、甲苯 取本品约0.5g，精密称定，置顶空瓶中，精密加N，N-二甲基甲酰胺5ml使溶解，密封，作为供试品溶液；另分别精密称取乙醇、丙酮、二氯甲烷、乙酸乙酯、正丁醇、甲苯，加N，N-二甲基甲酰胺溶解并定量稀释制成每1ml中分别约含乙醇500μg、丙酮500μg、二氯甲烷60μg、乙酸乙酯500μg、正丁醇500μg和甲苯89μg的混合溶液，精密量取5ml，置顶空瓶中，密封，作为对照品溶液。

照残留溶剂测定法（通则0861第二法）测定，以6%氰丙基苯基–94%二甲基聚硅氧烷（或极性相近）为固定液，起始温度为40℃，维持10分钟，再以每分钟20℃的速率升至230℃，维持5分钟；进样口温度为220℃，检测器温度为260℃；顶空瓶平衡温度为80℃，平衡时间为30分钟。取对照品溶液顶空进样，记录色谱图，出峰顺序依次为：乙醇、丙酮、二氯甲烷、乙酸乙酯、正丁醇、甲苯。各相邻色谱峰之间分离度均应符合要求。再取供试品溶液与对照品溶液分别顶空进样，记录色谱图，按外标法以峰面积计算，均应符合规定。

三氯甲烷　精密称取本品，加甲苯适量，微温使溶解，用甲苯定量稀释制成每1ml中约含0.1g的溶液，精密量取1ml，置10ml顶空瓶中，密封，作为供试品溶液；另精密称取三氯甲烷适量，用甲苯溶解并定量稀释制成每1ml中约含6μg的溶液，精密量取1ml，置10ml顶空瓶中，密封，作为对照品溶液。照残留溶剂测定法（通则0861第一法）测定，以6%氰丙基苯基–94%二甲基聚硅氧烷（或极性相近）为固定液；柱温为80℃；进样口温度为250℃；采用电子捕获检测器（ECD），检测器温度为300℃；顶空瓶平衡温度为80℃，平衡时间为30分钟。取供试品溶液与对照品溶液分别顶空进样，记录色谱图。按外标法以峰面积计算，应符合规定。

2.特殊杂质的检查　相对于一般杂质而言，特殊杂质是指在某药的生产和贮藏过程中，有可能引入的仅属某药特有的一些杂质，其中有些杂质的化学结构明确并有其标准品或对照品。需要进行特殊杂质检查的例子有：螺内酯中要求检查巯基化合物，方法为碘量法；糊精中要求检查还原糖，方法为重量法；醋酸曲安奈德中要求检查硒，方法为氧瓶燃烧–UV法；诸如此类的例子很多，不逐一赘述。显然，不同的特殊杂质需要选用不同的方法进行检查。

【示例】　螺内酯（Spironolactone）中巯基化合物检查

巯基化合物　取本品2.0g，加水30ml，振摇后，滤过，取滤液15ml加淀粉指示液2ml，用碘滴定液（0.005mol/L）滴定，并将滴定的结果用空白试验校正。消耗碘滴定液（0.005mol/L）不得过0.10ml。

有关物质　属于特殊杂质类，通常是在某药的生产和贮存过程中，有可能引入的特殊杂质。而这些特殊杂质的化学结构往往与主药相似，但不甚明确或虽结构明确，但难以获得标准品。例如，托吡卡胺、过氧苯甲酰、华法林钠等药物均用TLC法作为分离方法，以自身对照法进行有关物质的杂质限量检查。

【示例】　甲磺酸酚妥拉明有关物质检查

取本品约10mg，置10ml量瓶中，加流动相溶解并稀释至刻度，摇匀，作为供试品溶液；精密量取1ml，置100ml量瓶中，用流动相稀释至刻度，摇匀，作为对照溶液。照含量测定项下的色谱条件，精密量取供试品溶液和对照溶液各20μl，分别注入液相色谱仪，记录色谱图至主成分峰保留时间的5倍。供试品溶液的色谱图中如有杂质峰，单个杂质峰面积不得大于对照溶液主峰面积的0.5倍（0.5%），各杂质峰面积的和不得大于对照溶液主峰面积（1.0%）。供试品溶液色谱图中小于对照溶液主峰面积0.02倍的色谱峰忽略不计。

按照我国新药报批的要求，在新药的研究中，要尽可能搞清楚有关物质的化学结构，必要时要做其药理、毒理试验；对有关物质的检查方法，应首选色谱法，如：TLC、HPLC、

GC或者电泳法。

（二）杂质检查方法的基本要求

对杂质检查的基本要求是：要研究方法的基本原理、专属性、灵敏性、试验条件的最佳化。对于色谱法，还要研究其分离能力。比如，用该药的粗制品，或用成品加中间体的混合物，或将成品用强酸、强碱、光照、加热进行处理，然后，在既定的色谱条件下进行样品的分离，以考察色谱法的有效性。

（三）确定杂质检查及其限量的基本原则

1.针对性　如果研究的药物属新药，应按照新药报批的要求逐项进行研究并将试验结果整理成报批资料。对一般杂质的检查，针对剂型及生产工艺，应尽可能考察有关项目。对特殊杂质或有关物质的研究，也应针对工艺及贮藏过程确定待检查杂质的数量及其限度。对毒性较大的杂质如砷、氰化物等亦应严格控制。

2.合理性　在新药质量标准的研究阶段，检查的项目应尽可能全面考察，但在制订该药质量标准时应合理确定其检查的项目。比如：对于砷，在研究阶段肯定要进行检查。但实际上许多药的检查项下并没有砷的检查。根本原因是该药不含砷，或含量极低（如小于百万分之一）。对于此种药物，砷的检查项不列入质量标准更为合理。

因此，对杂质限度的确定是很重要的。应从安全有效的角度出发，标准太低不行，标准太高，生产上难以达到也不行。总之，应根据新药报批的要求，根据生产工艺水平、参考有关文献及各国药典，综合考虑确定一个比较合理的标准。

二、制剂检查

各种制剂的检查项目，除应符合相应的制剂通则中的共性规定外，还应根据其特性、工艺及稳定性考察，制订其他项目，如口服固体制剂（以片剂、胶囊剂为主）应制订含量均匀度，溶出度、释放度，有关物质（或已知杂质）等检查。注射剂应制订pH、颜色（或溶液的颜色）、有关物质（或已知杂质）、注射用粉剂或冻干品的干燥失重或水分、大输液的重金属与不溶性微粒等检查。

（一）重量差异

片剂等固体制剂重量检查方法如下：取供试品 20 片，精密称定总重量，求得平均片重后，再分别精密称定每片的重量，每片重量与平均片重比较（凡无含量测定的片剂或有标示片重的中药片剂，每片重量应与标示片重比较），超出重量差异限度的不得多于 2 片，并不得有 1 片超出限度 1 倍。

糖衣片的片芯应检查重量差异并符合规定，包糖衣后不再检查重量差异。薄膜衣片应在包薄膜衣后检查重量差异并符合规定。

凡规定检查含量均匀度的片剂，一般不再进行重量差异检查。

（二）含量均匀度

含量均匀度系指小剂量片剂、膜剂、胶囊剂或注射用无菌粉剂等制剂中的每片（个）含量偏离标示量的程度。

《中国药典》对含量均匀度应用的指导原则如下。

1. 主要适用于规格含量小于10mg（含10mg）的品种。

2. 用于单个制剂（片、个或支）主药含量少，辅料较多目标难混匀（主药含量在5%以下）的品种。

3. 用于急救、剧毒药品或安全范围小的品种。

4. 主要适用于口服固体制剂的品种。除另有规定外，测定时取样数量和含量测定与含量均匀度所用方法不同时的校正，以及测定结果的判断，均按现行版《中国药典》附录的规定。在研制新药时应将含量均匀度的测定方法和每份测定结果列出，并计算小A+1.80S的值，如要复试的样品，还应计算出△+1.45S的值。

（三）发泡量

发泡量检查主要针对剂型为泡腾片。泡腾片系指含有碳酸氢钠和有机酸，遇水可产生气体而呈泡腾状的片剂。泡腾片中的原料药物应是易溶性的，加水产生气泡后应能溶解。有机酸一般用枸橼酸、酒石酸、富马酸等。

【示例】 甲硝唑阴道泡腾片发泡量检查

除另有规定外，取 25ml 具塞刻度试管（内径 1.5cm，若片剂直径较大，可改为内径 2.0cm）10 支，按表中规定加水一定量，置（37 ± 1）℃水浴中 5 分钟，各管中分别投入供试品 1 片，20分钟内观察最大发泡量的体积，平均发泡体积不得少于 6ml，且少于 4ml 的不得超过 2 片。

（四）溶出度

溶出度系指药物从片剂或胶囊剂等固体制剂在规定溶液、时间等条件下溶出的程度，以相当于标示量的百分率表示。它是评价药品制剂质量的一个内在指标，是一种模拟口服固体制剂在胃肠通中的崩解和溶出的体外试验法。

1.溶出度指导原则 《中国药典》对溶出度应用的指导原则如下。

（1）重点用于难溶性的药品品种一般指在水中微溶或不溶的。

（2）用于因制剂处方与上产工艺造成临床疗效不稳定的品种以及治疗量与中毒量相接近的口服固体制剂（包括易溶性药品），对后一种情况应控制两点溶出量（第一点不应溶出过多）。

（3）检测方法的选择：转篮法，以100r/min为主；桨法，以50r/min为主。溶出量一般为45分钟达70%，第三法用于规格小的品种。

（4）溶出介质应以水、0.1mol/L盐酸、缓冲液（pH3~8为主）；若介质中加适量有机溶剂如异丙醇、乙醇等或加分散助溶剂如十二烷基硫酸钠（0.5%以下），应有文献数据，并尽量选用低浓度，必要时应与生物利用度比对。

2. 测定过程 溶出度测定中首先应按规定对仪器进行校正，然后对研究的制剂溶出度测定进行方法学研究，如选择转速、介质、取样时间、取样点等。待以上条件确定后还应对该测定条件下的线性范围、溶液稳定性等进行考察；如是胶囊剂，空心胶囊的影响也应考察。

在研究新药制剂时，不论主药是否易溶于水，或是分散片，在工艺研究中均应对溶出情况进行考察，以便改进工艺。主药易溶于水的品种，如制剂过程不改变溶解性能，溶出度项目不一定订入标准中。如是仿制药，应与被仿制的制剂进行溶出度比较。除另有规定外，测定时取样数量和对测定结果的判断均按现行版《中国药典》附录的规定进行，对研究的新药制剂应将测定方法，每份测定结果列出。测定中除按规定条件外，应注意介质的脱氧、温度控制及取样位置等操作，在使用本法时因为样品的位置不如转篮法固定，使检查结果可能产生较大差异，必要时进行两种方法的比较。溶出度的均一性试验在规定取样点之前的点及小剂量制剂可能变异系数稍大，所以均一性试验应在规定取样点时测试。

（五）释放度

释放度系指口服药物从缓释制剂，控释制剂或肠溶制剂在规定溶液中释放的速度和程度。用于控释与缓释制剂，按《中国药典》附录释放度第一法检查。用于肠溶制剂，按《中国药典》附录释放度第二法检查。释放度检查所用介质，原则与溶出度相同，但控缓释制剂至少应测定三个时间点的释放量。时间点的确定应以生物利用度试验或有关文献资料为依据。除另有规定外，取样数量和对测定结果的判断均按现行版《中国药典》附录的规定。试验操作中注意事项与有关要求均同溶出度项下，研究新药的释放度应在试验条件下，有每片（粒）供试品在各个时间点的测定数值，作为缓释、控释口服固体制剂，释放度是必订的主要项目。

【示例】 达那唑胶囊（Danazol Capsules）溶出度检查

取本品，照溶出度与释放度测定法（通则0931第二法），以0.1mol/L盐酸溶液–异丙醇（3∶2）1000ml为溶出介质，转速为每分钟80转，依法操作，经30分钟时，取溶液25ml滤过，精密量取续滤液适量，用溶出介质定量稀释制成每1ml中约含达那唑20μg的溶液；另取达那唑对照品，精密称定，加溶出介质溶解并定量稀释制成每1ml中约含20μg的溶液。取上述两种溶液，照紫外–可见分光光度法（通则0401），在286nm的波长处分别测定吸光度，计算每粒的溶出量，限度为标示量的70%，应符合规定。

（六）崩解时限

崩解系指固体制剂在检查时限内全部崩解溶散或成碎粒，除不溶性包衣材料或破碎的胶囊壳外，应通过筛网。崩解时限主要用于易溶性药物的压制片、薄膜衣片、胶囊或滴丸剂及肠溶衣制剂的品种。崩解时限检查中飘浮的制剂应尽量改用溶出度测定法测定。对糖衣片的崩解时限宜提高要求。崩解时限检查时的记述应包括介质，是否加挡板具体崩解时间（不能笼统不超过规定时限）。

（七）装量

1. 注射剂 注射液及注射用浓溶液的装量照下述方法检查，应符合规定供试品标示装量不大于2ml者，取供试品5支（瓶）2ml以上至50ml者，取供试品3支（瓶）。开启时注意避免损失，将内容物分别用相应体积的干燥注射器及注射针头抽尽，然后缓慢连续地注入经标化的量入式量筒内（量筒的大小应使待测体积至少占其额定体积的40%，不排尽针头中的液体），在室温下检视。测定油溶液、乳状液或混悬液时，应先加温（如有必要）摇匀，再用干燥注射器及注射针头抽尽后，同前法操作，放冷（加温时），检视。每支（瓶）的装量均不得少于其标示量。

生物制品多剂量供试品：取供试品 1 支（瓶），按标示的剂量数和每剂的装量，分别用注射器抽出，按上述步骤测定单次剂量，应不低于标示量。

标示装量为 50ml 以上的注射液及注射用浓溶液照最低装量检查法检查，应符合规定。也可采用重量除以相对密度计算装量。准确量取供试品，精密称定，求出每 1ml 供试品的重量（即供试品的相对密度精密称定用干燥注射器及注射针头抽出或直接缓慢倾出供试品内容物的重量，再除以供试品相对密度，得出相应的装量）。

预装式注射器和弹筒式装置的供试品：标示装量不大于 2ml 者，取供试品 5 支（瓶）；2ml 以上至 50ml 者，取供试品 3 支（瓶）。供试品与所配注射器、针头或活塞装配后将供试品缓慢连续注入容器（不排尽针头中的液体），按单剂量供试品要求进行装量检查，应不低于标示量。

2.胶囊剂　除另有规定外，取供试品 20 粒（中药取 10 粒），分别精密称定重量，倾出内容物（不得损失囊壳），硬胶囊囊壳用小刷或其他适宜的用具拭净；软胶囊或内容物为半固体或液体的硬胶囊囊壳用乙醚等易挥发性溶剂洗净，置通风处使溶剂挥尽，再分别精密称定囊壳重量，求出每粒内容物的装量与平均装量。每粒装量与平均装量相比较（有标示装量的胶囊剂，每粒装量应与标示装量比较），超出装量差异限度的不得多于 2 粒，并不得有 1 粒超出限度 1 倍。

（八）有关物质

制剂在工艺过程与贮藏过程均应对有关物质进行考察。在有关物质的含义与检测方法均与原料药项下相同外，还应考察制剂过程有关物质的增加情况。在经过制剂加工工艺后如果有关物质增加或经稳定性试验结果制剂比原料药有关物质增加，则应在制剂质量标准中作出规定。如果经过以上各项考察原料与制剂都比较稳定，则有关物质检查在原料药项下作控制规定。制剂不一定再订此项，但有的原料药本身不够稳定，制剂过程虽无明显增加有关物质，但放置过程如同原料一样会有变化，则在制剂中检查有关物质就非常必要，如盐酸雷尼替丁及其制剂中有关物质的检查，制剂中有关物质检查方法基本同原料药。但要研究制剂辅料对有关物质检查的干扰，并应设法排除干扰。

（九）pH

pH 是注射剂必须控制的项目。有的品种对不同 pH 影响较大的，其范围应从严控制。

测定 pH 时，应严格按仪器的使用说明书操作，并注意下列事项。

1. 测定前，按各品种项下的规定，选择两种 pH 约相差 3 个 pH 单位的标准缓冲液，并使供试品溶液的 pH 处于两者之间。

2. 取与供试品溶液 pH 较接近的第一种标准缓冲液对仪器进行校正（定位），使仪器示值与参考数值一致。

3. 仪器定位后，再用第二种标准缓冲液核对仪器示值，误差应不大于 ± 0.02 pH 单位。若大于此偏差，则应小心调节斜率，使示值与第二种标准缓冲液的表列数值相符。重复上述定位与斜率调节操作，至仪器示值与标准缓冲液的规定数值相差不大于 0.02 pH 单位。否则，需检查仪器或更换电极后，再行校正至符合要求。

4.每次更换标准缓冲液或供试品溶液前，应用纯化水充分洗涤电极，然后将水吸尽，也可用所换的标准缓冲液或供试品溶液洗涤。

5.在测定高 pH 的供试品和标准缓冲液时，应注意碱误差的问题，必要时选用适当的玻璃电极测定。

6.对弱缓冲液或无缓冲作用溶液的 pH 测定，除另有规定外，先用苯二甲酸盐标准缓冲液校正仪器后测定供试品溶液，并重取供试品溶液再测，直至 pH 的读数在 1 分钟内改变不超过 ± 0.05 为止；然后再用硼砂标准缓冲液校正仪器，再如上法测定；两次 pH 的读数相差应不超过 0.1，取两次读数的平均值为其 pH。

7.配制标准缓冲液与溶解供试品的水，应是新沸过并放冷的纯化水，其 pH 应为 5.5~7.0。

8.标准缓冲液一般可保存 2~3 个月，但发现有浑浊、发霉或沉淀等现象时，不能继续使用。

【示例】 维生素泡腾片酸度检查

取本品 1 片，加 15℃的水 100ml（1g 规格）或 50ml（0.5g 规格）使崩解，待崩解完全无气泡后，依法测定（通则 0631），pH 应为 3.8~4.8。

（十）不溶性微粒检查

装量在 100ml 以上的供静脉滴注用注射液，在澄明度检查符合规定后，再检查不溶性微粒方法与限度规定均按《中国药典》附录。

（十一）异常毒性检查

有的注射液必要时要检查异常毒性、过敏试验、降压物质、热原、细菌内毒素等项。方法均按《中国药典》附录，但热原剂量（即家兔体重每 1kg 注射多少）要经试验探索，或参考国外药典及有关文献。

（十二）微生物限度检查

在研究新药时对口服固体制剂均应作此项检查，应符合《中国药典》规定。

无菌检查法系用于检查药典要求无菌的药品、生物制品、医疗器具、原料、辅料及其他品种是否无菌的一种方法。若供试品符合无菌检查法的规定，仅表明了供试品在该检验条件下未发现微生物污染。

1.检查条件 无菌检查应在无菌条件下进行，每批培养基随机取不少于 5 支（瓶），置各培养基规定的温度培养 14 天，应无菌生长。试验环境必须达到无菌检查的要求，检验全过程应严格遵守无菌操作，防止微生物污染，防止污染的措施不得影响供试品中微生物的检出。单向流空气区、工作台面及环境应定期按医药工业洁净室（区）悬浮粒子、浮游菌和沉降菌的测试方法的现行国家标准进行洁净度确认。隔离系统应定期按相关的要求进行验证，其内部环境的洁净度须符合无菌检查的要求。日常检验还需对试验环境进行监控。

2.方法适用性试验 进行产品无菌检查时，应进行方法适用性试验，以确认所采用的方法适合于该产品的无菌检查。若检验程序或产品发生变化可能影响检验结果时，应重新进行方法适用性试验。方法适用性试验按"供试品的无菌检查"的规定及下列要求进行操作。对每一试验菌应逐一进行方法确认。

3.结果判断 阳性对照管应生长良好,阴性对照管不得有菌生长。否则,试验无效。若供试品管均澄清,或虽显浑浊但经确证无菌生长,判供试品符合规定;若供试品管中任何一管显浑浊并确证有菌生长,判供试品不符合规定,除非能充分证明试验结果无效,即生长的微生物非供试品所含。当符合下列至少一个条件时方可判试验结果无效。

(1)无菌检查试验所用的设备及环境的微生物监控结果不符合无菌检查法的要求。

(2)回顾无菌试验过程,发现有可能引起微生物污染的因素。

(3)供试品管中生长的微生物经鉴定后,确证是因无菌试验中所使用的物品和(或)无菌操作技术不当引起的。试验若经确认无效,应重试。重试时,重新取同量供试品,依法检查,若无菌生长,判供试品符合规定;若有菌生长,判供试品不符合规定。

(十三)有机溶剂残留量检查

制剂工艺用了有毒的有机溶剂,应检查有机溶剂残留量,方法研究同原料药项下。对于一类、二类供静脉注射的新药。"处方"中如加有抗氧剂、络合剂、防腐剂等均应作定量测定。

【示例】 苯唑西林钠(Oxacillin Sodium)中残留溶剂检查

取本品约1g,置10ml量瓶中,加水溶解并稀释至刻度,摇匀,作为供试品贮备液,精密量取1ml置顶空瓶中,再精密加水1ml,摇匀,密封,作为供试品溶液;精密称取乙醇、乙酸乙酯、正丁醇与乙酸丁酯各约0.25g,置50ml量瓶中,用水稀释至刻度,摇匀,精密量取10ml,置100ml量瓶中,用水稀释至刻度,摇匀,作为对照品贮备液;精密量取对照品贮备液1ml置顶空瓶中,再精密加水1ml,摇匀,密封,作为系统适用性溶液;精密量取对照品贮备液1ml置顶空瓶中,精密加供试品贮备液1ml,摇匀,密封,作为对照品溶液。照残留溶剂测定法(通则0861第二法)测定,以100%二甲基聚硅氧烷(或极性相近)为固定液的毛细管柱为色谱柱;起始温度为40℃,维持8分钟,再以每分钟30℃的速率升至100℃,维持5分钟;进样口温度为200℃;检测器温度为250℃;顶空瓶平衡温度为70℃,平衡时间为30分钟;取系统适用性溶液顶空进样,记录色谱图,出峰顺序依次为:乙醇、乙酸乙酯、正丁醇与乙酸丁酯,各色谱峰间的分离度均应符合要求。取对照品溶液顶空进样,计算数次进样结果,其相对标准偏差不得过5.0%。取供试品溶液与对照品溶液分别顶空进样,记录色谱图,用标准加入法以峰面积计算。乙醇、乙酸乙酯、正丁醇与乙酸丁酯的残留量均应符合规定。

(十四)粒度

除另有规定外,含饮片原粉的眼用制剂和混悬型眼用制剂照下述方法检查,粒度应符合规定。

取液体型供试品强烈振摇,立即量取适量(或相当于主药10μg)置于载玻片上,共涂3片;或取3个容器的半固体型供试品,将内容物全部挤于适宜的容器中,搅拌均匀,取适量(或相当于主药10μg)置于载玻片上,涂成薄层,薄层面积相当于盖玻片面积,共涂3片;

照粒度和粒度分布测定法测定，每个涂片中大于50μm的粒子不得过2个（含饮片原粉的除外），且不得检出大于90μm的粒子。

第五节　原料及制剂分析

一、原料分析

药品的含量测定是评价药品质量优劣的重要手段。《中国药典》（2020年版）第四部含量测定项下所采用的定量分析方法主要包括重量分析法、滴定分析法、光谱分析法和色谱分析法。

（一）重量分析法

重量分析法是利用沉淀反应，使被测物质转变成一定的称量形式后测定物质含量的方法。

重量分析的基本操作包括：样品溶解、沉淀、过滤、洗涤、烘干和灼烧等步骤。任何过程的操作正确与否，都会影响最后的分析结果，故每一步操作都需认真、正确。

1.样品的溶解　根据被测试样的性质，选用不同的溶（熔）解试剂，以确保待测组分全部溶解，且不使待测组分发生氧化还原反应造成损失，加入的试剂应不影响测定。

所用的玻璃仪器内壁（与溶液接触面）不能有划痕，玻璃棒两头应烧圆，以防黏附沉淀物。溶解试样操作如下。

（1）试样溶解时不产生气体的溶解方法　称取样品放入烧杯中，盖上表面皿，溶解时，取下表面皿，凸面向上放置，试剂沿下端紧靠着杯内壁的玻棒慢慢加入，加完后将表面皿盖在烧杯上。

（2）试样溶解时产生气体的溶解方法　称取样品放入烧杯中，先用少量水将样品润湿，表面皿凹面向上盖在烧杯上，用滴管滴加或沿玻棒将试剂自烧杯嘴与表面皿之间的孔隙缓慢加入，以防猛烈产生气体，加完试剂后，用水吹洗表面皿的凸面，流下来的水应沿烧杯内壁流入烧杯中，用洗瓶吹洗烧杯内壁。

试样溶解需加热或蒸发时，应在水浴锅内进行，烧杯上必须盖上表面皿，以防溶液剧烈爆沸或崩溅，加热、蒸发停止时，用洗瓶洗表面皿或烧杯内壁。

溶解时需用玻棒搅拌的，此玻棒再不能作为它用。

2.试样的沉淀　重量分析时对被测组分的洗涤应是完全和纯净的。要达到此目的，对晶形沉淀的沉淀条件应做到"五字原则"，即稀、热、慢、搅、陈。

（1）稀　沉淀的溶液配制要适当稀。

（2）热　沉淀时应将溶液加热。

（3）慢　沉淀剂的加入速度要缓慢。

（4）搅　沉淀时要用玻棒不断搅拌。

（5）陈　沉淀完全后，要静止一段时间陈化。

为达到上述要求，沉淀操作时，应一手拿滴管，缓慢滴加沉淀剂，另一手持玻棒不断搅动溶液，搅拌时玻棒不要碰烧杯内壁和烧杯底，速度不宜快，以免溶液溅出。加热时应在水浴或电热板上进行，不得使溶液沸腾，否则会引起水溅或产生泡沫飞散造成被测物的损失。

沉淀完后，应检查沉淀是否完全，方法是将沉淀溶液静止一段时间，让沉淀下沉，上层溶液澄清后，滴加一滴沉淀剂，观察交接面是否浑浊，如浑浊，表明沉淀未完全，还需加入沉淀剂；反之，如清亮则沉淀完全。

沉淀完全后，盖上表面皿，放置一段时间或在水浴上保温静置1小时左右，让沉淀的小晶体生成大晶体，不完整的晶体转为完整的晶体。

重量分析法特点为结果准确，但操作繁琐。

（二）滴定分析法

滴定分析法，又叫容量分析法，将已知准确浓度的标准溶液，滴加到被测溶液中（或者将被测溶液滴加到标准溶液中），直到所加的标准溶液与被测物质按化学计量关系定量反应为止，然后测量标准溶液消耗的体积，根据标准溶液的浓度和所消耗的体积，算出待测物质的含量。这种定量分析的方法称为滴定分析法，它是一种简便、快速和应用广泛的定量分析方法，在常量分析中有较高的准确度。

当滴定液与被测药物完全作用时反应达到化学计量点。在进行容量分析时，当反应达到化学计量点时应停止滴定，并准确获取滴定液被消耗的体积。但在滴定过程中反应体系常常无外观现象的变化，必须借助适当的方法指示化学计量点的到达。其中，最常用的方法是借助指示剂的颜色改变来判断化学计量点。即在滴定过程中，当反应体系中的指示剂的颜色发生变化时终止滴定。指示剂的颜色变化点通常称为滴定终点。但滴定终点与反应的化学计量点不一定恰好符合，二者之差被称为滴定误差。滴定误差是容量分析误差的来源之一，为了减少误差，就需要选择合适的指示剂，使滴定终点尽可能接近滴定反应的化学计量点。

滴定分析法所用仪器价廉易得，操作简便、快速，方法耐用性高，测定结果准确，通常情况下其相对误差在0.2%以下。但本方法的专属性（选择性）较差，一般适用于含量较高的试样的分析。所以，滴定分析法被广泛应用于化学原料药的含量测定。

（三）光谱分析法

当物质吸收辐射能（或热能）后，其内部发生能级跃迁。记录由能级跃迁所产生的辐射能随波长的变化所得的图谱称为光谱。利用物质的光谱进行定性、定量和结构分析的方法称为光谱分析法。通过测定被测物质在光谱的特定波长处或一定波长范围内的吸光度或发光强度，对该物质进行定性或定量分析的方法称为分光光度法。《中国药典》收载的光谱分析法有：紫外-可见分光光度法、红外分光光度法、原子吸收分光光度法、荧光分析法和火焰光度法等。

1.紫外-可见分光光度法　是基于物质分子对紫外光区（波长为200~400nm）和可见光区（波长为400~760nm）的单色光辐射的吸收特性建立的光谱分析方法。

（1）朗伯-比耳定律 单色光辐射穿过被测物质溶液时，在一定的浓度范围内被该物质吸收光的量与该物质的浓度和液层的厚度（光路长度）成正比，关系式如下：

$$A=\lg(1/T)=ECL$$

式中，A 为吸光度；T 为透光率；E 为吸收系数，以 $E_{1cm}^{1\%}$ 表示，其物理意义为当溶液浓度为1%，g/ml，溶液厚度为1cm时的吸光度数值；C 为每100ml溶液中所含被测物质的重量（按干燥品或无水物计算，g；L 为液层厚度，cm。

物质对光的选择性吸收波长及相应的吸收系数是该物质的物理常数。当已知某纯物质在一定条件下的吸收系数后，可用同样条件将该供试品制成溶液，测定其吸光度，即可由上式计算出供试品中该物质的含量。

（2）特点 本法主要特点如下。

1）灵敏度高，可达 $10^{-4}\sim10^{-7}$g/ml。

2）准确度高，相对误差为2%~5%。

3）仪器价格较低廉，操作简单，易于普及。

4）应用广泛。许多化合物均可采用本法进行测定，同时还可以应用计算分光光度法不经分离直接测定混合物中各组分的含量。

（3）仪器校正和检定 由于环境因素对机械部分的影响，仪器的波长经常会略有变动。因此，除应定期对所用的仪器进行全面校正检定外，还应于测定前校正测定波长。常用汞灯中的较强谱线237.83、253.65、275.28、296.73、313.16、334.15、365.02、404.66、435.83、546.07与576.96nm，或用仪器中氘灯的486.02与656.10nm谱线进行校正。

吸光度的准确度可用重铬酸钾的硫酸溶液检定。取在120℃干燥至恒重的基准重铬酸钾约60mg，精密称定，用0.005mol/L硫酸溶液溶解并稀释至1000ml，在下表规定的波长处测定并计算其吸收系数，并与规定的吸收系数比较，应符合表2-4中的规定。

表2-4 重铬酸钾的硫酸溶液检定规定

波长（nm）	235（最小）	257（最大）	313（最小）	350（最大）
吸收系数（$E_{1cm}^{1\%}$）的规定值	124.5	144.0	48.62	106.6
吸收系数（$E_{1cm}^{1\%}$）的许可范围	123.0~126.0	142.8~146.2	47.0~50.3	105.5~108.5

杂散光的检查可按下表的试剂和浓度，配制成水溶液，置1cm石英吸收池中，在下表规定的波长处测定透光率，应符合表2-5中的规定。

表2-5 散光的检查规定

试剂	浓度 [%（g/ml）]	测定用波长（nm）	透光率（%）
碘化钠	1.00	220	<0.8
亚硝酸钠	5.00	340	<0.8

（4）对溶剂的要求 含有杂原子的有机溶剂通常均具有很强的末端吸收。因此，当作溶剂使用时，它们的使用范围均不能小于截止使用波长。例如，甲醇、乙醇的截止使用波

长为205nm。另外，当溶剂不纯时，也可能增加干扰吸收。因此，在测定供试品之前，应先检查所用的溶剂在供试品所用的波长附近是否符合要求，即将溶剂置于1cm石英吸收池中，以空气为空白（即空白光路中不置任何物质）测定其吸光度，溶剂和吸收池的吸光度在220~240nm范围内不得超过0.40；在241~250nm范围内不得超过0.20；在251~300nm范围内不得超过0.10；在300nm以上时不得超过0.05。

（5）测定法　除另有规定外，应以配制供试品溶液的同批溶剂为空白对照，采用1cm的石英吸收池，在规定的吸收峰波长±2nm以内测试几个点的吸光度，或由仪器在规定波长附近自动扫描测定，以核对供试品的吸收峰波长位置是否正确。除另有规定外，吸收峰波长应在该品种项下规定的波长±2nm以内，并以吸光度最大的波长作为测定波长。一般供试品溶液的吸光度读数，以在0.3~0.7范围内的误差较小。仪器的狭缝波带宽度应小于供试品吸收带的半宽度的十分之一，否则测得的吸光度会偏低；狭缝宽度的选择，应以减小狭缝宽度吸光度不再增大为准。测定供试品溶液的吸光度后，应减去空白读数，或由仪器自动扣除空白读数后再计算含量。用于含量测定的方法一般有以下几种。

1）对照品比较法　按各品种项下的方法，分别配制供试品溶液和对照品溶液，对照品溶液中所含被测成分的量应为供试品溶液中被测成分规定量的100%±10%，所用溶剂也应完全一致，在规定的波长测定供试品溶液和对照品溶液的吸光度后，按下式计算供试品中被测溶液的浓度：

$$C_x = \frac{A_x}{A_R} \times C_R$$

式中，C_x为供试品溶液的浓度；A_x为供试品溶液的吸光度；C_R为对照品溶液的浓度；A_R为对照品溶液的吸光度。

原料药百分含量的计算公式如下：

$$含量（\%） = \frac{C_x D}{W} \times 100\%$$

式中，D为供试品溶液的稀释体积；W为供试品的称取量；其他符号的意义同上。固体制剂含量相当于标示量的百分数可按下式计算：

$$含量（\%） = \frac{C_x D W_1}{WB} \times 100\%$$

式中，W_1为单位制剂的平均重量（或装量）；B为制剂的标示量；其他符号的意义同上。其中，稀释体积D需根据供试品溶液的浓度要求或制备过程计算。

【计算示例】异维A酸胶丸的含量测定：取本品20粒的内容物，充分混匀，精密称取适量（约相当于异维A酸10mg），置50ml量瓶中，加二氯甲烷5ml，振摇使溶解，加异辛烷稀释至刻度，摇匀，精密量取2ml，置另一100ml量瓶中，加异辛烷稀释至刻度，摇匀，照紫外–可见分光光度法，在361nm的波长处测定吸光度；另取异维A酸对照品，精密称定，同法测定，计算，即得。

根据供试品溶液制备过程，稀释体积$D = \frac{50 \times 100}{2} = 2500$（ml）

液体制剂含量相当于标示量的百分数可按下式计算：

$$标示量（\%）=\frac{C_x D V_1}{VB}\times 100\%$$

式中，V_1 为单位制剂的标示装量（"规格"中分号之前的标示值）；V 为供试品的量取体积；B 为制剂的标示量（"规格"中分号之后的标示值）；其他符号的意义及计算同上。

2）吸收系数法　按各品种项下的方法配制供试品溶液，在规定的波长处测定其吸光度，再以该品种在规定条件下的吸收系数计算供试品溶液的浓度。含量计算式同对照品比较法。

$$C_x=\frac{A_x}{E_{1cm}^{1\%}\times 100}$$

式中，C_x 为供试品溶液的浓度，g/ml；A_x 为供试品溶液的吸光度；$E_{1cm}^{1\%}$ 为供试品中被测成分的百分吸收系数；100 为浓度换算因数，系将 g/100ml 换算成 g/ml。

用本法测定时，吸收系数通常应大于100，并注意仪器的校正和检定。

3）计算分光光度法　计算分光光度法的方法有多种，使用时均应按各品种项下规定的方法进行。当吸光度处在吸收曲线的陡然上升或下降的部位测定时，波长的微小变化可能对测定结果造成显著影响，故对照品和供试品的测试条件应尽可能一致。计算分光光度法一般不宜用作含量测定。

4）比色法　系指供试品本身在紫外–可见光区没有强吸收，或在紫外光区虽有吸收，但为了避免干扰或提高灵敏度，加入适当的显色剂显色后进行测定的方法。

用比色法测定时，由于显色时影响显色强度的因素较多，应取供试品与对照品或标准品同时操作。除另有规定外，比色法所用的空白系指用同体积的溶剂代替对照品或供试品溶液，依次加入等量的相应试剂，并用同样方法处理。在规定的波长处测定对照品和供试品溶液的吸光度后，按上述对照品比较法计算供试品浓度及含量。

当吸光度和浓度不呈良好线性时，应取数份梯度量的对照品溶液，用溶剂补充至同一体积，显色后测定各份溶液的吸光度，然后以吸光度与相应的浓度绘制标准曲线，再根据供试品的吸光度在标准曲线上查得其相应的浓度，并求出其含量。

2.荧光分析法　某些物质受紫外光或可见光照射激发后能发射出比激发光波长较长的荧光。当激发光停止照射后，荧光随之消失。当激发光强度、波长、所用溶剂及温度等条件固定时，物质在一定浓度范围内，其荧光强度（发射光强度）与溶液中该物质的浓度成正比关系，可以进行定量分析。

（1）特点　本法具有以下特点。

1）灵敏度高，荧光分析法的灵敏度一般较紫外–可见分光光度法更高，其灵敏度可达 $10^{-10}\sim10^{-12}$ g/ml。

2）浓度太高的溶液会有"自熄灭"作用，以及由于在液面附近溶液会吸收激发光，使荧光强度下降，导致荧光强度与浓度不成正比。因此，荧光分析法应在低浓度溶液中进行。

3）对易被光分解或弛豫时间较长的样品，为使仪器灵敏度定标准确、避免因发光多次照射而影响荧光强度，可选择一种激发光和发射光波长与之近似而对光稳定的物质配成适当浓度的溶液作为基准溶液。例如蓝色荧光可用硫酸奎宁的稀硫酸溶液，黄绿色荧光可用荧光素钠水溶液，红色荧光可用罗丹明B水溶液等。在测定供试品溶液时，用基准溶液代替对照品溶液校正仪器的灵敏度。

4）能产生荧光的物质数量不多，但如果采用荧光衍生试剂，常使无荧光或弱荧光物质得到强荧光产物，以提高分析方法的灵敏度和选择性。

（2）干扰因素的排除　荧光分析法灵敏度高，故干扰因素也多。因此在使用本法测定时，须注意以下干扰因素的排除。

1）溶剂　溶剂不纯会带入较大误差，应先做空白检查。必要时，应用玻璃磨口蒸馏器蒸馏后再使用。

2）溶液　溶液中的悬浮物对光有散射作用。必要时，应用垂熔玻璃滤器滤过或用离心法除去；溶液中的溶氧有降低荧光作用，必要时可在测定之前通入惰性气体除氧；测定时需注意溶液的pH和试剂的纯度等对荧光强度的影响。

3）玻璃仪器　所用的玻璃仪器与测定池等必须保持高度洁净。

4）温度　温度对荧光强度有较大的影响，测定时应控制使温度一致。

（3）测定法　由于不易测定绝对荧光强度，荧光分析法都是在一定条件下，用对照品溶液测定荧光强度与浓度的线性关系后，再在每次测定前，用一定浓度的对照品溶液校正仪器的灵敏度；然后在相同条件下，分别读取对照品溶液及其试剂空白的荧光强度与供试品溶液及其试剂空白的荧光强度，用下式计算供试品浓度：

$$C_x = \frac{R_x - R_{xb}}{R_r - R_{rb}} \times C_r$$

式中，C_x 为供试品溶液的浓度；C_r 为对照品溶液的浓度；R_x 为供试品溶液的荧光强度；R_{xb} 为供试品溶液试剂空白的荧光强度；R_r 为对照品溶液的荧光强度；R_{rb} 为对照品溶液试剂空白的荧光强度。

因荧光分析法中的浓度与荧光强度的线性较窄，故（$R_x - R_{xb}$）/（$R_r - R_{rb}$）应在0.5~2.0；如果超过该范围，应在调节溶液浓度后再测。偏离线性时应改用工作曲线法。

（四）色谱分析法

色谱分析法是一种分离分析方法，系根据混合物中各组分的色谱行为差异（如在吸附剂上的吸附能力的不同或在两相中的分配系数的不同等），先行分离后再在线（或离线）对各组分逐一进行分析的方法，因此是分析混合物的最有力手段。

色谱分析法根据其分离原理可分为：吸附色谱法、分配色谱法、离子交换色谱法与排阻色谱法等。又可根据分离方法分为：纸色谱法、薄层色谱法、柱色谱法、气相色谱法和高效液相色谱法等。在此仅概述高效液相色谱法和气相色谱法在药物含量测定中的应用。

1.高效液相色谱法　是采用高压输液泵将具有不同极性的单一溶剂或不同比例的混合溶剂、缓冲液等流动相泵入装有填充剂（固定相）的色谱柱进行分离测定的色谱方法。经由进样阀注入的供试品，由流动相带入柱内，各成分在柱内被分离后，依次进入检测器，由记录仪、积分仪或数据处理系统记录色谱信号。

本法具有高灵敏度（可达 $10^{-12} \sim 10^{-15}$ g/ml）、高选择性、高效能、高速度及应用广泛等特点。

（1）对仪器的一般要求　所用的仪器为高效液相色谱仪。色谱柱的填充剂种类和流动相组成应按各品种项下的规定使用。常用的色谱柱填充剂有硅胶和化学键合硅胶，后者以十八烷基硅烷键合硅胶最为常用，辛基硅烷键合硅胶和氰基或氨基硅烷键合硅胶也有使用。离子交换填充剂，用于离子交换色谱；凝胶或高分子多孔微球等填充剂用于分子排阻色谱等。进样量一般为数微升。除另有规定外，柱温为室温，检测器为紫外检测器。

　　不同检测器对流动相的要求不同。如采用紫外检测器，所用流动相应至少符合紫外–可见分光光度法项下对溶剂的要求。蒸发光散射检测器和质谱检测器通常不允许使用含不挥发盐组分的流动相。对于以十八烷基硅烷键合硅胶（C18）为固定相的反相色谱系统，常用甲醇–水，间或加有乙腈、缓冲液、反离子物质等为流动相。因为C18链在水相中不易保持伸展状态，故要求流动相中的有机溶剂的比例通常应不低于5%；否则C18链的随机弯曲将导致组分保留值变化，造成色谱系统不稳定。

　　《中国药典》正文中各品种项下规定的条件除固定相种类、流动相组成、检测器类型不得任意改变外，其余如色谱柱内径、长度、固定相牌号、载体粒度、流动相流速、混合流动相各组成的比例、柱温、进样量、检测器的灵敏度等，均可适当改变，以适应具体色谱系统并达到系统适用性试验的要求。

　　（2）系统适用性试验　按各品种项下要求对色谱系统进行适用性试验，即用规定的对照品对色谱系统进行试验和调整，应符合要求。色谱系统适用性试验通常包括理论板数、分离度、灵敏度、重复性和拖尾因子等五项指标。其中，分离度和重复性是系统适用性中更具实用意义的参数。

　　1）色谱柱的理论板数（n）　在规定的色谱条件下，注入供试品溶液或各品种项下规定的内标物质溶液，记录色谱图，量出供试品主成分或内标物质峰的保留时间t_R（以分钟或长度计，下同，但应取相同单位）和半峰宽（$W_{h/2}$），按$n=5.54 (t_R/W_{h/2})^2$或$n=16 (t_R/W)^2$计算色谱柱的理论板数。

　　2）分离度（R）　无论定性鉴别或定量分析，均要求待测峰与其他峰、内标峰或特定的杂质对照峰之间有较好的分离度。分离度的计算公式为：

$$R=2 (t_{R_1}-t_{R_2}) / (W_1+W_2) 或 R=2 (t_{R_1}-t_{R_2}) / [1.70 (W_{1, h/2}+W_{2, h/2})]$$

　　式中，t_{R_2}为相邻两峰中后一峰的保留时间；t_{R_1}为相邻两峰中前一峰的保留时间；W_1、W_2及$W_{1, h/2}$、$W_{2, h/2}$分别为此相邻两峰的峰宽及半高峰宽（图2-2）。

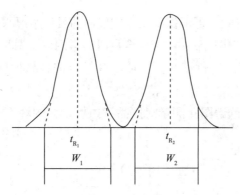

图2-2　分离度

除另有规定外，定量分析时分离度应大于1.5。

3）重复性　取各品种项下的对照溶液，连续进样5次，除另有规定外，其峰面积测量值的相对标准偏差应不大于2.0%；采用内标法时，配制相当于80%、100%和120%的对照品溶液，加入规定量的内标溶液，配成3种不同浓度的溶液，分别至少进样2次，计算平均校正因子，其相对标准偏差也应不大于2.0%。

4）拖尾因子（T）　为保证分离效果和测量精度，应检查待测峰的拖尾因子是否符合各品种项下的规定。拖尾因子计算公式为：

$$T = W_{0.05h} / (2d_1)$$

式中，$W_{0.05h}$为5%峰高处的峰宽；d_1为峰顶在5%峰高处横坐标平行线的投影点至峰前沿与此平行线交点的距离（图2-3）。

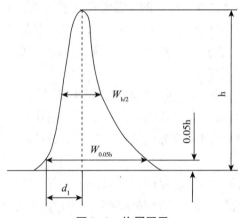

图2-3　拖尾因子

除另有规定外，峰高法定量时T应为0.95~1.05。峰面积法测定时，一般的峰拖尾或前伸不会影响峰面积积分，但严重拖尾会影响基线和色谱峰起止的判断和峰面积积分的准确性，此时应在品种正文项下对拖尾因子作出规定。

5）灵敏度　用于评价色谱系统检测微量物质的能力，通常以信噪比（S/N）来表示。通过测定一系列不同浓度的供试品或对照品溶液来测定信噪比。定量测定时，信噪比应不小于10；定性测定时，信噪比应不小于3。系统适用性试验中可以设置灵敏度试验溶液来评价色谱系统的检测能力。

（3）测定法　定量分析时，可根据供试品或仪器的具体情况采用峰面积法或峰高法，目前大多采用峰面积法。测定供试品中主成分含量时，常用以下两种方法。

1）内标法加校正因子测定供试品中主成分含量　按各品种项下的规定，精密称（量）取对照品和内标物质，分别配成溶液，精密量取各溶液，配成校正因子测定用的对照溶液。取一定量注入仪器，记录色谱图。测量对照品和内标物质的峰面积或峰高，按下式计算校正因子：

$$校正因子（f） = \frac{A_s/C_s}{A_R/C_R}$$

式中，A_s为内标物质的峰面积（或峰高）；A_R为对照品的峰面积（或峰高）；C_s为内标物质的浓度；C_R 为对照品的浓度。

再取各品种项下含有内标物质的供试品溶液，注入仪器，记录色谱图，测量供试品中待测成分和内标物质的峰面积或峰高，按下式计算含量：

$$含量（C_x）=f\times\frac{A_x}{A_s{}'/C_s{}'}$$

式中，A_x 为供试品峰面积（或峰高）；C_x 为供试品的浓度；f 为校正因子；$A_s{}'$ 和 $C_s{}'$ 分别为内标物质的峰面积（或峰高）和浓度。

当配制校正因子测定用的对照溶液和含有内标物质的供试品溶液使用等量同一浓度的内标物质溶液时，则配制内标物质溶液不必精密称（量）取。

2）外标法测定供试品中主成分含量　外标法是以待测成分的对照品作为对照物质，相比较以求得供试品的含量的方法。

按各品种项下的规定，精密称（量）取对照品和供试品，分别配制成对照品溶液和供试品溶液，分别精密取一定量，注入仪器，记录色谱图，测量对照品溶液和供试品溶液中待测成分的峰面积（或峰高），按下式计算含量：

$$C_x=\frac{A_x}{A_R}\times C$$

由于微量注射器不易精确控制进样量，当采用外标法定量时，以定量环或自动进样器进样为好。

2. 气相色谱法　系采用气体为流动相（载气）流经装有填充剂的色谱柱进行分离测定的色谱方法。注入进样口的供试品被加热气化，并被载气带入色谱柱进行分离，各组分先后进入检测器，色谱信号用记录仪、积分仪或数据处理系统记录。

（1）对仪器的一般要求　所用的仪器为气相色谱仪。除另有规定外，载气为氮气；色谱柱为填充柱或毛细管柱，填充柱的材质为不锈钢或玻璃，填充柱内装吸附剂、高分子多孔小球或涂渍固定液的载体，载体粒径为 0.25~0.18mm、0.18~0.15mm 或 0.15~0.125mm，常用载体为经酸洗并硅烷化处理的硅藻土或高分子多孔小球。毛细管柱的材质为玻璃或石英，内壁或载体经涂渍或交联固定液，内径一般为 0.25mm、0.32mm 或 0.53mm。固定液膜厚度为 0.1~0.5μm，常用的固定液有甲基聚硅氧烷、不同比例组的苯甲基聚硅氧烷、聚乙二醇等；进样口温度应高于柱温 30~50℃；进样量一般不超过数微升；柱径越细，进样量应越少；检测器为氢火焰离子化检测器，检测温度一般高于柱温，并不得低于 150℃，以免水气凝结，通常为 250~350℃。

正文中各品种项下规定的条件，除检测器种类、固定液品种及特殊指定的色谱柱材料不得任意改变外，其余如色谱柱内径、长度、载体牌号、粒度、固定液涂布浓度、载气流速、柱温、进样量、检测器的灵敏度等，均可适当改变，以适应具体品种并且符合系统适用性试验的要求。一般色谱图约于 30 分钟内记录完毕。

（2）色谱系统适用性试验　同高效液相色谱法项下规定。

（3）测定法　测定供试品中主成分含量时，除高效液相色谱法项下规定的两种方法外，亦可采用标准溶液加入法，方法如下。

精密称（量）取待测成分对照品适量，配制成适当浓度的对照品溶液，取一定量，精密加入到供试品溶液中，根据外标法或内标法测定含量，再扣除加入的对照品溶液含量即得。也可按下述公式计算。

加入对照品溶液前后校正因子相同，即：

$$A_{is}/A_x = (C_x + \Delta C_x)/C_x$$

则待测组分的浓度 C_x 可通过如下公式计算：

$$C_x = \Delta C_x/\left[(A_{is}/A_x)-1\right]$$

式中，C_x 为供试品中组分 X 的浓度；A_x 为供试品中组分 X 的色谱峰面积；ΔC_x 为所加入的已知浓度的待测组分对照品的浓度；A_{is} 为加入对照品后组分 X 的色谱峰面积气相色谱法以手工方式进样时，由于留针时间和室温等因素对进样量的影响，使进样量不易精确控制，故最好采用内标法定量；采用自动进样时，由于进样重复性的提高，在保证进样误差的前提下，也可采用外标法定量。当采用顶空进样技术时，由于供试品和对照品处于不完全相同的基质中，故可采用标准溶液加入法以消除基质效应的影响；当标准溶液加入法与其他定量方法结果不一致时，应以标准加入法结果为准。

（五）药品分析方法的验证

药品质量标准分析方法验证的目的是证明采用的方法适合于相应检测要求，在建立药品质量标准时，分析方法需经验证；在药品生产工艺变更、制剂组分改变、原分析方法进行修订时，质量标准分析方法也需进行验证。方法验证过程和结果均应记载在药品标准起草或修订说明中。生物制品质量控制中采用的方法包括理化分析方法和生物学测定方法，其中理化分析方法的验证原则与化学药品基本相同，所以可参照本指导原则进行，但在进行具体验证时还需结合生物制品的特点考虑；相对于理化分析方法而言，生物学测定方法存在更多的影响因素，因此本指导原则不涉及生物学测定方法验证的内容。

需验证的分析项目有：鉴别试验、杂质定量或限度检查，原料药或制剂中有效成分含量测定，以及制剂中其他成分（如防腐剂等）的测定。药物溶出度、释放度等检查中，其溶出量等的测试方法也应作必要验证。

验证内容有：准确度、精密度（包括重复性、中间精密度和重现性）、专属性、检测限、定量线、线性、范围和耐用性。在分析方法验证中，须采用标准物质进行试验。由于分析方法具有各自的特点，并随分析对象而变化，因此需要视具体方法拟订验证的指标。表2-6中列出的分析项目和相应的验证指标可供参考。

表2-6　检验项目和验证指标

内容	鉴别	杂质测定		含量测定及溶出量测定	校正因子
		定量	限度		
准确度	—	+	—	+	+
精密度					
重复性	—	+	—	+	+

续表

内容	鉴别	杂质测定		含量测定及溶出量测定	校正因子
		定量	限度		
中间精密度	—	+①	—	+①	+
专属性②	+	+	+	+	+
检测限	—	—③	+	—	—
定量限	—	+	—	—	+
线性	—	+	—	+	+
范围	—	+	—	+	+
耐用性	+	+	+	+	+

①已有重现性验证，不需验证中间精密度。

②如一种方法不够专属，可用其他分析方法予以补充。

③视具体情况予以验证。

方法验证内容如下。

1.准确度　系指用该方法测定的结果与真实值或参考值接近的程度，一般用回收率（％）表示。准确度应在规定的范围内测试。此处及以下所指的范围，均系指验证内容"7.范围"项下确定的测试方法适用的高低限浓度或量的区间。

（1）含量测定方法

1）原料药的含量测定　可用已知纯度的对照品或供试品进行测定，并按下式计算回收率；或用本法测定供试品所得的结果与已知准确度的另一方法测定的结果进行比较。

$$回收率（％）＝（测得量/加入量）×100％$$

如该分析方法已经测试并求得其精密度、线性和专属性，在准确度也可推算出来的情况下，该项目可不再进行验证。

2）制剂的含量测定　主要测试制剂中其他组分及辅料对含量测定方法的影响。可用含已知量被测物的制剂各组分混合物（包括制剂辅料）进行测定，回收率计算同原料药的含量测定项下。如不能获得制剂的全部组分，则可向制剂中加入已知量的被测物进行测定，回收率则应按下式计算；或用本法测定所得的结果与已知准确度的另一方法测定的结果进行比较。

$$回收率（％）＝[（测得量－本底量）/加入量]×100％$$

（2）杂质定量测定方法　多采用色谱法，其准确度可通过向原料药或制剂中加入已知量杂质进行测试。如不能获得杂质或降解产物，可用本法测试的结果与另一成熟的方法进行比较，如药典标准方法或经过验证的方法。在不能测得杂质或降解产物的响应因子或不能测得其对原料药主成分的相对响应因子的情况下，可用原料药主成分的响应因子。同时，应明确表示单个杂质或杂质总量相当于主成分的重量比（％）或面积比（％）。

（3）数据要求　在规定范围，至少用6个测定结果进行评价。或设计3个不同浓度，每个浓度各分别制备3份供试品溶液进行测试。应报告已知加入量的回收率（％），或测定结果的平均值与真实值之差及其相对标准偏差或置信区间（置信度一般为95％）。

2.精密度　系指在规定的测试条件下，同一个均匀供试品，经多次取样测定所得结果之间的接近程度。精密度一般可用偏差（deviation，d）、标准偏差（standard deviation，SD）或相对标准偏差（relative standard devition，RSD）表示。用S或RSD表示时，至少用6次结果进行评价。精密度是考查分析方法在不同的时间、操作人员、实验室，所获得结果的重现性和重复性。涉及定量测定的项目，如含量测定和杂质定量测定均须验证精密度。

（1）验证内容　精密度验证内容包括重复性、中间精密度和重现性。

1）重复性　在较短时间间隔内，在相同的操作条件下由同一分析人员测定所得结果的精密度称为重复性，也称批内精密度。

在规定"范围"内，设计3个不同浓度，每个浓度各分别制备3份供试品溶液进行测定；或将相当于100%水平的供试品溶液，用至少6次测定的结果进行评价。

2）中间精密度　在同一实验室，由于实验室内部条件的改变，如不同时间由不同分析人员用不同设备测定所得结果的精密度，称为中间精密度。

为考察随机变动因素对精密度的影响，应设计方案进行中间精密度试验。变动因素为不同日期、不同分析人员、不同设备。

3）重现性　在不同实验室由不同分析人员测定结果的精密度称为重现性。

当分析方法将被法定标准采用时，应进行重现性试验。如建立药典分析方法时通过协同检验得出重现性结果，协同检验的目的、过程、重现性结果均应记载在起草说明中。

（2）数据要求　均应报告偏差、标准偏差、相对标准偏差或置信区间。样品中待测定成分含量和精密度可接受范围参考表2-7在基质复杂、含量低于0.01%及多成分等分析中，精密度接受范围可适当放宽。

表2-7　样品中待测定成分含量和精密度RSD可接受范围

待测成分含量	重复性（RSD%）	重现性（RSD%）
100%	1	2
10%	1.5	3
1%	2	4
0.1%	3	6
0.01%	4	8
10μg/g（ppm）	6	11
1μg/g（ppm）	8	16
10μg/kg（ppb）	15	32

3. 专属性　系指在其他成分（如杂质、降解产物、辅料等）可能存在下，采用的方法能准确测定出被测物的特性。鉴别反应、杂质检查、含量测定方法，均应考察其专属性。如方法不够专属，应采用多个方法予以补充。

（1）鉴别反应　应能与可能共存的物质或结构相似化合物区分，不含被测成分的样品，以及结构相似或组分中的有关化合物，均应呈负反应。

（2）含量测定和杂质测定　色谱法和其他分离方法，应附代表性图谱并应标明诸成分在图中的位置，以说明专属性。图中应标明诸成分的位置，色谱法中的分离度应符合要求。

在杂质对照品可获得的情况下，对于含量测定，试样中可加入杂质或辅料，考察测定结果是否受干扰，并可与未加杂质和辅料的试样比较测定结果，对于杂质测定，也可向试样中加入一定量的杂质，考察杂质能否得到分离。

在杂质或降解产物不能获得的情况下，可将含有杂质或降解产物的试样进行测定，并与另一个经验证了的方法或药典方法比较；用强光照射、高温、高湿、酸（碱）水解或氧化的方法进行加速破坏，以研究可能的降解产物及其降解途径对含量测定和杂质测定的影响。含量测定方法应比对两法的测定结果，杂质测定应比对检出的杂质数目，必要时可采用光二极管阵列检测或质谱检测，进行峰纯度检查。

如复方板蓝根中尿苷、鸟苷、（R，S）-告依春和腺苷的含量。

阴性对照溶液的制备：按处方比例称取除板蓝根以外的其余药味，按制备工艺制成，按"供试品溶液制备"项下方法制得缺板蓝根的阴性对照溶液。在上述色谱条件下，精密吸取 20 μl 进样，观察样品峰的保留时间处是否有杂质峰。测得结果表明：样品峰保留时间处无杂质峰干扰（图 2-4）。

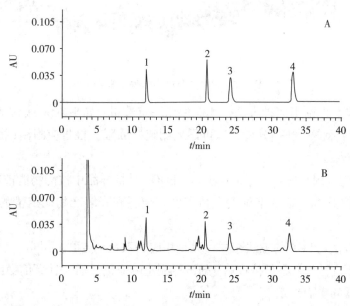

图 2-4　混合对照品（A），复方板蓝根颗粒（B）高效液相色谱图

1. 尿苷；2. 鸟苷；3.（R，S）-告依春；4. 腺苷

4. 检测限　检测限（limit of detection，LOD）是指试样中被测物能被检测出的最低浓度或量。LOD 是一种限度检验效能指标，它反映方法是否具备足够的灵敏度，无需准确定量，只要指出高于或低于该规定的浓度或量即可。药品的鉴别试验和杂质检查方法均应验证 LOD。

（1）常用方法

1）直观法　用含已知浓度被测物的试样进行分析，目视确定能被可靠地检测出的被测物的最低浓度或量。本法适用于可用目视法直接评价结果的分析方法，通常为非仪器分析法，如显色鉴别法、薄层色谱（TLC）法检查杂质等。图2-5显示某药物中杂质检查的LOD为10 μg/ml（0 μl）1或0.1 μg。

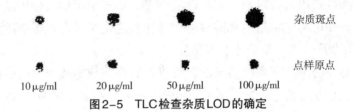

图2-5　TLC检查杂质LOD的确定

2）信噪比法　可用已知的低浓度样品测出的信号与空白样品测出的信号进行比较，计算出能被可靠地检测出的最低浓度或量。一般以信噪比（S/N）为3∶1或2∶1时的相应浓度或注入仪器的量确定LOD值。本法适用于能显示基线噪音的仪器分析方法，如HPLC法。HPLC色谱图中的信号（S）与噪音（N）如图2-6所示。

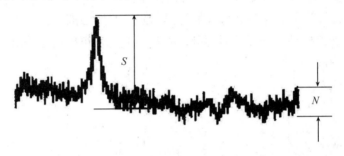

图2-6　HPLC色谱中信号与噪音

（2）数据要求　无论用何种方法，均应使用一定数量（如5~6份）的试样，其浓度为近于或等于检测限目标值，进行分析，以可靠地测定检测限。报告应附测试图谱，并说明测试过程和检测限结果。

5. 定量限　定量限（limit of quantitation，LOQ）是指样品中被测物能被定量测定的最低量，其测定结果应具有一定的准确度和精密度。杂质和降解产物用定量测定方法研究时，应确定LOQ。

LOQ的测定方法与LOD的方法相同，只是相应的系数（倍数）不同。其中，常用的是信噪比法，可通过不同浓度（在低浓度区）的试样测定响应信号后，计算信噪比S/N=10时的相应浓度或注入仪器的量而确定。

数据要求：除附测试图谱，并说明测试过程和定量限结果外，还应说明测试结果的准确度与精密度。

6. 线性　系指在设计的"范围"内，测试结果（响应值）与试样中被测物的浓度或量直接呈正比关系的程度。

应在规定的"范围"内测定线性关系。可用同一对照品贮备液经精密稀释，或分别精密称样，制备一系列（至少5份）供试样品的方法进行测定。以测得的响应值作为被测物浓度的函数作图，观察是否呈线性，再用最小二乘法进行线性回归。必要时，响应值可经数学转换，再进行线性回归计算。

数据要求：应列出回归方程、相关系数和线性图。

例如：标准曲线绘制

取人参皂苷Rb_1对照品10mg，精密称定，置100ml量瓶中，用甲醇定容至刻度，摇匀，制成浓度为103.0μg/ml的对照品储备液。依次精密量取对照品储备液1.0、2.0、4.0、6.0、8.0、10.0ml分别置10ml量瓶中，用甲醇稀释至刻度，摇匀，制成人参皂苷Rb_1系列标准溶液。分别精密吸取20μl，按上述色谱条件下测定。以对照品浓度X（μg/ml）为横坐标，峰面积Y为纵坐标，绘制标准曲线并进行回归计算，得：

回归方程为：$Y = 2.146 \cdot 10^3 X + 2.236 \cdot 10^3$（r = 0.9998，n = 6）

结果表明人参皂苷Rb_1在10.3~103.0μg/ml浓度范围内，Y与X之间具有良好线性关系。

7.范围 系指能达到一定精密度、准确度和线性要求时的高低限浓度或量的区间。

范围应根据分析方法的具体应用和线性、准确度、精密度结果和要求确定。涉及定量测定的检测项目均需要对范围进行验证，如含量测定、含量均匀度、溶出度或释放度、杂质定量测定等。原料药和制剂含量测定，范围应为测试浓度的80%~120%；制剂含量均匀度检查，范围应为测试浓度的70%~130%；根据剂型特点，如气雾剂、喷雾剂，范围可适当放宽；溶出度或释放度中的溶出量测定，范围应为限度的±30%，如规定了限度范围，则应为下限的-20%至上限的+20%。

8.耐用性 系指在测定条件有小的变动时，测定结果不受影响的承受程度，为使方法可用于常规检验提供依据。开始研究分析方法时，就应考虑其耐用性，如果测试条件要求苛刻，则应在方法中写明。典型的变动因素有：被测溶液的稳定性、样品提取次数、时间等。液相色谱法中典型的变动因素有：流动相的组成和pH，不同厂牌或不同批号的同类型色谱柱，柱温，流速等。气相色谱法变动因素有：不同厂牌或批号的色谱柱、固定相，不同类型的担体、柱温，进样口和检测器温度等。

经试验，应说明小的变动能否通过设计的系统适用性试验，以确保方法有效。

验证一种分析方法，并不一定对上述八项指标都有要求，而应视方法使用对象拟定验证的内容。大体上有以下三种情况。

（1）非定量分析方法 如鉴别试验和杂质的限度检查法，一般需要验证"专属性""检测限""耐用性"等三项。

（2）定量分析方法 如原料药中主成分或制剂中有效组分的含量测定及含量均匀度、溶出度或释放度的测定方法，除验证方法灵敏度的"检测限"和"定量限"外，其余六项均须验证。

（3）微量定量分析方法 如杂质的定量测定方法，除"检测限"视情况而定外，其余七项内容均须验证。即在定量分析方法验证的基础上增加"定量限"，以确保方法可准确测定微量组分的含量。

二、药物制剂分析

（一）药物制剂分析的特点

制剂分析是利用法定的方法（物理、化学、物理化学和微生物测定方法），对不同剂型的药物制剂进行质量检验，以确定该制剂是否符合其质量标准的要求。

药物的制剂与原料药不同，除含有主药及杂质（来源于原料药、制剂工程及制剂的储存过程）以外，还含有赋形剂、稀释剂和附加剂（包括稳定剂、抗氧剂、防腐剂和着色剂等）。这些附加成分的存在，常会影响主药的测定，致使制剂分析复杂化。

由于药物制剂组成较为复杂，在设计和选定含量测定方法时，除了要考虑测定方法的定量限、选择性及准确度等性能指标外，还应根据药物的性质、含量的多少以及附加剂的影响程度而定。

此外，在复方制剂分析中，不仅要考虑赋形剂和附加剂的影响，更应考虑所含各种有效药物成分相互间的干扰。因此，在制剂的鉴别、检查、含量测定等试验中，所用方法的专属性是十分重要的。为了严格控制药品的质量，通常制剂的检查项目比原料药多。

制剂分析的含量测定结果常用标示量百分率表示，而不是采用原料药百分含量的表示方法。这样能更确切的评价药物制剂的质量和保证临床用药的有效和安全。

（二）片剂分析

片剂系指药物与适宜的辅料通过制剂技术制成片状或异型片状的制剂，主要供口服应用。

1.分析步骤　首先对片剂进行外观检查，如色泽、嗅、味等，然后进行鉴别试验，鉴别药品的真伪；其次进行常规检查及杂质检查，以检查片剂在生产过程中是否有杂质带入，或在储藏过程中是否变质；再者对片剂进行细菌数、霉菌数及活螨的检查；最后进行含量测定，以检查它是否符合药品质量标准。

2.片剂的常规检查

（1）外观、色泽和硬度　片剂外观应完整光洁、色泽均匀；应有适宜的硬度。

（2）重量差异检查法　重量差异系指以称量法测定每片与平均片重之间的差异程度。

1）片剂重量差异的限度，不得超过以下规定，见表2-8。

表2-8　片剂重量差异的限度表

平均重量	重量差异限度
0.30g 以下	±7.5%
0.30g 或 0.30g 以上	±5.0%

2）检查法　取药片20片，精密称定总重量，求得平均片重后，再分别精密称定各片的重量。每片重量与平均片重相比较（凡无含量测定的片剂，每片重量应与标示片重比较），超出重量差异限度的药片不得多于2片，并不得有1片超出限度的一倍。糖衣片应在包衣前检查片芯的重量差异，符合上表规定后，方可包衣，包衣后不再检查差异。薄膜衣片应在包薄膜衣后检查重量差异，并符合规定。

3）操作注意事项　①操作时，应带手套或指套，勿用手直接接触供试品，应用平头镊子拿取片剂；②易受潮的供试品需置于密闭的称量瓶中，尽快称量；③凡规定检查含量均匀度的片剂，可不进行重量差异的检查。

（3）崩解时限检查法

1）原理　崩解时限系指固体制剂在规定的检查方法和液体制剂中，崩解溶散到小于2.0mm粉粒（或溶化、软化）所需时间的限度。测定时应使固体制剂在液体介质中随着崩解仪器吊篮的上下移动，发生崩解成碎粒、溶化或软化的现象，以供试品通过筛网或软化的时间来控制。本法不仅是用于片剂，而且已用于胶囊剂或滴丸剂的崩解时限检查。

2）检查装置　采用升降时装置，主要结构为一能升降的金属支架与下端镶有筛网的吊篮，并附有挡板［详见《中国药典》（2020年版）通则］。

3）检查法　将吊篮通过上端的不锈钢轴悬挂于金属支架上，浸入1000ml烧杯中，并调节水位高度使吊篮上升使筛网在水面下15mm处，下降使筛网距烧杯底部15mm，烧杯内盛有温度为（37±1）℃的水。

4）除另有规定外，取药片6片，分别置上述吊篮的玻璃管中，每管各加1片，除上述规定检查外，各应在15分钟内全部熔化或崩解成碎粒，并通过筛网。如残有小颗粒不能全部通过筛网，应另取6片复试，均应符合规定。

薄膜衣片的崩解时限，按上述方法检查，应在30分钟内全部崩解。如有1片不能全部崩解，应另取6片，按上述方法检查，均应符合规定。

糖衣片的崩解时限，按上述方法检查应在1小时内全部熔化或崩解并通过筛网（不溶性包衣碎片除外），如残存有小颗粒不能全部通过筛网，应另取6片复试，均应符合规定。肠溶衣片的崩解时限按上述初试方法检查，先在盐酸（9→1000）中检查2小时，每片均不得有裂缝或崩解等现象；即将吊管取出，用少量水洗涤后，每管各加挡板一块，按上述方法在磷酸缓冲盐中进行检查，1小时内全部熔化或崩解并通过筛网（不溶性包衣碎片除外），如有一片不能通过筛网，应另取6片复试，均应符合规定。

凡规定检查溶出度、稀释度的片剂，可不进行崩解时限检查。

（4）溶出度测定法

1）原理　片剂的溶出度是指药物从片剂或胶囊剂等固体制剂在规定溶剂中溶出的速度和程度；就是指药片在适当的溶剂中（人工胃液或人工肠液）主要成分的溶出速度。亦即将某种固体制剂的一定量置于溶出仪的吊篮中，在（37±0.5）℃恒温下，在规定的转速、介质中依法检查，在规定的时间内测定其溶出的量。

溶解度小于0.1%~1%的药物，在体内吸收一般均受溶解速度的影响，因而目前片剂溶出度的测定主要用于一些难溶性的药物。它是观察生物利用度的一种简易的体外试验法。溶出度试验不一定和生物利用度结果都有相关性，但对控制处方和生产中的各因素的变化是一种有效的方法，同时，它与药物在体内药效的真实情况仍有一定平行关系。

2）测定方法　《中国药典》（2020年版）采用转篮法、桨法或小杯法，具体装置与操作法见《中国药典》（2020年版）通则。

3）结果判断　《中国药典》（2020年版）规定溶出度测定判断标准：6片（个）中每片（个）的溶出量，按标示含量计算，均应不低于规定限度（Q）；除另有规定外，限度（Q）为标示量的70%。如6片（个）中仅有1~2片（个）低于规定限度，但不低于Q~10%，且其溶出量不低于规定限度时，仍可判定为符合规定。如6片中有一片低于Q~10%，应另取6片复试；初、复试的12片中仅有1~2片低于Q~10%，且其平均溶出量不低于规定限度时，仍可判定为符合规定。供试品的取用量如为2片或2片以上时，计算出每个的溶出量，均不得低于规定限度（Q），不再复试。

4）测定操作注意事项　①溶出仪转轴不用时均应垂直挂置，不得平卧，以免转轴变形；②滤膜应浸渍在蒸馏水中，至少浸泡一天以上；③转篮法，供试品进入溶剂后，立即开启仪器，同时计时；④取样应在半分钟内完成；⑤溶出槽水保持清洁，定期更换；⑥加入适量溶出液（以除去溶入气体），检查每个溶出槽内溶出液温度应为（37±0.5）℃，溶出液应预热，溶出液体积平均误差应在±1%以内。

5）影响片剂溶出度的因素　①药物本身的颗粒愈小，总表面积愈大，溶出速度就愈快；②药物在扩散层的溶解度，即药物的饱和溶解度越大，则溶出速度加快；③制剂中使用的赋形剂和辅料如稀释剂、黏合剂、崩解剂和润滑剂的不同也会影响溶出度；④制剂工艺如压片压力、制粒方法等也会影响制剂中主药的溶出速度。压片时压力愈大则片剂溶出时间愈长。

（5）含量均匀度检查法

1）原理　含量均匀度系指小剂量口服固体制剂，如片剂、膜剂、胶囊剂或注射用无菌粉末等制剂中的每片含量偏离标示量的程度。除另有规定外，片剂、胶囊剂或注射用无菌粉末，每片标示量小于10mg或主药含量小于每片重量5%者；其他制剂，每个标示量小于2mg或主药含量小于每个重量2%，均应检查含量均匀度。复方制剂仅检查符合上述条件的组分。凡检查含量均匀度的制剂，不再检查重量差异。

2）方法　除另有规定外，取供试品10片（个），照各样品项下规定的方法，分别测定每片以标示量为100的相对含量X，求平均值X和标准差S以及标示量与均值之差的绝对值A（$A=|100-X|$）；如$A+1.80S \leqslant 15.0$，即供试品的含量均匀度符合规定，若$A+S>15.0$，则不符合规定；若$A+1.80S>15.0$，且$A+S \leqslant 15.0$，则应另取20片（个）复试。根据初、复试结果，计算30片（个）的均值X、标准差S和标示量与均值之差的绝对值A；如$A+1.45S \leqslant 15.0$，即供试品的含量均匀度符合规定；若$A+1.45S>15.0$，则不符合规定。

如该样品项下规定含量均匀度的限度为±20%或其他百分数时，应将上述各判断式中的15.0改为20.0或其他相应的数值，但各判断式中的系数不变。

3.片剂的组成　片剂除主要成分外，还含有一些辅料（赋形剂）。一般是淀粉、糖粉、碳酸钙、硫酸钙以及少量的硬脂酸镁、滑石粉等。由于辅料存在，常干扰主要的含量测定。但含主药量大的，可以采用直接测定法。因它不受辅料的影响或影响可以忽略不计，例如《中国药典》中，中和法测定阿司匹林片、谷氨酸片等；容量沉淀法测定苯巴比妥片；碘量法测定安乃近片、维生素C片等；重氮法测定磺胺类药物、对氨基水杨酸钠片等；都不需要把辅料分离，而直接进行滴定。

4.常用辅料及杂质对含量测定的干扰及排除　片剂中含有的辅料及杂质会干扰主药的含量测定，测定前必须先将干扰加以排除，其中主要是排除糖类、硫酸钙和碳酸钙、硬脂酸镁、滑石粉及杂质的干扰。

（1）糖类的干扰及其排除　辅料中如含有淀粉、糊精、蔗糖、乳糖，它们的水解产物最终均为葡萄糖。淀粉水解后依次产生糊精、麦芽糖及葡萄糖，蔗糖水解产物为果糖和葡萄糖。因为葡萄糖是醛糖，它可以氧化成为葡萄糖酸，所以用氧化还原法测定主药的含量时，会使测得含量增高。

因此，在《中国药典》中硫酸亚铁片的含量测定采用铈量法，而硫酸亚铁的原料应用高锰酸钾法。这是由于高锰酸钾是强氧化剂，如采用它来测定硫酸亚铁片时，它可以在氧化亚铁离子的同时，也将醛糖氧化成酸，所以硫酸亚铁片的含量测定就不能应用高锰酸钾法，而采用氧化势较低的硫酸铈作滴定剂，辅料不会干扰测定。

（2）硫酸钙与碳酸钙的干扰及排除 由于 Ca^{2+} 的存在，在用络合滴定法测定含量时会有干扰，一般可加入掩蔽剂或分离除去，或采用其他方法进行测定。

（3）硬脂酸镁的干扰及排除

1）如果片剂中含有硬脂酸镁，采用配位滴定法测定主药的含量时，用碱性溶液就要引起干扰，这是由于硬脂酸镁中的 Mg^{2+} 也能与滴定液起配位作用，但选用合适的指示剂或隐藏剂可以消除干扰。

2）当采用非水滴定法测定制剂中主药的含量时，若主药含量大、辅料的含量少，则硬脂酸镁的存在对测定影响不大，可直接测定；反之，在主药含量少而硬脂酸镁含量较大时，因硬脂酸镁也要消耗高氯酸滴定液，如 25ml 经硬脂酸镁饱和的冰醋酸要消耗高氯酸液（0.1ml/L）0.2ml，故造成测定结果偏高，可采用下列方法避免干扰。

①用有机溶剂（如三氯甲烷、丙酮或乙醇等）进行提取，再将提取液蒸干后或部分蒸去后进行非水滴定。

②以水提取，用碱碱化后，再用三氯甲烷提取碱性物质，蒸去三氯甲烷并烘干进行重量法测定，或提取后加冰醋酸直接进行非水测定。

③加入无水草酸的醋酐溶液，使与片剂中硬脂酸镁的镁离子形成沉淀，生成的游离硬脂酸在醋酐溶剂中不呈酸性，以孔雀绿为指示剂，用高氯酸进行测定，本法适用于叔胺类药物或含氮杂环类药物片剂的测定。

④有些硬脂酸镁，因原料中少量硬脂酸的存在，会对采用中和法和重量法测定主药的含量有影响，可用石油醚提取，以除去硬脂酸，再进行测定。

（4）滑石粉的干扰及排除 若片剂中含有滑石粉、硬脂酸镁、淀粉等，因它们在水溶液中不容易溶解，而是使溶液发生浑浊，所以采用比色分析法、比浊法及比旋法测定片剂中主要的含量时，由于物理作用的关系，这些物质的存在会使溶液浑浊而影响测定，可利用它们不溶于水及有机溶剂的特性，过滤除去后，再进行测定。

（5）杂质的干扰及排除 可选用专属性较高的分析方法。例如，差示分光光度法用于维生素A胶丸的含量测定；HPLC法用于双香豆片的含量测定等。

总之，考虑辅料对片剂含量测定干扰及排除，应注意下列几个方面：①辅料的理化性质；②辅料与主药的配比，主药量大，辅料量小时，干扰影响较少，甚至可以忽略不计；③测定主药方法的选择，测定方法专属性强，辅料的干扰就小；④主药量很小时，可用微量测定法，如比色法、分光光度法及色谱法等。

5. 含量测定

（1）取样方法　一般取片剂20片或按规定取样（糖衣片取10片或按规定取样，除去糖衣），精密称定重量后，除以片数，计算出平均片重，经片重差异限度检查合格后，再将此20片研细，精密称取适量（约相当于规定的主药含量），然后按《中国药典》上规定方法测定含量，某些片剂还需进行特殊杂质的测定。

在生产过程中，不可能把每个药片都压得很一致，因此要注意取样有代表性；另外片剂生产过程中原料经过制粒、加压、成片等加工过程，物理性状有所变化，测定时，要使样品溶解完全。

（2）测定方法

1）直接测定法　即采用专属性较强的测定方法直接对主药含量进行测定，可采用重量分析法、滴定分析法、银量法、配位滴定法、碘量法、溴量法、溴酸钾法及亚硝酸钠滴定法。

2）排除干扰后测定法　如维生素C片中因含有淀粉、糊精等赋形剂干扰测定，故《中国药典》（2020年版）采用新沸过的冷水和稀醋酸溶解，摇匀，滤过，除去不溶的赋形剂后，再用碘滴定法滴定。

3）仪器分析方法　包括可见分光光度法、紫外分光光度法、荧光分光光度法、气相色谱法和高效液相色谱法，仪器分析法测定具有专属性强、灵敏度高等优点。如特比萘芬片剂的测定，在盐酸介质中，于282nm波长处进行测定，辅料不干扰。

6. 片剂含量测定结果的计算　片剂的含量测定结果与原料药不同，通常以相当于标示量的百分率表示。计算公式如下：

$$相当于标示量\% = \frac{测得量（g）\times 平均装量（g/粒）}{供试品重（g）\times 标示量（g/粒）} \times 100\%$$

（三）胶囊剂分析

1. 概述　胶囊剂分硬胶囊剂、软胶囊剂（胶丸）、缓释胶囊、控释胶囊和肠溶胶囊剂，供口服应用。

（1）硬胶囊剂　系指将一定量的药物加辅料制成均匀的粉末或颗粒，充填于空心囊壳中制成；或将药物直接分装于空心胶囊中制成。

（2）软胶囊剂　系指将一定量的药液密封于球形或椭圆形的软质囊材中，可用滴制法或压制法制备。软质囊材是由明胶、甘油或和其他适宜的药用材料制成。

（3）缓释胶囊　系指在规定的释放介质中缓慢地非恒速释放药物的胶囊剂。缓释胶囊应符合缓释制剂的有关要求并应进行释放度检查。

（4）控释胶囊　系指在规定的释放介质中缓慢地恒速释放药物的胶囊。控释胶囊应符合控释制剂的有关要求并进行释放度检查。

（5）肠溶胶囊剂　系指硬胶囊或软胶囊经药用高分子材料处理或用其他适宜方法加工而成。其囊壳不溶于胃液，但能在肠液中崩解而释放活性成分。

由于胶囊剂的辅料与片剂的辅料十分相似，故在含量测定中排出胶囊剂辅料干扰的方法也与片剂分析中所采用的方法相似。二者含量测定所用的分析方法也相似。

2.胶囊剂的常规检查

（1）外观检查　胶囊剂应整洁，不得有黏结、变形或破裂现象，并应无异臭。

（2）装量差异检查　胶囊剂的装量差异限度应符合表2-9的规定。

表2-9　胶囊剂的装量差异限度

平均重量	重量差异限度
0.30g 以下	±10%
0.30g 或 0.30g 以上	±7.5%

胶囊剂装量差异的检查方法：除另有规定外，一般取供试品20粒，分别精密称定重量后，倾出内容物（不得损失囊壳）；硬胶囊用小刷或其他适宜的用具拭净，软胶囊剂用乙醚等易挥发性溶剂洗净，置通风处使溶剂挥尽；再分别精密称定囊壳重量，求出每粒内容物的装量与平均装量。每粒的装量与平均装量相比较，超出装量差异限度的胶囊不得多于2粒，并不得有1粒超出限度的1倍。

（3）其他项目检查　与片剂的检查相似，有崩解时限、溶出度或释放度、含量均匀度等项目的检查。凡规定检查溶出度或释放度或含量均匀度的胶囊剂，不再进行崩解时限的检查。

3.含量测定
取装量差异项下的内容物，必要时研细，精密称取适量，选择适当的溶剂溶解后，用法定方法进行含量测定。例如，在羟甲香豆素胶囊的含量测定中，精密称取该胶囊内容物白色粉末适量，以0.1mol/L的氢氧化钠液为溶剂，滤液用0.002mol/L的氢氧化钠液稀释后，在360nm波长处测定其吸收度，根据其吸收系数（$E_{1cm}^{1\%}$）为1085，计算其含量。

4.胶囊剂含量测定结果的计算
胶囊剂的含量也以相当于标示量的百分率表示，计算公式为：

$$相当于标示量\% = \frac{测得量（g）\times 平均装量（g/粒）}{供试品重（g）\times 标示量（g/粒）} \times 100\%$$

（四）注射剂分析

注射剂系指药物制成的供注入体内的灭菌溶液、乳浊液或混悬液以及供临床用前配成溶液或混悬液的无菌粉末或浓溶液等。

1.分析步骤
在分析注射剂前，首先要观察注射剂的色泽和澄明度，再进行鉴别试验，pH检查，然后按《中国药典》规定进行常规检查：注射液的澄明度检查，热原试验和无菌试验，最后进行含量测定。

少数以植物油为溶剂的注射液，有时还需要检查植物油的碘价、酸价和皂化价。另外为了保证注射剂的质量稳定，对充填惰性气体的品种均应测定其针剂空间的残余含氧量。

2.注射剂的组成
注射剂一般将原料药溶解于注射用水中，配成一定浓度，经过滤、灌封、灭菌而制成。为了保证药液稳定，减少对人体组织刺激等，还要加入一些附加剂。例如有时需要用适量的酸碱来调节它的酸度；用适当的盐米调节等渗；有时加入一些助溶剂防止药物成结晶析出；必要时加入抗氧剂（如亚硫酸钠、亚硫酸氢钠、焦亚硫酸氢钠和硫代硫酸钠）；有时加入抑菌剂，如三氯叔丁醇、苯酚等；止痛剂，如苯甲醇等。

3. 注射剂的常规检查

（1）一般检查　药典规定注射剂的一般检查项目有：①注射剂的澄明度检查；②注射液的装量限度检察；③注射剂的热原试验；④注射液的无菌试验等。

（2）特殊检查

1）注射液中不溶性微粒的检查　在澄明度检查符合规定后，应检查静脉滴注用注射液（装量为100ml以上者）中的不溶性微粒。除另有规定外，每毫升中含有10 μm以上的微粒不超过50粒，含25 μm以上的微粒不得超过5粒。

2）碘价、酸价和皂化价　少数以植物油为溶剂的注射液，有时还必须检查植物油的碘价、酸价和皂化价。碘值为79~128，酸值不大于0.56，皂化值为185~200。

4. 含量测定　注射液中添加的附加成分使含量测定产生困难，但并非对所有测定方法都有干扰，而注射剂的处方常是较简单的，故各国药典对大多数注射液应用以下方法进行测定。

（1）注射液含主药量大，可直接蒸干后，用重量法或按原料药相同的方法测定。

（2）注射液所含的主药，遇热不稳定而易于分解，可采用有机溶剂提取法、分光光度法或高效液相色谱法测定。

5. 附加剂对含量测定的干扰及其排除

（1）酸或碱的干扰与排除　注射剂有时加入酸或碱来调节酸碱度，因此，有时会对含量测定产生干扰。例如一些有机酸类或生物碱类的盐酸盐的注射剂，假如在配制使用盐酸调节过酸度，就不能用银量法进行测定。

（2）等渗溶液的干扰与排除　注射液中常常加入氯化钠形成等渗，由于氯化钠存在，有时干扰含量测定，应设法予以排除，如改变测定方法等。

（3）助溶剂的干扰与排除　注射液中常添加一些能帮助主药溶解，且使注射液比较稳定的物质，成为助溶剂。如二巯丙醇注射液在《中国药典》中加入苯甲酸苄酯为助溶剂，需用三氯甲烷-无水乙醇（1:3）帮助溶解后，再用碘量法测定。

（4）抗氧剂的干扰与排除　注射液中常加入亚硫酸钠、亚硫酸氢钠、焦亚硫酸钠和硫代硫酸钠作为抗氧剂，这些物质的存在对测定有干扰时，可分别用以下方法处理。

1）若有亚硫酸钠、亚硫酸氢钠存在，如用碘量法、银量法、铈量法或重氮化法测定主药含量时，则会引起干扰。《中国药典》中加以丙酮作掩蔽剂，可以排除。

2）若有焦亚硫酸钠存在时，对碘量法或溴量法等有干扰，可采用一些方法排除干扰。例如，安乃近注射液含有焦亚硫酸钠，可加入甲醛掩蔽。

6. 注射液含量测定结果的计算　注射液的含量也以标示量百分率表示，计算公式如下：

$$相当于标示量\% = \frac{测得量（mg/ml）}{标示量（mg/ml）} \times 100\%$$

（五）软膏剂分析

1. 概述　软膏剂系指药物与适宜基质制成具有稠度的膏状外用制剂。其中用乳剂型基质的亦称乳膏剂。软膏剂的质量控制是指除主药含量测定外，尚有刺激性试验、酸碱度、涂展性测定、分层试验、药物释放、穿透和吸收的测定等，其中有的方法尚未成熟，常用基质有凡士林、液状石蜡、羊毛脂、蜂蜡、动（植）物油、单硬脂酸甘油酯、十八醇等及其混合物。这些基质的存在，往往包住主药而干扰主药的含量测定，一般采取下列方法处理后再进行含量测定。

2. 含量测定

（1）加热液化后直接测定法　例如《中国药典》中硼酸软膏，加入甘露醇与新沸过的冷水，在水浴上加热，振摇使硼酸溶解，放冷至室温，然后用中和法测定。又如，复方十一烯酸锌软膏，加盐酸液及水适量，在水浴上加热，至油层澄清，使十一烯酸锌溶解，放冷后用配位法测定。

（2）滤除基质后测定法　本法系指一定量软膏，加入适量溶剂，加热使软膏液化，再放冷，待凡士林等基质重新凝固后，拨开凡士林或滤去凡士林，然后对主药进行测定。例如醋酸氟轻松软膏，用甲醇加热溶解，冷却后过滤，滤液用高效液相色谱法测定。

（3）溶解基质后测定法　加入有机溶剂使基质溶解后直接进行测定，或加入有机溶剂并过滤后，再进行测定。例如《中国药典》中氧化锌软膏，加三氯甲烷，在水浴上使基质溶解，加稀硫酸液搅拌使氧化锌溶解，然后用配位法测定。克林霉素软膏剂加乙腈–磷酸盐缓冲液（27:73）溶解后，用高效液相色谱法直接测定。

（4）提取分离法　在不同的酸碱性介质中，现将基质用有机溶剂提取后除去，然后再提取主药进行测定。例如复方新霉素软膏，加乙醚，使基质溶解，用磷酸盐缓冲液（pH 6.0）提取，照抗生素微生物检定法测定。

（5）灼烧法　如果软膏中含有金属类药物，经灼烧后，基质成为二氧化碳逸去，而主药成为金属的氧化物，它有一定的重量，可以称重后换算，求得含量。如氧化锌软膏可用灼烧法测定。

（6）双相滴定法　选择适宜的滴定条件，也可排除基质对含量测定的干扰。

3. 软膏剂含量测定结果的计算　软膏剂的含量也以标示量百分率表示，计算公式如下：

$$相当于标示量\% = \frac{测得量（g/100g）}{标示量（g/100g）} \times 100\%$$

说明：对于抗生素及酶制剂的含量测定，其测得量常以每克或每毫克样品含主要多少单位表示。

（六）复方制剂分析

1. 特点　复方制剂为含有两种或两种以上有效成分的制剂，因而复方制剂分析较原料药、单方制剂分析更为复杂。在其分析工作中，不仅要考虑赋形剂、附加剂对测定成分的影响，还要考虑所含有效成分之间的相互影响。如果各有效成分在测定时相互不发生干扰，可采用直接测定法，分别测定它们的含量；如相互间有干扰，则需经适当处理或分离后进行测定。相互干扰成分的分离根据，一般是它们物理和化学性质的差异。分离后各成分的鉴定和含量测定的方法，通常可采用原料药的分析方法。但有时需要考虑制剂中所含各成分的量，若含量少、浓度低的制剂，应另选灵敏、专属的其他测定方法。如果复方制剂中所含的多种成分难以逐个测定或某些成分目前尚无适宜的测定方法时，则可对其中一、二个有效成分进行测定，但选用的方法应不受其余各成分的干扰。近年来，对复方制剂的分析，广泛采用了光谱和色谱分析技术，使其质量控制变得更加准确、快速及简便。

2. 示例

（1）复方炔诺酮片剂（含有炔诺酮和炔雌醇）气相色谱分析（单组分测量）

1）色谱条件　采用不锈钢色谱柱（2m×Φ3mm）60~80目酸洗硅烷化白色硅藻土担体，涂以3%甲基硅酮；柱温255℃；进样器温度280℃；氮（纯度99.99%）为载气，流速27ml/min；氢气流速为35ml/min；空气流速为500ml/min。

2）对照溶液的制备　精密称取炔雌醇对照品0.1g，置于100ml容量瓶中，加三氯甲烷溶解，并稀释至刻度，摇匀；精密吸取10ml，置100ml容量瓶中，用三氯甲烷稀释至刻度，摇匀，即得100μg/ml炔雌醇对照溶液。

3）测定法　取本品10片，研细，用三氯甲烷15ml分次定量转移置于25ml容量瓶中，振摇15分钟，使炔雌醇溶解后，再加三氯甲烷至刻度，摇匀。用干燥滤纸滤过，弃去初滤液，精密量取续滤液10ml，置于15ml离心管中，在水浴上蒸去三氯甲烷；残留物中精密加入无水乙醇0.3ml使其溶解，摇匀；用10μl注射器吸取3批注入色谱柱内，按上述色谱条件进行分析，记录色谱图，由炔雌醇的峰面积，从同法制备的标准曲线上读出炔雌醇的含量（在此试验条件下，炔诺酮及制剂中其他组分不干扰炔雌醇的测定）。

（2）复方制剂中苯酚、樟脑、薄荷脑、麝香草酚含量气相色谱测定法（多组分测定）

1）色谱条件　2m×Φ3mm玻璃柱，内装10%SE-30Chromosorb W AW-DMCS；柱温130℃，检测器与进样口温度160℃；氢火焰离子检测器；氮气流量为60ml/min；纸速8mm/min；调节氢气、空气流量，使得到最大响应。

2）溶液配制　内标溶液：精密量取苯甲醇2.0ml，置50ml容量瓶中，加无水乙醇至刻度。标准溶液：按50mg（即含苯酚、樟脑、薄荷脑、麝香草酚各50mg）、40mg、30mg、20mg、10mg、5mg六种浓度组分别精密称量，置10ml容量瓶中，各加内标液1.0ml，加无水乙醇至刻度，配成六种浓度的标准溶液。

3）样品的测定　根据各种制剂处方中苯酚、樟脑、薄荷脑、麝香草酚的含量不同，精密量取适量样品溶液，控制各组分浓度为10~50mg/10ml，进样0.3μl。

①止氧醋：精密量取样品溶液2.5ml，置10ml容量瓶中，精密加入内标溶液1.0ml，加无水乙醇至刻度，摇匀。

②复方薄荷脑滴鼻剂：精密量取样品溶液2.0ml，置10ml容量瓶中，精密加入内标溶液1.0ml，加三氯甲烷至刻度，摇匀（痱子水、洗发液、敏克擦剂、樟酚擦剂同此操作）。

③薄荷乙醇：精密量取样品溶液1.0ml，置10ml容量瓶中，精密加入内标溶液1.0ml，加无水乙醇至刻度，摇匀。

④浓复方苯酚溶液：精密量取样品溶液1.0ml，置100ml容量瓶中，精密加入内标溶液

10.0ml，加无水乙醇至刻度，摇匀。

（3）布洛伪麻颗粒剂的高效液相色谱测定

1）色谱条件　色谱柱：Shim-packCLC-ODS柱（6mm×150mm）；流动相：甲醇-磷酸盐缓冲液（含0.05mol/L磷酸二氢钾和0.01mol/L磷酸氢二钾）（64：36）；检测波长：215nm（0~6分钟），260nm（6~10分钟）；流速：1.0ml/min；室温下操作，进样量20μl。

2）溶液配制　精密称取布洛芬对照品200.0mg，盐酸伪麻黄碱30.0mg，置100ml容量瓶中，以流动相溶解并稀释至刻度，作为储备液。精密称定双氯芬酸（内标）50.0mg，置100ml容量瓶中，以流动相溶解并稀释至刻度。

3）方法评价　布洛芬：标准曲线回归方程为：H=0.0052c+0.0126（r=0.9997，n=6），线性范围为20.0~400.0μg/ml，日内、日间精密度分别为3.36%和4.12%（n=5），平均回收率为99.54%；盐酸伪麻黄碱回归方程为：H=0.0237c+0.0263（r=0.9998，n=6），线性范围为3.0~60.0μg/ml，日内、日间精密度分别为4.38%和3.54%（n=5），平均回收率为99.45%。

4）样品测定　取3种批号的样品各2包，分别混匀，研细，分别精密称取：400.0mg，置100ml容量瓶中，加内标液2ml，加流动相溶解稀释至刻度，进样20μl。

5）色谱图　在上述条件下，布洛芬、盐酸伪麻黄碱和双氯芬酸（内标）峰形尖锐且分离良好（其保留时间分别为7.6分钟、5.2分钟、6.7分钟），而且不受辅料的干扰（图2-7）。

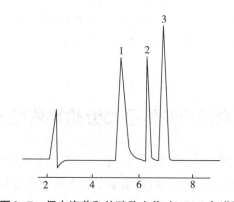

图2-7　保布洛芬和盐酸伪麻黄碱HPLC色谱图

1.盐酸伪麻黄碱；2.双氯芬酸；3.布洛芬

6）讨论　布洛伪麻颗粒剂中布洛芬和盐酸伪麻黄碱二组分的含量相差悬殊（每包4g中含布洛芬200mg，盐酸伪麻黄碱仅为30mg），采用单一波长测定，易导致其中的一种组分响应值过小，影响测定的灵敏度。本试验采用定时程序控制检测波长，在260nm和215nm处分别测定布洛芬和盐酸伪麻黄碱的含量，提高了定量的准确性。用本法同时测定布洛伪麻颗粒剂中布洛芬和盐酸伪麻黄碱的含量，具有简便、快速、专一性强、重现性好、所需试剂价廉易得等特点，为本品大批量样品的含量测定和质量控制提供了一种高效、可靠的手段。

（七）实例分析

克林霉素磷酸酯软膏剂的高效液相色谱法测定（溶解基质后直接测定法）。

1. 色谱条件　色谱柱：ODS（150×6mm，5μm）；预柱：ODS（15mm×6mm ID，

10μm）；均为日本岛津公司产品。流动相：乙腈–磷酸盐缓冲液（0.075mol/L，pH 2.5）=（27：73）；流速：1.0ml/min；柱温：30℃；紫外检测波长：210nm。

2. 溶液配制

（1）对照品溶液配制 精称克林霉素磷酸酯对照品0.1250g，以流动相溶解并稀释到50.0ml得到2.5mg/ml对照溶液（S液）。

（2）样品溶液的配制 称取软膏样品1.0g，然后加流动相50.0ml使其溶解并稀释到刻度，摇匀即得。

3. 方法评价

（1）标准曲线 分别吸取S液1.0、2.0、4.0、8.0、10.0ml置50ml容量瓶中，各加入软膏基质1.0g，然后加流动相使其溶解并稀释到刻度，摇匀，进样20μl作HPLC分析。以进样量X对峰高积分值Y作线性回归处理，结果为Y=–57.18+1364.82X，r=0.9997（n=6）。

（2）回收率 将模拟样品溶液浓度测定值除以理论值即为回收率。浓度为0.05、0.2、0.5mg/ml的回收率分别为101.4%、98.4%、100.4%。

（3）精密度 日内、日间的相对标准差分别为1.24%、1.80%。

（4）灵敏度 最小检出量为0.05μg（S/N=2）。

（5）专属性 在本试验条件下，原料药中的杂质、基质均不干扰该软膏中的克林霉素磷酸酯的测定。

4. 讨论 本研究中的软膏系采用水溶性良好的凝胶作为主要基质制备而成。本试验建立的HPLC法具有简便、快速、准确度高、重现性好等优点，适用于测定该药软膏中克林霉素磷酸酯的含量。

第六节 原料及制剂杂质分析和残留溶剂检测

在药物的生产和贮藏过程中，常常会将一些杂质引入到药物中而使药物的纯度受到影响，《中国药典》（2020年版）将任何影响药品纯度的物质均称为杂质。由于药物中的杂质无治疗作用，或者影响药物的稳定性和疗效，甚至危害人们的健康，因此，必须对药物中的杂质进行检查，以保证药品质量和临床用药安全有效，同时也为生产和流通过程的药品质量管理提供依据。

一、药物纯度的概念与要求

药物的纯度（purities of drugs）是指药物的纯净程度。药物中的杂质是影响药物纯度的主要因素。如果药物中所含杂质超过质量标准规定的纯度要求，就有可能使药物的外观性状、物理常数发生变化，甚至影响药物的稳定性，使活性降低、毒副作用增加。

例如，左旋氧氟沙星中的右旋体为无效体；青霉素在生产中可能引入过敏性杂质，可导致过敏性休克，甚至造成心衰死亡；地高辛中的洋地黄毒苷毒性较地高辛大，且有蓄积作用；盐酸肼屈嗪中的游离肼对磷酸吡哆醛酶系统有抑制作用，能引起局部刺激，也可致敏和致癌。

人类对药物纯度的认识是在防治疾病的实践中积累起来的，随着分离检测技术的提高，能进一步发现药物中存在的新杂质，从而加强对药品生产工艺过程的控制，不断提高药物的纯度要求。例如，在1848年发现阿片中的盐酸罂粟碱，1981年采用合成法进行生产，《中国药典》（1985年版）采用目视比色法检查盐酸罂粟碱中的吗啡。后来发现，在提取盐酸罂粟碱的过程中除了混有吗啡外，还有其他生物碱如可卡因等。进一步对合成的盐酸罂粟碱中的杂质进行研究，采用薄层色谱法和红外光谱法进行分析，发现还含有一个未知的物质。《中国药典》（1990年版）将检查吗啡改为检查有关物质，检查方法改为薄层色谱法。另外随着生产原料的改变及生产方法与工艺的改进，对于药物中杂质检查的项目或限量要求也要相应的改变或提高。

药物的纯度需要将药物的外观性状、理化常数、杂质检查和含量测定等方面作为一个有联系的整体来进行综合评定。药物的杂质检查是控制药物纯度的一个非常重要的方面，所以药物的纯度检查也可称为杂质检查。药品中的杂质是否能得到合理、有效的控制，直接关系到药品的质量可控性与安全性。在药物的研究与开发过程中，杂质检查的研究备受重视。

化学试剂的纯度与临床用药的纯度不能互相混淆，药用规格与试剂规格是不一样的，化学试剂不考虑杂质的生理作用，其杂质限量只是从可能引起的化学变化对使用的影响来限定，对试剂的使用范围和使用目的加以规定，它不考虑杂质对生物体的生理作用及毒副作用；而药物纯度主要从用药安全、有效和对药物稳定性的影响等方面考虑。

例如化学试剂规格的硫酸钡（$BaSO_4$）对可溶性钡盐不做检查，药用规格的硫酸钡要做酸溶性钡盐、重金属、砷盐等检查，如果存在可溶性钡盐则会导致医疗事故。因此，化学试剂是不能代替药品来使用的。

二、杂质的来源与种类

药物中的杂质主要有两个来源：①由生产过程中引入；②在贮藏过程中受外界条件的影响，引起药物理化特性发生变化而产生。了解药物中杂质的来源，可以有针对性地制订出药物中杂质的检查项目和检查方法。

（一）生产过程引入的杂质

在合成药物的生产过程中，原料不纯或未反应完全、反应的中间体与反应副产物在精制时未能完全除去而引入杂质。例如碳酸酐酶抑制药双氯非那胺，在合成工艺中，可能因原料未反应完全而引入邻二氯苯，还可能因二氯磺酰氯氨解产生氯化铵，如果未洗净则引入氯化铵。

药物在制成制剂的过程中，也能产生新的杂质。如肾上腺素在配制注射液时，常加入抗氧剂焦亚硫酸钠和稳定剂EDTA-2Na，在亚硫酸根的存在下，肾上腺素会生成无生理活性、无光学活性的肾上腺素磺酸。肾上腺素磺酸和d-异构体的含量，均随贮存期的延长而增高，其生理活性成分肾上腺素则相应降低。

在药物生产过程中，所用的试剂、溶剂、还原剂等可能会残留在产品中而成为杂质。如在华法林钠的制备中，最后一步需要在异丙醇中结晶，所以其原料药需要检查异丙醇；地塞米松磷酸钠在生产过程中使用大量甲醇和丙酮，有可能残留在成品中；胆碱酸的生产工艺中用铁还原硝基而有可能引入铁盐；扑米酮和卡托普利在合成的最后一步用锌粉和盐酸进行还原而可能引入锌盐。

必须重视异构体和多晶型对药物有效性和安全性的影响。例如在维生素K，合成中往往会产生一些无生理活性的顺式异构体；肾上腺素为左旋体，其右旋体的升压作用仅为左旋体的1/12；盐酸普萘洛尔左旋异构体的β受体阻断作用比右旋体大60倍；驱虫药双羟萘酸噻嘧啶顺式体的药效仅为反式体的1/60；无味氯霉素存在多晶型现象，其中B晶型易被酯酶水解而吸收，为有效晶型，而A晶型则不易被酯酶水解，活性很低。

驱虫药甲苯达唑有A、B、C三种晶型，其中C晶型的驱虫率约为90％，B晶型为40％~60％，A晶型的驱虫率小于20％。控制药物中低效、无效以及其具有毒性的异构和多晶型，在药物纯度研究中日益受到重视。

另外，生产过程中，由于使用的金属器皿、装置以及其他不耐酸、碱的金属工具，都可能使产品中引入砷盐，以及铅、铁、铜等金属杂质。

（二）贮藏过程引入的杂质

在温度、湿度、日光、空气等外界条件影响下，或因微生物的作用，引起药物发生水解、氧化、分解、异构化、晶型转变、聚合、潮解和发霉等变化，使药物中产生有关的杂质。

不仅使药物的外观性状发生改变，更重要的是降低了药物的稳定性和质量，甚至失去疗效或对人体产生毒害。如利血平在贮存过程中，光照和有氧存在下均易氧化变质，光氧化产物无降压作用；吲哚美辛因分子结构中有酰胺键，遇碱或酸易水解，遇光也会逐渐分解；维生素C在贮存期间易变色，其颜色随着贮藏时间的延长而逐渐变深。

有的杂质即可以由生产引入，也会因贮存而引入，例如抗甲状腺药卡比马唑，其合成过程为：

$$\text{ClCH}_2\text{CH}\begin{smallmatrix}\text{OC}_2\text{H}_5\\\text{OC}_2\text{H}_5\end{smallmatrix} \xrightarrow[\text{CHCH}_3\text{OH}_3\text{NH}_2]{\text{胺化}} \begin{smallmatrix}\text{C}_2\text{H}_5\text{O}\\\text{C}_2\text{H}_5\text{O}\end{smallmatrix}\text{CHCH}_2\text{NHCH}_3 \xrightarrow[\text{KSCN}]{\text{环和}}$$

甲巯咪唑即是卡比马唑合成中环合的中间体，也是贮存过程中的分解产物。

（三）杂质的种类

药物中的杂质多种多样，其分类方法也有多种。药品中的杂质按照其来源可以分为一般杂质和特殊杂质。一般杂质是指在自然界中分布较广泛，在多种药物的生产和贮藏过程中容易引入的杂质，《中国药典》附录中规定了氯化物、硫酸盐、硫化物、硒、氟、氰化物、铁盐、重金属、砷盐、铵盐以及酸碱度、澄清度、溶液的颜色、干燥失重、水分、炽灼残渣、易炭化物和有机溶剂残留量等项目的检查方法；特殊杂质是指在特定药物的生产和贮藏过程中引入的杂质，这类杂质随药物的不同而不同，如乙酰水杨酸在生产和贮存过程中引入的水杨酸；甲硝唑中的2-甲基-5-硝基咪唑等。按照来源的不同还可将杂质分为工艺杂质（包括合成中未反应完全的反应物及试剂、中间体、副产物等）、降解产物、从反应物及试剂中混入的杂质等。按照其毒性分类，杂质又可分为毒性杂质和信号杂质，如重金属、砷盐为毒性杂质；信号杂质一般无毒，但其含量的多少可反映出药物的纯度情况，如果药物中信号杂质含量过多，提示该药的生产工艺或生产控制有问题，氯化物、硫酸盐属于信号杂质。按其理化性质一般分为三类：有机杂质、无机杂质及残留溶剂。无机杂质可能来源于生产过程，如使用的仪器、原料（如砷、铅等）、干燥试剂和过滤辅助器等，反应试剂、配位体、催化剂、重金属、其他残留的金属、无机盐、助滤剂、活性炭等，它们一般是已知的和确定的。由于许多无机杂质直接影响药品的稳定性，并可反映生产工艺本身的情况，了解药品中无机杂质的情况对评价药品生产工艺的状况有重要意义。

三、杂质的限量

药物的纯度是相对的，绝对纯净的药物是不存在的，由于药物中的杂质不可能完全除尽，也没有必要完全除去。对于药物中所存在的杂质，在不影响疗效、不产生毒性和保证药物质量的原则下，综合考虑杂质的安全性、生产的可行性与产品的稳定性，允许药物中含有一定量的杂质。药物中所含杂质的最大允许量，叫作杂质限量。通常用百分之几或百万分之几（parts per million，ppm）来表示。

$$杂质限量（\%）=\frac{杂质最大允许量}{供试品量}\times100\%$$

药物中杂质限量的控制方法一般分两种：一种为限量检查法（limit test），另一种是对杂质进行定量测定。限量检查法通常不要求测定其准确含量，只需检查杂质是否超过限量。进行限量检查时，多数采用对照法，此外还可采用灵敏度法和比较法。对照法系指取一定量的被检杂质标准溶液和一定量供试品溶液，在相同条件下处理，比较反应结果，以确定杂质含量是否超过限量。由于供试品（S）中所含杂质的最大允许量可以通过杂质标准溶液的浓度（C）和体积（V）的乘积来表达，所以杂质限量（L）的计算为：

$$杂质限量（\%）=\frac{标准溶液的浓度\times标准溶液的体积}{供试品量}\times100\%$$

或

$$L（\%）=\frac{(C\times V)}{S}\times100\%$$

采用该法须注意平行原则，即供试溶液和对照溶液应在完全相同的条件下反应，如加入的试剂、反应的温度、放置的时间等均应相同，这样检查结果才有可比性。

灵敏度法系指在供试品溶液中加入一定量的试剂，在一定反应条件下，不得有正反应出现，从而判断供试品中所含杂质是否符合限量规定。该法不需用杂质对照品溶液对比。如乳酸中枸橼酸、草酸、磷酸或酒石酸的检查：取本品0.5g，加水适量使成5ml，混匀，用氨试液调至微碱性，加氯化钙试液1ml，置水浴中加热5分钟，不得产生浑浊。

比较法系指取供试品一定量依法检查，测定特定待检杂质的参数（如吸光度等）与规定的限量比较，不得更大。如胰岛素的吸收度检查：取本品，用0.01mol/L盐酸溶液制成每1ml中含0.5mg的溶液，在276nm的波长处有最大吸收，吸收度为0.48~0.55。蛋白激素在276nm的波长处也有最大吸收，而0.5mg/ml的胰岛素在此波长处的吸光度应该为0.48~0.55。维生素B_2中检查感光黄素，利用维生素B_2几乎不溶于三氯甲烷，而感光黄素溶于三氯甲烷的性质，用无醇三氯甲烷提取供试品中的感光黄素，在440nm波长处测定三氯甲烷液的吸光度，不得超过0.016。

药物中杂质限量的计算如以下示例所示。

【示例】 茶苯海明中氯化物的检查

取本品0.30g置200ml量瓶中，加水50ml、氨试液3ml和10％硝酸铵溶液6ml，水浴上加热5分钟，加硝酸银试液25ml，摇匀，再置水浴上加热15分钟，并时时振摇，放冷，加水稀释至刻度，摇匀，放置15分钟，滤过，取过滤液25ml置纳氏比色管中，加稀硝酸10ml，加水稀释成50ml，摇匀，在暗处放置5分钟，与标准氯化钠溶液（101μg/ml）1~5ml制成的对照液比较，求氯化物的限量。

$$L（\%）= \frac{CV}{S} \times 100\% = \frac{10 \times 10^{-6} \times 1.5}{0.30 \times \frac{25}{200}} \times 100\% = 0.04\%$$

【示例】 谷氨酸钠中重金属的检查

取本品1.0g，加水23ml溶解后，加醋酸盐缓冲液（pH 3.5）2ml，依法检查，与标准铅溶液（100μg/ml）所呈颜色相比较，不得更深，重金属限量为百万分之十，求取标准铅溶液多少毫升。

$$V = \frac{LS}{C} \times \frac{10 \times 10^{-6} \times 1.0}{10 \times 10^{-6}} \times 100\%$$

【示例】 肾上腺素中酮体的检查：取本品0.20g，置100ml量瓶中，加盐酸溶液（9→2000）溶解并稀释至刻度，摇匀，在310nm处测定吸光度不得超过0.05，酮体的$E_{1cm}^{1\%}$为435，求酮体的限量。

$$C_{酮体} = \frac{A}{E_{1cm}^{1\%}} \times \frac{1}{100} = \frac{0.05}{435} \times \frac{1}{100} = 1.15 \times 10^{-5}(g/ml)$$

$$C_{样品} = \frac{0.2}{100} = 0.2 \times 10^{-3}(g/ml)$$

$$L（\%）=\frac{C_{酮体}}{C_{样品}} \times 100\%=\frac{1.15 \times 10^{-5}}{2.0 \times 10^{-3}} \times 100\%=0.6\%$$

【示例】　比马唑片（规格：5mg）中甲巯咪唑的检查

取本品20片，研细，加三氯甲烷适量，研磨使卡比马唑溶解，滤过，用三氯甲烷洗涤滤器，合并滤液与洗液，置10ml量瓶中，加三氯甲烷稀释至刻度，摇匀，作为供试品溶液；另取甲巯咪唑对照品，加三氯甲烷制成每1ml中含100μg的溶液，作为对照品溶液，分别吸取上述两溶液各10μl，分别点于同一硅胶G薄层板上，以三氯甲烷:丙酮（4:1）为展开剂，展开后，晾干，喷以稀碘化铋钾试液使显色。供试品溶液如显与对照品相应的杂质斑点，其颜色与对照品主斑点比较，不得更深，求杂质限量。

$$杂质限量（\%）=\frac{C_{杂质}}{C_{样品}} \times 100\%=\frac{100}{\dfrac{5 \times 20 \times 1000}{10}} \times 100\%=1.0\%$$

在药典检查项下除纯度检查外，还包括有效性、均匀性和安全性三个方面。有效性试验是指针对某些药物的药效需进行的特定的项目检查，如氢氧化铝、复方氢氧化铝检查制酸力、药用炭检查吸着力、硫酸钡检查疏松度等的检查。均匀性检查主要是检查制剂中药物与辅料混合是否均匀，如片剂的含量均匀度检查。安全试验是指某些药物需进行常毒性、热原、降压物质和无菌等项目的检查。

【示例】　茶碱（Theophylline）检查

酸度　取本品0.10g，加热水25ml溶解后，加甲基红指示液1滴与氢氧化钠滴定液（0.02mol/L）0.20ml，应显黄色。

有关物质　取本品，加流动相溶解并稀释制成每1ml中含2mg的溶液，作为供试品溶液；精密量取适量，用流动相定量稀释制成每1ml中含10μg的溶液，作为对照溶液；另取茶碱与可可碱各适量，加流动相溶解并稀释制成每1ml中各含10μg的溶液，作为系统适用性溶液。照高效液相色谱法（通则0512）试验，用十八烷基硅烷键合硅胶为填充剂；以醋酸盐缓冲液（取醋酸钠1.36g，加水100ml使溶解，加冰醋酸5ml，再加水稀释至1000ml，摇匀）–乙腈（93：7）为流动相；检测波长为271nm。取系统适用性溶液2μl，注入液相色谱仪，记录色谱图，理论板数按茶碱峰计算不低于5000，可可碱峰与茶碱峰的分离度应大于2.0。精密量取供试品溶液与对照溶液各20μl，分别注入液相色谱仪，记录色谱图至主成分峰保留时间的3倍。供试品溶液的色谱图中如有杂质峰，单个杂质峰面积不得大于对照溶液主峰面积的0.2倍（0.1%），各杂质峰面积的和不得大于对照溶液主峰面积（0.5%）。

干燥失重　取本品，在105℃干燥至恒重，减失重量不得过9.5%；如为无水茶碱，减失重量不得过0.5%（通则0831）。

炽灼残渣　不得过0.1%（通则0841）。

【示例】　荧光素钠（Fluorescein Sodium）有关物质检查

有关物质　取本品适量，精密称定，加溶剂［乙腈–水（15：85）］溶解并定量稀释制成每1ml中含0.5mg的溶液,作为供试品溶液;精密量取1ml,置200ml量瓶中,用上述溶剂稀释至刻度,摇匀,作为对照溶液;另取间苯二酚(杂质Ⅰ)对照品与邻苯二甲酸(杂质Ⅱ)对照品,精密称定,加上述溶剂溶解并定量稀释制成每1ml中各含2.5μg的混合溶液,作为对照品溶液。照高效液相色谱法(通则0512)试验,用辛烷基硅烷键合硅胶为填充剂(4.6mm×250mm,5μm),柱温为30℃,以磷酸盐溶液(取磷酸二氢钾1.22g,加水溶解并稀释至1000ml,用磷酸调节pH至2.0)为流动相A,乙腈为流动相B,检测波长为220nm,按表2-10进行梯度洗脱。精密量取供试品溶液、对照溶液与对照品溶液各20μl,分别注入液相色谱仪,记录色谱图。对照品溶液色谱图中,杂质Ⅰ峰与杂质Ⅱ峰之间的分离度应大于5.0。供试品溶液色谱图中如有与对照品溶液色谱图中杂质Ⅰ或杂质Ⅱ保留时间一致的色谱峰,其峰面积不得大于对照品溶液色谱图中杂质Ⅰ或杂质Ⅱ的峰面积(0.5%);其他单个杂质峰面积不得大于对照溶液主峰面积的0.6倍(0.3%),其他杂质峰面积的和不得大于对照溶液主峰面积(0.5%)。供试品溶液色谱图中小于对照溶液主峰面积0.1倍的峰忽略不计(表2-10)。

表2-10 荧光素钠检测流动相组成(体积比)

时间(min)	流动相A(%)	流动相B(%)
0	85	15
25	20	80
34	20	80
35	85	15
45	85	15

四、溶剂残留标准及其测定

药品中的残留溶剂是指在合成原料药,辅料或制剂生产的过程中使用的,但在工艺中未能完全除去的有机溶剂。《中国药典》(2000年版)附录的残留溶剂测定法,仅对苯、三氯甲烷、二氧六环、二氯甲烷、吡啶、甲苯、环氧乙烷等7种残留溶剂作出了具体规定,2005版之后几个版本附录对此进行了较大的修订,残留溶剂的控制种类和限度与人用药品注册技术规范的国际协调会(International Conference on Harmonization of Technical Requirements for Registration of Pharmaceuticals for Human Use,ICH)一致,在溶剂残留量的限度的要求中,按有机溶剂毒性的程度分为三类:一类有机溶媒毒性较大,且具有致癌并对环境有害,应尽量避免使用;二类有机溶媒对人有一定毒性,应限量使用;三类有机溶媒对人的健康危险性较小,因此推荐使用。除另有规定外,第一、二、三类溶剂的残留量应符合表中的规定;对其他溶剂,应根据生产工艺的特点,制定相应的限度,使其符合产品规范、GMP或其他基本的质量要求(表2-11)。

表2-11　药品中常见的残留溶剂及限度

类别	溶剂名称	限度（%）	类别	溶剂名称	限度（%）
第一类溶剂（应避免使用）	苯	0.0002	第三类溶剂（GMP或其他质控要求限制使用）	仲丁醇	0.5
	四氯化碳	0.0004		乙酸丁酯	0.5
	1，2-二氯乙烷	0.0005		叔丁基甲基醚	0.5
	1，1-二氯乙烯	0.0008		异丙基苯	0.5
第二类溶剂（应限制使用）	乙腈	0.041		二甲亚砜	0.5
	1，1，1-三氯乙烷	0.15		乙醇	0.5
	氯苯	0.036		乙酸乙酯	0.5
	三氯甲烷	0.006		乙醚	0.5
	1，2-二氯乙烯	0.187		甲酸乙酯	0.5
	二氯甲烷	0.06		甲酸	0.5
	1，2-二甲氧基乙烷	0.01		正庚烷	0.5
	N，N-二甲基乙酰胺	0.109		乙酸异丁酯	0.5
	N，N-二甲基甲酰胺	0.088		乙酸异丙酯	0.5
	1，4-二氧六环	0.038		乙酸甲酯	0.5
	2-乙氧基乙醇	0.016		3-甲基-1-丁醇	0.5
	乙二醇	0.062		丁酮	0.5
	甲酰胺	0.022		甲基异丁基酮	0.5
	正己烷	0.029		异丁醇	0.5
	甲醇	0.3		正戊烷	0.5
	2-甲氧基乙醇	0.005		正戊醇	0.5
	甲基丁基酮	0.005		正丙醇	0.5
	甲基环己烷	0.118		异戊醇	0.5
	N-甲基吡咯烷酮	0.053		乙酸丙酯	0.5
	硝基甲烷	0.005	第四类溶剂（尚无足够毒理学资料）	1，1-二乙氧基丙烷	
	吡啶	0.02		1，1-二甲氧基甲烷	
	四氢噻砜	0.016		2，2-二甲基丙烷	
	四氢化萘	0.01		异辛烷	
	四氢呋喃	0.072		异丙醚	
	甲苯	0.089		甲基异丙基酮	
	1，1，2-三氯乙烯	0.008		甲基四氢呋喃	
	二甲苯	0.217		石油醚	
	乙酸	0.5		三氯乙酸	
	丙酮	0.5		三氟乙酸	
	甲氧基苯	0.5			
	正丁醇	0.5			

《中国药典》（2015年版）规定残留溶剂的检查方法为GC，可采用填充柱，也可采用毛细管柱（表2-12），检测器通常使用火焰离子化检测器（FID），对含卤素元素的残留溶剂如三氯甲烷等，采用ECD检测器，易得到高的灵敏度。采用FID时需加尾吹气，因为毛细管柱的柱内载气流量太低（常规柱为1~5ml/min），不能满足检测器的最佳操作条件，所以使用毛细管柱时要采用辅助气（尾吹气），即在色谱柱后增加一路载气直接进入检测器，就可保证检测器在高灵敏度状态下工作，尾吹气的另一个重要作用是消除检测器死体积的柱外效应。一般情况下，氮气（尾吹气+载气）、氢气和空气三者的比例接近或等于1:1:10时，FID的灵敏度最高。

表2-12　残留溶剂测定中常用的色谱柱

色谱柱类型		固定液/固定相
填充柱		乙二烯苯-乙基乙烯苯型高分子多孔小球或其他适宜的填料
毛细管柱	非极性	100%的二甲基聚硅氧烷
	极性	聚乙二醇（PEG-20M）
	中极性	（35%）二苯基-（65%）甲基聚氧硅烷 （50%）二苯基-（50%）二甲基聚氧硅烷 （35%）二苯基-（65%）二甲基亚芳基聚氧硅烷 （14%）氰丙基苯基-（86%）二甲基聚氧硅烷 （6%）氰丙基苯基-（94%）二甲基聚氧硅烷
	弱极性	固定液为（5%）苯基-（95%）甲基聚氧硅烷 （5%）二苯基-（95%）二甲基亚芳基硅氧烷共聚物

（一）中国药典法

1.系统适用性试验

（1）用待测物的色谱峰计算，填充柱法的理论板数应大于1000；毛细管色谱柱的理论板数应大于5000。

（2）色谱图中，待测物色谱峰与其相邻色谱峰的分离度应大于1.5。

（3）以内标法测定时，对照品溶液连续进样5次，所得待测物与内标物峰面积之比的相对标准偏差（RSD）应不大于5%；若以外标法测定，所得待测物峰面积的相对标准偏差（RSD）应不大于10%。

2.测定方法　
普通的填充柱采用溶液直接进样法测定，毛细管色谱柱采用顶空进样方法测定。进行有机溶剂限度测定时，根据残留溶剂的限度规定来确定对照品溶液的浓度；进行定量测定时，应根据供试品中残留溶剂的实际残留量确定对照品溶液的浓度；通常对照品溶液的色谱峰面积与供试品溶液中对应的残留溶剂的色谱峰面积以不超过2倍为宜。必要时应重新调整供试品溶液和对照品溶液的浓度。

（1）毛细管柱顶空进样等温法（第一法）　本法适用于被检查的有机溶剂数量不多，并且极性差异较小的情况。

1）色谱条件　柱温为40~100℃；常以氮气为载气，流速为1.0~2.0ml/min；顶空瓶加热温度为70~85℃，顶空瓶加热时间30~60分钟；进样口温度为200℃；如采用FID检测器，温度为250℃。

2）溶液的制备　通常以水为溶剂；对于非水溶性药物，可采用N，N–二甲基甲酰胺（DMF）或二甲基亚砜（DMSO）或其他适宜溶剂。根据供试品和待测溶剂的溶解度，选择适宜的溶剂，且应不干扰待测溶剂的测定。根据品种正文中残留溶剂的限度规定，配制供试品溶液，使其浓度满足系统定量测定的需要。采用与制备供试品溶液相同的方法和溶剂制备对照品溶液。

3）顶空条件的选择　应根据供试品中残留溶剂的沸点选择顶空温度。对沸点较高的残留溶剂，通常选择较高的平衡温度，但此时应兼顾供试品的热分解特性，尽量避免供试品产生的挥发性热分解产物对测定的干扰。

4）顶空平衡时间　一般为30~45分钟，以保证供试品溶液的气–液两相有足够的时间达到平衡。顶空平衡时间通常不宜过长，如超过60分钟，可能引起顶空瓶的气密性变差，导致定量准确性的降低。对照品溶液与供试品溶液必须使用相同的顶空条件。

5）测定　取对照品溶液和供试品溶液，分别连续进样不少于2次，测定待测峰的峰面积。不适宜顶空法测定的残留溶剂有甲酰胺、2–甲氧基乙醇、2–乙氧基乙醇、乙二醇、N–甲基咯烷酮。

（2）毛细管柱顶空进样程序升温法（第二法）　本法适用于被检查的有机溶剂数量较多，并且极性差异较大的情况。

色谱条件：如为非极性色谱系统，柱温先在30℃维持7分钟，再以8℃/min的速度升至120℃，维持15分钟；如为极性色谱系统，柱温先在60℃维持6分钟；再以8℃/min的速度升温速率升至100℃，维持20分钟；以氮气为载气，流速为2.0ml/min；顶空瓶温度70~85℃，顶空时间30~60分钟；进样口温度为200℃；如采用FID检测器，温度为250℃。具体对单个药品的残留溶剂检查时，可根据该品种项下的残留溶剂种类调整程序升温速率，取对照品溶液和供试品溶液，分别连续进样不少于2次，测定待测峰的峰面积。

（3）溶液直接进样法（第三法）　采用填充柱，亦可采用适宜极性的毛细管柱。

1）溶液的制备　精密称取供试品适量，用水或合适的有机溶剂使溶解；根据品种正文中残留溶剂的限度规定，配制供试品溶液，使其浓度满足系统定量测定的需要。采用与制备供试品溶液相同的方法和溶剂制备对照品溶液。

2）测定　取对照品溶液和供试品溶液，分别连续进样不少于3次，每次2μl，测定待测峰的峰面积。

3.计算法

（1）限度试验　以内标法测定时，计算单位重量样品中的色谱峰面积与内标峰面积之比；由供试品溶液所得的峰面积比的平均值不得大于由对照品溶液所得的峰面积比的平均值。以外标法测定时，供试品溶液所得的单位重量中样品待测物峰的平均面积不得大于由标准溶液所得的待测物峰的平均峰面积。

（2）定量测定　按内标法或外标法计算各残留溶剂的量。

4.注意事项　供试品中的未知杂质或其挥发性热降解物易对残留溶剂的测定产生干扰。

干扰作用包括在测定的色谱系统中未知杂质或其挥发性热降解物与待测物的保留值相同（共出峰）；或热降解产物与待测物的结构相同（如甲氧基热裂解产生甲醇）。当测定的有机溶剂残留量超出限度，但未能确定供试品中是否有未知杂质或其挥发性热降解物对测定有干扰作用时，应通过试验排除干扰作用的存在。对第一类干扰作用，通常采用在另一种极性相反的色谱柱系统中对相同样品再进行测定，比较不同色谱系统中测定结果的方法。如二者结果一致，则可以排除测定中有共出峰的干扰；如二者结果不一致，则表明测定中有共出峰的干扰。对第二类干扰作用，通常要通过测定已知不含该溶剂的对照样品来加以判断。

测定含氮碱性化合物时，普通气相色谱仪的不锈钢管路、进样器的衬管等对有机胺等含氮碱性化合物具有较强的吸附作用，致使其检出灵敏度降低。当采用顶空进样系统测定此类化合物时，应采用惰性的硅钢材料或镍钢材料管路；或采用溶液直接进样法测定。供试品溶液应不呈酸性，以免待测物与酸反应后不易汽化。

通常采用弱极性的色谱柱或其填料预先经碱处理过的色谱柱分析含氮碱性化合物，如果采用胺分析专用柱进行分析，效果更好。

对不宜采用气相色谱法测定的含氮碱性化合物，可采用其他方法如离子色谱法等测定。

（二）静态顶空进样法

静态顶空进样法（headspace sampling，HS）是将样品溶液密封在一个样品不充满的容器中，在一定温度下加热一段时间，使气液两相达到平衡，然后取气相部分进入GC分析，测定样品上方蒸汽中的组分在原样品中的含量。

1.**基本原理**　色谱峰面积（A_i）与溶液中的挥发性组分（i）的蒸汽压（P_i）成正比，即：

$$A_i=f_i\times P_i=f_i\times \gamma_i\times P_i^0\times X_i$$

式中，f_i是与物质种类及检测器有关的常数；P_i为i的纯组分在一定温度下的蒸汽压，为一定值；X_i为i组分在溶液中的摩尔分数，且与其浓度（C_i）成正比，r=1时为符合拉乌尔定律的理想溶液，测得的A_i将和溶液中i组分的浓度或含量成线性关系，可用于定量分析。

设一个容积为V的密封样品瓶中装有体积为V_s的液体样品，气相体积为V_g，则样品瓶容量V和相比β分别为：

$$V=V_g+V_s\text{和}\ \beta=V_g/V_s$$

当在一定温度下达到气液平衡时，若V_s保持不变，气相和液相中被测组分的浓度分别为C_g和C_s样品中被测组分的原始浓度为C_0，平衡常数K=C_s/C_g，因为容器是密封的，平衡前后被测组分的量相等，则

$$C_0V_s=C_sV_s+C_gV_g=C_gKV_s+C_gV_g=C_g(KV_s+V_g)$$

$$C_0=C_g(K+V_g/V_s)=C_g(K+\beta)$$

$$\therefore C_g=C_0/(K+\beta)$$

在一定条件下的一个给定的平衡系统，K和β均为常数，气相中待测组分的浓度C_g与样品中原来的待测组分浓度C_0成正比，当用GC分析得到C_g后，则可求出C_0，这就是静态顶空GC的理论依据。

2.静态顶空GC装置　该装置由顶空进样装置GC仪组成，其中进样装置分为手动进样和自动进样两种，现分述如下。

（1）手动进样　设备简单，其主要备件是样品瓶、恒温槽和取样装置，其取样装置可以是气密性好的注射器（普通液体注射器不适用）或气体进样阀和注射器结合的装置。

通常用体积为5ml和10ml有机硅橡胶或聚四氟乙烯或铝隔垫片盖的硼硅玻璃瓶作密封系统，瓶中可盛液体样品1~5ml，固体样品1~2g，然后用容量0.5ml或2.5ml注射器从瓶的顶空抽取0.2~2ml进入GC仪分析。手动进样由于受样品温度、平衡时间、取样压力和取样速度方面控制精度的影响，其分析结果的精度稍差，RSD%常在3%以内。但用于定性分析时，不失为一种经济的方法。若要作精确的定量分析，则最好用自动顶空进样装置。

（2）自动进样装置　目前商品化的顶空自动进样器有多种设计，常见的两种是压力平衡顶空进样装置和压力控制定量管进样装置。

由于平衡温度、平衡时间、加压时间和压力高低、取样时间、载气流速均影响进入GC的样品量，所以，自动顶空进样器必须对这些条件实行严格控制。

在进行药物中残留有机溶剂检查时，应根据供试品中残留溶剂的沸点选择顶空温度。对沸点较高的残留溶剂，通常选择较高的顶空温度；但此时应兼顾供试品的热分解特性，尽量避免供试品产生的挥发性热分解产物对测定的干扰。顶空时间一般不应少于30分钟，以保证供试品溶液的气液两相有足够的时间达到平衡。顶空的时间也不宜过长，通常不应超过60分钟，否则可能使顶空瓶的气密性变差，导致定量准确性的降低。对照品溶液与供试品溶液必须使用相同的顶空条件。顶空样品瓶最好只用一次。

若要反复使用，建议的清洗方法是：先用洗涤剂清洗（太脏的瓶子可用洗液浸泡），然后用蒸馏水洗，再用色谱纯甲醇冲洗，置于烘箱中烘干备用。

【示例】　马来酸氯苯那敏中四氢呋喃、二氧六环、吡啶和甲苯的检查

固定相为二乙烯基-乙基乙烯苯型高分子小球，柱温190℃，采用第三法测定。以苯为内标物，浓度60μg/ml。精密称取四氢呋喃、二氧六环、吡啶和甲苯适量，加甲醇制成每1ml中分别含720μg、380μg、200μg和890μg的溶液，作为对照贮备液；精密量取对照贮备液1ml与内标液1ml，置10ml量瓶中，加水稀释至刻度，摇匀，作为对照溶液。

精密称取本品1.0g，置10ml量瓶中，加内标溶液1.0ml，加水溶解并稀释至刻度，摇匀，作为供试品溶液。分别进样对照溶液和供试品溶液进行测定，残留溶剂含量应符合规定。

【示例】　司帕沙星中甲苯和吡啶的检查

以聚乙二醇（PEG-20M）为固定液的毛细管柱，柱温：程序升温，60℃维持5分钟，以每分钟20℃升温至150℃，维持6分钟；检测器为氢火焰离子化检测器，检测器温度为230℃；进样口温度为200℃。取供试品约0.5g，精密称定，置顶空瓶中，精密加入2%氢氧化钠溶液5ml使溶解，密封瓶口，作为供试品溶液。分别精密称取甲苯与吡啶各适量，加2%氢氧化钠溶液稀释制成每1ml中含甲苯89μg和吡啶20μg的混合溶液，精密量取5ml，置顶空瓶中，密封瓶口，作为对照品溶液。顶空瓶温度为85℃，平衡时间为30分钟，进样体

积为 1.0ml。取对照品溶液顶空进样，各成分峰之间的分离度均应符合要求。分别取供试品溶液与对照品溶液顶空进样，记录色谱图，按外标法以峰面积计算，残留溶剂含量应符合规定。

【示例】 戊二醛残留量测定法

本法系依据戊二醛与 2，4−二硝基苯肼反应生成正戊醛二硝基苯肼，用高效液相色谱法，测定供试品中戊二醛含量。

照高效液相色谱法（通则0512）测定。

色谱条件 用十八烷基硅烷键合硅胶填充剂（SG120，S−5μm，直径4.6mm，波长250nm）；以70%乙腈溶液为流动相；流速为每分钟1.2ml；检测波长为360nm；记录时间为30分钟。

测定法 取戊二醛对照品适量，精密称定，加水溶解并定量稀释成每1ml中约含10mg的溶液；精密量取该溶液0.2ml、0.4ml、0.6ml、0.8ml、1.0ml，分别置试管中，各加水至1.0ml，精密加流动相1ml与2，4−二硝基苯肼溶液（称取2，4−二硝基苯肼2.4g，加30%高氯酸溶液，溶解成100ml）0.1ml，立即于混合器上混匀，用0.45μm 膜滤过。另取供试品适量，以每分钟3000转离心10分钟，精密量取上清液1ml，自"精密加流动相1ml"起，同法操作。分别精密量取对照品溶液与供试品溶液各10μl，注入液相色谱仪，记录色谱图。以戊二醛对照品溶液的浓度对其相应的峰面积作直线回归，求得直线回归方程，计算出供试品溶液中戊二醛含量。

【附注】（1）配制戊二醛对照品溶液用的戊二醛用量 0.1g（系经色谱纯度测定后折算其含量为100%）。

（2）直线回归相关系数应不低于0.99。

第七节　原料药及制剂的稳定性研究

一、稳定性的含义及分类

药物及其制剂的稳定性是评价它们经一定时间后质量变化的标准，有物理稳定性、微生物稳定性和化学稳定性三个方面。

1. 物理稳定性 是指药品因物理变化而引起的稳定性改变，如片剂的硬度、崩解度的改变，包衣畸形或脱落；混悬剂的疏松性、粒度的改变；乳剂的乳析、破乳；软膏剂的分层等，均能使药剂的质量不符合医疗使用的要求。

2. 微生物稳定性 是指细菌、霉菌等微生物使药品变质而引起稳定性的改变，如常见于未经灭菌处理的一些药剂的霉变、腐败变质等。

3. 化学稳定性 是指药物受外界因素的影响或与制剂中其他组分等发生化学反应而引起稳定性改变，主要的化学变化有氧化、水解、还原、光解等。如维生素C、肾上腺素等受空气中氧的影响引起分解；阿司匹林在贮存过程中遇湿气生成刺激性大的水杨酸；四环素因生产或贮存不当降解生成多种有毒杂质，有差向四环素、脱水四环素等；抗抑郁药盐酸普罗替林遇光生成环氧化物，引起强烈的皮肤光毒作用等。

这三类稳定性中，以化学稳定性较为重要、最为常见，也是稳定性研究的主要方面。

稳定性研究是药品质量控制研究的主要内容之一，与药品质量研究和质量标准的建立，紧密相关，稳定性研究具有阶段性特点，贯穿药品研究与开发的全过程，一般始于药品的临床前研究，在药品临床研究期间和上市后还应继续进行稳定性研究。

二、稳定性研究设计的考虑要素

稳定性研究的设计应根据不同的研究目的，结合原料药的理化性质、剂型的特点和具体的处方及工艺条件进行。

（一）样品的批次和规模

一般地，影响因素试验采用一批样品进行，如试验结果不明确，应加试两个批号的样品。加速试验和长期试验采用三批样品进行。

稳定性研究应采用一定规模生产的样品，以能够代表规模生产条件下的产品质量。原料药的合成工艺路线、方法、步骤应与生产规模一致；药物制剂的处方、制备工艺也应与生产规模一致。

稳定性研究中，原料药的批量应达到中试规模的要求。口服固体制剂如片剂、胶囊应为10000个制剂单位左右。大体积包装的制剂（如静脉输液等）的批量至少应为稳定性试验所需总量的10倍。特殊品种、特殊剂型所需数量，视具体情况而定。

（二）包装及放置条件

稳定性试验要求在一定的温度、湿度、光照条件下进行，这些放置条件的设置应充分考虑到药品在贮存、运输及使用过程中可能遇到的环境因素。

原料药的加速试验和长期试验所用包装应采用模拟小包装，所用材料和封装条件应与大包装一致。药物制剂应在影响因素试验结果基础上选择合适的包装，在加速试验和长期试验中的包装应与拟上市包装一致。

稳定性研究中所用设备应能较好地对各项试验条件所要求的环境参数进行控制和监测。

（三）考察时间点

由于稳定性研究目的是考察药品质量随时间变化的规律，因此研究中一般需要设置多个时间点考察样品的质量变化。

考察时间点应基于对药品的理化性质的认识、稳定性趋势评价的要求而设置。如长期试验中，总体考察时间应涵盖所预期的有效期，中间取样点的设置要考虑药品的稳定性特点和剂型特点。对某些环境因素敏感的药品，应适当增加考察时间点。

（四）考察项目

稳定性研究的考察项目应选择在药品保存期间易于变化，并可能会影响到药品的质量、安全性和有效性的项目，以便客观、全面地反映药品的稳定性。根据药品特点和质量控制的要求，尽量选取能灵敏反映药品稳定性的指标。

一般地，考察项目可分为物理、化学、生物学和微生物学等几个方面。具体品种的考察项目设置应参考《中国药典》现行版有关规定。

（五）显著变化

稳定性研究中如样品发生了显著变化，则试验应中止。一般来说，原料药的"显著变化"应包括：①性状（颜色、熔点、溶解度、比旋度）、晶型、水分等超出标准规定；②含量测定超出标准规定；③有关物质如降解产物、异构体等超出标准规定；④结晶水发生变化。

一般来说，药物制剂的"显著变化"包括：①含量测定中发生5%的变化（特殊情况应加以说明）；或者不能达到生物学或者免疫学的效价指标；②药品的任何一个降解产物超出标准规定；③性状、物理性质以及特殊制剂的功能性试验（如颜色、相分离、再混悬能力、结块、硬度、每次给药剂量等）超出标准规定；④pH超出标准规定；⑤制剂溶出度或释放度超出标准规定。

（六）分析方法

评价指标所采用的分析方法应经过充分的验证，能满足研究的要求性、准确性、灵敏度、重现性等。

药物及其制剂因化学稳定性问题引起的化学变化，不一定造成外观的明显改变，需要通过分析才能观察到药物分解变质的情况。因此，新药稳定性研究中首先遇到的问题是要有评定稳定性的尺子，俗称"稳定性指标分析法"。开展这方面工作，首先要预测药物主要的降解途径及可能的降解产物。药物的化学稳定性与其结构密切相关，如一般酯类和酰胺类药物易水解；酚类、芳香胺类和含不饱和键的药物易被氧化；含羧基的药物脱羧分解等。根据药物本身的结构特点或其结构类似化合物的资料，可初步推测其可能的降解方式及降解产物；或经加速试验（通常以温度作为强应力）后分离得其主要降解产物，测定其结构，来了解降解产物是什么。稳定性指示分析通常是指当存在降解产物情况下能对未分解的药物原形进行专一测定。由于一些药物可产生具有毒副作用的降解产物，当它们超过一定限量时，即使主药保持足够的含量，仍须限制其有效期。因此有人提出，稳定性指标分析除能在降解产物存在下定量测定未分解的主药外，还应能测定存在的降解产物。随着分析技术的进展，这已成为可能和现实。

选择合适的稳定性指标分析法，需对药物的降解反应机制及其降解产物的理化性质等有较充分的了解，方法要求专一、灵敏、精密度高。分光光度法、色谱法已广泛用于药物的稳定性分析中。分光光度法简便、灵敏，但专属性较差，当药物与其降解产物的吸收光谱有明显差别时适用；另外有用导数光谱法，或利用药物及其降解产物与某种试剂的选择性作用形成有色物质而以可见分光光度法测定药物的稳定性。色谱法中薄层色谱法与气相色谱法均可应用，前者较为简便，但有时灵敏度及重现性较差；后者具有分辨率及灵敏度高的优点，但受到药物须有一定挥发性的限制，另外水溶液样品无法直接进样。高效液相色谱法（HPLC）已成为研究药物稳定性最为广泛应用的方法，其优点是样品处理简单、水溶液样品可直接进样；方法灵敏、专属性好，可同时对主药及其降解产物进行分析。另外，HPLC/UV–DAD、HPLC/MS联机使用不仅能容易地进行药物峰的纯度检验，而且对提示药物及降解产物结构之间的关系及阐明药物降解途径提供重要的信息和依据。近年来，有人应用热传导微量热法进行药物的稳定性测定，利用该法可对每年仅有约0.01%分解极稳定的药物进行测定。固体制剂中主药的含量测定最方便的方法是漫反射光谱法，还有差热分析法和差示扫描量热法。

三、稳定性研究的试验方法

根据研究条件的不同，稳定性研究内容可分为影响因素试验、加速试验、长期试验等。

为确定药品在一定贮存条件下的稳定性，最可靠的方法是留样考察，这种方法能反映真实情况，但往往费时较长，而且不易及时发现和纠正出现的问题。因而，在尚未取得长期贮存稳定性考察结果前，必须进行影响因素及加速试验考察。

（一）影响因素试验

影响因素试验是在剧烈条件下进行的，目的是了解影响稳定性的因素及可能的降解途径和降解产物，为制剂工艺筛选、包装材料和容器的选择、贮存条件的确定等提供依据。同时为加速试验和长期试验应采用的温度和湿度等条件提供依据，还可为分析方法的选择提供依据。

影响因素试验一般包括高温、高湿、光照试验。一般将原料药供试品置适宜的容器中（如称量瓶或培养皿），摊成≤5mm厚的薄层，疏松原料药摊成≤10mm厚的薄层进行试验。对于制剂产品，一般采用除去内包装的最小制剂单位，分散为单层，置适宜的条件下进行。如试验结果不明确，应加试两个批号的样品。

对于某些制剂，如软膏、注射液，应提供低温条件下的试验数据（如注射剂的冻融试验），以确保在低温条件下的稳定性。对于需要溶解或者稀释后使用的药品，如注射用粉针剂、溶液片剂等，还应考察临床使用条件下的稳定性。

1. **高温试验**　供试品置密封洁净容器中，在60℃条件下放置10天，于第5天和第10天取样，检测有关指标。如供试品发生显著变化（如制剂含量下降5%），则在40℃下同法进行试验，如60℃无显著变化，则不必进行40℃试验。

2. **高湿试验**　供试品置恒湿密闭容器中，于25℃、RH90%±5%条件下放置10天，在第5天和第10天取样检测。检测项目应包括吸湿增重项。若吸湿增重5%以上，则应在25℃，RH75%±5%下同法进行试验；若吸湿增重5%以下，且其他考察项目符合要求，则不再进行此项试验。

恒湿条件可以通过在密闭容器下部放置饱和盐溶液来实现。根据不同的湿度要求，选择NaCl饱和溶液（15.5~60℃，RH 75%±1%）或KNO_3饱和溶液（25℃，RH 92.5%）。

3. **光照试验**　供试品置装有日光灯的光照箱或其他适宜的光照容器内，于照度（4500±500）lx条件下放置10天，在第5天和第10天取样检测。以上为影响因素稳定性研究的一般要求。根据药品的性质必要时可以另行设计试验方案，探讨pH、氧、冷冻等其他因素对药品稳定性的影响。

【示例】 氯雷他定影响因素试验

高温试验：取样品适量平铺于培养皿中，置60℃的恒温箱中放置10天，于0、5、10天分别取样品测定，与0天比较。

高湿试验：取样品适量平铺于培养皿中，于25℃相对湿度RH 90%±5%的条件下放置10天，于0、5、10天取样品测定，与0天比较。

强光照射试验：取样品适量平铺于培养皿中，置于光橱中在（4500±500）lx的条件光照10天，于0、5、10天取样品测定，与0天比较。

【示例】 复方甘草片的稳定性研究

取本品1片置于25ml量瓶中，按以下条件进行破坏。①光破坏：于4500lx强光下照射48小时；②热破坏：105℃加热3小时；③酸破坏：加0.01mol/L盐酸溶液5ml，沸水浴1小时，用氢氧化钠溶液中和；④碱破坏：加0.01mol/L的氢氧化钠溶液5ml，沸水浴1小时，用盐酸溶液中和；⑤氧化破坏：加体积分数0.3的过氧化氢溶液1ml，室温放置1小时。分别取破坏后的溶液，加流动相稀释至刻度，进样，以各自对照法测定单杂和总杂，以外标法测定酸的特定杂质A。

本品在酸、碱、光、高温破坏条件下相对稳定，未产生明显的降解产物；氧化破坏后产生明显的降解产物是特定杂质。

【示例】 盐酸西替利嗪片影响因素试验

高温试验：供试品置密封洁净容器中，在60℃条件下放10天，于第5天和第10天取样，检测有关指标。

高湿试验：供试品置恒定密闭容器中，于25℃、RH 90%±5%条件下放置10天，在第5天和第10天取样检测检测项目应包括吸混增重项。若吸混增重5%以上，则应在25℃，RH 75%±5%下同法进行试验：若吸湿增重5%以下，且其他考察项目符合要求，则不再进行此项试验。

光照试验：供试品置装有日光灯的光照箱或其他适宜的光照容器内，于照度（4500+500）lx条件下放置10天，在第5天和第10天取样检测。

（二）加速试验

加速试验是在超常条件下进行的，目的是通过加快市售包装中药品的化学或物理变化速度来考察药品稳定性，对药品在运输、保存过程中可能会遇到短暂的超常条件下的稳定性进行模拟考察，并初步预测样品在规定的贮存条件下长时间内的稳定性。稳定性研究中可不要求相对湿度。对采用半通透性的容器包装的药物制剂，如多层共挤PVC软袋装注射液、塑料瓶装滴眼液、滴鼻液等，加速试验应在（40±2）℃、RH 20%±5%的条件下进行。

乳剂、混悬剂、软膏剂、糊剂、凝胶剂、眼膏剂、栓剂、气雾剂、泡腾片及泡腾颗粒等制剂宜直接采用（30±2）℃、RH 65%±5%的条件进行试验。

对温度敏感药物（需在冰箱中4~8℃冷藏保存）的加速试验可在（25±2）℃ RH 60%±5%条件下同法进行。需要冷冻保存的药品可不进行加速试验。

【示例】 氯雷他定加速试验与室温留样试验

按上市包装于温度（40±2）℃，相对湿度75%±5%的恒温恒湿条件下放置，分别于第0、1、2、3、6个月取样检查各项指标。按上市包装于室温自然放置，定期取样考察各项指标。于室温放置六个月，各项指标均无明显变化，则继续留样考察其稳定性，以确定有效期。

结果表明：样品于室温放置六个月，各项指标均无明显变化。

（三）长期试验

长期试验是在上市药品规定的贮存条件下进行，目的是考察药品在运输保存、使用过程中的稳定性，能更直接地反映药品稳定性特征，是确定有效期和贮存条件的最终依据。

取三批样品在（25±2）℃、RH60%±10%条件进行试验，取样时间点在第一年一般为每3个月末一次；第二年每6个月末一次，以后每年末一次。对温度敏感药物的长期试验可在（6±2）℃条件下进行试验，取样时间同上。

【示例】　阿莫西林胶囊剂的稳定性考察

加速试验：按市售包装，取上述三批样品各600粒，在温度38~42℃，相对湿度70%~80%的条件下放置6个月，分别于第、1、2、3、6月各取样一次，考察溶出度、含量、有关物质、聚合物。

长期试验：按市售包装，取上述三批样品各600粒，在温度23~27℃，相对程度50%~70%的条件下放置24个月。分别于第0、3、6、9、12、18、24个月各取样一次，考察溶出度、含量、有关物质、聚合物。

若阿莫西林胶囊（0.5g）经加速考察6个月和长期考察24个月，其溶出度、含量、有关物质、聚合物与0月比较均无明显变化，则各项检测结果均符合规定，表明该产品质量稳定。

【示例】　盐酸西替利嗪片长期试验考察

方法：依《中国药典》长期试验指导原则，分别对不同城市放置的药品分0、3、6、9、12、18、24、36、38月进行抽样。

精密称取约相当于盐酸西替利嗪10mg，置100ml量瓶中，加水超声溶解并稀释至刻度1摇匀，滤过作为供试品溶液。另精密称取盐酸西替利嗪用水制成每1ml中含0.1mg的溶液作为对照品溶液。依法定标准WS，-（X-043）-20042，采用十八烷基硅烷键合硅胶为填充剂的色谱柱；以0.1mol/L磷酸二氢钠溶液（用磷酸调节PH至3.7）-乙腈（6:4）为流动相；检测波长为232nm。进行检查分别取对照品溶液及供试品溶液20μl注入高效液相色谱仪，其理论板数按盐酸西替利嗪峰计算应不低于2000。本品含盐酸西替利嗪（$C_{21}H_{25}ClN_2O_3·2HCl$）应为标示量的90.0%~110.0%。试验数据针对三批样品所收集的试验数据。详细结果，见表2-13、表2-14、表2-15。

表2-13　批次为080301盐酸西替利嗪长期试验考察

080301	0月	3月	6月	9月	12月	18月	24月	36月	38月
海南	101.7	101	101.4	101.3	101.9	101	101.2	101.1	101
杭州	101.1	101.4	101.1	101.5	99.6	100.8	101.1	101	101.3
北京	101.4	101.2	101.4	100.7	100.5	100.9	99.1	101.4	101.1
乌鲁木齐	101	101.3	101.1	101.4	101	100.7	100.8	101.3	101

表2-14   批次为080302盐酸西替利嗪长期试验考察

080301	0月	3月	6月	9月	12月	18月	24月	36月	38月
海南	100.9	100.3	100.5	101	99.4	100.7	100.3	100.4	100.6
杭州	100.4	100.8	100.9	100.3	99.2	100.4	100.5	99.8	100.9
北京	99.5	100.7	100.3	100.9	100.4	100	101	100.3	99.9
乌鲁木齐	100.4	100.5	100.8	99.8	100.4	100.9	100.3	101.9	100.5

表2-15   批次为080303盐酸西替利嗪长期试验考察

080301	0月	3月	6月	9月	12月	18月	24月	36月	38月
海南	100.9	99.4	100.6	100.4	100.4	101.7	100.4	101.4	100.8
杭州	100.3	100.6	100.8	100.9	99.5	100.9	100.2	101.3	100.7
北京	99.7	100.8	100.5	99.8	100.7	100	100.6	101.8	100.6
乌鲁木齐	100.7	101.9	100.4	100.7	100.3	100.8	99.6	100.3	100.7

试验数据处理结果：依据表 2-13、表 2-14 和表2-15 中数据，分别求出三年内，各批样品在不同城市中数据的标准差，详细结果见表2-16。

表2-16   批样品三年内在不同城市中数据的标准差

批次	海南	杭州	北京	乌鲁木齐
080301	0.33%	0.56%	0.73%	0.21%
080302	0.47%	0.55%	0.49%	0.58%
080303	0.66%	0.52%	0.61%	0.61%

由表2-16可见，标准偏差均小于1.5%，说明数据的离散程度符合要求。

试验数据处理结果：依据表2-13、表 2-14 和表2-15的数据，对不同城市的同批样品进行单因素方差分析，利用F检验方法，求得F值，详细结果见表2-17、表2-18、表2-19。

表2-17   批次080301盐酸西替利嗪单因素方差分析

080301	海南	杭州	北京	乌鲁木齐
海南	–	0.14	0.034	0.39
杭州	0.14	–	0.47	0.025
北京	0.034	0.47	–	0.0044
乌鲁木齐	0.39	0.025	0.0044	–

表2-18   批次080302盐酸西替利嗪单因素方差分析

080302	海南	杭州	北京	乌鲁木齐
海南	–	0.64	0.91	0.57
杭州	0.64	–	0.72	0.92
北京	0.91	0.72	–	0.65
乌鲁木齐	0.57	0.92	0.65	–

表2-19　批次080303盐酸西替利嗪单因素方差分析

080303	海南	杭州	北京	乌鲁木齐
海南	–	0.52	0.82	0.83
杭州	0.51	–	0.67	0.67
北京	0.82	0.67	–	0.99
乌鲁木齐	0.83	0.67	0.99	–

在置信度为95%查F检验的上侧临界值（Fa），F值为3.44。表2-16数值均小于3.44，说明各组间没有显著性差异。

讨论：在整个过程中，在中国选取海南（热带季风性气候：分旱雨两季）、杭州（亚热带季风气候：冬季温和少雨）、北京（温带季风性气候：冬季寒冷干燥，夏季高温少雨）、乌鲁木齐（温带大陆性气候：冬季严寒，夏季高温，常年干旱少雨）四座城市，进行长期稳定性研究。

从数据结果看，药品的质量基本稳定。在储存期间，质量改变很小。可以有效避免在使用中由于剂量或变异所引起的不安全因素。

（四）药品上市后的稳定性研究

药品在注册阶段进行的稳定性研究，一般并不能够完全代表实际生产产品的稳定性，具有一定的局限性。采用实际条件下生产的产品进行稳定性考察的结果，是确定上市药品稳定性的最终依据，在药品获准生产上市后，应采用实际生产规模的药品继续进行长期试验，必要时还应进行加速试验和影响因素试验。根据继续进行的稳定性研究的结果，对包装、贮存条件和有效期进行进一步的确认。

药品在获得上市批准后，可能会因各种原因而申请对制备工艺、处方组成、规格、包装材料等进行变更，一般应进行相应的稳定性研究，以考察变更后药品的稳定性趋势，并与变更前的稳定性研究资料进行对比，以评价变更的合理性。

四、稳定性研究结果的评价

药品稳定性的评价是对稳定性研究中的各项试验，如影响因素试验、加速试验、长期试验中得到的药品稳定性信息进行系统的分析和结果判断。

（一）贮存条件的确定

新药注册中申请应综合影响因素试验、加速试验和长期试验的结果，同时结合药品在流通过程中可能遇到的情况进行综合分析。选定的贮存条件应按照规范术语描述。

【示例】　贮存条件对双氯芬酸钠肠溶片稳定性的影响

根据原料药的稳定性影响因素试验的结果，可以发现通过降解试验显示，双氯芬酸钠在碱解、高温、氧化、强光、存在吸附剂等条件下是极不稳定的，在高湿、酸解、避光条件下，相对稳定。

故在对双氯芬酸钠肠溶片的贮藏条件应选择为遮光，密封保存。

比如北京诺华制药有限公司的双氯芬酸钠肠溶片产品说明书写明遮光、密封保存。而广东华南药业集团有限公司的贮藏要求也是遮光、密封保存。

（二）包装材料/容器的确定

一般先根据影响因素试验结果，初步确定包装材料和容器，结合加速试验和长期试验的稳定性研究的结果，进一步验证采用的包装材料和容器的合理性。

示例　包装材料对双氯芬酸钠肠溶片稳定性的影响

双氯芬酸钠肠溶片的包装是铝塑包装，规格是10片/板，10片/盒；30片/盒。

据文献报道，铝质材料有以下优点：密度小，易于实现轻量化；铝表面能自然形成一层致密氧化铝薄膜，以阻止进一步氧化；无毒无味，符合环保标准；铝对光、热的反射性能和传导性能优异，可提高加热灭菌和低温处理的效果；铝薄膜可实现完全不透光。同样地，铝质材料也有某些缺点：铝的耐蚀性较差，不宜用于盛装酸性、碱性或含盐量过多的药品食品；铝的材质较软，受挤压易变形。目前可以通过与其他材料复合以弥补铝材的部分缺点。双氯芬酸钠肠溶片的市售包装是铝塑水泡眼包装，规格为50mg × 10片 × 2板/盒。

药品泡罩包装采用的铝箔是密封在塑料硬片上的封口材料，也称为盖口材料，通常称为药用铝箔。它以硬质工业用铝箔为基础材料，具有无毒、耐腐蚀、不渗透、卫生阻热、防潮等优点，高温消毒灭菌，并能阻光，可保护药品免受光线的破坏。药品包装用的泡罩材料，目前多数使用聚氯乙烯（PVC）硬片和聚偏二氯乙烯（PVDC）硬片。聚氯乙烯（PVC）在阻湿和阻气等方面不尽理想，已有厂家将聚偏二氯乙烯（或其复合材料）应用于此领域。聚偏二氯乙烯（或其复合材料）对空气中的氧及水蒸气、二氧化碳等具有良好的阻隔性。

（三）有效期的确定

药品的有效期应综合加速试验和长期试验的结果，进行适当的统计分析得到。最终有效期的确定一般以长期试验的结果来确定，由于试验数据的分散性，一般应按95%可信限进行统计分析，得出合理的有效期。如三批统计分析结果差别较小，则取其平均值为有效期，如差别较大则取其最短的为有效期。若数据表明测定结果变化很小，表明药品是很稳定的，则可以不做统计分析。

第三章　新药非临床药效学研究

第一节　总　论

一、药理学研究主要内容及主要药效学研究在临床前研究中的重要性

药理学（Pharmacology）是研究药物的学科之一，是一门为临床合理用药防治疾病提供基本理论的医学基础学科。药理学研究药物与机体（包括病原体）相互作用的规律及其原理。药物与机体间存在两种关系，一是药物对机体产生的生物效应，包括对机体产生的治疗作用即药效学（Pharmcodynamics）和对机体产生的不良反应即毒理学（Toxicology）。另一个是机体对药物的作用，包括药物的吸收（absorption）、分布（distribution）、代谢（metabolism）和排泄（excretion）。前者称为药物效应动力学（Pharmacodynamics），简称药效学；后者称为药物代谢动力学（Pharmacokinetics），简称药动学。

新药的药效学研究包括主要药效研究和一般药理研究。本章仅对主要药效学部分作叙述，一般药理学研究，毒理研究和药代动力学研究的试验方法、指导原则及相关事项详见其他章节。新药的主要药效学试验是研究与新药防治作用有关的药理效应，主要目的在于确定受试药物有无疗效，阐明其作用特点和揭示其可能的作用机制。其主要内容包括受试品在不同模型上的疗效、有效剂量范围及最佳给药周期、起效和疗效维持时间、与阳性药物比较的作用特点及作用机制的探索等。药效学是研究药物对机体作用、作用规律及作用机制的科学。它不但是药理学的理论基础，而且是临床合理用药的依据，是新药临床前评价的主要内容之一。

二、临床前药效学研究应遵循的原则

（一）新药的主要药效学试验设计应遵循的总原则

新药的主要药效学试验设计，与其他药理学试验一样，应遵循对照、随机、重复、均衡的总原则。

1.对照原则　良好的设计研究必须有严格的对照，这在新药评价中尤为重要。对照组与试验组或治疗组的区别在于，除不给试药外，其余条件均相同。对照组包括模型或手术对照组、溶剂或赋形剂对照组（因有时制备药物所用溶剂可能产生某种作用）和阳性药对照组。一些疾病，如呼吸道感染等不用药也能自愈，如无对照，很难对疗效与药物的关系加以判断。在评价新药有效性时，尚需与药典广泛记载的或临床上公认有效的药物比较，设置阳性药对照组，其目的：①与已知药比较作用强度；②考察所用试验方法的灵敏度及可

靠性，可以根据已知药的反应排除假阴性和假阳性的错误结论。在临床试验中还需设置由无药理活性的物质如乳糖、淀粉等组成的安慰剂对照组，旨在为了区分药物本身的药理作用和人精神因素的作用，排除非药物引起的治疗效应和不良反应（称为安慰剂效应）。

对照方法很多，有阴性对照、有效（或标准）对照（阳性对照）、试验（模型）对照、配对对照、组间对照、历史对照以及正常值对照等。

（1）阴性对照

1）空白对照　是在不给任何措施情况下观察动物自发变化的规律。

2）假处理对照　采用与试验相同操作条件的对照，为溶剂或赋形剂或假手术组，用于观察不给药（或不处理时）试验对象的反应和指标变化，其目的：①作为病理模型制造是否成功，试验药物是否有效的比对标准；②排除假阳性结果。如给药试验中的溶媒、手术、注射以及观察抚摸等都可以对动物产生影响。

3）安慰剂对照　采用外形相同、气味相似，但不含主药的制剂作为对照，排除患者心理对药效的影响。

（2）有效（或标准）对照或阳性对照　常用于药物研究。采用药典上记载的或临床公认有效的药物作为阳性药，设置对照组，其目的：①比较试验药物与临床目前使用药物间的药物效应强度；②考察试验方法及技术的可靠性；③排除假阴性结果。

（3）（试验）模型对照　根据药效学研究的目的，制造相应的动物病理模型，并给予溶剂或赋形剂，用于观察具有病理变化的试验对象的反应和指标变化，作为试验药物是否有效的比对标准。

（4）配对对照　是同一个体在前后不同时间比较对照期和试验期的差异，或同一个体的左右两部分作对照处理和试验处理的差异，这样可大大减少抽样误差。在试验中也可用一卵双胎或同窝动物来做。

（5）组间对照　是将试验对象分成两组或几组比较其差异。这种对照个体差异和抽样误差比较大。组间对照可用交叉对照方法以减少误差。如观察某药物的疗效可用两组动物先分别做一次试验和对照，再互相交换，以原试验作为对照组，原对照组作为试验组重复第一次试验所观察的疗效或影响，而且检查的指标和条件要等同。

（6）历史对照与正常值对照　这种对照要十分慎重，必须要条件、背景、指标、技术方法相同才可进行对比，否则将会得出不恰当的甚至错误的结论。

2. 随机原则　随机是减小试验差异的最基本方法，通过随机的方法，将客观存在的各种差异对试验结果的影响降低到最小。药理学试验中，虽然可以通过各种方法控制试验条件，但仍然不可避免由于各种差异造成的影响，特别是在动物实验中，动物间的个体差异是无法排除的客观存在，可通过随机的方法，分配到各试验组中，使这种差异不至于影响试验结果。

在试验过程中实施随机原则，可根据具体试验特点，采用不同的随机方法，实现试验设计和实施过程的随机化。

动物随机分组的方法很多，如抽签、拈阄等形式，但最好的方法是使用随机数字表、计算器或计算机来产生。随机数字产生后，依据其来对试验动物进行随机分组。

3. **重复原则**　试验的条件，如动物品系、试验模型和方法、观察指标、药物剂量、剂型、使用的试剂、仪器甚至是试验人员操作技术熟练程度等以及判断标准，应确保稳定、规范，控制一致，多次试验能获得近似的结果。如数据不能重复，则其试验结果将无应用价值。若因人为的因素造成新药的漏筛，将是极大的损失。

重复是保证试验结果可靠的重要措施之一，包括重现性和重复数。

（1）重现性　在药理学试验中，重现性表现为两方面含义：①在不同空间与时间条件下，按同样的试验方法和条件，可获得同样的试验结果，只有可重现的结果才是科学可靠的，不能重现的结果可能是偶然现象，没有科学价值；②试验动物不同种属的重复。试验单做一种动物是不够的，应当重复做几种动物。这不仅可以比较不同动物的差别，而且可以在不同动物实验中发现新问题，提供使用不同指标的线索，保证试验结果的可靠性。

（2）重复数　指的是试验要有足够的次数或例数。在试验中要求有一定的重复数，目的是消除个体差异和试验误差，提高试验结果的可靠性。一般，小动物（如小鼠、大鼠）每组10~30例；大动物（犬、猫、羊、猴）每组5~10例。

4. **均衡原则**　所谓均衡，就是在单因素试验研究中，设法使对照组与试验组中的非试验因素尽量达到均衡一致，使试验因素的试验效应更能真实地反映出来；而在多因素试验研究场合，对照是指同一个试验因素各水平之间互为对照。可以说，均衡性原则是试验设计中最容易被人们忽视的，同时又是最重要的原则。如果能够做到均衡性原则，则可以提高各组间的可比性，提升试验结论的可信度。在动物分组、性别分配、试验标本的采集等过程应遵循均衡性原则。

（二）新药临床前主要药效学研究原则

根据《新药（西药）临床前研究指导原则汇编》新药的主要药效学研究应根据新药的不同药理作用，按该类型药物评价药效的研究方法和判断标准进行，原则如下。

1. **方法**

（1）新药的主要药效作用应当用体内体外两种以上试验方法获得证明，其中一种必须是整体的正常动物或动物病理模型。各项试验均应有空白对照和已知药物对照，药理试验结果需经统计学处理。应当有两种以上剂量及不同的给药方法。

（2）试验模型必须能反映药理作用的本质。如有些新药无法满足上述动物和模型要求，应予以说明理由，改用其他模型。

2. **指标**　应能反映主要药效作用的药理本质。应客观，能定量或半定量。

3. **剂量**　应做出量效关系，尽量求出 ED_{50} 或有效剂量范围，量效关系不明确的药物应说明原因。

4. **给药方法**　应采用拟推荐临床应用的给药方法。如该法在动物上无法实施时，应予说明，改用他法。

5. **对照**　应有空白对照和已知标准阳性药物或治疗措施对照。

对于尚未制订主要药效学技术指导原则的某些药物研究者可提出暂定方法，报卫健委药品审评办公室。

（三）新药主要药效学试验过程中应引起重视的几个问题

如前所述，新药主要药效学试验最重要的目的在于确定新药是否有效，是否支持申报Ⅰ临床试验方案中所述的适应证，但要在有限时间内进行的药效学试验中充分显示新药的疗效和特点，除遵循药理学试验的基本原则要求以外，还应对以下几个方面问题引起重视，包括试验模型、给药方案、检测指标、阳性对照药和作用机制研究等。

1.试验模型　试验模型的内容包括体内和体外模型、致伤因素、模型的种类和模型的损伤程度等几个方面。对有些新药，采用体外试验模型，可以观察药物对细胞和组织等不同水平的直接作用，操作方便，成本低，同时能为体内试验方案的设计提供试验资料，如体外抗菌试验、扩血管药物的动脉条试验、抗肿瘤药物MTT试验和细胞集落形成试验等。

无疑，整体动物模型是主要药效学试验中最重要的试验体系。对整体动物模型而言，需注意选择敏感动物、能提示人类疾病发病机制并能提示新药可能作用机制的模型。选择敏感动物，对存在明显种属差异的生物技术药物尤其重要，一般应选择两种以上敏感动物进行药效学试验。人类疾病的发生和发展可能有多种病因、涉及多个途径、有多种病理表现，因此在评价受试品的药效时会采用多种致伤因素来制备动物模型，以观察新药在不同模型上的疗效。如在进行抗肿瘤药物的药效学试验时，可依据目前肿瘤发病机制的研究结果，分别在转移模型和新生血管模型上进行试验。对作用机制不明确或多靶点作用的药物，则应尽可能在多种致伤模型上试验，以便确认新药的疗效及作用的特点。在临床实际情况中，患者疾病的严重程度一般有所不同，药物的疗效也有差异，故在药效学试验中也应注意动物模型的损伤程度。有时采用严重的致伤模型难以显示新药的疗效，如在血液系统药物的药效学试验中，模型动物因造血功能受抑制过于严重，模型对照组动物造血功能不能由自身缓慢恢复，使新药促进造血功能恢复的作用也难以显示出来。

2.给药方案　在主要药效学试验给药方案的设计中，需要考虑给药剂量范围、开始给药时间、给药持续时间和给药间隔等因素。给药剂量的设计，可以参考急性毒性试验结果、体外试验结果、同类药物的有效剂量、预试验的结果或临床拟用剂量，但最主要的剂量设计依据应是预试验的结果。创新药物的药效学试验一般要采用多种动物，但不同动物对同一药物的耐受性和敏感性可能不同，因此同一受试药物在不同动物（如小鼠和犬）的药效学试验中一般应设计不同的给药剂量。给药剂量设计合理与否的标准是通过试验最终能否得到有效剂量范围，包括起效剂量、最佳有效剂量和剂量依赖关系。反映药效的指标随剂量增减而有变化并不一定说明有剂量依赖关系，需进一步进行量效关系分析和统计学显著性检验。量效关系分析，可以采用简单的二步显著性检验：大小剂量组之间差异有显著意义，小剂量组与对照组比较差异有显著意义，则可认为药效有剂量依赖性，但从严格意义上讲，需进行相关系数（r）或回归系数（b）显著性检验才能肯定药效的剂量依赖性。在药学试验中，开始给药时间相当重要，应结合拟用的临床给药方案和受试药物的作用强弱，确定是否采用预防性给药、治疗性给药或在疾病模型制备中期即开始给药的方式。除特殊情况下，仅采用预防性给药进行药效学试验的提示价值有限，如在细胞毒类药物的药效学试验中，接种肿瘤细胞后不同时间给药，抑制肿瘤生长的效果可能会有很大的不同。在瘤块重量小于200mg（约2×10^8个细胞）时给药，尽管动物实验效果很好，在临床试验中很可能会无效，因此在2006年《细胞毒类抗肿瘤药物非临床研究技术指导原则》中提出在进行抗肿瘤药物非临床药效学试验时通常待移植肿瘤生长至少达100mm³后，再将动物随机分组给药。主要药效学试验的目的之一在于为临床试验方案的确定提供依据。因此，在主要药效学试验中，需要依据受试药物和模型的特点，参照同类药物，进行探索性试验，再确定最佳的给药持续时间和给药间隔，切忌对任何试验结果都套用"1天给药1次，用药1~2周"的给药方案。

3.检测指标　主要药效学试验结果是通过公认的反映药效的指标来表示，因此选择合适的指标及指标的检测周期非常重要。依临床意义大小，药效学指标分为主要药效学指标（如抑瘤率、最小抑菌浓度、IC_{50}等）、次要药效学指标、说明新药作用特点的指标（如抗肿瘤药物的血液中VEGF的水平）和提示药物作用机制的指标（如抗肿瘤药物的肿瘤组织中的血管数目、坏死面积等）。选择观测指标要全面，有时还可以选择一些反映药物毒性的指标同时检测。此外，指标检测周期的确定应以能动态反映药物的疗效为标准，获得起效时间、达最高值时间和疗效维持时间，包括停药后维持疗效等信息。

4.阳性对照　选择合适的阳性药物很重要。阳性药应采用已批准上市、公认为最有效及作用机制相同或相似的药品。依据不同模型和观察指标来选择适当的阳性对照药物，同一受试药物在几个药效学试验模型中可采用不同的阳性对照药物，因为设置阳性对照药物最重要的目的是验证试验体系的可靠性。另外，在同一试验中阳性对照药液可设置多个剂量组，以比较同类受试药物和阳性对照药物之间药效的差异或通过预试验确定阳性对照药物的最佳给药剂量。

5.作用机制　药物效应多种多样，是不同药物分子与机体不同靶细胞间相互作用的结果。药物作用的性质首先取决于药物的化学结构，包括基本骨架、活性基团、侧链长短及立体构形等因素。药理效应是机体细胞原有功能水平的改变，从药理学角度来说，药物作用机制（mechanism of action）要从细胞功能方面去探索。

（1）理化反应　通过简单的化学反应及物理作用来改变细胞周围环境的理化性质来产生的药理效应，如抗酸药中和胃酸以治疗溃疡病，甘露醇在肾小管内提升渗透压而利尿等。

（2）参与或干扰细胞代谢　补充生命代谢物质以治疗相应缺乏症的药，如铁盐补血、胰岛素治糖尿病等。有些药物化学结构与正常代谢物非常相似，掺入代谢过程却往往不能引起正常代谢的生理效果，实际上导致抑制或阻断代谢的后果，称为伪品掺入（counterfeit incorporation），也称抗代谢药（antimetabolite）。例如5-氟尿嘧啶结构与尿嘧啶相似，掺入癌细胞DNA及RNA中干扰蛋白合成而发挥抗癌作用。

（3）影响生理物质转运　很多无机离子、代谢物、神经递质、激素在体内主动转运需要载体参与。干扰这一环节可以产生明显药理效应。例如利尿药抑制肾小管Na^+-K^+、Na^+-H^+交换而发挥排钠利尿作用。

（4）对酶的影响　酶的品种很多，在体内分布极广，参与所有细胞生命活动，而且极易受各种因素的影响，是药物作用的一类主要对象。多数药物能抑制酶的活性，如尿激酶激活血浆纤溶酶原，而有些药本身就是酶，如胃蛋白酶。

（5）作用于细胞膜的离子通道　细胞膜上无机离子通道控制Na^+、Ca^{2+}、K^+、Cl^-等离子跨膜转运，药物可以直接对其作用，而影响细胞功能。

（6）影响核酸代谢　核酸（DNA及RNA）是控制蛋白质合成及细胞分裂的生命物质。许多抗癌药是通过干扰癌细胞DNA或RNA代谢过程而发挥疗效的。许多抗生素（包括喹诺酮类）也是作用于细菌核酸代谢而发挥抑菌或杀菌效应的。

（7）影响免疫机制　除免疫血清及疫苗外，免疫增强药（如左旋咪唑）及免疫抑制药（如环孢霉素）通过影响免疫机制发挥疗效。某些免疫成分也可直接入药。

（8）非特异性作用　一些药物并无特异性作用机制，如消毒防腐药对蛋白质的变性作用，因此只能用于体外杀菌或防腐，不能内用。一些麻醉催眠药（包括乙醇）对于细胞膜脂质结构具有干扰作用，因此对各种细胞均有抑制作用，只是中枢神经系统较敏感罢了。

（9）受体　大多数药物通过作用于受体发挥作用，药物与受体的相互作用及作用后的信号转导过程是药物作用机制的中心内容。如RGD修饰的多肽主要是通过作用于整合素 $\alpha_v\beta_3$ 等并抑制下游ERK通路和Akt通路蛋白的表达来抑制内皮细胞迁移，从而抑制新生血管生成来发挥抗肿瘤作用的。

对主要药效学试验的结果需进行综合分析，内容包括新药在特定模型上的有效性、有效剂量范围、量效关系、时效关系、有无辅助作用、可能的作用机制和与阳性对照药物比较有无特点等，通过合理的分析和评价，从主要药效学试验角度对新药开发的价值作出判断，同时为其他临床前研究（如安全性评价）方案的设计和临床试验方案的拟定提供试验依据。

1993年颁发的《新药（西药）临床及临床前研究指导原则汇编》在试验方法选择、观测指标、实验动物、给药方案和对照组的设置等主要方面，简明地阐述了主要药效学试验的原则要求。目前国内外尚无系统的蛋白质、多肽类新药主药效学试验的指导原则，目前国内进行的蛋白质、多肽类新药主要药效学试验仍是按照《新药（西药）临床及临床前研究指导原则汇编》中的原则和方法并参照现行的一些补充指导原则、药理学试验工具书介绍的内容和国内外有关文献进行设计和试验。

第二节　抗肿瘤药物

肿瘤是组织发生遗传学变异导致细胞相对自主性的生长的结果。肿瘤细胞的主要生物学特性为细胞的增殖失控和分化异常、细胞与细胞和细胞与基质之间发生异常变化。现在的抗肿瘤药物大体上可分为细胞毒类药物、生长因子受体及其信号通路的抑制剂、肿瘤治疗增敏剂、生物反应调节剂、肿瘤血管生成抑制剂及分化诱导剂等，这些药物主要作用于肿瘤细胞的核酸、酶、微管、激素及其信号通路等。

一、抗肿瘤药物药效学非临床研究指导原则

2006年《细胞毒类抗肿瘤药物非临床研究技术指导原则》对细胞毒类抗肿瘤药物的非临床研究进行了系统的总结，为新药研发和技术评价提供了技术参考。目前尚未颁布非细胞毒类抗肿瘤非临床研究技术指导原则，因此在研究一些非细胞毒类药物抗肿瘤药物如多

肽、蛋白质时主要参考《细胞毒类抗肿瘤药物非临床研究技术指导原则》进行。

　　细胞毒类抗肿瘤药物有效性研究的目的主要是探索受试物的作用机制、作用强度以及对不同类型肿瘤的敏感性等，为安全性评价以及临床试验中给药方案、瘤种的选择等提供参考信息。

　　1.体外试验　主要用于筛选候选化合物，初步了解受试物的作用机制、敏感肿瘤类型和作用强度，为随后进行的体内试验提供参考。作用机制研究（如药物作用靶点、细胞周期特异性等）对于预测受试物的有效性和安全性，完善非临床和临床试验的设计具有重要意义，此部分研究应伴随开发进程不断深入。对于创新性药物，必要的作用机制研究资料应在申请临床试验时提交。在体外培养的不同人肿瘤细胞系中加入不同浓度的受试物，采用磺酰罗丹明染色法（SRB法）、四氮唑盐还原法（MTT法）、集落形成法、台盼兰染色法等方法进行检测，计算受试物的半数抑制浓度（IC_{50}），并与阳性对照药进行比较，以初步预测受试物的作用强度和对不同类型肿瘤细胞的敏感性。应根据受试物的结构特点、理化性质和作用机制确定体外试验采用的研究方法。在选择肿瘤细胞系时应考虑到细胞的生长和增殖速率。除非有充分证据证明受试物仅作用于特定的人体细胞靶点，一般应至少选用12种人肿瘤细胞系进行试验。试验还应考察受试物对耐药肿瘤细胞系和正常人源细胞的作用和影响。受试物与细胞共培养的时间一般为48~72小时，贴壁细胞需先贴壁24小时后再给药。试验应设阳性和阴性对照组，阳性对照为化学结构类似，具有相同或类似作用机制的抗肿瘤药物，阴性对照为溶媒对照。试验至少应重复一次。

　　2.体内试验　用于进一步考察受试物对特定类型肿瘤细胞的杀伤或抑制作用，探索受试物产生药效作用的给药剂量、途径、频率和周期等。体内试验通常采用动物肿瘤移植模型和人肿瘤异体移植模型。由于动物肿瘤移植模型与临床疗效之间的相关性不强，仅可用于候选化合物的初步筛选。通常情况下，以人肿瘤异体移植模型试验结果来评价细胞毒类抗肿瘤药物的有效性。

　　（1）模型建立　人肿瘤异体移植模型试验通常在无胸腺鼠或联合免疫缺陷小鼠体内移植人肿瘤细胞系，观察受试物对肿瘤生长的抑制作用。移植肿瘤的选择主要参考体外试验结果、细胞系的生物学特点等因素。原则上，应尽量选用多种人肿瘤异体移植瘤模型；移植的人肿瘤细胞系在组织学、基因表达特点、耐药性等方面应与人体肿瘤尽量接近。细胞毒类抗肿瘤药物临床前体内试验一般至少应选用3~4种人肿瘤异体移植瘤模型，试验至少应重复一次。人肿瘤细胞系移植成瘤后，应传2~3代后再用于体内抗肿瘤试验。为了保持移植瘤的生物学特性和遗传特性，移植瘤体内传代应少于15~20代。

　　（2）试验设计　肿瘤移植部位主要在皮下，也包括原位和腹腔等。通常待移植肿瘤生长至少达100mm³后，再将动物随机分组给药。一般包括高、中、低3个剂量的给药组、阳性对照组和阴性对照组。每组至少6只动物。给药组受试物剂量的选择应体现出量效关系，高剂量不宜超过受试物的最大耐受量。应根据受试物的药动学特点和毒性反应等确定给药频率和周期；给药途径尽量与推荐临床用药的途径相同。阳性对照药一般需满足以下条件：①与受试物结构类似，作用机制相同或相近；②对移植肿瘤敏感；③临床广泛应用且疗效确切。阳性对照药的给药方案应体现出最佳治疗作用，其剂量一般不宜超过最大耐受量。

阴性对照组给予相应的溶剂或辅料。

（3）检测指标　推荐使用测量瘤径的方法，动态观察受试物的抗肿瘤效应。肿瘤直径的测量次数根据移植瘤的生长情况而定，一般为每周2~3次。在试验中还应观测与药物安全性有关的指标，如动物体重增长和死亡率，将治疗组的数据与阳性对照组进行比较，对于判断受试物的安全性和开发前景具有重要意义。试验中应记录检测指标的变化与给药时间的关系，以便了解受试物的作用特点，减少单次记录试验结果可能引起的误差。体内抗肿瘤试验结果中应尽可能附有相应的照片。免疫缺陷小鼠皮下移植的肿瘤很少发生转移，多数死于原发肿瘤。而临床肿瘤患者大多死于肿瘤转移，动物和临床肿瘤患者的死亡原因不同。因此，对于人肿瘤异体移植试验，生命周期延长并不是理想的观测指标。

（4）评价标准　对于体内试验结果的评价应综合考虑受试物的作用机制、模型的临床相关性、每一种模型的具体试验结果以及受试物与阳性对照药试验结果的比较。针对人肿瘤异体移植模型，推荐采用相对肿瘤增殖率T/C（％）作为试验评价指标。原则上，评价标准为：T/C（％）>40％为无效；T/C（％）≤40％，并经统计学处理$P<0.05$为有效。《新药（西药）临床前研究指导原则汇编》在疗效评价方面指出，停药24小时后处死动物，称体重，解剖剥离瘤块，称瘤重。如对照组小鼠肿瘤平均重量小于1g，或20％小鼠肿瘤重量小于400mg，大鼠平均瘤重小于2克，则表示肿瘤生长不良，试验应作废。当抑制率>30％，经统计学处理有显著性差异（P值<0.05）且经2次重复试验（共三次）证明后，则评定该药对肿瘤有一定疗效。在体内有效性试验采用的全部人肿瘤异体移植瘤模型中，一般至少应有3种达到有效标准，才提示受试物有必要进入临床试验。

在评价时还应特别关注受试物与阳性对照药试验结果的比较。在毒性相当（在有效性研究中主要表现为动物死亡率和体重下降相当）的情况下，对治疗组和阳性对照组肿瘤增殖率的比较也是评价受试物是否有必要进入临床试验的重要指标之一。

二、药效学试验方法

（一）体外抗肿瘤试验

1. MTT法

【基本原理】

活细胞的线粒体中存在与烟酰胺腺嘌呤二核苷酸磷酸（NADP）相关的脱氢酶，可将黄色的MTT［3-（4，5-二甲基噻唑）-2，5-溴代二苯基四唑］还原为不溶性的蓝紫色的甲瓒（formazan），在死细胞中此酶活性消失，MTT不被还原。溶解甲瓒后可用酶标仪在570nm波长处检测光密度。

【材料与试剂】

根据试验目的，一般选用12种以上人肿瘤细胞株。胎牛血清，RPMI 1640或DMEM培养液。MTT染液用PBS现配现用。常用阳性对照药物包括紫杉醇、阿瓦斯汀、顺铂、5-FU、依托泊苷（VP-16）、阿霉素及长春碱等。

【操作步骤】

贴壁细胞：接种细胞于含10%胎牛血清的RPMI 1640或DMEM细胞培养液中（添加青霉素、链霉素各100kU/L），培养器皿置于37℃含5% CO_2的细胞培养箱中，每3天换液一次，0.25%胰蛋白酶液消化，传代和收集细胞。将对数生长期细胞，制成细胞悬液，按每孔3000~4000个细胞（100μl）加入到96孔细胞培养板中，培养24小时后弃上清。每孔加入含有不同浓度受试物的培养基100μl，每个浓度有3~4个平行孔。培养48~72小时后弃上清，每孔加入50μl新鲜配制的5mg/ml四氮唑蓝，37℃培养4小时后弃上清。以200μl DMSO溶解甲臜，轻度振荡15分钟后，用酶标仪在检测波长570nm下测定光吸收值。

悬浮细胞：接种细胞于含10%胎牛血清的RPMI 1640细胞培养液中（添加青霉素、链霉素各100U/ml），培养器皿置于37℃含5% CO_2的细胞培养箱中，每2天吸出少量细胞悬液传代一次。将对数生长期细胞（需用台盼蓝染色活细胞计数），制成细胞悬液，按每孔4000~10000个细胞（100μl）加入到96孔细胞培养板中。培养24小时后，每孔加入不同浓度的受试品100μl，每个浓度有3~4个平行孔。培养48~72小时后，每孔加入20μl新鲜配制的浓度为5mg/mL四氮唑蓝培养液。37℃培养4小时后，每孔加入20% SDS 100μl溶液，继续37℃孵育6小时使甲臜完全溶解后，用酶标仪在检测波长570nm下测定光吸收值。

【注意事项及评价】

结果评价：抑制率=（对照组OD值－给药组OD值）/对照组OD值 × 100%。以药物浓度的对数为横坐标，效应为纵坐标，理想的曲线应为S形；用四参数Logistic拟合法计算出半效浓度（EC_{50}），并注明实测最大抑制率（I_{max}）。正式试验前，先进行预备试验，判断EC_{50}浓度的范围；按适当比例设定受试药物浓度，至少5个浓度（涵盖最大和最小抑制浓度）。

MTT法的缺点是甲臜的生成受作用时间的影响，吸光度可能随时间而变。

2. SRB法

【基本原理】

Sulforhodamine B（SRB）是一种蛋白质结合染料，粉红色，溶于水。SRB可与生物大分子中的碱性氨基酸结合，其在515nm的OD读数与细胞数呈良好的线性关系，故可用作细胞数的定量。

【材料与试剂】

细胞株要求同MTT法。SRB用1%醋酸配成0.4%溶液；50%三氯醋酸（TCA）；10mmol/L Tris碱溶液（pH 10.5）。其他同MTT法。

【操作步骤】

细胞培养和受试药处理同MTT法。受试药培养结束后，用三氯醋酸（TCA）固定。贴壁细胞每个小孔加预冷的50% TCA液（TCA最终浓度为10%）固定；悬浮细胞每个小孔加预冷的50% TCA液（TCA最终浓度为10%）固定，静置5分钟后，4℃放置1小时。弃固定液，小孔用去离子水洗5遍，甩干，空气干燥。每孔加入100μl SRB液，在室温放置10分钟，未与蛋白结合的SRB用1%醋酸液洗5遍，空气干燥。用15μl 10mmol/L Tris碱溶液（pH 10.5）溶解结合的SRB。用酶标仪在515nm波长处测定每个小孔中的OD值。

【注意事项及评价】

结果评价：测定对照组细胞（C）及受试药组细胞（T）的OD值，抑制率=（对照组OD

值-给药组OD值）/对照组OD值×100%。

另外还可根据SRB的特点，获得更多信息。可在加药前用TCA固定细胞，得到加药时的细胞OD值（T_0）。如果加药组最终的OD值大于T_0，说明细胞再加药后仍然生长，生长率%=$[（T-T_0）/（C-T_0）]×100\%$；如果加药组最终的OD值小于T_0，说明加药后细胞被杀死。细胞的杀死率%=$[（T-T_0）/T_0]×100\%$。

用三氯醋酸溶液固定细胞后，可随时用SRB作蛋白含量测定，不受测定时间影响。SRB用Tris溶液溶解后，颜色能保持较长时间。

3.集落形成法

【基本原理】

克隆原细胞（clonogenetic cell）指具有持续分裂能力的细胞。肿瘤的生长、转移及复发均以克隆原细胞的增殖为基础。当单个细胞持续分裂6代或以上时，其后代所组成的群体（集落）便含50个以上细胞。当培养支持物中接种的细胞比较稀疏时，每个集落彼此不接触，通过集落计数可对克隆原细胞做定量分析，可准确反映肿瘤细胞暴露于抗肿瘤药物后，仍能保持持续增殖分裂能力的细胞数，是一种较灵敏的检测方法。

【材料与试剂】

细胞系选择和阳性药物同前；其他方面主要有：台盼蓝染液、Giemsa染液、六孔培养板或35mm培养皿、琼脂及解剖显微镜等。

【操作步骤】

（1）贴壁集落法　取指数生长期贴壁细胞一瓶，经胰酶消化后做成单个分散细胞悬液（台盼蓝染色活细胞计数）。用生长培养基稀释成每毫升200个细胞。在6孔培养板或35mm培养皿中每孔（皿）加入培养基1ml，再加入稀释后的细胞悬液1ml，轻轻摇匀后，置于含5% CO_2的37℃培养箱中静置。待10~24小时细胞贴壁后，每3孔（皿）一组，加入不同浓度梯度的受试药物1ml，置于含5% CO_2的37℃培养箱中静置培养7天。弃去培养基，用Giemsa染液染色后在解剖显微镜下计数含50个细胞以上的集落。

（2）软琼脂集落法　取指数生长期细胞一瓶，用台盼蓝染液做活细胞计数，用含15%新生牛血清的培养液配成每毫升1000个细胞的悬液，置37℃水浴预温。

采用双层软琼脂培养法，将融化的5%琼脂溶于37℃预温培养液中（浓度为0.5%），混匀后迅速加入培养板或平皿中1ml，置室温使琼脂凝固，作为底层琼脂，取37℃预温的肿瘤细胞悬液按9.4ml加煮沸融化的5%琼脂液0.6ml的比例混匀（浓度为0.3%），加入已铺底层琼脂的器皿中，每个1ml，置室温使琼脂凝固。将培养器皿置于37℃、5% CO_2的培养箱中，培养7~10天。在解剖显微镜下计数大于50个细胞以上的集落。

【注意事项及评价】

结果评价：以集落抑制百分率与药物浓度的对数作图可以得到一条S形曲线，可求出药物对肿瘤细胞的半数抑制浓度（IC_{50}）。集落抑制率（%）=（1-给药组集落数/对照组集落数）×100%。

细胞的集落形成率需进行预试验，避免接种过多的细胞，形成大片融合。

（二）常规体内抗肿瘤试验

【基本原理】

体内抗肿瘤试验是评价抗肿瘤受试药的基本方法。常用的模型方法为小鼠移植性肿瘤法和人肿瘤细胞裸鼠移植方法。小鼠肿瘤移植瘤模型的优点是试验周期短、移植成活率高、生长均匀及成本低等。不足之处为小鼠肿瘤在生物学和药物敏感性等方面与人体肿瘤差别较大，试验结果常与临床不一致。裸鼠移植瘤模型的优点是，移植后的人体肿瘤仍保持其原有的组织形态、遗传学、免疫学和药物敏感性等特点，试验结果与临床结果较一致。缺点是成本和饲养条件要求高，繁殖较困难，供应不充分。

【材料与试剂】

阳性对照药物最好与受试药物化学结构相似，或者作用机理相同。给药途径与拟临床用药途径相同，给药次数较多，受试物溶解性较差，静脉给药有困难时，可考虑腹腔给药。根据预试验的药效和毒性特点、移植瘤的生长特性和受试物代谢动力学状况确定给药方案。

正式试验前，先了解受试药物的急性毒性反应和LD_{50}，先用$1/5 \sim 1/4$的LD_{50}进行预试验的剂量摸索，根据药效和毒性反应特点，确定正式给药剂量。给药剂量一般按照等倍稀释（如$1:2:4$）的比例设置，至少设3个剂量组。也可以采取其他的剂量设计方法。

阳性药物剂量，如5-FU单次注射剂量为200mg/kg，连续给药剂量为20mg/kg；环磷酰胺单次给药剂量为100mg/kg，连续给药时50mg/kg。

常用的鼠肿瘤有小鼠白血病L1210、P388、黑色素瘤B16、Lewis肺癌、结肠癌26、艾氏腹水瘤、肉瘤180及H22肝癌等；大多数人肿瘤细胞株能够在裸鼠体内形成肿瘤。

根据试验用瘤株选择动物，实验动物符合等级要求，有实验动物合格证。性别不限，每次试验，用同一性别动物或雌雄各半。小鼠模型，每个剂量组不少于10只，鼠龄为5~6周，体重18~22g；裸鼠模型，每个剂量组不少于6只，阴性对照加倍，鼠龄5~6周，体重16~20g。

【操作步骤】

1. 小鼠移植性肿瘤

（1）腹水瘤　无菌条件下取荷瘤小鼠的腹水用无菌生理盐水以适当比例稀释，给每只小鼠腹腔内接种$(1 \sim 5) \times 10^6$个细胞，一般于接种后24小时开始给药。

（2）实体瘤　皮下瘤模型是最常用的试验模型，在无菌条件下，将肿瘤接种于小鼠皮下，其中腋窝部是常见的接种部位。接种方法有以下几种。

1）细胞接种法　体外常规培养肿瘤细胞，再用胰酶消化细胞，制备成一定浓度的生理盐水细胞悬液。每只小鼠接种0.2ml，接种量$(5 \sim 10) \times 10^6$个细胞。

2）瘤块匀浆接种法　选择生长旺盛、无破溃的荷瘤小鼠，颈椎脱臼处死，在无菌条件下剥离肿瘤，用剪刀将肿瘤剪成小碎块，放入无菌的玻璃匀浆器，加3~5倍体积的生理盐水，将瘤组织研碎后，用80目滤网过滤。将混匀的肿瘤细胞悬液接种于小鼠皮下，每只小鼠接种0.2ml。

3）瘤块接种法　选择生长旺盛、无破溃的荷瘤小鼠，颈椎脱臼处死，在无菌条件下剥离肿瘤，用剪刀将肿瘤剪成2mm³将瘤块送入套管针，经切口插入小鼠背部皮下，植入瘤块。

4）荷瘤腹水接种法　有些小鼠肿瘤株，既可形成腹水瘤，又可形成皮下肿瘤。无菌条件下取荷瘤小鼠的腹水用无菌生理盐水以适当比例稀释，给每只小鼠皮下接种（1~5）×10^6个细胞；接种方法同上述"小鼠移植性肿瘤"中的有关内容。

2.人肿瘤细胞裸鼠移植瘤模型　评价方法如下。

（1）腹水瘤模型　以带瘤动物的生命延长作为疗效指标，每天观察和记录动物死亡时间，计算每组动物的平均存活时间，算出生命延长率（%）。

$$生命延长率=（T-C）/C×100\%。$$

式中，C为对照组平均生存时间；T为给药组平均生存时间。生命延长率大于30%，则认为有效（有统计学意义）。

亦可采用中位生存时间（median survival time，MST）来确定每组生存时间。

MST=（中间生存天数-0.5）+（每组鼠数的中间数-中间生存天数前死亡的鼠数）/中间生存天数死亡的鼠数，用（T/C）%表示治疗效果。

$$（T/C）\%=T_{MST}/C_{MST}×100\%。$$

式中，C_{MST}为对照组MST；T_{MST}为给药组MST。评价标准以125%为界，（T/C）%$\geq$125%，视为有效。

注意事项：如果空白对照组20%的动物存活时间超过4周，说明腹水瘤生长不良，接种失败。存活时间超过60天，视为长期存活，需另作记录；腹腔给药途径不妥，对所得结果解释要慎重。

（2）实体瘤

1）称瘤重法　是评价抗肿瘤药疗效最可靠的方法。试验结束后处死动物，称体重，解剖剥离瘤块，称瘤重。小鼠肿瘤空白对照组的平均瘤重应大于1g，或20%肿瘤重量大于400mg。计算肿瘤生长抑制率。

肿瘤生长抑制率=（空白对照组平均瘤重-给药组平均瘤重）/空白对照组平均瘤重×100%

肿瘤生长抑制率（%）$\geq$40%，有统计学意义时为有效，并提供相应照片。

2）测量瘤径法　适用于生长速率较慢的肿瘤模型及生长均一性较差的肿瘤模型，是某些类型的人肿瘤细胞裸鼠移植瘤的常用评价方法。肿瘤直径的测量次数根据肿瘤的生长状况而定，一般每周2~3次，同时称体重。推荐的肿瘤体积计算公式如下。

$$V=（1/2）×a×b^2 或者 V=π/6×a×b×c$$

式中，a、b、c分别表示长宽高。两公式可任选其一。根据测量结果计算出相对肿瘤体积（ralative tumor volume，RTV）；

$$RTV=V_t/V_0$$

式中，V_0为给药前测得的体积；V_t为试验进程中某个时间点测得的体积。抗肿瘤活性用相对肿瘤增殖率评价，如下式：

$$相对肿瘤增殖率（T/C）=T_{RTV}/C_{RTV}×100\%$$

式中，T_{RTV}为治疗组RTV；C_{RTV}为空白对照组RTV。T/C>40%视为无效；T/C$\leq$40%，视为有效（有统计学意义）。

【注意事项及评价】

（1）选用体外试验敏感的细胞株进行裸鼠体内移植瘤模型进行试验。需要注意的问题是，预先对欲接种的肿瘤细胞的成瘤状况有所了解，对于成瘤率高、生长均一的肿瘤细胞株，可直接接种肿瘤细胞悬液或瘤块匀浆；对成瘤率较低，且生长均一性差的肿瘤，可接种肿瘤块。接种方法同上述的小鼠移植瘤模型方法。

（2）不论对小鼠移植肿瘤还是裸鼠移植肿瘤模型，如果接种成瘤率为100%、生长均一性好，可在接种后次日将动物随机分组，分组当日可开始给药。目前主张在接种后每日观察肿瘤生长情况，用卡尺测量移植瘤瘤径，待肿瘤生长至100~300mm^{3}后，将动物随机分组给药。

（3）对于细胞毒类的分子评价要求更高，$T/C>40\%$为无效；$T/C=40\%$为有效。

（三）生物反应调节剂的试验方法

此方法包括体内抗肿瘤效应的确证和免疫功能研究。体内抗肿瘤试验，参照前述"体内抗肿瘤药物试验"部分。因为受试物为生物反应调节剂，选择动物应为正常生物反应功能的小鼠模型，不宜选择有生物反应缺陷的裸鼠。起始给药时间，可按照常规的接种后给药，也可以预先几天给药。癌细胞接种数量一般少于细胞毒药物筛选模型。给药方案需根据药效毒理特点，经过预试验而定。生物反应功能试验方法包括体内生物反应和细胞生物反应。具体试验方法主要有巨噬细胞功能测定、天然杀伤细胞活性测定、淋巴细胞转化试验、淋巴因子转化的杀伤细胞活性测定、迟发性超敏反应、体内多种细胞因子测定（如：白介素Ⅱ、白介素Ⅵ、白介素Ⅻ、干扰素γ、肿瘤坏死因子α）、T-淋巴细胞分类及和亚群分类（CD3、CD4、CD8及CD3/CD4），具体试验方法参照有关章节。

（四）原位移植模型抗肿瘤试验

【基本原理】

原位移植（orthotopic transplantation），是指将来源于人类某种组织的肿瘤细胞或组织种植在动物的同一脏器，如将结肠癌细胞或组织接种在小鼠的结肠壁等。研究表明，把具有生长增殖优势、传代生长增殖速度快、能够对机体组织或器官造成致死性生物损伤的人类肿瘤可移植瘤株10^6~10^{8}个肿瘤细胞或肿瘤小块组织，接种到免疫有缺陷的裸鼠体内微环境，建立人类肿瘤异种动物可移植瘤模型，可模拟在人类机体发生的小原位癌，用于抗肿瘤药物的研究。相对于经典的皮下移植模型，原位移植模型具有一些明显的优点。原位移植瘤的生长和转移更接近临床，药物治疗有接种部位特异的依赖性。目前已建立脑癌、舌癌、乳腺癌、肺癌、胃癌、胰腺癌、肝癌、结肠癌及前列腺癌等的原位移植瘤模型。本部分内容重点介绍人肝癌裸鼠原位移植模型和人胃癌裸鼠原位移植模型。

1.人肝癌裸鼠原位移植模型

【材料与试剂】

BALB/C-nu/nu裸小鼠，4~5周龄，雌雄各半。动物饲养在无特定病原菌（SPF）环境。人肝癌裸鼠原位移植瘤组织及常用手术器械。

【操作步骤】

（1）模型制备　取人肝癌裸鼠原位移植瘤组织，剪切成2mm×2mm组织小块，供移植用。裸鼠在麻醉后，常规腹部消毒，沿腹中线剪开，暴露出肝脏，剥离开肝左叶被膜，用眼科镊在肝左外叶刺入约3mm，取制备好的瘤块置入左肝损伤的缝隙内，轻压止血，缝合关腹。

（2）分组给药　原位移植后3天将荷瘤动物随机分组，设模型对照组、阳性药物对照组、受试品3个以上剂量组。每组动物数8~10只。尽可能按照临床拟用的给药途径和给药周期给药。

（3）观察指标　定期称动物体重，取血计数外周血指标和测量其他指标（如甲胎蛋白）。

采用安乐死处置荷瘤动物，系统解剖，取出肿瘤，用游标卡尺测量肿瘤体积后称重，按平均瘤重计算抑制率。

取全部荷瘤动物的完整肝组织，并经10%甲醛溶液固定，石蜡包埋切片，于不同平面切片20张，作H.E.染色，观察试验组和对照组瘤细胞形态学变化。

【注意事项及评价】

（1）模型制备　瘤块取材应以肿瘤周边组织最好，放在RPMI 1640溶液中修剪。有实验室把瘤块剪成1mm×1mm大小同时接种2小块。肿瘤组织放置时间不宜过长，每次修剪后于1小时内用完，以保证移植瘤的活性。

（2）抗肿瘤转移试验　需接种人肝癌高转移裸鼠原位移植的瘤组织，一般接种10余天，将荷瘤裸鼠麻醉后开腹，切除带有肝移植瘤的整个肝左叶。用75%乙醇浸湿纱布压迫肝断面1分钟止血，用大网膜包裹肝切面，将肝脏放回原位，再缝合肝被膜、腹膜和皮肤。试验结束时解剖动物，肉眼观察记录肝脏表面复发瘤和肺脏表面转移瘤，同时进行组织学检查：取动物完整肝脏和肺脏组织，固定后石蜡包埋，于不同平面切片20~30张。H.E.染色，显微镜下观察，只要其中一张有肝和肺转移则定为有肝脏肿瘤的复发和肺转移，计算肝内复发率和肺转移率。

（3）生命延长率试验　停药后继续饲养荷瘤动物，观察荷瘤动物生存天数，按平均生存天数计算生命延长率。计算公式如下，生命延长率=（对照组平均生存天数－治疗组平均生存天数）/对照组平均生存天数×100%。

2. 人胃癌裸鼠原位移植模型

【材料与试剂】

CD1裸鼠，4~6周龄，雌雄均可，饲养于SPF动物房。人胃癌瘤块组织，常用手术器械，洁净工作台。

【操作步骤】

（1）模型制备　无菌条件下从裸鼠体内取出传代的人胃癌（如BGC823）移植瘤（直径1.5~2cm），将瘤切成约1.5mm×1.5mm大小的瘤块备胃原位癌移植用。

按0.15ml/20g体重，给予裸鼠腹腔注射0.5%戊巴比妥麻醉后，将裸鼠固定在手术台上，消毒腹部皮肤，在左上腹部剪开约1cm切口，暴露胃，展平胃大弯侧，在胃大弯中下1/3处，用4/0号手术线作一凹状缝合，将准备好的瘤块包裹固定其中，收紧手术线，结扎荷包。将手术后的胃放回裸鼠腹腔内，依次缝合腹肌和皮肤。

（2）分组给药　切口完全愈合后，观测肿瘤生长状况。当触及肿瘤体积达到100~300mm³时，根据瘤体积，随机分组给药。给药途径为灌胃口服或其他拟临床途径。

（3）评价指标　每周2~3次称体重及测瘤径。试验结束时，处死动物，将胃及连体肿瘤一并取出，剪除残胃后，称重。根据瘤重及瘤径大小，计算肿瘤抑制率。瘤块用10%甲醛溶液固定，进行有关组织学检测。

【注意事项及评价】

该胃原位癌模型成瘤后，可在裸鼠腹部很清晰地触及瘤块及测量瘤径；麻醉剂量需先行预试，避免过量致动物死亡。

（五）抗肿瘤转移试验

1. 重组基底膜侵袭试验

【基本原理】

侵袭及转移是恶性肿瘤的基本特征。在肿瘤转移形成过程中，肿瘤细胞侵袭基底膜是重要环节。Matrigel是从小鼠EHS肉瘤中提取的基质成分，含有Laminin、IV型胶原等，铺在PVPF滤膜上，能在培养基中重组形成与天然基底膜极为相似的膜结构。具有侵袭能力的细胞在趋化剂诱导下可穿过滤膜。通过统计穿过滤膜的细胞数可在体外观察药物对肿瘤细胞侵袭能力的影响。

【材料与试剂】

B16-BL6黑色素瘤高转移株；Transwell细胞培养小室及24孔培养板；PVPF（Polyvinyl pyrrolidone-Free）多聚乙烯吡咯烷酮的聚碳酸酯的滤膜，孔径8.0μm，直径13mm；Manicure；human-Fribronectin；Matrigel；EMEM培养基；牛血清白蛋白；苏木精（Hematoxyllin）；伊红（Eosin）；棉签、载玻片及盖片；Eukitt。

【操作步骤】

将PVPF滤膜用manicure贴在Transwell细胞培养小室上，风干；在膜的外表面涂Fibronectin 5μg（10μl），置超净台内风干；在膜的内面涂Matrigel 5μg（10μl），使之干燥，形成一个基质屏障层；在24孔培养板内加入0.1% BSA-EMEM，每孔600μl；用1mmol/L EDTA收集对数生长期的B16-BL6细胞，悬浮于含0.1% BSA-EMEM培养基中，终浓度为每毫升2×10^6个；将细胞悬液加到Transwell小室中，每小室100μl。将小室浸于24孔板的条件培养基中。37℃,5% CO_2温箱内孵育4小时；将Transwell取出，滤膜用甲醇固定1分钟；HE染色：苏木精染色3分钟，水洗；伊红染色10秒，水洗；用棉签擦掉未穿过膜的细胞；用Eukitt将膜封于载玻片上；于400倍显微镜下计数侵袭细胞数。每膜计数上下左右中5个不同视野的透过细胞数，计算平均值。每组平行设3个滤膜。观察指标如下。

抑制率（%）=（对照组侵袭细胞数-给药组侵袭细胞数）/对照组侵袭细胞数 × 100%

凡抑制率达30%以上，经统计学处理$P<0.05$者，认为有抗侵袭活性。

【注意事项及评价】

因肿瘤细胞不同，其穿过膜的时间也不尽相同，一般在37℃，5% CO_2条件下孵育4~6小时，对照组的侵袭细胞数每视野50~100个为宜。初次试验应多设对照，以便摸出最适时间。

2.肿瘤细胞与基底膜成分的黏附能力测定

【基本原理】

肿瘤细胞通过膜表面受体（intergrins、cadherins和laminln受体等）黏附于基底膜及细胞外基质的成纤维粘连蛋白（fibronectin,FN）、层粘连蛋白（laminin,LN）和Ⅳ型胶原蛋白（type Ⅳ collagen）上。细胞的黏附性能在维持细胞外形、调节细胞分裂及运动等功能中起十分重要的作用。黏附是癌细胞侵袭的始动步骤。高侵袭的肿瘤细胞与基底膜成分的异质性黏附能力通常增高，而肿瘤细胞间的同质性黏附能力则会下降。上述特性有利于肿瘤细胞与肿瘤母体分离，并侵犯基底膜等正常组织。

本方法用于测定肿瘤细胞与基底膜成分黏附的能力。将Matrigel（人工基底膜胶）、LN、FN铺于96孔细胞培养板中，然后加入肿瘤细胞，经过一定时间孵育后，冲洗掉未黏附的细胞。黏附于板上的细胞数量用MTT方法测定的吸光值来反映。此法与细胞计数法比较，有快速、敏感、客观等优点。

【材料与试剂】

B16-F10小鼠黑色素瘤高转移细胞株；Matrigel；LN；FN；MTT；酶标仪；CO_2细胞培养箱；96孔平底细胞培养板；DMEM无血清培养液；2% BSA液；PBS；二甲基亚砜（DMSO）。

【操作步骤】

96孔板每孔中分别铺上FN、LN、Matrigel各2μg，室温干燥；加入2% BSA 20μl/孔，置37℃细胞培养箱中孵育1小时，PBS冲洗并弃去；以含0.1% BSA的DMEM无血清培养液悬浮B16-F10细胞。每孔加入8×10^4个细胞。孵箱内孵育1小时；弃去培养基。加入200μl/孔PBS，抽吸吹打10次，共冲洗3遍。以去除未黏附的细胞；弃去PBS，加入MTT 40μg/孔，孵箱内孵育4小时；弃去MTT，纸巾吸尽痕量残留。加入200μl DMSO；酶标定量仪570nm测定吸光度。

【注意事项及评价】

不同的肿瘤细胞黏附能力不等，需选择各自的最适黏附时间。尽量除尽MTT的痕量残留，否则会使吸光度偏大。

3.明胶酶活性的测定方法

【基本原理】

Ⅳ型胶原是基质膜的主要构成成分，明胶酶（Ⅳ型胶原酶）是降解Ⅳ型胶原的特异的一种基质水解酶，其活性与肿瘤细胞侵袭和转移密切相关。人纤维肉瘤细胞HT-1080能分泌分子量为72 kD和92 kD的两种明胶酶。收集细胞培养上清即可获得。用SDS-聚丙烯酰胺凝胶电泳可将这两种明胶按分子量大小分开，显示两条负染带，根据带的亮度和宽度可判断药物对明胶酶活性的影响，用于抗侵袭和转移药物的作用及机理研究。

【材料与试剂】

人纤维肉瘤细胞HT-1080；培养基（Hams，DMEM，胎牛血清）；明胶电泳材料［过硫酸铵（APS）丙烯酰胺、N，N′-亚甲双丙烯酰胺（Bis）、SDS、TEMED、Trizma base及明胶］；5×电泳缓冲液［（25mmol/l Tris-glycine）/0.1%SDS］；3×样品缓冲液［（62.5mmol/L Tris·HCl）/

10%甘油/0.00125% 溴酚蓝/2% SDS]；5×漂洗缓冲液 [（50mmol/L Tris·HCl）/0.05% NaN₃/5mmol/L CaCl₂/（1μmol/L ZnCl₂）]；染色液（0.1%考马斯亮蓝/10%乙酸/10%异丙酸）；脱色液（10%乙酸/10%异丙酸）；仪器（电泳装置，摇床，封口机，恒温水箱）。

【操作步骤】

（1）样品制备 将对数生长期HT-1080细胞用Trypsin-EDTA消化，37℃，5% CO₂温箱内培养24~48小时，用无血清Hams DMEM将细胞洗3遍，再进行无血清培养24小时，收集上清液，-20℃冻存。

（2）SDS-聚丙烯酰胺凝胶制备 参照分子克隆试验指南第二版。

（3）电泳 将样品缓冲液与样品按1：2混合加入明胶孔内，4℃低温下电泳，10mA电泳约1.5小时，至分离胶处，再改为15mA电泳约2.5小时。

（4）漂洗 电泳毕，用漂洗缓冲液洗胶2次，每次30分钟，在摇床上低温摇动以洗脱SDS。

（5）根据需要将胶切成若干段，分别装入含药及溶剂的孵育缓冲液的塑料袋内，封口，37℃水浴孵育96小时。

（6）用染色液染色1小时，再用脱色液脱色2小时以上。此时可见明胶酶92kD和72kD两条负染酶带。

【注意事项及评价】

HT-1080细胞能分泌较多的分子量为92kD和72kD两种明胶酶，将细胞的无血清培养上清液电泳后，在明胶缓冲液加入药物，经过足够长时间的孵育后，加药者负染带不出现或减弱，则表明药物对明胶酶活性有抑制作用。此外还可将胶压膜处理后用激光光密度在633nm处对负带扫描进行定量分析。SDS-聚丙烯酰胺凝胶制备时，分离胶及浓缩胶均应搅拌脱气后再加入TEMED。影响明胶酶活性的主要因素包括Ca²⁺、Zn²⁺和pH，缓冲液配制应严格、准确。

4.癌细胞趋化性运动能力的测定

【基本原理】

肿瘤细胞与母体瘤分离，穿越血管壁，侵袭周边正常组织时，需要一定的运动能力。高转移的肿瘤细胞通常具有较强的运动性。细胞外基质成分层粘连蛋白、纤维粘连蛋白（FN）和一些生长因子对肿瘤细胞有趋化作用，可使其发生定向运动。本方法用FN作为趋化剂，诱导肿瘤细胞穿越带微孔的滤膜。计数穿过滤膜的细胞即可定量地反映肿瘤细胞的运动能力，以及评价药物对细胞运动性能的影响。

【材料与试剂】

肿瘤细胞株如B16-F10小鼠黑色素瘤高转移细胞株；Blind Well Chamber；纤维粘连蛋白；多聚乙烯吡咯烷酮的聚碳酸酯滤膜（PVPF Membrane Filter，12μm孔径）；DMEM或RPMI 1640培养基；牛血清白蛋白；H.E.染色液；光学显微镜。

【操作步骤】

（1）涂趋化剂纤维粘连蛋白10μg于膜的下室面，置超净台内风干。

（2）Blinder Well下室腔内装满0.1% BSA-DMEM的无血清培养液。

（3）将PVPF膜置于下室腔的培养液上，排空气泡，拧紧顶盖以固定滤膜。

（4）上室腔内加入2×10^5个肿瘤细胞，悬于$500\mu l$ 0.1% BSA–DMEM培养液中。

（5）上室腔内加入各种受试药物。

（6）5% CO_2，37℃的细胞培养箱内孵育4小时。

（7）用棉签擦尽上室膜面之细胞，拧下顶盖，取出滤膜，用甲醇固定1分钟，H.E.染色，封固。

（8）每滤膜于400倍光镜下计数5个视野的肿瘤细胞数，取均数。

（9）肿瘤细胞运动抑制率计算。

$$抑制率（\%）=（空白组细胞数–用药组细胞数）/空白组细胞数 \times 100\%$$

【注意事项及评价】

不同的肿瘤细胞，运动能力不等，在细胞培养箱内孵育时间也需相应调整，空白对照组的细胞数每视野为50~100个为宜。

5. B16–BL6小鼠黑色素瘤自发性转移模型

【基本原理】

黑色素瘤B16是1954年发现的C57BL/6小鼠耳根部皮肤的自发性肿瘤。此瘤株主要特点是能够发生肺转移。B16–BL6细胞来源于B16，具有高转移能力。将瘤细胞移植于局部，瘤体增殖生长后，侵袭周围正常组织和血管，进入血液循环，到达远处部位发生转移，称为自发性转移。此模型可反映出侵袭→血行播散→侵袭的完整转移过程，用于观察药物对肿瘤侵袭和转移能力的影响。

【材料与试剂】

B16–BL6小鼠黑色素瘤细胞高转移株；C57BL/6小鼠；1ml注射器及5号针头；生理盐水；乙醚；手术剪、镊及缝合针线；Bouin's液；解剖显微镜。

【操作步骤】

（1）瘤液制备　通常取对数增殖期的培养细胞，吸去培养液，用PBS洗净，用1mmol/L EDTA消化细胞，加一定量的培养液离心收集细胞，重新悬于PBS中，将细胞浓度调整为每毫升1×10^7个。

（2）肿瘤接种　每只小鼠后肢爪垫皮下注射$50\mu l$瘤液（含5×10^5个细胞）。

（3）切除原发灶　接种瘤液后约3周（瘤体≥10mm）时，用乙醚麻醉小鼠，截除荷瘤下肢。

（4）观察肺转移瘤灶　切除原发灶约2周，将动物处死，解剖取肺，Bouin's液固定肺组织，在解剖显微镜下（10倍）计数肺组织表面肿瘤结节数。

【注意事项及评价】

（1）大部分文献报道的有关评价药物的抗转移作用，多采用肺组织表面肿瘤结节计数法。由于个体之间的差异，在同组动物之间肺转移灶数目和体积差异很大，给药组与对照组肺转移的组间统计学差异应采用Maan–Whitney U检验方法。

（2）长期培养的肿瘤细胞可能发生变异，影响其侵袭和转移能力，应注意传代一定时期后重新更换冻存细胞，也可使用动物体内移植瘤。

（3）因试验周期较长，荷瘤C57BL/6小鼠应在喂养上注意加强营养，以避免自发死亡。

（4）切除原发灶时，应注意小鼠麻醉程度及快速操作，以减少麻醉过程或出血等意外死亡。

6. Lewis肺癌自发性肺转移模型

【基本原理】

Lewis肺癌是Lewis于1951年在一只C57BL/6小鼠上发现的，为自发性肺内未分化上皮样癌。移植瘤主要通过血行播散在肺部形成转移灶。Lewis肺癌移植于动物皮下、肌肉及爪垫等特定部位，移植瘤增殖后开始侵袭周围的正常组织和血管，继而癌细胞进入血液循环被转移到靶器官、黏附于靶器官的血管壁上并穿出血管，癌细胞增殖成为克隆，最后形成癌转移瘤。上述过程基本类似于人类肿瘤从生长到转移瘤形成所经历的一系列步骤，故称之为癌的自发性转移模型。它可用于癌转移机理探讨和抗癌转移药物的筛选及研究。

【材料与试剂】

Lewis肺癌瘤株；同性别C57BL/6小鼠，18~22g；1ml注射器及6号针头；玻璃匀浆器；生理盐水；解剖显微镜。

【操作步骤】

（1）从荷瘤小鼠上剥离Lewis肺癌，选取生长良好的瘤块，肿瘤（g）：生理盐水（ml）=1：3的组织匀浆。

（2）C57BL/6小鼠腋窝皮下接种肿瘤匀浆液0.2ml/鼠。

（3）第21天颈椎脱臼处死动物，结束试验。

（4）若用爪垫接种方法，则在动物后肢爪垫部接种肿瘤匀浆液0.1ml/鼠，10~12天或移植1cm²左右截除荷瘤下肢，此时肺脏癌微转移灶已形成。第30天结束试验，观察肺转移瘤或小鼠的生命延长效应。

（5）称小鼠体重、移植瘤重和肺重。肺转移瘤越多则肺重越大。

（6）解剖显微镜下计数肺部转移瘤灶，正、反面及肺叶间的瘤灶均应计数在内。

（7）镜下用测微尺测量每个瘤灶的直径，按公式 $V=3/4\pi r^3$ 计算肺转移瘤体积。

（8）Bouin's液固定，病理学组织切片观察。

（9）用Maan-Whitney U方法检验肺转移瘤数的组间差异。

【注意事项及评价】

（1）Lewis肺癌小鼠皮下移植21天后，肺转移率可达97.3%，平均肺转移瘤数（13.0±7.8）个，移植瘤重（5.1±0.5）g。

（2）接种肿瘤需在无菌条件下操作。

（3）为确保Lewis肺癌高转移性不退化，必须规范地传代。

（4）因试验周期较长，荷瘤C57BL/6小鼠易发生营养不良，应加喂鸡蛋糕和瓜子。

（5）使用不同周龄，不同繁育场来源的C57BL/6小鼠，肺转移率会有较大差别。小于3周龄的小鼠NK细胞活性较低，6~10周龄小鼠的NK细胞活性达到高峰。10周龄后小鼠的NK细胞活性逐渐下降。故年龄过小或过大的小鼠，转移率会升高。来源于不同动物繁育场的

C.57BL/6小鼠可能会存在遗传变异，影响Lewis肺癌的转移率。

（六）抗肿瘤血管新生药物试验

1. 药物对鸡尿囊膜血管生成的影响

【基本原理】

观察药物对鸡胚尿囊膜局部血管新生的影响可以用来间接地衡量药物影响肿瘤诱生新生血管或实体瘤组织内血管生成的能力。将药物混溶于0.5%的甲基纤维素溶液中，将一小滴这种混合液滴加于一个外径很小的聚四氟乙烯圆杆顶端，经干燥后可形成一个直径2mm左右的薄片；药物–甲基纤维素薄片覆加于鸡胚尿囊膜血管新生旺盛区时，药物就能缓释出来而持续作用于该部位，产生抑制、促进或不影响该区域的血管新生的作用效果，表现为这种薄片覆盖区域及邻近区域的血管不生长、血管生长致密或不受影响。常规操作是在鸡卵气室开一"窗口"，从这一窗口将药物薄片覆加到尿囊膜上。这一操作较为繁复，而且气室开窗口时容易使蛋壳碎片掉入，污染鸡胚。

【材料与试剂】

受精鸡卵；甲醛水溶液（1∶4000）或70%乙醇；EMEM培养基或Fisher's培养基；0.5%（w/v）甲基纤维素溶液（高压灭菌，于4℃搅拌48小时，备用）；制备药物缓释薄片用器具（可自制）；聚四氟乙烯圆杆（外径约3mm，长度约12mm，套在一个外径3.5~4mm的玻璃管中，玻璃管长度比圆杆长度稍短）。将玻璃管牢固粘贴于培养皿上。

药物–甲基纤维素薄片制备。将药物按所需终浓度溶于0.5%甲基纤维素溶液中，以10 μl滴于聚四氟乙烯圆杆顶部，于超净台中吹干（3~5小时）；小心揭下形成的薄片，可贮存2~3天。

Φ100mm培养皿及Φ150mm培养皿，灭菌备用。

【操作步骤】

（1）受精鸡卵在正常孵育条件下孵化3天。

（2）以甲醛水溶液或70%乙醇清洗卵壳，于超净台中吹干。水平放置几分钟后，在Φ100mm培养皿边缘小心将卵壳敲碎，卵内容物置于该培养皿中（培养皿中预先加有5~10ml EMEM或Fisher's培养基）。将该培养皿放入一个Φ150mm的培养皿中，在大培养皿中加有少量水，盖上皿盖，36~37℃，CO_2培养箱中培养，CO_2浓度维持在3%左右。培养约3天。

（3）鸡胚体外培养约3天，尿囊膜直径达8~12mm时，在解剖镜下（7~10倍）将准备好的药物–甲基纤维素薄片放置于尿囊膜毛细血管新生区，通常在靠近边缘1/3处，远离已经形成的致密毛细血管网。

（4）48小时后，在解剖镜下（10~15倍）观察甲基纤维素薄片周围毛细血管生长情况。为更清楚观察微血管，可静脉注入印度墨水。

（5）结果评价　药物对鸡胚尿囊膜血管生成的作用可表现为3种情况。①不影响血管新生（−），即甲基纤维素薄片覆盖区域血管生成正常；②影响不明显（±），无血管区只出现在薄片覆盖部位，即无血管区直径不超过2mm，③明显抑制血管新生（＋），无血管区超出甲基纤维素薄片的范围，直径达4mm或更多。药物促进血管生成的作用一般不常见。根据上述判定标准，计算出20个经药物作用的鸡胚中尿囊膜血管生成受到抑制（＋）的鸡胚的百分率，这一百分率反映了药物对鸡胚尿囊膜血管生成的影响。有时为比较两种不同药物对鸡胚尿囊膜血管生成的影响，可按如下定义计算血管生成抑制指数。

血管生成抑制指数＝血管新生被抑制的鸡胚百分率（％）/药物剂量（μmol/L）

【注意事项及评价】

（1）一般在鸡胚孵化的第4~5天开始出现尿囊膜，尿囊膜出现后其血管快速生长并迅速覆盖卵黄囊。为尽量避免取出卵内容物时可能造成的损伤，鸡胚孵化的时间不宜超过4天，否则极易引起血管破裂，造成鸡胚体外培养成功率下降。

（2）一般来说，用这一方法去除卵壳取出胚胎至少有87％的鸡胚能够存活，约有68％的鸡胚能正常发育到进行结果观察的第8天。操作应在无菌条件下进行，环境温度最好能维持在27~32℃，湿度在50％~55％，以尽量提高体外培养的存活率。

（3）鸡胚只需在培养皿中培养5天左右，对CO_2浓度的要求并不十分严格，但一定要注意经常观察，要保证一定的湿度。

2. 大鼠动脉无血清培养形成微血管样结构的测定方法

【基本原理】

新血管生成在肿瘤的发生、发展过程中扮演重要的角色，可以为恶性肿瘤增殖提供必需的营养物质，是肿瘤生长不可缺少的条件。同时新血管生成过程是原位癌向侵袭性癌转变的关键点，也为肿瘤播散建立了一条直接路径，加速肿瘤的转移进程。建立体内外新血管生成的模型是研究血管生成抑制剂的先决条件。本方法是体外定量测定新血管生成的试验模型。将大鼠主动脉段包埋于纤维蛋白胶中，用MCDB131无血清培养液进行体外培养，内皮细胞从动脉段切口处向外生长，形成具有分支的微血管样结构。于不同天数，在倒置显微镜下计数微血管样结构的数量，即能动态、定量地反映血管生成的情况。本方法具有下列优点：①采用无血清培养，排除了血清中存在的刺激或抑制血管生成因子的干扰，也减少了成纤维细胞的生长；②可定量地测定新生成的微血管样结构，并绘制生长曲线。此模型可用于新生血管生成机制研究、血管生成抑制剂和促进血管生成物质的筛选及研究。

【材料与试剂】

Wistar大鼠（雄性，100~120g）；戊巴比妥钠；刀、剪及镊子等手术器械；MCDB131培养液；1.5％琼脂；epsilon amLnocaproic acid（纤维蛋白水解抑制剂）；纤维蛋白原（fibrinogen）和牛凝血酶（thrombin）；培养平皿；解剖显微镜；倒置显微镜；光学显微镜。

【操作步骤】

（1）琼脂培养圈的制备

1）灭菌的1.5％的琼脂液倒入培养平皿，使琼脂液的高度为5mm左右，凝成胶。

2）用打孔器切取内径10mm、外径17mm、厚7mm的琼脂圈，备用。

（2）纤维蛋白胶的制备

1）纤维蛋白原溶解于MCDB 131无血清培养液中，终浓度为3mg/ml。

2）在1ml上述溶液中加入50 NIH U/ml的牛凝血酶溶液20μl，室温下30秒内即形成纤维蛋白胶。

（3）主动脉段培养

1）腹腔注射过剂量戊巴比妥钠处死大鼠。

2）手术切取主动脉，立即放入MCDB 131无血清培养液中清洗，在解剖显微镜观察下用眼科手术剪和镊子小心地去除脉管外纤维和脂肪组织。

3）切取1mm长的动脉环，用MCDB 131无血清培养液冲洗10次。

4）将琼脂培养圈放入100mm大小的培养皿中，每皿3个，并使之完全粘贴于平皿的底部。

5）在琼脂圈内加入正在凝结的纤维蛋白溶液4滴，使凝成纤维蛋白胶。

6）在琼脂圈内加满正在凝结的纤维蛋白溶液，立即放入动脉环，使沉于底部正中部位。

7）待凝成胶后，培养皿中加入30ml MCDB 131无血清培养液。干预血管生成过程的受试药物可加入培养液内。

8）在培养液中加入抑制纤维水解的6-氨基己酸，前3天加入300μg/ml，以后每天加入50μg/ml。

9）隔日换培养液1次。

10）培养后3~14天每天在倒置显微镜下计数动脉环周围的微血管样结构的数量，并绘制生长曲线。

（4）可将动脉培养物作组织学切片，光学显微镜下观察结果。

【注意事项及评价】

（1）培养后第5天，血管芽开始从动脉壁上长出，第7~14天进入生长期。第10天新生微血管样结构为75条左右，第13天可达到105条左右。第14天后新生微血管数量不再增多。

（2）严格的无菌操作。

（3）切取大鼠主动脉段时，不要损伤动脉内外壁。

三、抗肿瘤药物作用机制

（一）细胞生物学机制

肿瘤细胞群包括增殖细胞群和静止细胞群（G_0期）。肿瘤细胞从一次分裂结束到下一次分裂结束（即一个细胞周期）历经4个时相：DNA合成前期（G_1期）、DNA合成期（S期）、DNA合成后期（G_2期）和有丝分裂期（M期）。G_1/S期、S/G_2期和G_2/M期的交界存在控制点（check point）。抗恶性肿瘤药通过影响细胞周期的生化事件或细胞周期调控对不同周期或时相的肿瘤细胞产生细胞毒作用，并延缓细胞周期的时相过渡。依据药物作用的周期或时相特异性，大致将药物分为两大类。

细胞周期非特异性药物（cell cycle nonspecific agents，CCNSA），如烷化剂、抗肿瘤抗生素及铂类配合物等，能杀灭处于增殖周期各时相的细胞甚至包括G_0期细胞。此类药物对恶性肿瘤细胞的作用往往较强，能迅速杀死肿瘤细胞；剂量反应曲线接近直线，在机体能耐受的毒性限度内，其杀伤能力随剂量的增加而成倍增加。

细胞周期（时相）特异性药物（cell cycle specific agents，CCSA），如作用于S期细胞的抗代谢药物，作用于M期细胞的长春碱类药物，仅对增殖周期的某些时相敏感，对其他时相和G_0期细胞不敏感。此类药物对肿瘤细胞的作用往往较弱，需要一定时间才能发挥其杀伤作用。剂量反应曲线是一条渐进线，即在小剂量时类似于直线，达到一定剂量时则效应不再增加。

（二）抗肿瘤作用的生化机制

1. 干扰核酸生物合成 药物分别在不同环节阻止DNA的生物合成，属于抗代谢物。根据药物主要干扰的生化步骤或所抑制的靶酶的不同，可进一步分为：①二氢叶酸还原酶抑制剂如甲氨蝶呤等；②胸苷酸合成酶抑制剂如氟尿嘧啶等；③嘌呤核苷酸互变抑制剂如巯嘌呤等；④核苷酸还原酶抑制剂如羟基脲等；⑤DNA多聚酶抑制剂如阿糖胞苷等。

2. 直接影响DNA结构与功能 药物分别破坏DNA结构或抑制拓扑异构酶活性，影响DNA复制和修复功能。①DNA交联剂如氮芥、环磷酰胺等烷化剂；②破坏DNA的铂类配合物，如顺铂；③破坏DNA的抗生素，如丝裂霉素和博莱霉素；④拓扑异构酶抑制剂，如喜树碱类和鬼臼毒素衍生物。

3. 干扰转录过程和阻止RNA合成 药物可嵌入DNA碱基对之间，干扰转录过程，阻止mRNA的形成，属于DNA嵌入剂。如多柔比星等蒽环类抗生素和放线菌素D。

4. 干扰蛋白质合成与功能 药物可干扰微管蛋白聚合功能、干扰核蛋白体的功能或影响氨基酸供应。①微管蛋白活性抑制剂如长春碱类和紫杉醇类等；②干扰核蛋白体功能的药物如三尖杉生物碱类；③影响氨基酸供应的药物如L-门冬酰胺酶。

5. 血管生成抑制剂 1972年，Folkman提出了肿瘤血管增生学说，认为新生血管为肿瘤提供养料，并为肿瘤转移提供通道。美国食品药品管理局已经批准抑制血管增生为治疗癌症的方法，并有相应产品上市，如Avastin（VEGF抗体，治疗结肠癌，临床上取得了成功疗效和销售业绩）。目前还有多个血管增生抑制剂类进入临床研究，如TNP-470，PTK787等。Xu等发现了多个血管生成抑制序列并用RGD和RGD-4C将血管生成抑制多肽进行修饰得到了多个抗肿瘤多肽如HM-3，AP25，EDSM-X，EDSM-Y等，使其靶向到血管内皮细胞，增强了其靶向性，降低了药物剂量，能更加有效地抑制血管生成从而抑制肿瘤的生长。

第三节 抗关节炎药物

关节炎主要包括类风湿性关节炎、骨关节炎、痛风性关节炎、强直性脊椎炎等多种关节疾病，共同的特征是进行性发展的慢性炎症过程。现有治疗药物主要有非甾体抗炎药（NSAID）和糖皮质激素。过去的20年中，生物类缓解疾病的抗风湿性药开始出现，这类药物与传统的缓解疾病的抗风湿性药相比，疗效更好，安全性更高，因此这种药物一般单独或者与甲氨蝶呤合并使用，大大提高了治疗效果。尤其是针对肿瘤坏死因子的药物，正在成为生物类缓解疾病的抗风湿性药中的领衔者，肿瘤坏死因子是一种非常重要的炎性介质。目前，市场上已经有3个抗肿瘤坏死因子药物用于治疗类风湿性关节炎，这3个药物同时还用于治疗其他的免疫炎性疾病，即作用于肿瘤坏死因子的单克隆抗体药物英利昔单抗（infliximab、Remicade）、依那西普（etanercept、Enbrel）和针对抗肿瘤坏死因子的单克隆抗体阿达木单抗（adalimumab、Humira）。另外，Anakinra、美罗华（Rituxan）、Abatacept这3个生物药获准用于治疗类风湿性关节炎，但是与上述的3个生物药的作用机制不同，白介素受体激动剂Anakinra被获准单独用于治疗类风湿性关节炎或者优先于与其他缓解疾病的抗风湿性药合用；与B细胞CD20结合的单克隆抗体Rituxan用于对抗肿瘤坏死因子和Abatacept无响应的患者；与T细胞CD28结合的融合蛋白Abatacept获准用于对缓解疾病的抗风湿性药或抗肿瘤坏死因子无充分响应的患者。

痛风是由嘌呤代谢紊乱而引起的疾病。表现为尿酸多，尿酸盐在关节、结缔组织、肾脏等处沉积，并析出尿酸钠结晶，尿酸钠结晶能引起粒细胞浸润，粒细胞对尿酸钠进行吞噬而产生炎症反应。炎症过程中乳酸产生增多，使局部pH降低，反过来又促使尿酸进一步沉积，久之造成这些部位的损害。现常用药物有丙磺舒、别嘌醇、秋水仙碱等。本部分主要讲述抗类风湿性关节炎药物和抗痛风性关节炎药物的临床前药效学研究指导原则、主要的试验方法及相应的作用机制。

一、抗关节炎药物指导原则

（一）抗风湿性关节炎新药

可参考下面选择药效学试验：①角叉菜胶诱发大鼠足跖肿胀；②大鼠棉球肉芽肿；③大鼠佐剂性关节炎；④淋巴细胞增殖反应；⑤巨噬细胞产生白细胞介素1。五项均需做，其他类药物可根据具体情况选取相应的试验方法。

（二）抗痛风性关节炎新药

各类新药药效学试验除进行微晶型尿酸钠（MSU）诱导大鼠足肿胀和MSU诱导兔急性关节炎模型外，其他模型按新药类别参照《抗风湿性关节炎新药药效学指导原则》进行。

各类新药剂量应做出量效关系，尽量求出ED50或有效剂量范围，量效关系不明确的药物应说明原因。

二、抗关节炎药物药效学试验方法

（一）体外药效学试验方法

1.淋巴细胞增殖试验（体外法）

【基本原理】

淋巴细胞增殖和分化是机体免疫应答过程的一个重要阶段。因此，检测淋巴细胞增殖水平是细胞免疫研究和临床免疫功能检测的一种常用方法。T细胞、B细胞表面具有识别抗原的受体和有丝分裂原受体，在特异性抗原刺激下可使相应淋巴细胞克隆发生增殖。植物血凝素（PHA）、刀豆蛋白A（ConA）、抗CD2、抗CD3 McAb作为多克隆刺激剂可选择性地刺激T细胞增殖；而抗IgM、含葡萄球菌A蛋白的菌体（SAC）、脂多糖（LPS，对小鼠有作用）则刺激B细胞发生增殖；美洲商陆（PWM）、肿瘤刺激剂PMA对T、B细胞的增殖均有刺激作用。最近发现，integrin家族中VLA组中某些受体与相应配体结合后也能活化T细胞。目前临床上最常选用PHA刺激PBMC，根据形态学或氚标记胸腺嘧啶核苷（^{3}H–TdR）掺入率测定T细胞的增殖水平。

【材料和试剂】

（1）动物 纯系小鼠，2~3月龄，雌雄均可。

（2）试剂 RPMI 1640培养液，含10%小牛血清，10mmol/L Hepes，5×10^{-5}mol/L β–琉基乙醇；刀豆蛋白A（ConA），脂多糖（LPS），闪烁液，^{3}H–TdR。

（3）仪器 CO_2培养箱，超净工作台，液闪计数仪，96孔平底塑料培养板。

【操作步骤】

（1）常规制备 小鼠脾细胞悬液，加入无菌96孔培养板中，然后加入致有丝分裂原（观察对T细胞增殖反应影响加入ConA；观察对B淋巴细胞增殖反应影响时加入LPS）。置5% CO_2 37℃培养48小时。培养结束前6小时每孔加入^{3}H–TdR 20μl，使其终浓度在1~5 μci/ml。将细胞收集于49型纤维滤纸上，60℃烘干，置盛有5ml闪烁液的瓶中测定放射性强度（cpm）。

（2）给药方案 药物应分不同剂量（至少五个剂量），同时设阳性对照药，试验应重复4次以上。

（3）资料整理 每组结果以三份复管的cpm均值表示（mean ± SD），并进行显著性检验。

【注意事项及评价】

（1）注意无菌操作。

（2）PHA、ConA、PWM、LPS等在正式试验前均需摸索最适剂量或亚适剂量。

（3）根据试验需要，对不同种（人、小鼠、大鼠、兔、狗等）不同来源淋巴细胞（胸腺、脾脏、淋巴结、扁桃腺、外周血等）均应进行最适细胞浓度、饲养时间和刺激物浓度的摸索。

（4）结果评定：比较用药组与对照组cpm均值差异，经统计学处理具有差异显著性，并连续多次重复试验，结果稳定，可评定该药具有促进或抑制淋巴细胞增殖反应作用。

2.巨噬细胞产生白细胞介素1（interleukin 1，IL–1）试验

【基本原理】

IL–1既是免疫调节因子，又是炎症介质，在风湿性疾病的发生、发展过程中起重要作用。IL–1主要由活化的单核/巨噬细胞产生，具有广泛的生物学活性。检测药物对Mφ产生IL–1的影响，既可了解药物对Mφ功能状态的影响，又可提示药物的作用机理。

【材料和试剂】

（1）动物 纯系小鼠，8周龄，体重（18 ± 3）g，同一批试验体重差别不超过4g，雌雄均可。

（2）试剂 RPMI 1640培养液，刀豆蛋白A（ConA），脂多糖（LPS），5%小牛血清HanK's液闪烁液，^{3}H–TdR。

（3）仪器 CO_2培养箱，超净工作台，液闪计数仪，96孔和24孔平底塑料培养板。

【操作步骤】

（1）IL–1诱导产生 以培养液配制腹腔Mφ（2×10^{-6}/ml），加入24孔培养板中（1ml/孔）

置37℃，5% CO_2培养箱培养2小时，弃去非黏附细胞，获Mφ单层。在Mφ单层中，加入不同浓度药物（受试药和阳性对照药，受试药应设五个剂量）、LPS（终浓度；3~10μg/ml），终容积1ml/孔。置37℃ 5% CO_2培养箱培养48小时。收集上清（2000rpm，10分钟），过滤，−20℃保存。

（2）IL-1活性检测　采用小鼠胸腺细胞增殖法。在96孔平底塑料培养板中，将IL-1样品稀释（设4~8个稀释度）容积100μl/孔，然后加入ConA-胸腺细胞悬液100μl（ConA终浓度：1.5~3μg/ml；胸腺细胞终浓度：$1~5 \times 10^{-8}$），置37℃ 5% CO_2培养箱培养48小时。培养结束前6小时，每孔加入^{3}H-TdR 20μl，（0.1~0.2μci/孔）。收集细胞于49型纤维滤纸上，以液闪仪测放射性强度（cpm）。结果以三份复管的cpm均值±SD值评价。

（3）资料整理　每组结果以三份复管的cpm均值表示（mean±SD），并进行显著性检验。以简明图表表示。

【注意事项及评价】

比较用药组与对照组IL-1样品在不同稀释度下刺激小鼠胸腺细胞增殖而掺入^{3}H-TdR量（cpm）均值的差异，经统计学处理具有差异显著性，并连续多次重复试验，结果稳定，可评定该药具有促进或抑制（或双向）Mφ产生IL-1作用。

（二）体内药效学试验方法

1.角叉菜胶诱发大鼠足跖肿胀模型

【基本原理】

角叉菜胶可使致炎的局部前列腺素PG合成增加，并与血管活性物质和激肽类共同诱发水肿。

【材料与试剂】

（1）动物　Wistar或SD大鼠，体重130~150g。

（2）试剂　1%角叉菜胶，用注射用水，于试验前24小时配制，置于4℃冰箱保存备用。

（3）仪器　大鼠足跖容积测定仪。

【操作步骤】

（1）模型制备　将大鼠右后肢拉直，局部消毒，于后足跖腱膜皮下注入1%角叉菜胶0.05~0.1ml致炎。

（2）分组和给药　大鼠随机分组，每组10只。每次试验均设对照组，阳性药对照组，受试药高、中、低3个剂量组。灌胃给药一般在致炎前1小时，静脉、腹腔、肌内注射一般在致炎前0.5小时。

（3）检测指标和检测方法　致炎前、致炎后1~6小时，每间隔1小时检测一次。肿胀测量方法有：①用特制软皮尺测量踝关节周长和千分尺测量肢体肿胀的厚度，该方法比较容易，无需特殊仪器；②大鼠足跖容积测定仪，该方法读数准确，目前常用。

（4）疗效评价　比较用药组与阴性对照组肿胀度的差异。肿胀率E（%）$=1-(V_t/V_n) \times 100\%]$，其中$V_n$、$V_t$分别代表致炎前后足跖容积值。抑制率$I$（%）$=[1-(E_t/E_c) \times 100\%]$，其中$E_c$、$E_t$分别代表对照组和给药组平均肿胀度。

【注意事项及评价】

（1）该模型稳定，能做定量测定，适用于环氧化酶抑制剂的评价。

（2）该模型注入致炎剂要准确，容积测定仪测定前要进行校正。

（3）其他致炎剂的应用　短效致炎剂如鸡蛋清、5-羟色胺及缓激肽等，注射后30分钟达高峰，持续1~2小时；中效致炎剂如角叉菜胶、白陶土及酵母等，注射后1~2小时达高峰，持续6~8小时；长效致炎剂如甲醛，注射后24小时达高峰，持续2周。

2. 大鼠棉球肉芽肿模型

【基本原理】

将棉球植入大鼠体内，棉球作为异物，可引起部分与临床炎症后期相似的皮下肉芽组织增生，通常用于评价药物抗结缔组织增生的作用。

【材料与试剂】

（1）动物　雄性Wistar大鼠，体重150~180g。

（2）材料　棉球30mg，高压灭菌，用时各加入氨苄西林1mg/0.1ml/个，50℃烘箱2小时备用。

（3）仪器　温控烘箱、分析天平及手术器械。

【操作步骤】

（1）模型制备　大鼠用乙醚浅麻醉，在无菌操作下，于左、右两侧腋下各植入棉球1个，缝合皮肤。连续给药7天后，将动物处死，取出棉球，放入小皿内，60℃烤箱2小时，称重，减去原棉球重，即为肉芽肿质量。

（2）分组与给药　大鼠随机分组，每组10只。每次试验均设对照组、阳性药对照组、受试药高、中、低三个剂量组。在术后当天开始给药（灌胃、静脉、腹腔及肌内注射），连续给药7天。

（3）疗效评价　比较用药组与阴性对照组肉芽肿的差异。抑制率$I(\%) = [1-(E_t/E_c) \times 100\%]$，其中，$E_c$、$E_t$分别代表对照组和给药组的肉芽肿平均值。

【注意事项及评价】

（1）棉球植入位置也可以选择腹股沟，部位要固定。

（2）植入棉球大小恒定，局部要严格消毒。

（3）其他肉芽肿模型的应用　动物可用小鼠，体重25~28g。将棉球植入腹腔左右两侧。观察药物对肉芽肿的抑制作用。

3. 大鼠佐剂性关节炎

【基本原理】

大鼠足跖腱膜下注入完全弗氏佐剂（CFA）引起的多发性关节炎，与人类的类风湿性关节炎非常相似。致炎后24小时出现严重的原发性病变反应，在10天后出现继发性病变反应，继发性病变以非注射的后足、前足、鼻及尾巴出现病变，体重减轻和免疫反应为特征。在抗关节炎药物的评价过程中，以阻止原发性病变的发生（即"预防性"）和减少继发性病变的发生（即"治疗性"），这两种方法得到广泛应用。

【材料与试剂】

（1）动物　Wistar大鼠，雄性，体重150~180g。

（2）试剂　弗氏不完全佐剂制备：将液体石蜡和羊毛脂按2∶1混合后加热至70℃振摇，高压灭菌。弗氏完全佐剂制备：将10mg卡介苗（BCG）或灭活的人型结核杆菌加至1ml冷的弗氏不完全佐剂中（10mg/ml）制成。弗氏完全佐剂，内含卡介苗（BCG）10mg/ml。

（3）仪器　大鼠足跖容积测定仪。

【操作步骤】

（1）模型制备　选用雄性大鼠，将大鼠右后肢拉直，局部消毒，于右后足跖皮下注入弗氏完全佐剂0.1ml致炎，诱导关节炎发生。大鼠足跖注入完全弗氏佐剂引起的多发性关节炎，在早期致炎局部出现炎症反应，18小时后右侧足跖肿胀达到高峰，持续3天左右，8天后再次肿胀，此过程为原发性病变反应，在10天后出现继发性病变反应，以左后足、前足、鼻、尾巴为发病部位，体重减轻和免疫反应为特征。

（2）给药方案

1）观察药物对原发性病变的预防作用　于致炎前30~60分钟给药，测定致炎后18小时、36小时及72小时的足跖肿胀度。

2）观察药物对继发性病变的预防作用　于致炎后第7天开始给药，每日1次，连续5~7天。观察药物致炎后10~28天左右的足跖肿胀度等指标。

3）观察药物对继发性病变的治疗作用　于致炎后19天开始给药，每日1次，连续7天。观察药物致炎后19~28天的左右足跖肿胀度等指标。

（3）观察指标

1）关节病变测量指标

①足跖肿胀度：足跖肿胀度=注射后足跖容积–注射前足跖容积，并与对照组比较，计算药物对原发性病变抑制率，抑制率I（％）=$[1-（ E_t/E_c) \times 100\%]$，其中$E_c$、$E_t$分别代表对照组和给药组平均肿胀度。

②全身病变指数：指数计分标准为0，无红肿1.0；小趾关节稍有肿胀2.0；趾关节和足跖肿胀3.0；踝关节以下足跖肿胀，体重减轻4.0；双侧后肢踝关节在内全部足跖肿胀。

③关节炎指数：在致炎后21~28天，用下列评分标准评价继发性病变的严重程度，大鼠致炎后21~28天中耳、鼻、尾、前足、后足无红肿、无结节及无炎症者计0；耳、鼻有红肿和结节者计1分；尾巴有结节者计1分；前足至少有一个关节炎症者计1分；后足有轻度的炎症者计1分；后足有明显炎症者计2分；后足有重度炎症者（后肢活动困难，着地疼痛）计3分。

2）免疫调节活性检测　（致炎后14~21天）脾T淋巴细胞和B淋巴细胞增殖反应、腹腔巨噬细胞产生IL-1测定。

3）病理组织学检查　取炎症踝关节、脾脏及胸腺进行病理检查。

【注意事项及评价】

（1）模型的成功关键是弗氏完全佐剂制备，美国Sigma公司可提供弗氏完全佐剂，该模型得到广泛应用。

（2）评价药物在对继发性病变的预防和治疗时，各组的关节炎指数和全身病变指数应一致。

（3）动物的种系、性别和年龄对试验有影响。

（4）给予致炎药的部位和药量应准确。

4. 大鼠Ⅱ型胶原蛋白诱导的关节炎

【基本原理】

Ⅱ型胶原蛋白（CollagenⅡ，CⅡ）只存在于机体的透明软骨、眼玻璃体、视网膜和角膜。类风湿性关节炎患者（RA）的血清、关节腔液中可检测到抗Ⅱ型胶原抗体。关节滑膜组织中可检查Ⅱ型胶原–抗Ⅱ型胶原抗体的复合物。注射同源或异源性Ⅱ型胶原蛋白并配合不完全弗氏佐剂可引起大鼠的胶原蛋白性关节炎，该类风湿性关节炎模型（CIA）反应与临床上的类风湿性关节炎（RA）患者形成的免疫反应有相似性，国际上已广泛应用于关节炎基础理论和抗关节炎药物的研究。

【材料与试剂】

（1）动物　Wistar雄性大鼠，体重110~130g。

（2）试剂　弗氏不完全佐剂（Freund's adjuvant incomplete，FIA）和牛源性Ⅱ型胶原蛋白（Collagen typaⅡ）。Ⅱ型胶原乳化佐剂的制备：临用前以2~2.5mg酸溶性Ⅱ型胶原蛋白溶于1ml 0.1mol/L乙酸中，然后加入等体积弗氏不完全佐剂中充分乳化，配成的CⅡ浓度为2~2.5mg/ml的乳剂。

【操作步骤】

（1）模型制备　选用雄性大鼠，将大鼠右后肢拉直，局部消毒，于右后足跖皮下注入Ⅱ型胶原乳化佐剂0.1ml致炎（按每只大鼠100μl的乳剂含CⅡ 200~250μg），诱导关节炎发生。注射诱导剂后第2天，大鼠注射足即有明显的肿胀，出现急性免疫反应。第14~21天后，大鼠注射足对侧出现肿胀，第35~45天，大鼠前足出现肿胀，前足、尾巴出现结节，并有关节变形；选用雄性大鼠，在每只大鼠背部皮内5点各注射Ⅱ型胶原乳化佐剂0.1ml，7天后，用同样的方法加强注射一次。从第20天开始，用足跖测量仪测定足跖容积（表示足跖肿胀度）和关节炎指数评价。

（2）给药方案

1）观察药物对急性免疫反应性病变的预防作用　于致炎前1周或2天内预防给药，测定致炎后24小时、48小时的足跖肿胀度，观察药物对早期急性免疫反应的影响。

2）观察药物对免疫反应性病变的治疗作用　于致炎后2天开始给药，每日1次，连续2~7周。观察药物致炎后20~50天左右的足跖肿胀度，体重变化，以及前肢、耳和尾部病变的发生率与关节炎指数严重程度。

（3）观察指标　足跖肿胀度、全身病变指数和关节炎指数的测定或计算、病理组织学检查，参见大鼠佐剂性关节炎。免疫调节活性检测（致炎后20~50天）内容和方法如下。

1）血清中抗CⅡ抗体测定　采用酶联免疫吸附法。CⅡ溶于0.2mol/L PBS每孔5μg，待测血清1∶400稀释，酶标兔抗大鼠IgG 1∶1600稀释。每块测定板上携带纯化的发病大鼠血清（1∶400稀释），以OD值按公式校正读数：校正后OD值=（1.0/阳性血清OD值）×待测血清OD值。

2）皮肤迟发性免疫反应（DHT）　大鼠两耳分别注射（0.01mol/L PBS内含50μg CⅡ）的PBS溶液50μl，48小时后千分尺测量两耳厚度，厚度差反映了诱发DHT的强弱。

3）IL-1和IL-2等的诱导和测定。

【注意事项及评价】

（1）Ⅱ型胶原和完全弗氏佐剂或不完全弗氏佐剂的乳化过程应在冰浴中进行。

（2）动物体重各组应近似，动物选择雄性Wistar或SD大鼠。

（3）以足跖肿胀度和关节炎指数评价胶原性关节炎的程度。

（4）本模型适用于免疫抑制剂、类固醇激素和抗炎症介质等的药效学评价。

5.MSU诱导大鼠足跖肿胀

【基本原理】

微晶型尿酸钠（MSU）沉积于关节组织是痛风发作的主要原因。MSU可引起大鼠足跖组织的急性炎症反应，该模型可用于初筛抗痛风药物。

【材料和试剂】

（1）MSU制备　取8g尿酸置1600ml沸水中，调pH至7.4，再加热至95℃室温冷却并轻轻搅拌，过滤，得微晶型尿酸钠，高温（200℃）灭菌。用前以无菌生理盐水配成100mg/ml的混悬液。

（2）动物　SD（或Wistar）大鼠，2~3月龄，雄性，体重（180±30）g（同一批试验体重差别不超过30g）。

【操作步骤】

（1）试验分组　大鼠随机分组，每组8~12只，设阴性和阳性对照组，受试药物3~5个剂量组。阳性药物可选用秋水仙碱等。

（2）致炎方法　无菌操作，于大鼠右后足跖皮下注射0.1ml MSU混悬液（100mg/ml）致炎。

（3）检测指标　采用大鼠足跖容积仪，测定致炎前后右后足跖容积的变化（致炎后每小时检测一次，连续6~8次），以致炎前后足容积之差作为肿胀度。

（4）给药方法　致炎前0.5~2小时灌胃或肌注、（腹腔注射、皮下注射）给药，或根据受试药物作用特点选择给药时间和方式。

（5）资料处理　计算各组肿胀度均值与标准差，各用药组抑制率，并作显著性检验，以简明图表表示。

【注意事项及评价】

疗效评定：比较用药组与对照组肿胀度差，各用药组抑制率，经统计学处理具有差异显著性，可评定该药对该模型具有抗炎作用。

6.MSU诱导兔急性关节炎模型

【基本原理】

MSU沉积于关节组织，局部粒细胞浸润及粒细胞吞噬MSU引起关节组织炎症反应，是痛风性关节炎发生的主要原因之一。应用MSU诱导兔急性关节炎，机制与人痛风性关节炎相似，用于评定抗痛风药物。

【材料和试剂】

MSU，家兔，（3.0±0.5）kg，雄性。

【操作步骤】

（1）试验分组 家兔随机分组，每组6~8只，设阴性和阳性对照组，受试药物3~5个剂量组。

（2）致炎方法 无菌操作，膝关节内注射0.3ml MSU（100mg/ml）混悬液致炎。

（3）检测指标 致炎后5小时处死家兔，收集关节积液，进行白细胞计数，并取滑液膜进行组织学检查。主要观察滑膜组织、滑膜细胞肿胀、坏死、白细胞和淋巴细胞浸润等炎症反应的程度。

（4）给药方法 致炎前0.5~2小时灌胃或肌注给药，或根据受试药物作用性质和特点选择给药时间和方式。

（5）资料整理 比较用药组和对照组关节液中白细胞数差异，滑液膜的变化，并进行显著性检验，以表表示。

【注意事项及评价】

疗效评定：比较用药组和对照组关节积液中白细胞数差异，各用药组关节滑膜的变化，经统计学处理具有差异显著性，可评定该药对该模型有抗炎作用。

三、抗关节炎药物作用机制

（一）抗关节炎药的作用机制

非甾体类抗炎药已成为治疗OA的常规药物，通过抑制体内炎性物质PGs合成而发挥解热、镇痛和消炎作用，主要有以下几类。

1. COX-1特异性 仅抑制COX-1，对COX-2没有活性。目前只有小剂量阿司匹林被列入此类。

2. COX非特异性 即同时抑制COX-1和COX-2，如布洛芬、双氯芬酸钠、高剂量阿司匹林、吲哚美辛、吡罗昔康等。

3. COX-2选择性 即在抑制COX-2的同时并不明显抑制COX-1，但在较大剂量时也可抑制COX-1。这类药物在体外试验中对抑制重组COX-2、COX-1所需浓度上的差异通常达2~100倍，如美洛昔康、尼美舒利、萘丁美酮、依托度酸等。

4. COX-2特异性 即仅抑制COX-2，对COX-1没有活性。这类药物在体外试验中抑制重组COX-2、COX-1所需浓度上的差异一般大于100倍，如罗非昔布、塞来昔布。

（二）抗类风湿药作用机制

抗类风湿药作用机制主要有以下四类。

1. 对免疫功能的影响 T细胞选择性抑制剂选择性抑制T细胞，主要作用于Th细胞，如环孢素A。

2. 对细胞因子的影响 细胞因子及其拮抗剂，RA患者的滑膜组织及滑膜液中可检测到大量的细胞因子如IL-1、TNF-α等，细胞因子及其拮抗剂的应用成为治疗RA的新途径。如IL-1受体拮抗剂、人鼠嵌合型TNF-α单抗等。

3. 对代谢功能的影响 目前用于抗RA的抗代谢类药物有甲氨蝶呤（MTX）、来氟米特

（leflunomide，LEF）等。MTX治疗RA的作用机制主要为免疫抑制和细胞毒作用。MTX能诱导活性T细胞凋亡，可能与刺激细胞腺苷酸释放有关；MTX也能降低血浆 IgG、IgA、IgM 水平，提示其对B细胞产生抗体可能有抑制作用；MTX还能减少单核/巨噬细胞分泌IL-1、IL-6、TNF-α 等细胞因子，并且抑制Th1及Th2细胞因子基因表达等。另外，MTX还可减少RA患者滑膜组织中巨噬细胞和T细胞浸润，治疗4个月后RA患者滑膜组织中TNF-α 和 IL-1-β 含量下降。

4. 抑制新生血管形成 新生血管形成伴随滑膜增生和炎细胞浸润，是RA中血管翳形成及关节破坏的基础。因此，通过抑制血管生成不仅可阻止向滑膜输送氧气和营养物质，且直接导致血管退化，抑制RA滑膜增生从而控制类风湿性关节炎的发展。具有抑制血管生成功能的多肽将成为治疗或预防类风湿性疾病的又一热点药物。

（三）抗痛风药物作用机制

抗痛风药根据其作用方式可分为五类。

1. 抑制粒细胞浸润药 如秋水仙碱。

2. 抑制尿酸生成药 如别嘌呤醇。

3. 促进尿酸排泄药 如丙磺舒、磺吡酮、苯溴马隆等。

4. 非甾体抗炎药 如吲哚美辛、保泰松、萘普生、布洛芬等。

5. 糖皮质激素类 如强的松。治疗痛风急性发作，可应用秋水仙碱、非甾体抗炎药和糖皮质激素；控制慢性痛风可用促尿酸排泄药和抑制尿酸生成药。

第四节　抗病毒药物

病毒病种类繁多，同一病毒病的病原类型亦有不同，如：病毒性肝炎有甲、乙、丙、丁、戊等型；感冒、病毒性心肌炎等可由多种病毒引起；流感有甲、乙、丙型；单纯疱疹有1、2型等，同一病毒不同途径感染，亦可引致不同类型疾病，如疱疹病毒角膜炎、皮肤感染、脑炎和阴道炎等。病毒需在易感细胞和动物体内繁殖，各种病毒对组织和动物嗜性亦不同。有些病毒缺乏易感模型，需采用类似动物病毒或模拟致病系统。病毒检测方法复杂，判断抗病毒药物药效，需作计算处理；有些病毒对人类有感染性，需有特殊隔离条件或免疫，始可进行试验，如艾滋病病毒、出血热病毒和肝炎病毒等。

一、抗病毒药物药效学指导原则

（一）病毒

不同病毒病的病原引致的疾病类型不同。根据临床病症特点，可选用不同型别病毒或同类动物病毒。

（二）试验模型

根据病毒感染类型，选用易感细胞和与临床近似的易感动物感染模型，或用适宜的同类动物模型进行试验。体内外试验病毒可能不同。

（三）感染途径

根据病毒病的种类，选用和临床近似的感染途径或模拟动物的致病途径，建立药物试验模型。如呼吸道疾病滴鼻感染，局部性疾病如角膜炎用角膜感染，皮肤病用皮肤感染，全身性感染用静脉、腹腔、皮下注射感染。

（四）给药途径

根据病毒感染和模型特点、药物性质和拟防治方法，选用给药途径，可有外用、滴眼、眼膏、皮肤黏膜涂剂、霜剂、口服、腹腔、皮下注射等。

（五）药效试验分组及对照和观察检测指标

根据试验病毒感染细胞或动物和模拟模型的致病特点和药物特性，进行药效试验，除药物试验用3个剂量组，应设感染或模拟感染对照，药物对照和正常对照组，并同时进行病毒毒力测定，所得数据，试验组分别与对照组比较，判断效果，并计算所用病毒感染量IC_{50}及ID_{50}。

（六）药物类别及药效评价效果

根据药物类别，药效评价标准和试验内容，按药品、病毒和模型种类，设计药效试验。

1.创新类抗病毒药

（1）体外试验　广谱抗病毒药选用DNA或（和）RNA标准病毒各3种以上不同类型，并选用临床敏感或（和）耐药病毒5株用1~2种细胞观察指标和进行试验。窄谱抗病毒药用1种标准病毒1~2型和2~3株临床分离病毒，用2种以上细胞试验，3个剂量。

（2）体内试验　广谱抗病毒药选用DNA和RNA病毒2种以上不同类病毒及型别，用2种模型，2种给药途径，进行试验。

2.窄谱抗病毒药　用1种标准病毒1~2型2种模型。

3.其他类　药可根据具体情况选用模型和指标。

二、抗HIV药物非临床药效学研究技术指导原则

（一）抗HIV药物非临床药效学研究技术和试验方法指导原则

艾滋病病毒，即"人类免疫缺陷病毒"（human immunodeficiency virus，HIV）。HIV在分类学上属于逆转录病毒科（Retroviridae）、慢病毒属（Lentivirus）、灵长类慢病毒群（primate lentivirus group）。HIV分为两型：HIV-1和HIV-2。HIV-1为全球性流行，HIV-2主要流行于非洲少数国家。HIV-1较HIV-2有更强的传播和致病能力。由于目前的研究和治疗经验主要针对HIV-1，本小节主要涉及抗HIV-1的药物，一般原则如下。

1.不同的抗HIV药物作用机制不同，各有特点，可根据具体情况确定药效学研究的内容和顺序。

2.体外药效学研究是阐明药物具有抗HIV作用的基础，是抗HIV药物研究与评价的基本内容。

3．体内药效学研究对于进一步说明药物的抗病毒作用、指导临床试验有重要的参考价值。

4．应阐明药物作用的主要靶点或病毒复制的阶段，在此基础上鼓励进行深入的作用机制研究。

5．HIV具有高度的变异性，极易产生耐药性。耐药性研究有助于确定药物的临床适用范围，鼓励进行该项研究。

6．联合用药的体外药效学研究对抗HIV药物的临床应用配伍有一定的提示作用，可视具体情况考虑进行此项研究。

（二）药效学主要研究内容

1. 体外药效学研究　HIV可以在体外细胞培养系统完成复制周期。在进行临床试验前，应对药物和（或）其主要代谢产物进行可定量的体外抗病毒活性研究，以证明药物的抗病毒效果，从而支持药物进入临床试验。体外抗病毒活性研究得到的剂量－效应关系可以指导临床试验剂量的选择。

体外药效学试验需要首先确定一个没有细胞毒性的药物浓度，以便在细胞培养模型上区分药物的抗病毒活性和药物导致的细胞死亡。应在药物浓度逐渐增加的情况下使用定量试验测定HIV复制的情况并与没有药物存在的情况进行比较。治疗指数（therapeutic index，TI）是评价药物体外抗HIV活性的最重要指标。体外药效学研究就是要在不同细胞培养系统中，测定药物对HIV临床分离株和实验室适应株的抗病毒活性，分别计算出治疗指数。

药物对HIV的有效抑制浓度应与作用机理提示的数据一致。如果药物抑制HIV复制的浓度低于作用机理研究所提示的浓度，提示可能存在其他作用靶点或机理。

联合用药是目前临床抗HIV治疗的基本原则，主要目的是减少或延缓耐药性毒株的产生。推荐与已经上市的、具有不同作用机理、作用靶点和代谢特征的药物进行联合抗病毒活性研究，这对于确定临床联合用药方案具有一定的提示作用。

2. 体内药效学研究　目前可供评价抗HIV药物体内有效性的动物模型主要有两种。①猴艾滋病毒（simian immunodeficiency virus，SIV）感染模型：SIV与HIV-1、HIV-2同属慢病毒，可感染恒河猴、食蟹猴等。该模型既可考察药物在体内对病毒复制的抑制作用，又可观察给药后免疫功能重建的情况。②人淋巴组织重建的严重联合免疫缺陷小鼠模型（sever combined immunodeficient-human，SCID-hu）：将人外周血淋巴和单核细胞或胸腺组织移植给SCID小鼠，然后感染HIV。

SIV可选择性地攻击猴的CD4$^+$细胞，猴感染SIV后出现与人艾滋病相似的发病过程和病理特征，是目前用于评价抗HIV药物相对较好的动物模型。SCID-hu小鼠模型也可用于抗HIV药物的体内药效学研究，但需严格的饲养条件。

动物感染模型给药后观察的指标如下。①病毒学指标：病毒滴度、病毒抗原量以及病毒载量，耐药性病毒的分离和鉴定等。②免疫学指标：CD4$^+$/CD8$^+$细胞数、淋巴细胞功能等。③临床指标：症状、发病率和死亡率。④组织病理学指标：组织病理学变化。

非临床药效学研究与评价是抗HIV药物评价的重要组成部分，对于该类药物的临床试验与临床定位有重要的提示价值。在尚无理想的动物模型的情况下，应更加重视体外药效学研究与评价。鼓励进行体内药效学研究，尽可能提供有提示价值的相关研究资料。抗HIV药物非临床药效学研究应按照药物研发的客观规律分阶段持续地进行，在进行临床试验前提供必要的、足够的有效性提示信息，在临床试验和临床应用过程中还应根据实际情况和需要进行深入研究。

（三）抗HIV药物药效学研究试验方法

1. 体外抗病毒活性检测

【基本原理】

目前最常用的体外HIV感染细胞系是人类嗜淋巴细胞病毒Ⅰ型（HTLV-1）转化的T细胞系，如MT-4和MT-2细胞系，这两种细胞系可以在实验室传代培养，可以用于评价药物对实验室传代毒株的抑制效果。用HIV抗体阴性的健康人的血液分离的外周血淋巴细胞（peripheral blood mononuclear cells，PBMC）可用于对HIV临床分离毒株抑制效果的评价。此外，用于检测的细胞系还有CD4$^+$T淋巴细胞系CEM和人类组织细胞淋巴瘤细胞系U937，C8166为人T型类淋巴母细胞系，H9细胞系为HIV-1慢性感染的人T淋巴细胞体外传代株。

【材料与试剂】

（1）受试药物和阳性对照药物　受试药物的纯度应达到新药药学质量标准的要求。阳性对照药物可选用AZT或其他药物，最好与受试药物的作用靶位相同。

（2）细胞与病毒　MT-4细胞，传代人T淋巴细胞系。H9细胞，HIV慢性感染T淋巴细胞系。人外周血单核细胞（peripheral blood mononuclear cells，PBMC），采自HIV阴性健康人，每次两人以上并将其混合，在IL-2存在情况下用浓度是5μg/ml的PHA-P，活化24~72小时后使用。

人免疫缺陷病毒HIV-1、HIV-1 ⅢB株，由美国引进；HIV-1临床分离株，分离自艾滋病患者；HIV-1耐药株，实验室培育或自患者体内分离。

（3）主要试剂和仪器　RPMI 1640，含L谷氨酰胺2mmol/L，氨苄青霉素和链霉素各100U/ml，过滤除菌；胎牛血清，贮存于-20℃，使用前于37℃水浴融化，56℃水浴热灭活30分钟；MTT使用时用PBS配制成5mg/ml的溶液，0.22μm膜过滤。甲基亚砜。生理盐水，高压灭菌处理后使用；淋巴细胞分离液，常温避光保存；Vironostika HIV-1 Antigen Microelisa System试剂盒；PHA-P（mitogen phytohemagglutinin-P）：植物凝集素，用无菌蒸馏水溶解配制成1mg/ml溶液，使用时终浓度为5μl/ml；人IL-2，用无菌蒸馏水溶解配制，使用时终浓度为5%；有丝分裂原ConA；光学显微镜。

【操作步骤】

（1）CPE（cytopathic effect，细胞病变）法测定病毒对细胞的感染滴度（TCID$_{50}$）　将MT-4细胞用含10%胎牛血清的RPMI 1640培养基稀释后接种于96孔板，每孔100μl细胞浓度为每毫升5×10^{4}个，将病毒原液用培养液（含10%胎牛血清）依次10倍稀释共8个浓度加至细胞孔内，每浓度4孔，37℃、5% CO$_2$温箱培养。每天用倒置显微镜观察细胞病变程度（CPE）。细胞病变在25%以下为+，26%~50%病变为++，51%~75%病变为+++，76%~100%病变为++++。记录细胞病变程度（CPE）。用Reed-Muench法计算病毒的感染性滴度（$TCID_{50}$）。

（2）MTT法测定受试药物对细胞的半数毒性浓度（TC_{50}）

1）受试药物对MT-4细胞的半数毒性浓度（TC_{50}）　将MT-4细胞用含10%胎牛血清的RPMI 1640培养基稀释后接种于96孔板，每孔100μl，细胞浓度为每毫升$5×10^4$个。将受试药物梯度稀释后分别加入100μl，每浓度4孔；阳性对照药同样处理。培养72小时后加5mg/ml MTT染色4小时，吸弃上清加DMSO 100μl溶解约0.5小时，用酶联检测仪测定OD_{570nm}吸收值，Reed-Muench法计算TC_{50}。

2）MTT法测定受试药物对H9细胞的半数毒性浓度（TC_{50}）　将H9细胞用含10%胎牛血清的RPMI 1640培养基稀释后接种于96孔板，每孔100μl，细胞浓度为每毫升$5×10^4$个。将受试药物梯度稀释后分别加入100μl，每浓度4孔；阳性对照药同样处理。设细胞对照（细胞+培养基）。培养72小时后加5mg/ml MTT染色4小时，吸弃上清加DMSO 100μl溶解约0.5小时，用酶联检测仪测定OD_{570nm}吸收值，Reed-Muench法计算TC_{50}。

3）MTT法测定受试药物对人外周血单核细胞（PBMC）的半数毒性浓度（TC_{50}）　将血液静置分层，吸出上层血浆。加入与吸出血浆相同体积的生理盐水，混匀。取一个新的离心管，加入淋巴细胞分离液，将混好的血液按体积比2：1缓慢覆盖在分离液的上层，小心不要破坏分界面，室温下400g离心30分钟。

离心后，将不透明的PBMC层吸出至一新的离心管。加入10ml生理盐水400g离心10分钟。

离心后将上清液轻轻倒出，加入生理盐水重新悬浮细胞，离心。

将上清倒出，用含10%胎牛血清的1640培养基重悬细胞，用血球计数板计数，调整浓度为每毫升$2×10^6$个。

加入PHA-P和IL-2，37℃、5% CO_2温箱培养24~72小时备用。

将PHA刺激1~3天的正常人外周血淋巴细胞用含10%胎牛血清的RPMI 1640培养基重新悬浮后调整浓度至每毫升$5×10^5$个，加入96孔板，每孔100μl，每浓度4孔。将受试药物梯度稀释后分别加入100μl，每浓度4孔。阳性对照药同样处理。设细胞对照（细胞+培养基）。培养72小时后加5mg/ml MTT染色4小时，吸弃上清加DMSO 100μl溶解约0.5小时，用酶联检测仪测定OD_{570nm}吸收值，Reed-Muench法计算TC_{50}。

（3）测定受试药物抗病毒活性

1）CPE法测定受试药物抗病毒活性　将MT-4细胞接种于96孔板，细胞浓度为每毫升$1×10^5$个，每孔50μl。将受试药物梯度稀释后分别加入50μl，每浓度4孔。阳性对照药同样处理。然后每孔加100μl HIV-1病毒。设阳性对照（细胞+AZT+病毒）、病毒对照（细胞+病毒+培养液）、细胞对照（细胞+培养液）及药物对照（药物+细胞+培养液）。当病毒对照孔细胞病变为++++时，记录细胞病变结果（细胞病变在25%以下为+，26%~50%病变为++，51%~75%病变为+++，76%~100%病变为++++，正常细胞为-）。用Reed-Muench法计算药物对病毒的半数抑制浓度IC_{50}。

2）H9/HIV-ⅠⅢB株系统的抗病毒活性　于50ml的细胞培养瓶中加入浓度为每毫升$1×10^5$个的H9细胞10ml，加入病毒上清液使其终浓度为2000 $TCID_{50}/1×10^5$个细胞，37℃、5%

CO_2温箱孵育约8小时。1300r/min离心10分钟，弃上清，以RPMI 164培养液洗两次，重新悬浮后以每毫升5×10^4个接种于96孔板，每孔100μl，将受试药物梯度稀释后分别加入100μl，每浓度4孔。阳性对照药同样处理。设病毒对照（细胞+病毒+培养液）、细胞对照（细胞+培养液）及药物对照（药物+细胞+培养液）。7天后取上清液，用Vironostika HIV-1 Antigen Microelisa System试剂盒按厂商提供的说明书操作检测其P24抗原。用Reed-Muench法计算药物对病毒的半数抑制浓度IC_{50}。

3）PBMC/HIV-1临床分离株系统的抗病毒活性 感染了HIV-1临床分离株的PBMC细胞悬液加入2倍量活化3天的正常人PBMC，37℃、5% CO_2温箱孵育约12小时。用培养液洗2次，调整细胞浓度为每毫升5×10^4个，接种于96孔板，每孔100μl。将受试药物梯度稀释后分别加入100μl，每浓度4孔。阳性对照药同样处理。设病毒对照（细胞+病毒+培养液）、细胞对照（细胞+培养液）、药物对照（药物+细胞+培养液）。7天后取其上清液，用VironostikaR HIV-1 Antigen Microelisa System试剂盒按厂商提供的说明书操作测定P24抗原。用Reed-Muench法计算药物对病毒的半数抑制浓度IC_{50}。

【注意事项及评价】

以病毒复制的特异性功能活动或特定结构作为靶点建立的靶向筛选系统，能够不使用活细胞和活病毒直接评价药物对特定靶标的作用，验证药物对特定靶标的作用简便快速，并可实现高通量筛选。体外细胞感染模型的筛选系统是直接的病毒抑制试验，能够反映药物对活病毒复制的抑制作用，是常用的筛选和评价方法。体外试验中采用三种病毒（试验株、耐药株和临床分离株）和三种细胞（人T淋巴细胞传代株、HIV-1慢性感染人T淋巴细胞株及人外周血单核细胞PBMC）评价。

2. 体内抗病毒活性评价

【基本原理】

SIV感染猕猴比较逼真地模拟了HIV-1对人的感染，因此这个模型可以用来研究抗病毒治疗的效果对疾病进展的影响。$CD4^+$细胞是维护机体免疫功能的重要细胞，也是SIV破坏的主要细胞，因此$CD4^+$阳性细胞数降低对免疫缺陷进展有直接关系，它的数量及功能变化是评价疾病发展和药物疗效的重要指标。正常人体$CD4^+$细胞与$CD8^+$细胞相对制约维持机体的免疫平衡，由于患者$CD4^+$细胞数量不断减少及功能受损导致$CD4^+/CD8^+$细胞比例倒置，$CD8^+$细胞较$CD4^+$细胞相对占优势，增强免疫抑制作用，造成免疫功能失调，如HIV进一步侵犯机体其他免疫细胞，即会导致机体免疫功能缺陷。由于病毒在体内持续不断的复制，破坏机体免疫细胞，也致使SIV模型动物外周血$CD4^+$细胞数量明显降低。

【材料与试剂】

受试药物的纯度应达到新药药学质量标准的要求。阳性对照药物可选用AZT或其他药物，最好与受试药物的作用靶位相同。猴免疫缺陷病毒（simianimmunodeficiency virus，SIV）。恒河猴，体重5~7kg，雄性健康，感染前经PCR检测无SIV阳性，血常规正常。酶标仪、PCR仪及FACS420型流式细胞仪测定。

【操作步骤】

（1）模型制备 SIVmac感染动物模型：以SIVmac病毒液，感染剂量10^{-2}/ml接种（约

10^5 MID$_{50}$，50%猴感染剂量），感染恒河猴。SIVmac感染成功动物随机分成3组、药物实验组（依据药物的情况决定设置几个剂量组）、阳性对照组和阴性对照组。感染后2周给药，AZT组每日给药200mg，溶于12ml水中。生理盐水对照组，每日给生理盐水等量。每组每日给药1次，插胃管灌入。共观察18周，然后解剖进行病理观察。

（2）观察指标与操作方法

1）抗体测定　采用间接免疫荧光法（IFA）或者采用酶联免疫分析方法（ELISA），按常规进行。

2）血浆病毒滴度测定　将采集的血浆依次10倍稀释，共5个浓度加至含有易感细胞的96孔板内，每浓度4孔，37℃、5% CO_2温箱培养。每天用倒置显微镜观察细胞病变程度（CPE）。细胞病变在25%以下为+，26%~50%病变为++，51%~75%病变为+++，76%~100%病变为++++。记录细胞病变程度（CPE）。用Reed-Muench法计算病毒的感染性滴度（TCID$_{50}$）。

3）PCR方法检测　外周血单核细胞中的SIV DNA 根据SIV的Gag和LTR区的序列，设计特异性的引物，以PBMC中提取的细胞总DNA为模板，PCR方法扩增。观察猴子的感染情况。

4）T淋巴细胞亚群测定　以单克隆抗体直接标记动物外周血CD4$^+$及CD8$^+$细胞，采用流式细胞仪检测，分析阳性率，并计算CD4$^+$/CD8$^+$细胞比值。

5）淋巴细胞增殖反应　无菌取猴静脉血2ml，EDTA抗凝，分离单个核细胞，调整细胞数为每毫升1×10^5个。将调整细胞悬液种植在96孔培养板内，200 μl/孔，并分别加入有丝分裂原ConA 5μg/ml诱导淋巴细胞分化，培养72小时后加入5mg/ml MTT继续培养4小时，加入DMSO 100μl，酶标仪检测，波长570~630nm。

【注意事项及评价】

（1）动物体内的检测方法能够真实模拟药物在体内的代谢转变及其抗病毒作用，是对药物作用的真实客观评价，但是目前没有能够感染HIV的动物模型，使用的都是替代模型和经过改造的HIV动物模型，结果的推论因而受到一定限制。体内试验得到的结果与体外试验的抗病毒效果并没有很好的相关性，因此临床前的药效评价主要基于体外试验的结果。体内动物模型主要有以下几种：猴免疫缺陷病毒（SIV）感染猴模型、鼠白血病病毒感染小鼠模型、免疫缺陷小鼠人细胞移植模型及黑猩猩感染模型。

（2）猴免疫缺陷病毒（SIV）诱发猴艾滋病感染实验动物模型，是1989年经WHO专家推荐抗艾滋病药物治疗动物模型，它在病原学、临床、病理、免疫学及发病机理等方面与人感染艾滋病极为相似，国外已较多用于评价抗艾滋病药物的效果。但SIV感染猴模型也有一些局限性：尽管SIV和HIV-1的逆转录酶有60%的相似性，但它们对非核苷类逆转录酶抑制剂（non-nucleoside reverse transcriptase inhibitors，NNRTIs）的易感性是不同的，而且与耐药性出现相关的氨基酸变化在两种病毒中可能也不一样。一种改进的、能够表达HIV-1 RT的SIV/HIV-1杂合病毒RT-SHIV感染猴模型克服了这些缺点。在这种方法中，SIV前病毒基因中的RT基因被剔除，HIV-1的RT基因被克隆入SIV，这样构建RT-SHIV转染细胞，产生的病毒再感染恒河猴进行试验。

（3）SHIV感染模型　SHIV（simian-humanImmunodeficiency virus）是人工构建的SIV/

HIV-1杂合病毒，用于研究HIV-1各基因产物在猴模型中的功能或免疫原性。通常用于构建的DNA片段，包括HIV-1 Tat、Rev、Vbu和Env基因，将其插入SIVmac239的前病毒基因组。SHIVs在针对HIV-1包膜蛋白的疫苗的发展中发挥了重要作用，也是了解艾滋病发病机制的有力工具。插入HIV-1 RT的SIV病毒可用于逆转录酶抑制剂和蛋白酶抑制剂的体内筛选。

（4）HIV感染SCID-hu小鼠模型

1）动物　SCID小鼠，4~8周龄，雌性，静脉注射入PBMC或移植入胚胎胸腺/肝脏组织。

2）HIV感染剂量测定　将HIV细胞培养上清液10倍连续稀释5个浓度，静脉注射或移植组织注射感染小鼠。1周后取小鼠的血液、脾、淋巴结和腹腔洗液，定量培养，测定病毒滴度，HIV p24抗原、病毒载量，计算ID_{50}。

3）药物毒性测定　SCID-hu小鼠灌服或静脉注射给药，测定急性毒性和亚急性毒性，计算半数致死量（median lethal dose，LD_{50}）和最大耐受量（0% lethal dose，LD_0）。

4）HIV感染SCID-hu小鼠药物治疗试验　SCID-hu小鼠腹腔注射10~100 ID_{50}HIV，2~24小时后灌服或静脉注射给药。感染1周后，取血液、脾、淋巴结和腹腔洗液，定量培养，测定病毒滴度，HIV p24抗原、病毒载量，计算抑制率和半数有效剂量（median effective dose，ED_{50}），并与病毒感染对照组进行比较。

三、抗乙肝病毒药效学研究

乙型肝炎病毒（HBV）属嗜肝DNA病毒科（hepadnaviridae），基因组长约3.2 kb，为部分不完全闭合双链环状DNA。HBV进入肝细胞后，脱去核衣壳，在DNA聚合酶作用下，以负链DNA为模板延长正链，修补、闭合正链中的裂隙区，并进入肝细胞核，形成共价闭合环状DNA（cccDNA），然后以cccDNA为模板，在宿主细胞RNA聚合酶作用下，转录成几种不同长短的mRNA，其中3.5 kb的mRNA含有HBV DNA序列上全部遗传信息，称为前基因组RNA，进入肝细胞质，在HBV DNA逆转录酶作用下，逆转录为负链DNA；再以负链DNA为模板合成正链DNA，形成子代的部分不完全闭合的双链环状DNA，最后装配成完整的HBV，释放至肝细胞外。胞质中子代部分不完全闭合的双链环状DNA也可进入肝细胞核内，形成cccDNA并继续复制，cccDNA半衰期长，不易降解，因此，很难从体内彻底清除。人感染HBV后，病毒持续6个月仍未被清除者称为HBV慢性感染。

目前国内外公认有效的抗HBV药物主要有α干扰素和核苷（酸）类似物。α干扰素，包括PEG化长效制剂，具有疗程相对固定、HBeAg血清转换率较高和疗效相对持久等优点，其缺点是需要注射给药，不良反应较明显，不适于肝功能失代偿者；核苷（酸）类似物，包括拉米夫定、阿德福韦和恩替卡韦等，其优点是口服给药，抑制病毒作用强，不良反应少而轻微，可用于肝功能失代偿者，其缺点是疗程相对不固定，HBeAg血清转换率低，疗效不够持久，长期应用可产生耐药变异，停药后可出现病情恶化等。

人HBV感染的种属范围很窄，只局限于人和黑猩猩。现在发现土拨鼠肝炎病毒（WHV）感染、美洲黄鼠肝炎病毒（GSHV）和鸭乙型肝炎病毒（DHBV）与人的HBV类似，均属嗜肝DNA病毒科。上述三种动物和HBV基因转基因小鼠模型可用于抗HBV药物研究。

（一）体外细胞培养试验

【基本原理】

抗乙型肝炎病毒（HBV）药物试验包括体外细胞培养试验和动物体内药效试验两部分。可利用的体外细胞培养系统，有原代肝细胞培养系统，HBV-DNA转染细胞培养系统，以及PLC/PRF/5细胞株（用HBsAg阳性者肝癌组织建立的一株肝癌传代细胞株）等。目前体外试验多用HBV-DNA转染人肝癌细胞并稳定传代的2.2.15细胞株。

【材料与试剂】

细胞株：2.2.15细胞（为HepG2肝癌细胞转染HBV后能表达HBsAg、HBeAg和HBV DNA的细胞）；RPMI 1640培养基；胎牛血清；HBsAg试剂盒：美国雅培制药有限公司产品；HBeAg试剂盒；细胞DNA抽提试剂盒；HBV-DNA试剂盒；培养瓶；96孔板；24孔板。阳性对照药物：拉米夫定，葛兰素威康英国行动有限公司生产。

【操作步骤】

1. 2.2.15细胞培养　2.2.15细胞长满培养瓶后，加入0.25%胰酶，37℃消化，加培养液吹打，加入细胞计数板计数，配制成每毫升1×10^5个细胞后接种于细胞培养板，96孔板每孔100μl，24孔板每孔1ml，37℃，5.0% CO_2培养24小时，细胞长成单层后进行试验。

2. **药物对细胞毒性试验**　受试药物用培养液配制成5种浓度，分别加入96孔细胞培养板，每种浓度6孔，每4天换一次同浓度药液，设无药物细胞对照和阳性药物对照，第12天观察细胞病变。取出培养板，吸去各孔培养基，换上无酚红、无血清RPMI 1640 90μl，并加入噻唑蓝（MTT，5mg/ml）10μl，继续培养4小时。弃去培养基，每孔加二甲亚砜100μl，振荡器上振荡5分钟。选择570nm波长，在酶联免疫检测仪上测定各孔光吸收值，与相应对照孔的吸光值比较，计算存活细胞的百分比。细胞存活率=试验孔OD值/对照孔OD值。

3. **药物对HBsAg、HBeAg抑制试验**　2.2.15细胞加5种浓度受试药物，每种药物浓度均加3孔，每4天换相同的药液一次，换出的上清液置-20℃保存备测。以相同条件不含药培养液和阳性对照药物培养液培养的细胞作为对照。

4. **HBsAg和HBeAg抑制率测定**　将-20℃保存的细胞上清液置37℃水浴融化，用ABOTT酶免试剂盒检测HBsAg，用北京四环生物工程制品厂酶免试剂盒检测HBeAg，用下列公式分别计算抑制率（无效，抑制率<30%；轻度抑制，抑制率=30%~50%；明显抑制，抑制率>50%）：

$$抑制率 = \frac{对照孔HBsAg(HBeAg)效价 - 试验孔HBsAg(HBeA效价g)}{对照孔HBsAg(HBeAg)效价} \times 100\%$$

5. **受试药物对2.2.15细胞内HBV-DNA的抑制试验**　在$25cm^2$培养瓶中培养2.2.15细胞，接种后24小时加入受试药物，设不同浓度组及细胞对照，阳性对照各3瓶，加药后培养12天（每4天换药液一次），取细胞对照，阳性对照及Adefovir各浓度处理细胞各3瓶，提取HBV-DNA，用上海医科大学预防医学研究所HBV-DNA试剂盒检测。用下列公式计算抑制率，计算药物对DNA的抑制程度和作用性质。

$$抑制率=\frac{对照孔HBV-DNA效价-试验孔HBV-DNA效价}{对照孔HBV-DNA效价}\times100\%$$

（二）动物体内药效试验

【基本原理】

体内试验多用与HBV同属的哺乳动物和鸟类嗜肝病毒感染模型，如土拨鼠肝炎动物模型、地松鼠肝炎动物模型以及鸭乙型肝炎动物模型。我国学者多采用鸭肝炎模型。鸭乙型肝炎病毒（DHBV）与人乙型肝炎病毒（HBV）同属于嗜肝DNA病毒科，二者有着相似的分子生物学特征，其核酸序列的同源性达40%，因此，通过研究DHBV的分子生物学特性及其感染和复制的规律，对于揭示HBV致病和病毒清除机制具有重要的指导意义。此外，也可用乙型肝炎转基因小鼠动物模型，但转基因小鼠是非感染模型，不能模拟病毒在体内的自然感染过程，多用于机理研究。

【材料与试剂】

实验动物为1天龄麻鸭，HBV-DNA试剂盒，阳性对照药物拉米夫定，鸭乙型肝炎病毒阳性鸭血清，地高辛标记的DHBV-DNA探针，DHBV preS单克隆抗体，Quantity One软件。

【操作步骤】

1.**处理实验动物** 健康成年的重庆麻鸭产的蛋孵化的1天龄雏鸭，经腹腔接种0.1ml DHBV-DNA阳性病毒血清。接种1周后，分别经颈外静脉抽血，用地高辛标记的DHBV-DNA探针经斑点杂交检测筛选出感染阳性鸭，饲养至2周龄作为实验动物。

2.**将感染阳性鸭随机分为5组** 病毒对照组，用生理盐水或淀粉；阳性药物对照组，用拉米夫定；受试药物三种不同剂量组。试验用药时间为28天，停药观察7天。

3.**检测血清DHBV-DNA改变情况** 于用药前、用药7天、14天、21天、28天及停药7天分别经颈外静脉抽血，分离血清于-20℃保存待检。采用斑点杂交法，用地高辛标记试剂盒制备DHBV-DNA探针统一检测，用扫描仪进行膜片扫描；用Discovery Series Quantity One软件对斑点进行定量分析，斑点值为volume（volume = intensity × mm²）。统计学采用SPSS软件，配对t检验。

4.**检测血清DHBsAg改变情况** 于用药前、用药7天、14天、21天、28天及停药7天分别经颈外静脉抽血，分离血清于-20℃保存待检。将用药前后的血清统一对比检测，采用ELISA快速法、酶标阅读仪490nm读取OD值。统计学采用SPSS软件，配对t检验。

【注意事项及评价】

一类核苷类药物，在证实有效后重复试验时，对有效剂量治疗组，分别于用药前、用药7天、14天、21天、28天及停药7天各剖杀3~5只鸭，取血和肝脏样本，除测定血清DHBV-DNA，计算各鸭血清DHBV-DNA量外，将各鸭肝脏提取总DNA，以DHBV-DNA探针，测定DHBV-DNA量并作Southern Blot分析，比较给药前后和给药组与病毒感染对照组血清DHBV-DNA，计算给药后不同时间药物对鸭血清和肝脏DHBV-DNA的抑制百分率，分析药物对肝内病毒DNA复制的作用。

四、抗病毒药物作用机制

（一）抗HIV药物作用机理

HIV感染人体的靶细胞是免疫系统的CD4$^+$淋巴细胞，HIV的复制过程分为融合进入、基因逆转录、基因整合、基因表达、病毒组装及释放等阶段，抗HIV药物研究的靶点主要针对上述几个阶段。抗HIV作用机理研究包括：①确定药物特异性抑制病毒复制或病毒特定功能的能力；②确定药物作用的靶点，例如病毒融合进入、逆转录酶、整合酶、蛋白酶等。

除上述基本的机理研究以外，还可以采用生物化学、结构学、细胞学、遗传学等方法进一步研究药物对病毒的受体结合、酶活性、结合活性、蛋白剪切加工、病毒颗粒装配等方面的作用；测定药物的X射线晶体结构、分析作用靶点的耐药性基因变异特征等。另外还应通过对病毒和细胞/宿主蛋白靶点的研究证明药物作用的特异性，特别是在细胞内有病毒酶类似物存在的情况下。例如，如果药物作用于HIV多聚酶，相对于宿主细胞的DNA多聚酶（例如DNA多聚酶α，β，γ），药物对HIV多聚酶的活性应更为显著。

（二）抗乙肝病毒药物作用机理研究

1. 阻断HBV感染宿主细胞 HBV吸附肝细胞膜是通过pre S区编码的多肽介导，随着感染过程研究的深入，设计和寻找阻断病毒与受体的结合、病毒内在化及脱壳过程的药物将成为抗HBV药物研究的一条新途径，在抗HBV策略上有着广泛的前景。

2. 阻断HBV的复制

目前应用的抗HBV药物大都属于此类。

（1）抑制逆转录过程 HBV DNAp同时是HBV逆转录过程的关键酶，核苷类似物、藤甲酸（PFA）等药物对其有较好的抑制作用。具有抑制逆转录病毒的逆转录酶活性的药物，如抗HIV药物叠氮胸苷（AZT）也能抑制HBV DNAp活性，因此，抗HIV药物研究的进展可能为抗HBV药物研究提供线索。

（2）抑制cccDNA的合成 HBV依赖cccDNA复制，编码结构与非结构蛋白。抑制HBV DNAp活性，而不能抑制cccDNA，是治疗乙型肝炎患者停药复发、造成治疗困难的主要原因之一。抑制cccDNA合成的药物主要有两类：①超螺旋DNA活性物质，包括拓扑异构酶抑制剂如萘啶酸、喜树碱等；②DNA结合化合物。

3. 对HBV复制的负调控 从基因水平抑制HBV调控系统起到抑制HBV复制作用，使得HBV基因组转录受阻。反义RNA是一种与特异mRNA互补的RNA分子，能阻断mRNA的翻译，对抗HBV具有高度特异性。

4. 使宿主细胞处于抗病毒状态 干扰素与细胞膜上的特异性受体系统相结合后发生配位-受体复合物的内在化和降解，使特定的细胞基因去抑制，宿主细胞处于抗病毒状态而免受病毒感染，从而起到抗HBV作用。

5. 使机体处于免疫状态 注射乙肝疫苗可使机体产生抗-HBs阻止HBV感染。特异性转移因子治疗乙肝的机制在于供体可以将对HBV的免疫信息传递到受体，使其获得对HBV的免疫性。另外，一些非特异性免疫调节剂，如白细胞介素-2（IL-2）、猪苓多糖等也可增强机体抗病毒能力。

第五节　抗炎免疫药物

一、抗炎免疫药物指导原则

（一）抗炎药物药效学试验要求

创新药物需要进行急性炎症、亚急性炎症和免疫性炎症模型的全部试验。炎症过程极为复杂，况且人与动物对某些抗炎药的疗效与毒性反应又不尽一致，因此欲选择一种动物的一种炎症模型，往往不能全面地、恰到好处地反映出药物的抗炎作用。一般应首选以血管通透性为主要改变的急性炎症模型，而后用以肉芽组织增生为指标的亚急性模型及免疫性炎症模型（如佐剂性关节炎），进行综合观察，评定疗效。

（二）抗过敏药物药效学试验要求

根据 Coombs 与 Gell 氏的分类，变态反应可分为四种类型，抗过敏药物可应用四种类型的变态反应动物模型进行药效学试验。目前已发现的抗过敏药物很少对四种类型的变态反应都有抑制作用，抗过敏药物可以作用于变态反应的不同环节，故难以用 1~2 个试验方法来肯定或否定受试药物有无抗过敏作用。为此，应根据具体情况尽可能采用多个试验方法来确定药效。至少每种类型变态反应试验方法中采用一种，以便全面地观察药物对各型变态反应的作用，一般可先确定受试药物对 I 型变态反应的作用，然后再考虑对其他各型变态反应的作用。 I 型变态反应模型中以大鼠同种被动皮肤过敏反应与 Schultz-Dale 反应两种方法较为简便有效，可作为抗过敏药物初筛方法。阳性对照药可采用色甘酸钠。

（三）免疫调节药物药效学试验要求

不仅在用正常实验动物进行筛选，而且应选用一种以上的免疫抑制或辐射方法引起免疫功能低下的动物模型，以评价药物的作用，若能采用自发性免疫缺陷动物（如裸鼠、新西兰小鼠等）则更为理想。调节机体免疫功能药物如免疫增强剂或免疫抑制剂，可能作用于机体免疫反应的某环节或不同的细胞，如影响单核-吞噬细胞系统的非特异性吞噬功能，或者影响特异性的体液免疫或细胞免疫过程。筛选免疫药物时，必须考虑到这一点，药物对一种观察指标无效，不等于对其他指标也无效。应采用涉及免疫过程主要环节的多种试验方法及观察指标进行研究，至少包括一种非特异性免疫功能的测定指标，一种体液免疫功能的测定指标和一种细胞免疫功能的测定指标，然后根据各项数据结果，综合评定药效。进行量效关系及作用机制分析时，也可能选择某一阳性指标，进行体内或体外试验。

二、抗炎药药效学试验方法

（一）急性炎症模型

1. 大鼠足跖角叉菜胶致肿法

【基本原理】

角叉菜胶使致炎局部的前列腺素（PG）合成增加，与血管活性胺类、激肽类一起诱发形成水肿。此水肿有双相过程：致炎后1小时内系由组胺、5-羟色胺（5-HT）释放所致，1~3小时主要由PG引起，两相之间的水肿主要由激肽类物质引起。

【材料和试剂】

成年、健康雄性Wistar大鼠，体重为150~180g，小于9个月龄为宜。

【操作步骤】

（1）取大鼠随机分组，每组8~10只。设阴性与阳性对照组。于致炎前30~60分钟给药。

（2）无菌操作，给大鼠左后足跖腱膜下注射1%角叉菜胶（灭菌生理盐水配制）0.05~0.1ml。

（3）按微量吸管测量法测定致炎前和致炎后3小时（或致炎后每小时1次，连续6次）大鼠右后足容积。以其致炎前后的足容积差值为肿胀程度；亦可用踝关节周长为正常值，以左右关节周长之差为其肿胀程度，进行t检验，比较组间差异的显著性。

【注意事项及评价】

（1）角叉菜胶（米黄~浅灰色）应在试验当天现行配制，置4℃冰箱内贮存。

（2）注意测试装置的灵敏度与操作的一致性，采用软尺测量要固定在一定部位，由专人负责，动作需熟练，尽量减少误差。

（3）本法肿胀模型可靠，差异性较小，重复性高，但特异性低是其不足。

（4）本模型可用于某些抗炎药的效价测定，计算出ED_{50}、效价和95%可信限。利用本模型所获得的某些抗炎药的效价与临床结果基本吻合。任选一种非甾体抗炎药（如阿司匹林）作为阳性对照药。

2. 小鼠耳二甲苯致炎法

【材料和试剂】

健康雄性小鼠，体重26~30g。

【操作步骤】

取体重26~30g雄性小鼠，随机分组，每组10只，设阴性与阳性对照组。致炎前30~60分钟给药，或于致炎后30分钟局部涂抹受试药物（按药物的性质与试验要求，受试药物可采用灌胃或腹腔注射，如遇具有刺激性药物应避免用腹腔注射）。将二甲苯0.03~0.05ml滴于鼠右耳，左耳对照。2小时后将小鼠颈椎脱臼致死，沿耳廓基线剪下两耳，用直径9mm的打孔器分别在左、右耳同一部位打下圆耳片，称重，求左、右耳片重量之差，作为肿胀度，比较组间差异显著性。

【注意事项及评价】

（1）致炎剂滴涂部位应一致，并应与取的耳片相吻合。

（2）打孔器须锋利，一次冲下皮片。

（3）本法对两大类抗炎药敏感，适于抗炎药的初筛。方法简便易行，且耗药量少是其优点。

（4）致炎后，如进行静脉注射染料，尚可观察毛细血管的通透性的变化。

（5）本模型也可用巴豆油致炎。

（二）亚急性炎症

1. 大鼠棉球肉芽肿法

【基本原理】

由于埋入大鼠皮下的棉球的刺激作用，引起结缔组织的增长，这种肉芽增生与临床上某些炎症的后期病理改变相似。

【材料和试剂】

成年、健康雄性Wistar大鼠，体重在（150±10）g，小于9个月龄为宜。

【操作步骤】

大鼠随机分组，每组8~10只。设阴性与阳性对照组。大鼠在乙醚浅麻醉下，在右、左鼠蹊部各剪一小口，以血管钳扩充皮下组织，每侧埋入一灭菌棉球〔重量为（10±1）ml；直径6.5~8.5mm〕，而后缝合。必要时棉球可加青、链霉素各0.1mg，以防感染。术前或术后当天开始给药，每天1次，连续7天，第8天脱臼处死动物，取出棉球，剔尽脂肪组织，在60℃烤箱烘干，减去棉球重，即为肉芽肿重量。比较各组肉芽肿重量，并计算抑制率。

【注意事项及评价】

（1）棉球的表面积对试验结果影响较大，为此，应使棉球形状，松紧度和植入的部位，深浅保持一致。

（2）动物体重减轻可降低肉芽肿重量，故肉芽肿应以mg/100g体重表示。

（3）本法用来筛选甾体抗炎药较理想，对非甾体抗炎药不灵敏。可用氢化可的松作为阳性对照药。

（4）肉芽组织易向棉球内浸润，致棉球变形，较难剥离，常是造成较大误差的原因。

（5）致炎物也可用干燥无菌的滤纸片、塑料圈等。

2. 大鼠皮下气囊法

【基本原理】

先用惰性气体造成气囊，再将致炎剂巴豆油注入气囊，均匀地接触囊壁组织，引起局限性炎症反应。由于细胞破坏与血管通透性增加，囊内可产生渗出物；囊壁组织可形成肉芽肿。因此，本模型兼有炎症渗出与肉芽组织增生，可同时评定药物的抗渗出和抗增殖作用。

【材料和试剂】

大鼠，乙醚，1%巴豆，中性麻油，生理盐水，烤箱，天平。

【操作步骤】

雄性大鼠，体重（150±10）g，随机分成若干组。乙醚浅麻醉，局部消毒后，于背部肩胛间区皮下注射20ml N_2。形成气囊，随机向气囊内注入1%巴豆注射（用中性麻油配制）1ml，立即将鼠背朝下，徐徐转动，使巴豆油均匀地与囊壁组织接触。24小时后抽去囊内的 N_2。致炎当日开始给药，每日1次，连续6~7天。末次给药后24小时，乙醚麻醉致死，测量囊内渗出液，剥离囊壁肉芽肿，置生理盐水中漂洗干净，60℃烤箱中烤干，称重。比较各组渗出液量和囊壁重量，并计算抑制率。亦可同时观察和比较各组体重、胸腺与肾上腺重量以及死亡率。

【注意事项及评价】

（1）为了避免气体沿皮下组织广泛弥散，宜用铁丝弯成马鞍形圈固定于鼠背正中两肩胛间，然后在铁圈中心轻轻上提皮肤，使其皮下足以容纳20ml的气体。

（2）注入气体与巴豆油可共用一个27号注射针头，以免漏气。

（3）致炎后应无菌操作。

（4）动物摄食量的降低或体重减轻可降低肉芽肿重量，故应按mg（肉芽肿）/100g体重表示。

（5）本模型的渗出与急性炎症渗出物不同，主要来自细胞的破坏。对甾体抗炎药较非甾体抗炎药敏感。

（6）方法简便，若能熟练操作，则囊壁肉芽肿组织厚而均匀，不与皮肤粘连，易剥离，差异性较小。

（7）根据需要可改用其他致炎剂如角叉菜胶0.2%、Freund's完全佐剂（0.5ml）和纯松节油（1ml）等。亦可将软骨种植囊腔，以观察炎症反应对其影响和药物的作用。

（三）免疫性炎症模型–大鼠佐剂性关节炎

【基本原理】

用Freund's完全佐剂（FCA）皮内注射大鼠右侧足跖后，首先出现局部急性炎症反应，继而发生全身性迟发型变态反应，表现为多发性关节炎。

【材料和试剂】

成年、健康雄性Wistar大鼠，体重为150~180g，小于9个月龄为宜。

【操作步骤】

选用体重（180±20）g雄性Wistar大鼠，随机分组，每组10只。每鼠右后足跖皮内注射0.1ml FCA致炎。致炎后18小时，右后足跖肿胀达峰值，持续3天后逐渐减轻，8天后再度肿胀。继发病变于致炎后10天左右出现，表现为对侧（左后肢）和前肢足肿，耳和尾部出现炎性小结、变应性角膜翳以及体重下降等现象。

观察指标与给药方案如下。①药物对原发病变的影响：于致炎前0.5~1小时预防用药，主要观察致炎后18小时或不同间隔时间内，药物对致炎侧脚爪肿胀度的影响；②药物对继发病变的预防作用：致炎一周后用药，连续5~7天，主要观察左后脚爪的肿胀度、体重变化，以及前肢、耳和尾部病变的发生率及严重程度；③药物对继发病变的治疗作用：致炎后19天开始用药，连续5~7天，观察指标同②。还可沉淀大鼠血清 α_2–巨球蛋白以及体外检测其淋巴细胞与巨噬细胞的功能，以进一步评价药效和探讨药物抗关节炎的作用机制。

【注意事项及评价】

（1）本模型的成败关键是佐剂的制备及皮内注射技术。

（2）大鼠的种系、年龄与机体的免疫状态可影响发病率，如年幼（<21日龄）或年老（>9个月龄）的大鼠不易诱发。

（3）全身病变的严重度按0~4五级评分。

（4）本模型原发病变的性质类似一般急性炎症模型，但较可靠，假阳性低。

（5）多发性关节炎是本模型的特征，其发病可能主要与Ts细胞功能降低和单核巨噬细胞功能增强有关，故较接近于人的类风湿性关节炎，是筛选抗炎免疫药物的常规模型。

（6）还可用Ⅱ型胶原制成胶原性大鼠关节炎（collagen-induced arthritis，CIA），即将Ⅱ型胶原（取自于牛鼻软骨）50mg乳化于10ml FCA中，于每鼠右后足踝关节处皮内注射0.1ml（0.5mg）致炎，致炎前和致炎后不同时间分别测量足容积、免疫功能及X射线的变化。本模型的特点表现为多发性关节炎，其免疫学的改变较接近人的类风湿性关节炎。本模型稳定，但仅对糖皮质激素和环磷酰胺等药物敏感。

三、抗过敏药试验方法

（一）Ⅰ型变态反应模型

1. 大鼠同种被动皮肤过敏反应

【基本原理】

将致敏大鼠的血清（内含丰富的IgE抗体）皮内注射于正常大鼠腹壁或背部，每点形成一皮丘。IgE与局部皮肤肥大细胞的Fe受体结合，使之被动致敏。当抗原攻击时，引起局部肥大细胞释放过敏介质，从而使局部血管的通透性增加，注入伊文思蓝，可渗出于皮丘内，形成一个蓝斑。根据蓝斑范围或深浅程度，判断血管通透性变化，以反映皮肤过敏反应的程度。

【材料与试剂】

健康大鼠，卵白蛋白或天花粉，百日咳杆菌菌苗与（或）氢氧化铝凝胶，Na_2SO_4，0.5%伊文思蓝溶液，丙酮生理盐水。

【操作步骤】

抗血清制备取体重90~100g健康大鼠，抗原为卵白蛋白或天花粉，佐剂为百日咳杆菌菌苗与（或）氢氧化铝凝胶。卵白蛋白需经Na_2SO_4重结晶3~5次，给大鼠肌内注射10mg/kg，同时腹腔注射2×10^{10}/只百日咳杆菌。天花粉以氢氧化铝凝胶配成5mg/ml的混悬液，给大鼠4个足跖注射各0.1ml，共0.4ml，任选一两种方法致敏后10~14天，处死动物采血，血经低速离心，分离血清，置冰箱备用。

被动皮肤致敏及抗原攻击另取体重150~200g健康大鼠，在乙醚麻醉下剪去背部的毛，将稀释的抗血清（稀释度可在1：20~1：80）皮内注射于鼠背部，每一稀释度注射二点，每点0.1ml。至少注射两个稀释度。48小时后进行抗原攻击，静脉注射1ml。0.5%伊文思蓝溶液内含卵白蛋白1mg或天花粉1mg。20分钟后断头处死动物，翻转背部皮肤，测定蓝色反应斑的直径大小。或剪下蓝斑皮肤，每点以5ml丙酮生理盐水溶液（3：7V/V），浸泡48小时，离心，取出上清液，以590nm测定光密度。

PCA抑制百分率可用下式计算：

$$抑制百分率 = \frac{对照组蓝斑直径或光密度 - 用药组蓝斑直径或光密度}{对照组蓝斑直径或光密度} \times 100\%$$

【注意事项及评价】

（1）本法是抗Ⅰ型变态反应药物常用的筛选方法，方法简便，筛选的结果与临床效果基本吻合。

（2）注意假阳性的发生，有些药物可以降低血管通透性，也能得到阳性结果，但不一定影响过敏反应，应予排除。

2. 致敏豚鼠离体回肠平滑肌过敏性收缩试验（Schultz-Dale反应）

【基本原理】

本模型也是由IgE抗体介导的Ⅰ型变态反应。致敏豚鼠回肠在抗原攻击下，释放过敏介质，使豚鼠回肠收缩。药物对过敏性回肠收缩的抑制程度可确定其有无抗过敏作用。

【操作步骤】

取体重150~200g健康豚鼠，以卵白蛋白致敏，每只豚鼠两后腿各肌内注射5%卵白蛋白生理盐水溶液0.4ml，同时腹腔注射卵白蛋白生理盐水溶液1ml。3~5周后豚鼠被致敏，可供试验用。取致敏豚鼠，放血处死，取出回肠一段，按离体器官装置进行描记。待基线稳定后，进行抗原攻击，将含1mg/ml卵白蛋白台氏液或克-亨氏液注入浴槽中，注入量可0.2~1ml，视回肠反应而定。当回肠接触抗原后，即能释出过敏介质，使回肠平滑肌过敏性收缩，这称为Schultz-Dale反应。

如在抗原攻击前，注入浴槽内一定浓度的受试药物，待充分接触后（5~15分钟），再进行抗原攻击，不引起回肠收缩或收缩幅度减少，初步认定受试药物具有抗过敏作用。

【注意事项及评价】

（1）注入浴槽内受试药物的浓度对回肠收缩应无影响，否则不易得出正确的结论。

（2）本试验要有一定数量的标本数，一般可用6~10个标本。标本应来自不同的豚鼠，不宜在同一段回肠上取下的标本，作为标本的累积数。

（3）受试药物的药效亦可用回肠收缩幅度抑制率表示，以不接触药物的回肠抗原攻击后引起的最大收缩幅度为100%，然后将接触不同浓度受试药物的回肠抗原攻击后所致的收缩幅度折合为最大收缩幅度的百分率，可得到回肠收缩幅度抑制率。亦可求得受试药物的半数抑制浓度（IC_{50}），借以比较各药物之间的作用强度。

（4）本模型是抗Ⅰ型变态反应药物常用的筛选方法，但它是离体试验，有一定的局限性，必须结合整体试验，方能对受试药物抗过敏作用作出全面的判断。

3. 小鼠耳异种被动皮肤过敏反应

【基本原理】

将致敏大鼠的血清（内含丰富IgE抗体）皮内注射于正常小鼠的耳廓，使之被动致敏。当抗原攻击时，耳廓局部血管通透性增加，注入伊文思蓝，可渗入耳廓中。按渗入伊文思蓝量的多少，反映皮肤过敏反应程度。

【材料与试剂】

NIH小鼠，大鼠抗血清，0.5%伊文思蓝溶液，天花粉，1mol/L KOH溶液，NH_3PO_4溶液，丙酮，涡旋器。

【操作步骤】

被动皮肤致敏及抗原攻击：取体重20g左右NIH小鼠，两只耳廓各注射大鼠抗血清20μl。48小时后进行抗原攻击，尾静脉注射0.25ml、0.5%伊文思蓝溶液（内含天花粉0.25mg），0.5小时后将小鼠脱臼处死，剪下耳廓（蓝染部位均剪下）。两只耳廓置于试管内，加入0.75ml、1mol/L KOH溶液，37℃过夜消化，然后加3.5ml、0.6mol/L H₃PO₄溶液和丙酮混合液（按5：13比例混合），经涡旋器震摇提取，再以2500rpm离心15分钟，上清液以640nm测定光密度。

PCA抑制率按大鼠同种皮肤被动过敏反应法计算。

【注意事项及评价】

小鼠耳异种PCA是一种敏感性较强和重现性较好的抗Ⅰ型变态反应药物的筛选模型，较大鼠同种PCA和小鼠同种PCA经济，特别适宜受试药物的药量较少的情况。但其结果不完全与大鼠同种PCA相同，色苷酸钠在此模型不能获得阳性结果，因此在判断受试药物的药效时，应注意其药理特性。必要时，应配合大鼠同种PCA。

（二）Ⅱ型变态反应模型

Forssman皮肤血管炎反应

【基本原理】

经绵羊红细胞（SRBC）免疫动物的淋巴细胞可产生抗SRBC抗体（溶血素）。将这种抗体注射于正常动物的皮内组织，在补体参与下，可引起皮肤血管炎，使血管通透性增加。皮肤血管炎反应轻重可以通过血管通透性来反映。

【材料与试剂】

兔，SRBC，磷酸缓冲液，豚鼠，生理盐水，0.5%伊文思蓝溶液。

【操作步骤】

（1）抗SRBC血清制备　将10⁹SRBC混悬于1ml磷酸缓冲液，给正常兔静脉注射，隔天1次，共10次。于最后一次注射后14天，收集兔血清。本血清即为抗SRBC血清，亦即溶血素。

（2）抗血清接种及观察　取体重200~300g健康豚鼠，剪去背部毛，将1：8以生理盐水稀释的抗血清皮内注射于背部，每点0.1ml。可根据试验要求，注射多个稀释度的抗血清，每个稀释度至少注射两点。24小时后可见注射局部有炎症反应。静脉注射0.5%伊文思蓝溶液1ml，0.5小时后注射局部有一明显的蓝斑。处死动物，测定皮肤蓝斑的直径或用比色法测定蓝斑中伊文思蓝的含量（具体步骤参照大鼠PCA法）。

观察药物的拮抗作用，受试药物应于抗血清注射前10分钟静脉注射或1小时前灌胃。然后比较用药组与对照组皮肤蓝斑大小的不同，可按大鼠PCA法以抑制百分率表示。

（三）Ⅲ型变态反应模型

兔Arthus反应法

【基本原理】

本模型形成需要抗原的持续存在，抗原与相应抗体结合形成游离的免疫复合物，在一定条件下这种复合物沉积在血管壁基底膜或组织间隙，通过激活补体、中性粒细胞或血小板，造成沉积部位炎症变化。可用于抗Ⅲ型变态反应药物筛选。

【材料与试剂】

兔，硫酸钠，Freund's完全佐剂，10%卵白蛋白。

【操作步骤】

取体重1~2.5kg健康兔，雌雄不限。将经硫酸钠3次重结晶的卵白蛋白乳化于Freund's完全佐剂中，乳化必须充分。每周肌内注射1ml，共4次。最后1次注射后第9天，背部剪毛，第10天背部皮内注射10%卵白蛋白，每点注射量为0.2ml。抗原攻击后2、3、4、6、8、12、24小时观察每点局部皮肤红肿的最大直径与反应的程度，求其平均值。

反应程度标准分级：

+++：2或5小时明显充血、出血，呈融合状；24小时明显出血性变色。

++：2或5小时中度充血、出血，呈斑块状；24小时中度出血性变色。

+：2或5小时轻度充血、出血；24小时轻度出血性变色。

–：2小时或24小时无反应。

受试药物可在抗原攻击前给予，其给药途径与给药时间由受试药物的药效学与药动学特点决定。

【注意事项及评价】

（1）本模型形成的关键在于卵白蛋白的抗原性及其与Freund's完全佐剂乳化程度，必须采用抗原性强的卵白蛋白，并与Freund's完全佐剂应乳化充分。

（2）在药量不足时，可以大鼠代替兔。大鼠Arthus反应形成，所需肌内注射卵白蛋白的次数比兔多，每鼠每周肌内注射0.5ml共6次，前3次为卵白蛋白–Freund's完全佐剂，后3次卵白蛋白–Freund's不完全佐剂。但大鼠Arthus反应不如兔严重。

（3）豚鼠、兔、大鼠可形成Arthus反应，其中兔Arthus反应是易形成，因为兔在致敏过程中体内形成较高水平的沉淀素，Arthus反应的严重程度与血中沉淀素水平有关。本模型形成方法简单，成功率高，产生的Arthus反应稳定，适用于抗Ⅲ型变态反应药物的筛选。

（四）Ⅳ型变态反应模型

二硝基氟苯诱导小鼠迟发型变态反应法详见免疫调节药部分（四）。

四、免疫调节药试验方法

动物应选择健康小鼠及大鼠。由于免疫反应与基因类型有关，应尽可能采用纯系动物，并控制鼠龄、性别和体重，以减少个体差异。

（一）模型及方法

免疫调节药物主要用于机体免疫功能障碍的疾病，如可增强由于肿瘤、衰老、慢性病毒感染（肝炎、艾滋病等）造成的免疫功能低下，或抑制器官移植后排斥反应及自身免疫性疾病时某些不正常的免疫反应。因此，不仅要用正常实验动物进行筛选，而且要采用各种免疫功能障碍的动物模型。建议可选用一种以上的免疫抑制剂（环磷酰胺、氢化可的松、环孢霉素A等）；或辐射方法引起免疫功能低下的动物模型，以评价药物的作用。如能制备与临床发病机理更接近的动物模型，或采用自发性免疫缺陷动物（如裸鼠、新西兰小鼠等）则更为理想。

环磷酰胺：80~100mg/kg皮下注射，5天后免疫功能显著降低。氢化可的松：50~100mg/kg每天皮下注射，6~8天后，免疫功能显著受抑。抗淋巴细胞血清（ALS）：每鼠腹腔注射0.2ml，5~6天后免疫功能明显降低。^{60}Co或X射线600~800拉德一次照射，4天后免疫功能降低，动物存活时间显著缩短。

【注意事项及评价】

（1）必须设对照组，随机分配。在用免疫功能障碍的动物模型时，亦应加设正常动物对照组，以检验模型是否成功。此外，在试验中尚应采用已知阳性药物对照组（一般可用左旋咪唑或环磷酰胺）进行比较。各对照组的试验条件应与试药组完全一致。

（2）给药途径视药物剂型和临床用药情况而定。一般粗提物以灌胃、肌内注射为宜。腹腔注射或静脉注射一些中草药的粗制剂时，药物的刺激作用常可影响试验结果，甚至出现假阳性反应，故应尽量避免。免疫药物常有最适剂量范围，故应用不同剂量（至少三个剂量组）来测定效应强度，并计算出量效关系。给药时间与致敏时间的关系对效应的影响也很大，都应反复试验，找出规律。

（3）检测免疫反应的方法和技术很多，此处只选择几种较常用而具有一定代表性的指标。

（二）影响非特异性免疫功能的试验方法

1.碳粒廓清法

【基本原理】

静脉注射一定大小的颗粒物质，迅速被肝、脾等器官内网状内皮细胞吞噬而使其在血浆中浓度降低，因此可从其廓清率了解整个单核巨噬细胞系统的吞噬功能。与此法类似的还有^{32}P标记金黄色葡萄球菌或胶体金（198Au）血液廓清法。后二法采用同位素示踪技术，同时可测血液、肝、脾中的同位素含量，有其独到之处。

【材料与试剂】

小白鼠雌雄各半，印度墨汁，Na_2CO_3溶液，分光光度计。

【操作步骤】

体重18~22g小白鼠，雌雄各半，随机分为试验组与对照组，分别给予药物和溶剂。试验时每鼠尾静脉注射印度墨汁0.05ml/10g体重，于1（t_1）和5（t_5）分钟后，分别从眼眶静脉取血20μl，加到2ml、0.1% Na_2CO_3溶液中摇匀，用72型分光光度计在680nm下比色，测光密度（以下分别用OD$_1$和OD$_5$来表示1分钟和5分钟所取血样的光密度），按下式计算廓清指数K值。

$$廓清指数\,K = \frac{\log OD_1 - \log OD_5}{t_5 - t_1} = \frac{\log OD_1 / \log OD_5}{4}$$

K值经体重及肝脾重换算后，得吞噬指数α值：

$$吞噬指数\,\alpha = \frac{体重}{肝脾重} \times \sqrt[3]{K}$$

以$X \pm SD$来表示给药组与对照组的K值和α值，进行组间t检验，比较差异的显著性。

【注意事项及评价】

（1）印度墨汁应用生理盐水稀释1~5倍左右。最好经超声处理后离心，弃去沉淀物，以免凝聚的碳粒阻塞肺毛细血管，引起动物猝死。

（2）尾静脉注射要熟练，取血时间也可延长至10分钟，但必须准确无误。

2. 小白鼠腹腔巨噬细胞吞噬鸡红细胞法（半体内法）

【基本原理】

巨噬细胞起源于骨髓，经血液进入组织中而成，分布于全身各处。当机体受到某些因素损伤时（如微生物或其他病原体或异物侵入），能招引巨噬细胞，同时巨噬细胞有趋化性，主动向病原体或异物游走，在接触到病原体或异物时，细胞膜凹陷伸出伪足包围异物，并发生胞吞作用形成吞噬泡，继而细胞质中的溶酶体与吞噬泡融合，消化分解异物。

【材料与方法】

健康小白鼠，0.5%淀粉生理盐水溶液，5%鸡红细胞生理盐水悬液，生理盐水，载玻片，搪瓷盒，1∶1丙酮–甲醇溶液，4%（V/V）Giemsa–磷酸缓冲液。

【操作步骤】

体重18~22g的健康小白鼠，随机分成给药组（给药方法按待测药物而定）、阴性和阳性对照组。若筛选免疫抑制药，预先可用巨噬细胞诱导剂，可在试验前3~4天，腹腔注射0.5%淀粉生理盐水溶液，每鼠0.5ml。4天后，每鼠腹腔注射5%鸡红细胞生理盐水悬液0.5ml，间隔8~12小时颈椎脱白处死小鼠，正中剪开腹壁皮肤，经腹膜注入生理盐水2ml，轻轻按揉鼠腹部1分钟，然后吸出腹腔洗液1ml，分滴于两片载玻片上，放入垫有湿纱布的搪瓷盒内，移置37℃孵箱温育30分钟。以生理盐水漂洗，以除去未黏片的细胞。晾干，1∶1丙酮–甲醇溶液固定5分钟。4%（V/V）Giemsa–磷酸缓冲液染色3分钟，用流水冲洗，晾干。

【结果判定】

油镜下计数巨噬细胞，每片200个按下式计算吞噬百分率和吞噬指数。

$$吞噬百分率 = \frac{吞噬鸡红细胞的巨噬细胞数}{200个巨噬细胞} \times 100\%$$

$$吞噬指数 = \frac{被吞噬的鸡红细胞}{200个巨噬细胞} \div 2$$

在计数时，应同时观察鸡红细胞被消化的程度，借以判定巨噬细胞吞噬和消化功能，通常分为以下4级。

Ⅰ级：未消化。被吞噬的鸡红细胞完整，胞质浅红或浅黄带绿色，胞核浅紫红色。

Ⅱ级：轻度消化。胞质浅黄绿色，胞核固缩呈紫蓝色。

Ⅲ级：重度消化。胞质淡染，胞核呈浅灰黄色。

Ⅳ级：完全消化。巨噬细胞内仅见形态类似鸡红细胞大小的空泡，边缘整齐，胞核隐约可见。

【注意事项及评价】

（1）试验过程中应注意无菌操作。巨噬细胞诱导剂仅用于免疫抑制药的研究，免疫增强剂多可激活小鼠腹腔巨噬细胞，并增强其吞噬功能。

（2）若滴片染色过深，可用1% HCl脱色；过浅则可复染。

（3）每鼠两片的计数应基本一致，若差距过大，应予淘汰。由小鼠腹腔吸出的液体为出血性渗出液时，不宜使用。

（4）本法简便，但不易鉴别细胞内外的鸡红细胞，又难于测定吞噬速率及其动力学改变，而且费时，最好配合用低渗法溶解胞外红细胞。

3.巨噬细胞吞噬作用的化学发光测定法

【基本原理】

化学发光的基本原理是化学反应中产生电子激发态产物，在其回到基态过程中以光的形式释放能量或将能量转移到另一分子而发射光子，利用发光检测仪测定发射光的强度或速度，即可计算发光物质或发光物质标记的抗原或抗体的含量。测定发光强度的方法，即光子计数法，可用液体闪烁仪进行测定。

巨噬细胞吞噬颗粒或受其他生物学与化学因子刺激后，细胞代谢猛增（metabolic burst），其特征是氧耗量增加，产生氧负离子（O_2^-）、过氧化氢（H_2O_2）、羟自由基（$OH\cdot$）以及单线态氧（$\cdot O_2$）等自由基，同时，往往伴有化学发光现象，但十分微弱，难以检测。若在细胞体系中加入鲁米诺（Luminol）等发光增强剂，就能增强发光强度，因为氧化剂激发鲁米诺，后者在其退激时可发出425nm的光，易被检测。

【材料与试剂】

（1）调理的酵母多糖 将酵母多糖20mg用生理盐水经离心清洗2次。加入内含20%自体血清的HBSS 4ml，37℃温育30分钟。调理后离心（1000r/min），10分钟，弃上清液，用HBSS洗涤2次，并配制成终浓度5mg/ml的调理酵母多糖备用。

（2）鲁米诺的配制 先用二甲亚砜配成0.01mol/L的鲁米诺贮备液，4℃避光保存，可用2个月。临用前，以HBSS稀释成所需浓度（$10^{-4} \sim 10^{-6}$mol/L）的应用液。

【操作步骤】

用HBSS将巨噬细胞调整至每毫升2×10^6个的细胞悬液备用。取细胞悬液1ml，置聚乙烯小管中，加入10^{-4}mol/L鲁米诺200μl，将小管放入液闪测量瓶中，以单光子方式测扩增的细胞自发发光6秒钟，作为本底。加入调理的酵母多糖200μl，摇匀，即刻测发光6秒，以后每隔3~5分钟测一次发光，直至加酵母多糖后1小时。以发光强度（cpm值）为纵坐标，加酵母多糖后的时间为横坐标，绘制巨噬细胞吞噬发光的动力学曲线。根据动力学曲线，比较对照组和不同剂量用药组的峰高、峰时（峰高的时间），发光积分值及早期曲线斜率的变化。

【注意事项及评价】

（1）小试管与测量瓶预先置暗室24小时。整个操作均在暗室进行。

（2）本法亦可用于检测巨噬细胞的氧代谢功能与血清调理作用，故作为检测吞噬功能的指标的专一性不够。

（3）因液闪仪无控温装置，不能使反应系统达到37℃，只能通过恒定的室温（25 ± 1）℃与水浴37℃进行间接控制。

4.溶菌酶测定法

【基本原理】

溶菌酶是一种小分子蛋白质，存在于机体的泪液、唾液、痰、鼻涕、白细胞和血清等。

测定它在体内或分泌物中的含量及其变动情况，可作为侧面了解机体防御功能一个指标。

体液或分泌物中溶菌酶活性，可以通过检查其对指定敏感菌株的裂解作用来进行测定，测定方法有两种。①光学测定法：将检品与菌液混合，用分光光度计观察指定时间内透光度改变的百分数；②平板打孔测定法：在混有菌液的琼脂凝胶上打孔，检品放在孔内，一定时间后测定溶菌环的直径。与溶菌酶纯品比较，分析试验结果。

【材料与试剂】

（1）菌种　溶壁微球菌（micrococus lysodeiklicus）是从空气中分离出的一种革兰阳性球菌，菌落呈黄色，普通培养基上生长良好，1个月传代1次或冻干成菌种保存。

（2）pH6.4、1/15mol/L磷酸盐缓冲盐水（PBS）

1）1/15mol/L磷酸二氢钾溶液　磷酸二氢钾9.04g，加蒸馏水至1000ml。

2）1/15mol/L磷酸氢二钠溶液　磷酸氢二钠·2H$_2$O 11.87g，加蒸馏水至1000ml。

3）pH6.4、1/15mol/L PBS，1/15mol/L磷酸二氢钾溶液73ml，1/15mol/L磷酸氢二钠溶液27ml，氯化钠0.5g混匀，溶解即成。

（3）溶菌酶标准品　结晶纯品。

（4）5mol/L氢氧化钾　氢氧化钾56g加蒸馏水至200ml。

【操作步骤】

（1）菌液制备

1）新鲜菌液　将溶壁微球菌接种于普通琼脂斜面上，37℃培养24~36小时，用pH 6.4、1/15mol/L PBS洗下，配成混悬菌液。用72型分光光度计波长640nm测定，并调整其浓度达到透光率30%~40%。

2）干菌粉　将溶壁微球菌24小时培养物用60倍体积蒸馏水洗下，离心沉淀弃上清液，沉积的菌体加约5倍体积的丙酮，用玻棒搅匀，放冰箱内30分钟，取出离心沉淀弃上清液。按此法用丙酮浸洗3次，再用乙醚洗2次，将菌体放干燥器内过夜，即得干菌粉，用乳钵研碎备用。使用时称干菌粉50mg，放入上述磷酸缓冲液约50ml，如上调整菌液浓度为30%~40%。

以上两种菌液均可用。新鲜菌液容易配制成均匀悬液，而干菌粉便于在缺乏培养细菌的条件下使用。

（2）溶菌酶标准液　称取溶菌酶标准纯品，用pH 6.4、1/15mol/L，PBS配成1000μg/ml原液，放冰箱保存。临用时再稀释成100、50、25及10μg/ml标准液。

（3）光学法测定　检品应根据估计溶菌酶含量作适当稀释，取适当稀释（或不稀释）检品0.2ml放小试管内，置37℃水浴锅预热5分钟，再向管内加入预热的菌液1.8ml混匀，立即记下开始时间，至2分钟时加入1滴5mol/L氢氧化钾停止反应，立即将菌液倒入比色杯内，用640nm滤光板，0.5厘米比色杯测其透光率T_0%。

另取同样浓度的检品0.2ml，先加入1滴5mol/L氢氧化钾摇匀，在37℃预热5分钟，再加入1.8ml经37℃预热的菌液，在同样温度下2分钟后同法测定其透光率T_1%。T_1%~T_0%为透光率差值，即溶菌酶所致透光率的变化，从标准曲线上可查得检品中溶菌酶含量。

计算：以0.2ml各种浓度的溶菌酶标准液代替检品，操作步骤与待检品相同。以不同浓度标准液测得的透光率差值为纵坐标（对数坐标），溶菌酶浓度为横坐标，在半对数纸上绘制标准曲线。按检品的 $T\%$（2分钟的读数减去0时的读数）查出其对数，由标准曲线上查出稀释的检品中溶菌酶的含量，乘以稀释倍数，即为检品中溶菌酶的含量。

（4）琼脂平板打孔法　以溶壁微球菌为底物，制成含菌琼脂板，打孔，孔中加入标准溶菌酶或待测血清样品，以标准溶菌酶溶菌环直径作标准曲线，便可查知检测样品中溶菌酶的含量。此法可在一个较宽的浓度范围内，取得满意的测定效果。

1）加热融化1.2%琼脂粉，待冷至60~70℃时将溶壁微球菌混入摇匀，使其浓度为1mg/ml，立即倾入夹好的两玻片中（厚度为4mm）。

2）待琼脂凝固后，以15mm间隔，用打孔器穿钻2.5mm直径小孔，每孔中加入20μl检样品，并在同一板上加上不同浓度的标准溶菌酶样品。置24~26℃、12~18小时，用测微尺测溶菌环直径。

3）用半对数纸（以溶菌酶浓度为纵坐标，即对数坐标，溶菌环直径为横坐标）绘制标准曲线。从线上查出每毫升样品所含溶菌酶的毫克数。

（三）影响特异性体液免疫功能的试验方法

1. 血清溶血素测定法

【基本原理】

经绵羊红细胞（SRBC）免疫动物的淋巴细胞可产生抗SRBC抗体（溶血素），并释放至外周血。这种抗体在试管内与SRBC温育，在补体参与下可产生溶血反应，免疫动物血清中溶血素的含量可以通过溶血过程中释放的血红蛋白来测出。

【材料与试剂】

（1）SRBC保存液（Alsever液）　葡萄糖2.05g，氯化钠0.42g，枸橼酸钠0.8g，蒸馏水100ml，无菌过滤（G5漏斗）或8磅10分钟灭菌后备用。

（2）都氏试剂（测血红蛋白用）　碳酸氢钠1.0g，高铁氰化钾0.2g，氰化钾0.05g，蒸馏水1000ml。

（3）补体　新鲜豚鼠（至少3只）混合血清经SRBC（10∶1）于4℃吸收30分钟后置−20℃以下备用。

（4）SRBC　在无菌条件下，自健康成年绵羊外颈静脉取血，置血液于有玻璃珠的三角烧瓶中轻摇10分钟以除去纤维蛋白，加入2倍量的保存液，置4℃冰箱备用。临用时用生理盐水洗涤3次，经2000rpm 10分钟得压积红细胞，再按所需浓度稀释。

【操作步骤】

（1）免疫　小鼠腹腔注射20% SRBC 0.2ml/天，免疫后第4天去眼球或股动脉取血，分离血清，将血清稀释（一般500倍以上）后供测定。

（2）溶血反应　反应管内依次加入经稀释的血清1ml，5% SRBC 0.5ml，10%补体1ml，置37℃恒温水浴中保温30分钟，然后移至冰浴中终止反应，1500rpm离心5分钟，取上清液1ml加都氏试剂3ml，摇匀放置10分钟，于540nm波长比色读取吸光度。

（3）SRBC半数溶血值　取5%SRBC 0.25ml加都氏液至4ml，比色读取吸光度值，即为试验中所用SRBC半数溶血时的吸光度值。

（4）计算　样品管半数溶血值HC$_{50}$按下式计算：

$$每只鼠的血清HC_{50}=\frac{样品的吸光度值}{SRBC半数溶血时的吸光度值}\times 稀释倍数$$

2.抗体形成细胞测定法（PFC）　PFC测定法又称溶血空斑试验，是一种体外检测单个抗体形成细胞（浆细胞）的方法。琼脂固相法（平皿法）和玻片法是最常用的方法。平皿法试验过程如下。

【基本原理】

将经SRBC免疫的小鼠脾细胞、SRBC（靶细胞）及补体一起混合于琼脂内，抗体形成细胞分泌的抗体在补体参与下，使其周围的SRBC溶解形成肉眼可见的溶血空斑，这种溶血空斑数大体上可以反映抗体形成细胞数。

【材料和试剂】

20% SRBC，小鼠，100目尼龙网纱布，琼脂，0.4%台盼蓝。

【操作步骤】

（1）免疫　用20% SRBC 0.2ml/只腹腔注射免疫小鼠。免疫后第4天处死供试验。

（2）制备脾细胞悬液　脱颈处死经SRBC免疫的小鼠，立即剖取脾脏，在冰浴中，将脾置于100目尼龙网纱布上，加少许Hank's液，轻轻挤压出脾细胞。细胞计数时用0.4%台盼蓝染色观察活细胞应在90%以上。将脾细胞悬液配成每毫升10^{7}个浓度。

（3）制备琼脂底层　平皿中加入用Hank's液配成的溶化的1.4%琼脂2~3ml，制备琼脂底层。

（4）加样　取脾细胞悬液和5% SRBC各0.1ml及原补体0.05ml混合加入保温于45℃水浴的、含0.4%琼脂糖0.8ml的试管中，摇匀后倒入平皿，旋转平皿使混合物均匀平铺于底层琼脂上，凝固后将平皿放入湿盒并置于37℃温箱中孵育3~4小时后计数PFC。如需保存，可加入用生理盐水或PBS配制的0.25%戊二醛6ml加以固定。

（5）计算　以每10^{6}个脾细胞或整个脾脏所含的PFC数表示结果。

3.玻片法　本法较平皿法简便，适宜进行大量样品体内或体外试验。

【材料和试剂】

SRBC，小鼠，石蜡。

【操作步骤】

（1）纯系小鼠腹腔注射SRBC 3×10^7~3×10^8个。

（2）4天后杀鼠取脾，立即置于冰冷1640培养液中。

（3）制备脾脏单细胞悬液，要求活细胞率>90%，用培养液稀释成每毫升2×10^6个。

（4）SRBC配成每毫升3×10^9个；豚鼠混合血清经SRBC吸收后，1:3稀释备用。

（5）将0.5ml脾细胞，0.1ml SRBC和0.1ml补体在试管中充分混匀后，用微量移液管将此混合液各70μl注入小室中，每组重复3~4室。

（6）熔化石蜡将小室完全封闭后置入37℃恒温箱培养45分钟。

（7）在显微镜及斜光灯下计数每个小室中的空斑数。即为 1×10^5 脾细胞中PFC数。

【注意事项及评价】

（1）免疫用SRBC浓度可根据不同品系小鼠的敏感度和试验药物的作用强度作调整。

（2）脾细胞在计数前最好用蒸馏水或氯化铵破除红细胞，以排除细胞计数误差。

（3）玻片要始终保持水平位置，过分的倾斜则使空斑位移而不能计数。

（4）SRBC免疫后第4天PFC值最高。

4. 酶联免疫吸附试验（ELISA）

【基本原理】

抗原或抗体结合到固相载体表面仍保持其免疫活性，与相应的抗体或抗原与酶结合后所形成的复合物仍保持酶的活性，能催化相应的底物水解、氧化或还原，产生有色的物质，根据颜色反应的深浅来定量抗体或抗原。用作标记的酶有辣根过氧化物酶、碱性磷酸酶等。ELISA法具有抗原抗体免疫反应的特异性，又具有酶的高效催化性，可用于检测各种特异性抗原抗体。以下介绍间接法测定抗体。

【材料及试剂】

（1）聚苯乙烯微量细胞培养板（平底，40孔）。

（2）酶联免疫检测仪。

（3）酶联葡萄球菌A蛋白。

（4）包被液 pH 9.6碳酸缓冲液，4℃保存，NaCl 0.159g，NaHCO$_3$ 0.293g，蒸馏水稀释至100ml。

（5）稀释液 pH 7.4 PBS，Tween-20，4℃保存NaCl 8g，KH$_2$PO$_4$ 0.2g，Na$_2$HPO$_4$·12H$_2$O 0.9g，KCl 0.2g，Tween-20 0.5ml，蒸馏水加至1000ml。

（6）洗涤液 pH 7.4，0.02mol/L Tris HCl缓冲液：Tris 2.42g，1mol/L HCl 13ml，Tween-20 0.5ml加蒸馏水至1000ml。

（7）邻苯二胺溶液（底物） 临用配制0.1mol/L柠檬酸（2.1g/100ml）6.1ml，0.2mol/L Na$_2$HPO$_4$.12H$_2$O（7.163g/100ml）6.4ml，蒸馏水12.5ml，邻苯二胺10mg，溶解后，临用前加1% H$_2$O$_2$ 0.1ml。

（8）终止液 12% H$_2$SO$_4$。

【操作步骤】

（1）包被抗原 用包被液将抗原作适当稀释，（一般为1~10μg/ml），每孔加100μl，置湿盒内，4℃放置16~18小时。

（2）洗涤 倒尽板孔中液体，加满洗涤液，静置3分钟，反复三次，最后将反应板倒置在吸水纸上，使孔中洗涤液流尽。

（3）加被检血清 用稀释液将被检血清作几种稀释，每孔100μl，同时作稀释液对照，置湿盒中，37℃放置2小时。

（4）洗涤三次。

（5）加酶联葡萄球菌A蛋白 用稀释液将酶联葡萄球菌A蛋白作适当稀释（一般1：

20~40），每孔加100μl，置湿暗盒中，37℃，1.5小时。

（6）洗涤三次。

（7）加底物　邻苯二胺溶液每孔加100μl，置湿暗盒30分钟，38℃。

（8）加终止液　每孔50μl。

（9）观察结果

1）目测法　先明确阳性对照为（+），阴性对照及稀释液对照均为（-），再观察被检血清由（+）转为（-）的最大稀释度，即为抗体效价。

2）比色法　用酶联免疫检测仪记录490nm读数。

（四）影响特异性细胞免疫功能的试验方法

1.淋巴细胞转化试验（^{3}H–TdR掺入法）

【基本原理】

淋巴细胞在有丝分裂原如PHA、Con–A及LPS等刺激下，细胞的形态和代谢可发生一系列变化，转化为母细胞，并分化增殖，细胞内蛋白质和核酸合成增加，并释放多种淋巴因子。如在培养液中加入^{3}H–TdR，使其掺入到新合成的DNA中，可以定量细胞内DNA合成强度。同位素掺入法较形态检查法准确而客观，如用微量细胞培养板，可以节省药品试剂，大大提高工作效率。

【材料和试剂】

纯系小鼠，2~3月龄，雌雄均可。RPMI 1640培养液（含10%小牛血清，青、链霉素各100 U/ml，10mmol/L Hepes，5×10^{-5}mol/L β–巯基乙醇，2mmol/L谷氨酰胺）。^{3}H–TdR。

【操作步骤】

（1）处死小鼠，无菌条件下迅速取出脾脏，放入RPMI 1640培养液中。

（2）将脾脏放入100目不锈钢网上用针芯研磨，制成脾细胞悬液。

（3）用培养液离心洗涤脾细胞三次。

（4）用台盼蓝染色，活细胞数需在95%以上。将细胞用培养液稀释成每毫升2×10^{6}个浓度备用。

（5）在超净台上，将脾细胞加入无菌培养板孔中，每孔200μl，每一样品重复3~4孔。

（6）刺激T细胞转化时加入Con–A（5~10μl/ml）或PHA（25~50μg/ml），刺激B细胞转化时加入LPS（5~10μg/ml）。

（7）放入5% CO$_2$培养箱中，培养72小时。

（8）终止培养前6小时，每孔加入^{3}H–TdR 1μl，使其终浓度为1~5μci/ml。

（9）用微量多头细胞收集仪将细胞抽吸在49型玻璃纤维滤纸上。

（10）置80℃烘箱内干燥30分钟。

（11）将烘干的滤纸片放入盛有闪烁液的小瓶中，用液闪仪测定样品的放射强度（cpm）。

【注意事项与评价】

操作过程要严格无菌，脾细胞制备要放在冰浴中，避免细胞死亡带来误差。此法可进行体内给药，也可直接观察药物本身体外对淋巴细胞转化的影响，或与Con–A等有丝分裂原的协同或拮抗作用。

2.二硝基氟苯诱导小鼠迟发型变态反应（PTH）

【基本原理】

二硝基氟苯（dinitrofluorobenzene，DNEB）是一种半抗原，将其溶液涂抹腹壁皮肤后，与皮肤蛋白结合成完全抗原，由此刺激T淋巴细胞增殖成致敏淋巴细胞。4~7天后将其再次涂抹于皮肤，可使局部产生迟发型变态反应（水肿），一般在抗原攻击后24~48小时达高峰，故于此时测定局部肿胀。

【材料和试剂】

DNFB溶液配制：DNFB应新鲜配制，故在每次致敏或攻击前，配制该次试验所需量。

【操作步骤】

（1）致敏 选615或ICR小鼠，随机分为对照组和给药组（包括药物溶媒组），除抗原攻击的对照组外，每鼠腹部去毛，范围约3cm×3cm大小，并将1% DNFB溶液均匀涂抹于上，必要时于次日再强化一次。

（2）DTH反应的产生与测定 致敏后第5天，将1% DNFB溶液10μl均匀涂抹于小鼠右耳（两面）进行攻击，对照组同样涂耳但未致敏。攻击后24小时，颈椎脱臼处死小鼠，剪下左右耳壳，用打孔器取下直径8mm的耳片，称重。同时取小鼠胸腺及脾脏称重，在左右耳片重量之差为肿胀度，分别以每10g小鼠的脾重（mg）和胸腺重（mg）作为脾指数和胸腺指数，观察各组的差别。

【注意事项与评价】

（1）在小鼠腹部应尽量去毛，且应避免剪破皮肤。

（2）试验过程中环境温度控制在（20±2）℃为宜，操作时宜避免DNFB与皮肤接触。

3.检测T淋巴细胞亚群的试验方法——茶碱法

【基本原理】

T细胞与羊红细胞（SRBC）混合并置于适宜环境条件下作用一段时间，SRBC便与T细胞表面的E受体结合，形成以T细胞为中心，四周环绕SRBC，状如玫瑰花的细胞集团，即E花环。凡T细胞周围吸附3个以上SRBC者，即为花环阳性细胞。由于Th细胞（辅助T细胞）是茶碱抵抗细胞，故可先求出总T细胞百分率和茶碱抵抗细胞花环百分率，再分别计算出Th，Ts细胞（抑制性T细胞）百分率。

【操作步骤】

（1）总T细胞% 常规制备淋巴细胞悬液，并用RPMI 1640完全培养液（以下简称培养液）调细胞浓度至$4×10^9$细胞/L。用生理盐水将SRBC洗3次，并用培养液调至1%浓度。存1ml塑料离心管中，每管加入淋巴细胞悬液和培养液各50μl，37℃水浴中保温1小时。再加入SRBC悬液100μl混匀，37℃水浴保温10分钟。离心（800rpm，5分钟）水浴2小时。将细胞轻轻悬起，加100μl 4%戊二醛固定液（用锌酸缓冲液配制）混匀。计数前将上清液全部移除，加生理盐水100μl和20倍稀释的1%美蓝染色液100μl染色，20分钟后计数，即得总T细胞百分率。

（2）茶碱抵抗细胞花环百分率 在50μl在淋巴细胞悬液中加入含100mmol/L茶碱的培养

液50μl混匀，其余步骤同上。

（3）Th、Ts细胞%按下式计算：

$$总T细胞\% = \frac{花环阳性细胞数}{淋巴细胞总数} \times 100\%$$

$$Th细胞\% = \frac{茶碱抵抗细胞花环}{总T细胞} \times 100\%$$

$$Ts细胞\% = 100\% - Th细胞\%$$

【注意事项与评价】

（1）在常规制备淋巴细胞悬液时，红细胞的溶解要完全。

（2）在T细胞与SRBC混合作用后离心速度不宜过快，一般应控制在1000 r/min以内。

五、抗炎免疫药物作用机制

通常抗炎免疫药物分为3类，即以阿司匹林为代表的非甾体类，以氢化可的松为代表的甾体类和以环孢霉素A、左旋咪唑、卡芬尼等为代表的疾病调修药。非甾体类药物可通过抑制PG合成等产生抗炎和细胞免疫增强，因为PG具有扩张血管、促进炎性介质渗出、产生或增敏痛觉等作用；甾体类药物能阻止炎症细胞向炎症部位集中、抑制炎性因子释放，抑制淋巴细胞的增殖与分化而产生抗炎和免疫抑制作用；疾病调修药包括免疫抑制药、免疫增强药和免疫调节药三种，通过对增高或降低的免疫反应具有调节作用，对急性炎症无效，但可拮抗由免疫反应异常所致的慢性炎症。

值得注意的是许多中草药具有抗炎和免疫调节作用。这些药物的主要成分包括多糖、苷类和生物碱等。多糖类药物如黄芪多糖、人参多糖、枸杞多糖、灵芝多糖、银耳多糖、香菇多糖、猪苓多糖和云芝多糖等，均有良好的免疫调节作用。与化疗药物配合使用可增加抗肿瘤效果，并能部分对抗化疗药物对正常淋巴细胞增殖的抑制作用，因此可用于一些免疫功能低下或肿瘤的辅助治疗。苷类药物如白芍总苷、人参总苷、黄芪甲苷、雷公藤多苷、三七总皂苷，也能发挥抗炎和免疫调节作用，特别是白芍总苷对RA有显著疗效，已获国家新药证书并进入临床使用。生物碱类药物包括苦豆碱、川乌总碱、槐果碱、雷公藤新碱，表现抗炎和免疫抑制作用。

第六节　抗菌药物

一、抗菌药物指导原则

（一）抗细菌药物指导原则

1. 体内保护试验可供计算组别不应少于4~5组，不给药对照组动物死亡应达100%。阳性对照药应与试验药在相同条件下同时进行。

2. 体内药效学试验：腹腔染菌者不宜用腹腔注射治疗，静脉注射可用皮下注射替代。

3.创新药应进行所列各项试验；其他各类药除必须进行MIC外，尚须分别进行若干试验。

（二）抗真菌药物指导原则

1.全身性真菌病试验可供计算的组别不应少于4~5组，不给药对照组动物死亡应达100%。腹腔染菌者不宜用腹腔注射治疗。

2.皮肤真菌病易感动物为豚鼠，感染时砂纸或解剖刀摩擦或划痕，一般以组织液渗出为好，避免出血。疗效判断除临床表现外，应根据镜检，还需经过培养才能下结论。

3.创新药应进行所列各项试验；其他各类药除必须进行MIC外，尚须分别进行若干试验。

二、抗细菌药物药效学研究方法

评价抗菌药物的抗菌药效学作用，须进行体外抗菌活性测定和体内疗效评价。体外抑菌试验用于测定抗菌药物体外抑制细菌生长的效力和抗菌谱。稀释法是体外定量测定抗菌药物抑制检测菌生长活性的方法，根据美国国家临床实验室标准化委员会（National Committe for Clinical Laboratory Standands，NCCLS）中有关抗菌敏感性测试标准操作方法（performance standards for antimicrobial suseptibility testing）推荐的体外试验方法主要有肉汤液体稀释法（broth dilution）和琼脂稀释法（agar dilution）。试验结果用最低抑菌浓度和最低杀菌浓度作为评价指标，抗菌药物抑制检测菌生长的最低浓度称为"最低抑菌浓度"（minimal inhibitory concentration，MIC）。

体外杀菌试验，常用的定量评价抗菌药物杀菌效力的试验主要有最低（或最小）杀菌浓度（minimal bactericidal concentration，MBC）测定和杀菌曲线法（time-kill method，killing curves，KCs）。由于影响杀菌试验的技术因素较多，某些试验的方法尚需进一步的标准化，某些菌种或菌株对杀菌药物可表现为"耐受"（tolerance）现象或"反常效应"（paradoxical effect），故杀菌试验，尤其是MBC测定目前尚存在结果重复性较差，且有时难以确定杀菌终点等问题。本节介绍体外抗菌试验和体内抗菌试验方法。

（一）体外抗菌试验

1.体外抑菌试验

【基本原理】

在肉汤或琼脂平板中将抗菌药物进行一系列2倍稀释后再定量接种检测菌，35℃孵育18~24小时后观察。抑制检测菌肉眼可见生长的最低药物浓度定义为测定药物对检测菌的最低抑菌浓度。

【材料与试剂】

（1）培养基 对大多数快速生长的需氧菌和兼性厌氧菌（如金葡菌、大肠埃希菌、铜绿假单胞菌及变形杆菌等）选用MHA（muller-hinton agar，MHA）琼脂固体培养基及MHB（muller-hinton broth，MHB）肉汤培养基；对营养要求高的细菌，如链球菌、肺炎球菌等宜用血琼脂培养基。另外，特殊病原体如军团菌、支原体、衣原体及结核分枝杆菌等需要特殊培养基。

（2）抑菌药物的制备　配制各种抗菌药物原液的溶剂和稀释剂应根据药物理化性质与抗菌作用而定。受试药物原液浓度常配制为5120mg/L（μg/ml）。原液配制好后用过滤法除菌，小量分装备用。大部分抗菌药物原液在-20℃以下可保存3个月，而在4℃下只能保存1周，β-内酰胺类抗生素溶液最好在融化后一次用完，或每次使用时新鲜配制。

试验中应同时观察和测定标准质控菌株的MIC。一般选择128mg/L作为大多数抗菌药物测定浓度的上限，再对倍系列稀释，下限则根据所测的细菌和抗菌药物抗菌活性特点而定。

（3）检测菌和标准菌的制备　国内常用于筛选的细菌有临床分离鉴定的各种革兰阳性菌，如金黄色葡萄球菌、肺炎链球菌及化脓性链球菌等（其中均应包含产β-内酰胺酶株）；革兰阴性菌，如大肠埃希菌、肺炎克雷伯菌、阴沟肠杆菌、变形杆菌及铜绿假单胞菌等（其中均应包含产β-内酰胺酶株）。

所有临床分离菌株都必须在分离单位经自动细菌鉴定仪鉴定后，再经试验单位经API系列或常规方法重新鉴定后方可用于试验。

试验中必须设标准质控菌株，常用的标准质控菌株及其质控判断标准请查阅美国国家临床实验室标准化委员会（National Committe for Clinical Laboratory Standands，NCCLS）每年颁布的有关抗菌药物敏感性试验标准（Performance Standards for Antimicrobial，Suseptibility Testing）中拟定的试验方法及质控菌允许范围。

菌液制备：生长后的菌液用3~5ml生理盐水校正浓度至0.5麦氏比浊标准，再用生理盐水或MH肉汤稀释1∶10（含菌量约10^7CFU/ml）。稀释后的菌液应尽快（15分钟）接种。

【操作步骤】

（1）试管二倍稀释法（又称液体稀释法）

1）取13mm×100mm试管20支，排成两排，每排10支。另取3支同样试管，分别标记上"空白对照（即肉汤培养基空白对照）""细菌生长对照（只加菌液不加药）"和"质控菌生长对照"。在每排的第一支试管内，加入待测药溶液4ml，浓度为256μg/ml，其余每只试管内加MH肉汤2ml；然后吸取第1管药液2ml加至第二管内，混匀后，再吸2ml至第3管内，依此类推。依次对倍稀释到第10管，最后1管吸出2ml弃去。这样各管内所含抗菌药物的最终浓度依次为128、64、32、16、8、4、2、1、0.5、0.25μg/ml。

2）接种　用微量加样器分别吸取0.1ml菌液依次加入到每排含药液的试管内，空白对照、菌对照管、标准质控菌对照加到第二排的各试管中。最终接种菌量约5×10^5CFU/ml，将试管轻轻混匀。

3）35℃孵育24小时后测定结果　肉眼观察未见细菌（及标准菌）生长管中所含药物的最低浓度为该药对受试菌（及标准菌）的最低抑菌浓度MIC。

（2）微量稀释法

1）用化学法灭菌后的96孔聚苯乙烯U型微孔板进行药物敏感性测试　在每排第1孔至第10孔内，按高浓度至低浓度分别加入受试药液各100μl，第11孔只加药液做药物对照，第12孔只加菌液做菌对照。

2）菌液的制备　吸取对数生长期菌液。用生理盐水校正至0.5麦氏比浊管标准，再稀释1∶100倍。

3）分别吸取100μl稀释好的菌液，加入第1至第10孔内。第11孔不加菌液（只加200μl药液），第12孔只加200μl菌液。最终接种菌量约5×10^5 CFU/ml或每孔5×10^4个菌；将微孔板置微型振荡器上振荡1分钟，使各孔内溶液混匀，将微孔板加盖并用胶纸密封以减少孵育过程中的蒸发，将其置于下放湿纱布的培养盒内，35~37℃孵育16~20小时。如为厌氧菌则置37℃厌氧缸内24~48小时观察结果。

4）结果判断 微量稀释法的结果判断应根据肉眼观察进行判断。菌对照管生长（培养液变浑浊），加药各孔内培养液变浑浊或者有沉淀产生，表明有细菌生长，可用"+"表示，无细菌生长管的培养液应该是清澈透明的，可用"–"表示。也可用酶标仪测定OD值，计算抑菌率（%）。

$$抑制率（\%）=\frac{OD（菌对照）-OD（药物）}{OD（菌对照）} \times 100\%$$

5）在新药研究中，所测试药物对于检测菌的体外抗菌活性应分别计算出MIC范围、MIC_{50}与MIC_{90}。

（3）琼脂稀释法（又称琼脂二倍稀释法）

1）含药琼脂的制备 按表3-1所示稀释拟测抗菌物。分别取2ml加入一系列已做好标记的内径为90mm平板内。再将融化后已在50℃水浴中平衡0.5小时以上的MH琼脂18ml加到平板内（药物：琼脂=1∶9），边加边摇晃平板，使药物和培养基充分混匀。

2）细菌接种 用Steers或Denley A400多头接种器在水平台上对上述含药平板逐个接种。这些接种器一次可接种20~30余株菌或更多，每头的接种菌量为1~2μl，故最终接种菌量每个接种点含10^4~10^5CFU/ml菌量。接种后在平板上形成的菌液圈直径5~8mm。如无自动接种器也可以用1~200μl定量微量加样器等进行接种。接种时应先接种含药浓度低的平板，然后是含药浓度较高的平板，最后接种不含抗菌药物的细菌生长对照平板，菌对照管细菌生长、含药管无细菌生长，则表明试验结果可靠。

3）孵育 接种的菌液干后才能移动平板，置35℃孵育16~20小时，观察记录结果。

4）结果判断 肉眼观察在接种了菌液的系列含药琼脂平板上有无菌落生长，以无菌落生长的平板内所含的药物最低浓度判断为最低抑菌浓度（MIC）。

5）统计 将以上所测得的各受试药物对每株检测菌的MIC值输入计算机，用SPSS软件进行统计学处理。

表3-1 琼脂稀释法中常用的一种抗菌药物容积稀释法

操作步骤	药物原液浓度（μg/ml）	吸取药液体积（ml）	稀释剂体积（ml）	稀释后浓度（μg/ml）	终浓度（μg/ml）
0	5120	2	–	–	512
1	5120	2	2	5120	256
2	5120	1	3	1280	128
3	5120	1	7	640	64
4	640	2	2	320	32

续表

操作步骤	药物原液浓度 （μg/ml）	吸取药液体积 （ml）	稀释剂体积 （ml）	稀释后浓度 （μg/ml）	终浓度 （μg/ml）
5	640	1	3	160	16
6	640	1	7	80	8
7	80	2	2	40	4
8	80	1	3	20	2
9	80	1	7	10	1
10	10	2	2	5	0.5
11	10	1	3	2.5	0.25

（4）E-Test试验方法　也是扩散法的一种，它与纸片琼脂扩散法的主要区别在于E-Test试验所用试纸条内含呈梯度浓度的某种抗菌药物。其梯度范围以ABBLODISK（Sweden）为例，其浓度分29个刻度按1∶1.5递增，如0.016、0.023、0.032、0.047、0.064、0.094、0.125、0.38、0.50、0.75、1.0、1.5、2、3、4、6、8、12、16、24、32、48、64、96、128、192及256μg/ml。当试条置于琼脂平皿表面后，抗菌药物从E-Test塑料试条中向含菌琼脂中扩散，在E-Test试条周围抑菌浓度范围内检测菌的生长被抑制，形成透明的椭圆形抑菌圈。

结果判断：孵育后围绕E-Test试条可形成一个椭圆形的抑菌圈，在抑菌圈和试条的横切相交处，E-Test试条上的浓度刻度即为受试药物对测试菌的最低抑菌浓度（MIC）。

在进行E-Test试验时，应注意E-Test判定MIC终点的正确方法。E-Test试验质控所用的标准菌株同前述试验，主要有大肠埃希菌ATCC 25922、金葡菌ATCC 29253、铜绿假单胞菌ATCC 27853、脆弱类杆菌ATCC 25285等。

【注意事项及评价】

（1）在进行液体稀释法测定MIC时最好同时作双份，取其平均值，以考察试验的可重复性。

（2）试验中药物对照应该是透明的，若出现浑浊，应考虑是否有污染并重试。

（3）进行微量法测定MIC时，应与试管法对照。两种方法的结果应相差上下1~2个稀释度。

（4）液体稀释法是体外抗菌活性测定的经典的方法。结果直观、可靠，但进行微量稀释法时，要求操作技术人员准确熟练，以免操作中有失误。微量稀释法用药量少，适合新化合物筛选。

（5）琼脂稀释法可采用半自动化的多点接种器（常用A400，英国），操作简便，可同时作多种菌株的MIC测定是其优点，结果重复性也优于肉汤稀释法，并易于发现污染或耐药突变菌株。适用较大规模的新药的体外抗菌活性的评价。

（6）E-Test试验法是近年发展较快的方法，结果易于判断，操作更为简便、快捷、准确；但该试条价格昂贵，有条件的实验室可采用该方法。

（7）质量控制：每批或每次试验时应参阅CLSI（Clinical and Laboratory Standards Institute）中报道的有关抗菌药物敏感性试验中对试验菌种敏感耐药临界浓度，以及标准质控菌株的MIC值允许范围。同批试验必须有质控菌如金黄色葡萄球菌ATCC 25923、大肠埃菌ATCC 25922、粪肠球菌ATCC 29212和铜绿假单胞菌ATCC 27853等标准菌株在同一试验条件下进行的测定结果。超过或低于一个稀释度以上时，应检查出现差错的原因以及标准菌株污染或变异的可能性。

2. 体外杀菌试验

【基本原理】

杀菌试验是用来评价药物对微生物是否具有致死杀菌活性，常用时间–杀菌曲线法和最低杀菌浓度（MBC）来反映药物的杀菌活性。时间–杀菌曲线法主要用于评价一种抗菌药物对检测菌杀菌的动态杀菌速率以及两种（或两种以上）抗菌药物对检测菌的联合杀菌活性。最低杀菌浓度为某抗菌药物杀灭所接种检测菌量的99.9%或以上所需的最低药物浓度。常规测定方法是采用液体稀释法先测出MIC值，再将未见细菌生长各管培养物旋涡混匀后分别吸取0.1ml倾倒于2个平皿上，用灭菌玻璃棒推匀，37℃再培养18小时，用活菌计数法检查平皿上菌落数，平均菌落数少于5个的最小稀释度的药物浓度即为最低杀菌浓度（MBC）。在评价新的抗菌药时，还应计算出对临床分离的致病菌株的MBC、MBC_{50}及MBC_{90}。这里主要介绍时间–杀菌曲线法（KCs）。

【材料与试剂】

同抑菌试验方法。选择同类药物作为阳性对照药。

【操作步骤】

（1）用接种环挑取2~3个待测菌单菌落接种于MH肉汤中，于35℃水浴摇床中振荡培养约2小时，致细菌生长对数期，备用。

（2）待测药物浓度　通常杀菌药物浓度应取1/2、1、2、4MIC的递增浓度或根据体内2、4、6、8和12小时内的平均血药浓度而定。

（3）分别吸取（1）中菌液0.1ml，浓度约为0.5麦氏浊度标准的待测菌液加入到含有1/2、1、2、4 MIC待测药液的试管中，于35℃水浴中平衡5分钟。

（4）取无菌试管数支，将上述加入待测菌液的药液分装于各试管中，每管5ml，分别标记为0、2、4、6、8、24小时试管，35℃水浴中继续培养。同时设细菌生长对照管（也需设0、2、4、6、8、24小时管）。

（5）加菌液后，立即取"0小时"管和细菌生长管培养液，适当稀释（10^{-3}~10^{-5}），取0.1ml培养液接种到不含药的琼脂平板上，用灭菌L形玻璃棒涂布均匀，试验管和细菌生长对照管各接种2~3份，35℃孵育过夜后做活菌计数，求其平均数。

（6）培养2小时及4小时后将"2小时、4小时"管旋涡混匀15秒，同上法稀释1∶10^2和1∶10后，分别取0.1ml稀释后的菌液接种到2~4个血平板上。"生长对照"管旋涡混匀后稀释10^4~10^5倍，各取0.1ml接种，35℃孵育过夜后做菌落计数并取其平均数。

（7）培养8小时后，"8小时"管的处理方法同"2小时"和"4小时"管。生长对照管应稀释10^6倍后接种，同上培养方法并进行菌落计数。

（8）培养24小时后，将"24小时"管旋涡混匀后分别取0.1ml菌液接种到2个血平板上，生长对照管应稀释10^7~10^8倍后接种。35℃孵育过夜后做菌落计数并取其平均数。

（9）将各时间点测得的平均菌落计数，在半对数坐标纸或坐标纸上绘制时间–杀菌曲线图。

【注意事项及评价】

测定杀菌曲线应注意各时间点所取培养液的适当稀释，通常平板中可数菌落≤300CFU/ml较合适。

3.培养条件对测试药物的MIC与MBC的影响

（1）pH的影响　其他条件不变，改变培养基的pH，将培养基的pH进行调整（如pH 5、pH 7及pH 9等），测定药物对所试细菌（临床常见致病菌不少于20株）的MIC和MBC值。

（2）细菌接种量的影响　在其他条件不变时，改变细菌接种量如10^3CFU/ml、10^5CFU/ml及10^7CFU/ml等浓度，比较不同菌量时的MIC及MBC值。

（3）血清蛋白结合的影响　可通过测定培养基中含有25%、50%或75%等不同的血清浓度与不含血清的培养基时的MIC及MBC值进行评价。

4.抗菌药物联合作用试验

【基本原理】

抗菌药物联合用药可以扩大抗菌谱，或减少耐药菌的出现，增强疗效，从而减少不良反应和降低毒副作用。抗菌药物联合用药主要用于严重感染而未准确找到致病菌的患者，或针对复合性感染联合用药的疗效明显优于单一用药的情况。体外联合用药的常用测试法有棋盘法及杀菌曲线法。棋盘法包括液体试管法及琼脂平板。

【材料与试剂】

同体外抑菌试验方法。

【操作步骤】

（1）液体试管法　先测定两药各自对受试菌的MIC，然后以两药联合测定其联合后的MIC值（表3-2）。

表3-2　棋盘式液体法的药物浓度编排

项目	药物浓度（μg/ml）	药物浓度（μg/ml）									菌对照	药对照	
		1	2	3	4	5	6	7	8	9	10		A药	B药
		128	64	32	16	8	4	2	1	0.5	0.25			
B药（μg/ml）	128													
	64													
	32													
	16													
	8													
	4													
	2													
	1													
	0.5													
	0.25													
A药（μg/ml）														

1）A、B两药浓度可根据单用MIC结果适当调整（降低或提高）。

2）A药沿x轴稀释每管加0.5ml；B药沿y轴稀释，每管加0.5ml。

菌对照管不加药，A药、B药对照管不加菌液，每管加入1.0ml.

3）各管于37℃孵育18~20小时。

4）读取结果，分别读A药联合使用后的最低抑菌浓度MIC和B药联用后的最低抑菌浓度MIC，分别记为MIC_A及MIC_B。

5）将A、B药联合后的MIC值分别与单用的MIC值进行比较，若A、B联合后的MIC值较A、B单用的MIC值降低2~4倍以上，表明A、B联用具有协同增效作用。

6）计算FIC（fraction inhibited concentration）及FIC指数（index FIC）。两药单用时的MIC分别记为A、B。分别计算两药联用后的MIC与单用的MIC的比值。

FIC：指A药（或B药）联用后与联用前的MIC比值，MIC_A /MIC_B。

FIC指数：指A药与B药的FIC值的和。

$$FIC指数 = \frac{MIC_A}{A} + \frac{MIC_B}{B} = FIC_A + FIC_B$$

FIC指数≤0.5，两药为协同作用；FIC指数=1.0为相加作用；FIC指数≥2.0为拮抗作用。

（2）琼脂棋盘稀释法　基本方法与MIC测定的琼脂稀释法相同，即以含有不同组合浓度药物的MH琼脂平板代替含有不同组合浓度药物的MH肉汤和试管，一个平板含一种组合浓度。能同时测定多株细菌是其优点。

（3）联合杀菌曲线法（时间–杀菌曲线）　同时间–杀菌曲线试验方法。

此法的优点是能测定杀菌作用随时间发生的变化，而棋盘法仅能估计在加了接种物培养16~24小时后终点的结果。因菌落计数需重复取样，故此法必须采用液体培养基。

先测出A药、B药在单用的MIC浓度下测得的不同时间点的活菌计数，绘制出A、B药单用杀菌曲线，再取A药MIC浓度+B药MIC浓度，进行不同时间点的活菌计数，再绘制杀菌曲线。

细菌在MH培养基中培养至对数生长期，用不含抗菌药物的新鲜肉汤稀释为10^5~10^6 CFU/M，加入至含有A药、B药的MH培养基中，加入菌后立即进行初次取样作菌落计数。37℃孵育，每隔一定时间后，如2小时、4小时、8小时及24小时再取样作菌落计数。读取结果孵育24小时后，将每个时间菌落计数的结果与时间绘成图。

（二）体内抗菌试验

1.细菌性全身感染动物模型的试验治疗

【基本原理】

采用致病菌经腹腔或尾静脉感染动物（常用小鼠或大鼠），造成动物系统感染模型，再经口服、皮下或静脉给药进行治疗，以评价受试药物的体内疗效。常用半数有效剂量（ED_{50}）表示，也可将试验药品ED_{50}与LD_{50}值进行比较，求得治疗指数（therapeutic index，TI），以评价药物的有效性与安全性，为临床用药提供参考依据。

【材料与试剂】

（1）动物选择　通常选用有合格证动物饲养单位提供的SPF级健康小鼠（昆明种，ICR

或NIH小鼠均可），体重18~22g，雌雄各半，随机分组，每组动物至少10只。其他动物如大鼠、豚鼠、金地鼠、兔、狗和猴必要时可选用。

（2）感染菌种　根据受试药物的抗菌作用特点，选用对受试药物敏感的菌种进行试验。一般应选用毒力较强的菌株，致病菌包括金黄色葡萄球菌、肺炎链球菌、大肠埃希菌、克雷伯肺炎杆菌、变形杆菌、痢疾杆菌、伤寒杆菌、铜绿假单胞菌等。创新药的试验菌株应至少包括革兰阳性菌与革兰阴性菌各2~4种以上，每一种菌2株以上，最好选用临床分离的致病菌。对于毒力较弱菌株，可经尾静脉注射动物体内进行增毒，也可加5%或15%胃膜素或干酵母液于菌液中，以使细菌毒力增强。

（3）感染菌量及感染途径　最小致死菌量（minimal lethal dose，MLD）的测定，于血培养板上挑取生长良好的待测菌单菌落，或经隔夜培养的菌原液，用生理盐水校正至0.5麦氏比浊管标准，再适当稀释10、10^2、10^3、10^4倍，从中选出3~5个菌液浓度，分别于腹腔（或静脉）感染3~5只小鼠，每只注射量（i.p.）为0.5ml，如改为静脉注射，则为0.2ml，以致动物100%死亡的最低菌液浓度为最小致死菌量，或求出50%动物死亡的感染菌量LD_{50}。试验应设MLD对照组和1/10MLD对照组，二组动物死亡分别在100%和30%，则表明感染菌量合适，试验具有可靠性。为增强细菌毒力，可用5%~15%的胃膜素或干酵母液稀释或配制菌液以增强毒力。

感染途径：通常经腹腔或尾静脉感染，外用药可局部感染。腹腔感染不能做腹腔给药，静脉给药可用皮下给药代替。

（4）受试药品的配制及剂量选择　体内试验的受试药品一般应用无菌注射用水溶解配制，或者用生理盐水进行配制。对于少量难溶解的受试样品，可用0.5%羧甲基纤维素CMC配成混悬液（仅用于灌胃）。剂量选择：经预试验，找出动物感染细菌后致0和100%存活（或死亡）的有效剂量范围，在该剂量范围内，将受试药物设若干剂量组（一般不应少于3~5个剂量组），每组10~20只动物，雌雄各半。剂量间距在1：（0.65~0.85）为宜。

【操作步骤】

（1）感染　用相当于100%致感染动物死亡的最小致死菌量（即MLD或LD_{50}的n倍）的菌液感染小鼠。同批试验必须设感染对照组（即不给药，仅感染菌），感染对照组动物死亡率为90%~100%，则试验结果可进行统计。

（2）试验治疗

1）选取健康小鼠（或大鼠）随机分组，每组至少10~20只，同批试验设感染对照组即MLD组（最好同批试验再设1/10 × MLD组），试验药物组5~6组，用MLD浓度的菌悬液或n倍LD_{50}菌液浓度感染各组小鼠，每鼠腹腔感染0.5ml/只，静脉感染0.2~0.5ml/只。

2）给药时间及给药频率

给药时间：通常于感染后即刻或感染后1~2小时给药。

给药频率：口服或皮下给药一般于感染后即刻及感染4~6小时各给药1次；静脉注射药一般于感染后即刻给药1次（或者于感染1~2小时给药1次）。

3）结果观察　感染给药后，逐日观察动物的食欲、症状和体征，必要时检查体温体重、局部反应及血液学指标，并注意其病情变化。观察期对濒临死亡动物应立即进行解剖，必要时应做病理组织学检查。一般应连续观察7~14天，记录动物死亡数。

4）结果判断　体内试验结果判断指标多以生存时间、生存率或死亡率评价，也可以血中与（或）脏器的细菌活菌数进行评价。通常于感染治疗后第7天，各给药组小鼠存活或死亡数，与对照组比较作统计处理。若感染的对照组动物死亡90%~100%，明显高于治疗组，则说明感染量恰当，该药有效。计算ED$_{50}$及95%可信限并进行统计学处理。

试验数据处理：根据各给药组实验动物存活数（或死亡数），按Bliss法，运用孙瑞等主编DAS软件或SPSS软件计算半数有效剂量ED$_{50}$及95%可信限。安全性试验结果计算其治疗指数TI值。

$$治疗指数\,TI = \frac{LD_{50}}{ED_{50}}$$

求得治疗指数TI后，即可对所试药物的体内疗效和安全性作出初步评价。治疗指数愈大，表示药物疗效的安全幅度大。

【注意事项及评价】

（1）试验中应按所拟定的标准操作法（standard operation procedure，SOP）进行操作，试验选用的动物品种、受试细菌、给药方式和给药剂量均应准确。

（2）同批试验应设感染对照组、受试药组、已知药物对照组及空白对照组（正常动物对照组），以保证试验的准确性和可靠性。

（3）试验各组应有明确标示，以免混淆。实验动物的饲养笼应有清晰标注，每日定时饲养、换水、换垫料。试验结束时饲养笼应清洗、消毒。对一类创新药的体内疗效评价，应选用SPF级动物为好。且创新药的体内试验应选用两种动物或两种给药途径，其中一种给药途径应与临床给药途径相同。

（4）观察期内，对濒死动物应立即解剖，观察脏器病变，必要时进行细菌检查和主要脏器的病理组织学检查。排除因给药不妥的事故发生（如药物误入呼吸道或食管穿孔、外渗导致死亡）。

（5）给药时间及给药频率应根据药物的特点而定，可参考已知的同类药物或预试结果而定。

（6）细菌经腹腔注射感染的动物治疗药不可采用腹腔给药，静脉给药可用皮下给药替代。

（7）本试验操作方法也适用于大鼠及豚鼠等动物的细菌性感染模型。

2. 嗜肺军团菌肺部感染动物模型的试验治疗　肺炎军团菌（legionella pneumonia）为革兰阴性需氧杆菌，有鞭毛，不形成芽孢；苏丹黑及碱性沙黄可将菌细胞染成粉红色，用KimLoun染色法部分菌为抗酸性。初次分离培养时需2.5%的二氧化碳，需在含半胱氨酸和含铁的培养基上才能生长。在BCYE和F-G琼脂培养48~72小时或更长时间（7天）才见有微小菌落生长，数日后可扩大至4~5mm，菌落呈灰白色，有光泽且较为黏稠。菌落在紫外光线（360nm）照射下可见黄色荧光。在酵母浸液培养中加入L-苯丙氨酸或D-酪氨酸时，生长菌落可出现棕色色素。

【基本原理】

用一定量的嗜肺军团菌悬液经气管内接种或气雾吸入造成豚鼠支气管肺炎模型，再以不同浓度的抗菌药物经皮下或灌胃给药后观察动物死亡情况，计算ED_{50}值，从而评价药物的抗军团菌感染症的效果。

【材料与试剂】

（1）动物选择　通常选用有合格证动物饲养单位提供的健康雄性豚鼠，体重300g左右。每组4~5只。

（2）感染菌种　通常应用临床分离嗜肺军团菌血清Ⅰ型（F889）或用其他临床分离致病力强的军团菌（可以通过动物体内传代增毒后）作为感染菌株。军团菌可接种于鸡胚卵黄囊中进行繁殖或在BCYE琼脂上培养。将生长的军团菌制成蛋黄或酵母浸膏肉汤悬液贮存于−70℃备用。试验时将冷冻贮存菌液复苏后用酵母膏液体肉汤培养后加入5%干酵母液配成所需的菌浓度。

（3）感染菌量　为了有较准确感染菌量，将培养原菌液配制成不同浓度菌液（通过菌落计数10^2~10^8 CFU/0.5ml），分成4~5个感染组，每组4只动物，每只动物气管注入菌液0.5ml，感染后观察各感染组动物死亡数，以接近MLD的菌浓度作为感染菌量。

（4）受试药品的配制　药物剂量的选择，一般可参照同类抗菌作用类似的药物剂量，并经试验预试设高、中、低三个剂量组，每组4只动物。

【操作步骤】

（1）建立嗜肺军团菌感染动物模型　实验动物中以豚鼠最为敏感，气雾吸入或气管内接种军团菌菌液，可引起类似人体病变的急性纤维蛋白性脓性支气管肺炎。通常用体重约300g的雄性豚鼠感染。

（2）气管内感染法　用苯巴比妥钠或戊巴比妥钠按30mg/kg皮下或腹腔注射麻醉下，确定气管上段位置，用0.5%利多卡因局部黏膜下注入，用配有26号针头的注射器吸取0.5ml菌悬液（约10^6CFU/ml）注入气管内，并保持倾斜状态（30°~45°）10~20分钟。

（3）气雾感染法　将已培养的嗜肺军团菌悬液配成气雾剂，将豚鼠置入雾化感染箱内，用超声波使菌悬液雾化后喷入感染箱内，致使豚鼠吸入雾化菌液发病。感染时间根据菌株毒力强度而定，通常感染时间为20~40分钟。

（4）药物保护试验预试　将药物设计若干剂量组，每组4~5只，豚鼠感染军团菌后，开始给药，根据动物发病时间长短而决定，通常感染后8小时或24小时开始给药，每日给药次数根据该药血中$t_{1/2}$而决定，其疗程为3~5天。观察指标为动物生存数、体重、临床表现及肺部病变消除情况。

（5）试验治疗　根据预试治疗结果，设计药物若干剂量组，通常不少于5组；与已知药物阳性对照组和模型对照组进行比较试验。判断结果根据试验药物和已知药物的各剂量组生存动物数的比较判断结果。计算ED_{50}，并对各药物治疗的存活动物分别进行肺部解剖观察局部病变消除程度；肺组织按重量进行定量菌落计数，也可作为药物清除细菌数的疗效指标之一。上述各疗效指标作综合分析判断各药物的疗效。

【注意事项及评价】

（1）实验动物购入后适应性饲养1周，在试验前1天禁食供水以保证动物体重的准确性。

（2）药物稀释、动物分组及染菌、给药过程一般应在2小时之内完成，以防时间过久药物变质及避免动物及饥饿等因素的干扰。

（3）气管内接种菌时要在动物处于麻醉状态下缓慢注入，避免引起刺激反应，并要严格无菌操作，以防其他细菌污染影响试验结果。

（4）染菌或给药后0.5小时内，如出现动物死亡可能是由机械损伤所致，应剔除重新补做，以防统计结果出现误差。

3. 肺炎支原体的呼吸系统感染模型的试验治疗

【基本原理】

支原体属（mycoplasma）是一大类无细胞壁的原核细胞型微生物，在自然界分布很广。在临床上主要致呼吸道感染伴肺炎和泌尿生殖系统的非淋菌性尿道炎等传染性疾病。支原体主要分为肺炎支原体（M.pneumoniae）与解脲脲原体（urea plasma，uratyticum）。叙利亚仓鼠是支原体易感动物，临床前药效学评价中，常用该种动物制成支原体感染模型，作为评价受试药物对支原体的体内疗效指标之一。

【材料与试剂】

（1）动物选择　首选叙利亚仓鼠5~6周龄，试验前在实验室适应性喂养1周后方可用于试验。

（2）试验菌株　选用临床分离菌株作为试验感染菌株。由临床分离的肺炎支原体在分离单位经鉴定后，在本实验室再经常规方法重新鉴定后方可用于试验。将经过鉴定后的支原体接种于牛心消化液基础培养基中，置35℃ 5%二氧化碳孵箱中进行培养后，制备含菌量约10^7CFU/ml的悬液供试验用（支原体菌可经超声波均匀化）。

（3）感染菌量　取上述制备好的支原体菌悬液感染仓鼠，一般于感染后1~4天可引起受试动物肺部明显病理变化，并致动物逐渐死亡，以引起受试动物肺部呈现明显病理变化并致受试动物90%~100%死亡的感染菌量作为试验用感染悬液浓度。

药品的配制及剂量设计：受试药品按药品的理化特性，用注射用水或生理盐水配制成所需要浓度备用。

（4）受试药物的剂量设计　创新药物的剂量选择可参考同类药物的给药剂量，或经预试验，摸出0和100%有效剂量范围，在该剂量范围内设计高、中、低三个剂量组，每组动物数不少于4只。

【操作步骤】

（1）感染方法　感染前，各组受试仓鼠均皮下或腹腔注射30mg/kg戊巴比妥钠进行麻醉。将动物仰卧于解剖板上呈30°~45°角倾斜位置，左手持眼科镊子，将已麻醉仓鼠嘴扩开，右手持塑料管联接软金属血管钝头插管（事前用20号软金属的钝头血管插管与粗细相似的塑料管接好）。经口腔，会咽部缓慢插入气管，至软金属顶端有软骨感觉时，证实插管已进入气管，用血管插管的内针回抽有空气时，证明插管在气管内。吸取肺炎支原体培养悬液0.15~0.3ml（约5×10^7CFU/ml）注入气管内，抽出插管后，应使实验动物仍保持原倾斜位置约10分钟，使感染悬液由于重力作用流入支气管和肺泡内而引起感染。感染后24小时开始给药治疗。

（2）试验治疗　在摸出最小致死感染菌量和有效治疗范围后，将受试药物在有效剂量范围内设若干剂量组，每组动物仓鼠为5~8只，小鼠为10只。剂量组间距为1∶（0.5~0.85）为宜，同批试验中应设已知药物对照组和感染模型对照组。感染后24小时各给药组开始给药，疗程约为7天，观察各组实验动物存活数和肺部病变的好转程度，计算其半数有效剂量ED_{50}值，并与已知药物组进行比较，以此作为疗效判断指标。也可分别取各剂量组生存动物的肺组织，称重后用研磨器制成匀浆，用生理盐水进行10倍稀释，置于37℃培养48小时进行包涵体计数，或取肺组织做病理组织学检查，以此作为评价受试药物疗效的指标。

【注意事项及评价】

（1）受试仓鼠在试验前应适应性饲养3~5天，试验前1天供水禁食。

（2）支原体在试验中进行气管接种时应注意必须在麻醉情况下进行，麻醉要适当，过深易导致动物死亡，过浅易造成试验操作失误。操作方法应细微、熟练，避免因操作不当导致动物死亡。

（3）染菌给药后动物如迅速死亡，应考虑可能系机械损伤所致，应剔除重新补做。

（4）支原体在固体或液体培养基中生长达高峰后的24小时内几乎全部死亡，因此转种应及时，转种量要大（$>10^6~10^7$ CFU/ml为宜），否则不易生长。培养基pH应调至7.6~8.0。

4. 衣原体的动物感染模型与试验治疗

【基本原理】

衣原体（Chlamydia）是一类原核细胞型微生物，其生物学特性介于细菌与病毒之间。引起人类感染的衣原体有鹦鹉热衣原体（Chlamyd psittaci）、肺炎衣原体（C.pneumonia）及沙眼衣原体（C.trachomatis）。衣原体可引起人与动物共患的疾病。因而可用衣原体感染动物的模型进行试验治疗，以研究衣原体致病的病理生理过程与发病机制及药物治疗效果的评价。

【材料与试剂】

（1）鹦鹉热衣原体呼吸系统感染模型　鹦鹉热衣原体最早从鹦鹉体内分离得到，是鸟类呼吸道及胃肠道感染的病原体，可从鸟类传染给人类，使人发生肺炎、关节炎、尿道炎、结膜炎综合征，亦可侵入心肌、心包、脑膜及肝脏等。动物实验通常选用鹦鹉热Californial 0作为感染株。用Hela 229细胞作为鹦鹉热衣原体感染的细胞进行培养，置37℃，5% CO_2温箱中孵育48小时，用超声波适当处理，使培养细胞感染悬液均匀化后，用蔗糖磷酸谷氨酸培养基作适当稀释后应用。通常选用5周龄雄性小鼠作为感染动物，试验前适应性饲养，观察1周后方可用于试验。感染菌量和治疗药物剂量的预试及试验治疗与前述支原体试验基本相同。

（2）沙眼衣原体生殖感染模型　沙眼衣原体在灵长类、豚鼠、兔、猫及小鼠等的动物生殖器官均能引起沙眼衣原体感染。其中小鼠经济、方便，也是最为常用的动物。

1）沙眼衣原体感染株　常选用沙眼衣原体MoPm株作为实验动物感染病原体。将沙眼衣原体接种于已盛有McCy细胞培养基的玻璃瓶中，置35℃ 3000g离心培养1小时，促进细胞吸附，然后加入放线菌酮于培养液中，35℃孵育48小时的菌悬液作为沙眼衣原体感染悬液。

2）感染菌量　因不同株的致病力差别较大，每株受试沙眼衣原体试验前均应作预试验，摸出致动物90%~100%死亡的最低感染菌量。经生殖器感染后，局部器官出现明显病理反应，阴道分泌物及血清抗体均显示沙眼衣原体检测阳性，分泌物涂片，经碘液染色，镜检有包涵体，血清抗体滴度明显升高，均提示感染成功。解剖检查可见局部炎症反应和病理改变是一致的。感染严重者出现双侧或单侧子宫化脓等病理改变。

受试药品的配制及药物剂量设计。方法基本同支原体动物感染模型，可参照同类药物的给药剂量，并根据预试验结果再设定感染治疗的给药剂量。

【操作步骤】

（1）鹦鹉热衣原体呼吸系统感染模型与试验治疗　感染方法：先将小鼠用戊巴比妥钠25~30mg/kg皮下或腹腔注射麻醉后，将其仰卧固定于实验台上，用注射器或微量注射器吸取10^5个包涵体形成单位（IFU）的鹦鹉热支原体细胞悬液，从小鼠鼻孔滴入，0.2ml/只鼠，于感染后24小时开始给药。

（2）沙眼衣原体生殖器感染模型与试验治疗

1）感染方法　选用健康雌性12周龄小鼠，于感染前1周和感染当天分别皮下注射黄体酮2.5mg，第2次皮下注射黄体酮后1小时，给小鼠腹腔注射戊巴比妥钠25~30mg/kg进行麻醉。用弯头镊子扩张阴道，用微量注射器吸取20μl沙眼衣原体培养悬液（可根据实验菌株毒力强弱适当调整培养悬液浓度）注入阴道内。感染后24小时开始给药。

2）预试验　受试动物感染沙眼衣原体培养悬液24小时后，各受试药物组给予不同剂量的受试药，同批试验设已知药物为治疗对照组，同时设感染对照组和空白对照组。给药后逐日观察检测阴道分泌物、血清抗体滴度等。若阴道分泌物涂片的包涵体数量比感染对照组有明显减少或消失，血清抗体滴度有明显降低，与未感染组血清抗体滴度相似或一致，则表明试验设计符合要求。试验感染模型成功，经预试验找出0%~100%有效药物剂量范围。

3）试验治疗　根据上述预试结果，将受试药物设计若干剂量组，每组动物10只。同批试验中设已知药物对照组、感染对照组和空白对照组（不感染、不给药）进行比较。感染24小时开始给药，疗程根据预试结果而定。生殖器感染的疗效判断指标分为短期和长期疗效。短期疗效检测给药后不同时间的阴道分泌涂片的包涵体的数量和血清抗体滴度的变化；以及疗程结束后，处死存活动物，解剖观察到的生殖器炎症反应程度，并取标本做病理组织学检查，与已知有效药物、感染对照组进行比较，并做统计学处理以判断药物治疗效果。长期疗效为观察治疗后4周或8周的生育力，因沙眼衣原体在急性炎症期间易引起双侧子宫和输卵管堵塞，卵子不易进入子宫内，造成不孕症或异位妊娠。

【注意事项及评价】

衣原体是人和动物共患的疾病，试验全过程应注意防护。其他注意事项同支原体。

三、抗真菌药物药效学试验方法

真菌按其形态可分为两大类，即酵母菌和丝状真菌。真菌可引起皮肤、黏膜、皮下组织和内脏的感染，其中表皮、毛发和甲趾等的真菌感染称为浅表真菌病，而皮下组织和内脏的真菌感染称为深部真菌病。

抗真菌药物敏感试验主要是测定抗真菌药物对致病真菌的抑制或杀灭作用，在最低药物浓度下可抑制或杀灭全部病原真菌者称为最低抑菌浓度（MIC）；常用的还有MIC_{50}（抑制

50%真菌的MIC）及MIC$_{80}$（抑制80%真菌的MIC），在最低浓度下可杀死全部真菌者为最低杀菌浓度（MFC）。

（一）酵母真菌药物试验方法

抗真菌药物敏感试验的测定方法很多，主要有常量液体稀释法、半固体琼脂稀释法、E测定法、流式细胞仪测定法等。1992年抗真菌药物敏感试验委员会出版了第一份调查报告，并提出了一个初步方案（M27-p文件），规定了有关酵母样菌的抗菌药物敏感试验中的液体稀释系列培养基及初步方案，并且规定了酵母样真菌的抗菌药物敏感试验中的液体稀释系列培养基及试验条件，1995年提出的M27-T文件包含了微量稀释法，该方案公布后，被多个实验室采用，得到了令人满意的可重复性结果，现已广泛使用并作为常规试验方法。

1.微量液体稀释法

【基本原理】

酵母菌液体培养基稀释法是用液体培养基配制一系列稀释度的药液，然后接种受试菌株的菌悬液，经一定温度孵育后，测定药物在体外抑制真菌生长的最低药物浓度。此方法准确性佳、重复性好，实验室间结果的一致性可以与抗细菌的药物敏感试验相媲美。

本方法是试管液体稀释法的改良，将试管改为96孔微量板，可以大大节约原材料，同时也可缩短培养时间。

【材料与试剂】

（1）培养液

1）RPMI 1640培养液　RPMI 1640 10g、NaHCO$_3$ 2g、吗啡啉丙磺酸（MOPS）34.5g，用约800ml去离子蒸馏水溶解，再加入1mol/L NaOH调pH 7.0（25℃），定容至1000ml，以0.22μm滤膜滤过消毒，4℃保存。

2）沙堡葡萄糖琼脂培养基（SDA）　蛋白胨10g、葡萄糖40g、琼脂18g，加去离子蒸馏水约900ml溶解，加入2mg/ml氯霉素水溶液50ml，调整pH 7.0，定容至1000ml，高压灭菌后4℃保存。

3）YEPD培养液　酵母浸膏10g、蛋白胨20g、葡萄糖20g，加去离子蒸馏水约900ml溶解，加入2mg/ml氯霉素水溶液50ml，定容至1000ml，高压灭菌后4℃保存。

（2）抗真菌药物的制备　氟康唑和5-氟尿嘧啶两种药物以灭菌蒸馏水溶解后配成12800μg/ml，-20℃储存；加入适量DMSO，使伊曲康唑及两性霉素B等药物全部溶解，再以灭菌蒸馏水配成3200μg/ml，分装后-20℃保存。试验前，将氟康唑储存液取出置35℃水浴箱中融化，用RPMI 1640培养液稀释10倍，充分混匀使成1280μg/ml浓度，再将药物进行倍比稀释成系列浓度；伊曲康唑及两性霉素B等药物临用前置35℃水浴箱中融化，用RPMI 1640培养液稀释成320μg/ml的浓度，再将药物进行倍比稀释成系列浓度。

（3）菌液制备　将受试菌株（如为冰冻状，应先复苏），接种在SDA培养皿上28℃培养24~48小时，再取单个菌落接种一次以获得纯培养，以消毒白金耳由琼脂平皿上刮取一个白金耳的菌落加至YEPD培养液中（5ml），捣碎菌块，35℃，250r/min振荡培养16小时，使之处于指数生长期后期。以灭菌生理盐水稀释，并以分光光度计调节菌量至$(1\sim5)\times10^6$

CFU/ml，再以1∶10培养液（RPMI 1640）稀释，使最终菌量为（1~5）× 10^4 CFU/ml。

【操作步骤】

（1）无菌96孔平底（U型）微量板用紫光灯照射30分钟后冷却，在每板第一排各孔内分别加入RPMI 1640培养液成180 μg/孔，第11孔为阴性对照（只含培养液和药物，不含菌液），12孔为阳性对照（只含培养液和菌液，不含药物）。

（2）加入系列稀释的待测药液10μl依次加入相应药液于各孔内，阴性对照中加20μl。使伊曲康唑、两性霉素B等药物的最终药液浓度为0.03~16μg/ml，氟康唑的最终药液浓度为0.12~64.0μg/ml。

（3）加入上述制备的真菌溶液10μl（阴性对照孔不加），使最终菌量为（0.5~2.5）× 10^3 CFU/ml。

（4）置于微量振荡板上振荡5分钟使各液充分混匀，35℃ 24小时（新生隐球菌为72小时），必须置湿盒中保持液量。

（5）培养结束后，用酶标分析仪于620nm测各孔OD值。与阳性孔相比，以OD值下降80%以上的最低浓度孔中的药物浓度为MIC_{80}（真菌生长被抑制80%时药物的浓度），同时可以肉眼读数作对比。当药物的MIC_{80}值超过测定浓度范围时，则按以下方法进行统计：MIC_{80}值高于最高浓度64μg/ml时，计为"＞64μg/ml"；MIC_{80}值为最低浓度或在最低浓度以下时，计为"≤ 0.12μg/ml"。

【注意事项及评价】

（1）上述试验均平行操作2到3次，当MIC_{80}值能准确重复或只差一个浓度时才被接受，并以较高浓度作为MIC_{80}值；当MIC_{80}值相差两个浓度以上时，则需重新试验，直到符合要求为止。

（2）本方法也可加指示剂Alamer蓝于培养基内，菌生长后可由蓝色转为紫红色，以无色泽变化（持续为蓝色）即为MIC的终点，此结果与不加指示剂的符合率为100%，方法简易，可节省财力人力。

2.琼脂稀释法

【基本原理】

琼脂板内掺入不同浓度的抗真菌药物，以多点接种法将待测真菌接种于琼脂表面（各点所种真菌量相同），以菌不生长的最低药物浓度定为该药对真菌的MIC，其优点是可同时测定多株菌株，且易于确定终点。但方法较繁琐，全部试验完成耗时约72小时，重现性也较差。

【材料与试剂】

（1）培养液

1）RPMI 1640培养液　RPMI 1640（含L–麸氨酸）10.4g/100ml，加葡萄糖2g/100ml，再加Bactoagar 1.5g/100ml，再以MOPS（0.165mol/L）调节pH至7.0（两性霉素B），或以0.1mol/L磷酸盐调节至pH 7.0。（氟康唑）

2）HR培养基　HR培养基29.3g溶于蒸馏水1000ml，搅拌至完全溶解，加入碳酸氢钠2.0g，使容量达1000ml，过滤灭菌，4℃保存可达2周，临用前置37℃水浴箱平衡，加2.7%Difco琼脂，以0.2mol/L磷酸盐缓冲液调节pH 7.5，高压灭菌15分钟后立即置于60℃水浴箱内。如事先制备于冰箱保存者，应先于蒸汽中融化，60℃水浴中平衡。沙堡葡萄糖琼脂培养基（SDA）：蛋白胨10g、葡萄糖40g、琼脂18g，加去离子蒸馏水约900ml溶解，加入2mg/ml氯霉素水溶液50ml，调整pH至7.0，定容至1000ml，高压灭菌后4℃保存。

（2）菌液制备　将受试菌株（如为冰冻状，应先复苏），接种在SDA培养皿上28℃培养24~48小时，再取单个菌落接种一次以获得纯培养，以消毒白金耳由琼脂平皿上刮取一个白金耳的菌落加至YEPD培养液中（5ml），捣碎菌块，35℃，250r/min振荡培养16小时，使之处于指数生长期后期。以灭菌生理盐水稀释，并以分光光度计调节菌量至（0.5~2.5）×10^5 CFU/ml（念珠菌）及5×10^6 CFU/ml（新生隐球菌），备用。

【操作步骤】

（1）不同药物按要求配成相应浓度，将不同浓度的稀释药液1ml加入无菌平皿中，再加入RPMI 1640或HR培养基19ml，轻轻振摇使二者充分混合（切记勿剧烈摇动以免产生气泡），置水平桌面使成固体，37℃ 15分钟使之凝固（严格控制于37℃，以免温度过高而使培养基太厚，温度过低而表现为凹凸不匀）。

（2）上述制备好的药物平板，根据不同真菌所需的菌量用多点接种仪逐点加入上述培养基表面，每点为1μl，同时还需设阳性和阴性对照。

（3）将接种好菌的药物平板置于培养箱中，念珠菌37℃培养48小时，而新生隐球菌则28℃培养48小时。

（4）按上述要求培养完成后，取出平皿，将其置于具蓝色背景及良好光线下观察各菌的生长情况。首先确定阳性对照平皿的真菌生长良好，阴性对照皿无任何污染菌生长，再逐个观察从高浓度至低浓度平皿的真菌生长情况，菌不生长平皿的药物浓度即为对该菌的MIC值，并与标准菌组的结果作对照进行最后判定。

【注意事项及评价】

（1）试验过程中控制pH浓度对确保试验结果非常重要，比如氟康唑对真菌的药物敏感试验中必须严格控制pH为7.5，如pH降至6以下，药物对白色念珠菌的MIC值将由0.45μg/ml增加至100μg/ml；可以用磷酸缓冲液调节pH。

（2）在RPMI 1640培养基中，加2%葡萄糖，可扩大抑菌浓度范围达数倍，使原来用本培养基做试验不能测出的菌株也能测出，例如测定两性霉素B及对新生隐球菌的MIC为>1.0μg/ml的菌株，在本方法中的结果难以与MIC<1.0μg/ml的菌株相区分，加入2%葡萄糖后，MIC的范围即可扩大至4~64μg/ml的耐药菌株。

（二）丝状真菌的体外敏感试验

该类菌至今尚无重复性好、简单易行且广被接受的药物敏感方法，尤其对于生长速度较慢的丝状菌（如皮肤癣菌）的标准化试验更为困难，美国国家临床试验标准化委员会（NCCLS）提出的对丝状真菌的药物敏感方案M38-A是目前最为广泛应用的一种方法。

1.液体微量稀释法

【基本原理】

参见（一）"试管（液体）稀释法"。

【材料与试剂】

（1）培养基　RPMI 1640–麸氨酸培养液（无碳酸氢钠）：RPMI 1640 10g、吗啡啉丙磺酸（MOPS）34.5g，用约800ml去离子蒸馏水溶解，再加入1mol/L NaOH调pH为7.0（25℃），定容至1000ml，以0.22μm滤膜滤过消毒，4℃保存；沙堡葡萄糖琼脂培养基（SDA）：蛋白胨10g、葡萄糖40g、琼脂18g，加去离子蒸馏水约900ml溶解，加入2mg/ml氯霉素水溶液50ml，调整pH至7.0，定容至1000ml，高压灭菌后4℃保存。

（2）抗真菌药物的制备　氟康唑和5–氟尿嘧啶两种药物以灭菌蒸馏水溶解后配成12800μg/ml，−20℃储存；加入适量DMSO，使伊曲康唑及两性霉素B等药物全部溶解，再以灭菌蒸馏水配成3200μg/ml，分装后−20℃保存。

试验前，将氟康唑储存液取出置35℃水浴箱中融化，用RPMI 1640培养液稀释10倍，充分混匀，使成1280μg/ml浓度，再将药物进行倍比稀释成系列浓度；伊曲康唑及两性霉素B等药物临用前置35℃水浴箱中融化，用RPMI 1640培养液稀释成320 μg/ml的浓度，再将药物进行倍比稀释成系列浓度。

（3）菌液制备　取霉菌于试验前接种至SDA斜面，35℃，培养1周，活化2次，使菌落覆盖SDA斜面，加适量RPMI 1640培养液，用吸管吹打菌落，使霉孢子游离于RPMI 1640培养液中，然后经无菌纱布或无菌滤纸过滤。用生理盐水将受试菌株制成菌悬液，经血细胞计数板计数后，用RPMI 1640培养液调整菌液浓度最终菌量为每毫升5×10^4个分生孢子（曲霉）、每毫升10^3个（皮肤癣菌）、每毫升（1×10^8）~（5×10^5）个（毛孢子菌）、每毫升（1×10^7）~（5×10^5）个（镰刀霉）及每毫升（1×10^8）~（5×10^5）个（毛壳菌种）。

【操作步骤】

（1）无菌96孔平底（U型）微量板用紫光灯照射30分钟后冷却，在每板第一排各孔内分别加入RPMI 1640培养液成180μg/孔，第11孔为阴性对照（只含培养液和药物，不含菌液），12孔为阳性对照（只含培养液和菌液，不含药物）。

（2）加入系列稀释的待测药液10μl依次加入相应药液于各孔内，阴性对照中加20μl。使伊曲康唑、两性霉素B等药物的最终药液浓度为（16 ± 0.03）μg/ml，氟康唑的最终药液浓度为（64.0 ± 0.12）μg/ml。

（3）加入上述制备的真菌溶液10μl（阴性对照孔不加）。

（4）置于微量振荡板上振荡5分钟使各液充分混匀，25~30℃培养1周，必须置湿盒中保持液量。

（5）培养结束后，用酶标分析仪于530nm测各孔OD值。与阳性孔相比，以OD值下降80%以上的最低浓度孔中的药物浓度为MIC_{80}（真菌生长被抑制80%时药物的浓度）。

当药物的MIC_{80}值超过测定浓度范围时，则按以下方法进行统计。MIC_{80}值高于最高浓度64μg/ml时，计为"＞64μg/ml"；MIC_{80}值为最低浓度0.12μg/ml或在最低浓度以下时，计为"≤0.12μg/ml"。

【注意事项及评价】

在判定结果时，一般以光电比色浊度计吸收度法较肉眼更准确，重复性亦好，但与各菌的分生孢子大小有关，故对照菌吸收度应分别测定。各菌的分生孢子大小（65 ± 3）μm的范围，尤其是镰刀霉的大小分生孢子差别甚大，并有较多菌丝节片，很难制备标准管，一般以95%T的菌量，$10^3 \sim 10^4$ CFU/ml为菌量的标准。

2.琼脂稀释法

【基本原理】

琼脂稀释法是将含有不同浓度抗真菌药物的琼脂平皿，用多点接种法将待测的菌接种于琼脂表面，经培养后观察菌的生长情况，能抑制真菌生长的最低药物浓度即为该药对该菌的MIC。此方法菌量很难控制，故准确性及重现性都较差。

【材料与试剂】

沙堡葡萄糖琼脂培养基（SDA）；Casitone培养基（CAS）：Casitone 9g，酵母浸膏5g，枸橼酸三钠10g，磷酸氢二钠1g，磷酸二氢钠1g，葡萄糖10g及琼脂20g。

【操作步骤】

（1）取霉菌于试验前接种至SDA斜面，35℃，培养1周，活化2次，使菌落覆盖SDA斜面，加适量RPMI 1640培养液，用吸管吹打菌落，使霉孢子游离于RPMI 1640培养液中，然后经无菌纱布或无菌滤纸过滤。再以血细胞计数板计分生孢子或碎菌丝成分，以灭菌生理盐水调节分生孢子或菌丝成分至10^3 CFU/ml，也可经CAS培养基37℃培养1~2周培养成酵母相，如上法过滤并计数。

（2）制备药物平板　不同药物按要求配成相应浓度，将不同浓度的稀释药液1ml加入无菌平皿中，再加入RPMI 1640或HR培养基19ml，轻轻振摇使二者充分混合（切记勿剧烈摇动以免产生气泡），置水平桌面使成固体，37℃15分钟使之凝固（严格控制于37℃，以免温度过高而使培养基太厚，温度过低而表现为凹凸不匀）。

（3）以多点接种法于平皿上加上不同菌液。每点为1μl菌液。28℃时培养3~7天，培养过程中每24小时读结果一次，以肉眼判定无菌生长的最低药物培养皿的浓度为MIC。具体方法与检测酵母菌的琼脂法同。

【注意事项及评价】

丝状菌本身具有的特点使其药物敏感试验的困难较多，无论是培养基的选择、菌量确定或终点判断等至今仍无被广泛接受的标准化方法，不少学者提出的分生孢子作为真菌定量的标准，然而分生孢子较菌丝侵袭力低，对抗真菌药物的敏感性也不一，加之经特异培养基生长的分生孢子活性也有差异，对有些生活力且分生孢子极少的丝状菌等都存在不少问题，因此，只能按各实验室条件各自选择。

四、抗菌药作用机制研究

（一）抗细菌药作用机制

1.干扰细菌细胞壁的合成　β-内酰胺类抗生素。

2.损伤细菌细胞膜及其功能　多肽类抗生素中的多黏菌素B、多黏菌素E，多烯类抗生素的两性霉素B、制霉菌素。

3.影响细菌蛋白质的合成　①影响核糖体循环多个环节：氨基苷类抗生素；②抑制核

糖体30s亚基功能：四环素类抗生素；③抑制核糖体50s亚基功能：氯霉素、林可霉素类、大环内酯类抗生素。

4. 影响细菌体内叶酸和核酸的代谢合成 ①影响细菌的叶酸代谢：磺胺类药物；②抑制细菌的核酸合成：喹诺酮类抗菌药、利福平。

（二）抗真菌药作用机制

抗真菌药物作用机制可分为三类：①作用于真菌细胞膜，影响甾醇合成的药物，如吡咯类及两性霉素；②作用于真菌细胞壁，影响1,3-β-D葡聚糖合成的棘白霉素类；③作用于核酸合成的抗真菌药物，如5-氟胞嘧啶。

第七节 用于心血管疾病药物

一、心血管疾病药物指导原则

（一）抗高血压药

创新药物需做高血压动物治疗试验（SHR及高血压犬）、清醒高血压动物急性降压试验和血流动力学试验。

1. 剂型和给药方法

（1）对原料药要进行药效学试验，给药方法应采用拟推荐临床应用的给药方法。制剂若为注射剂，还须进行急性降压试验，与原料药进行对比。

（2）溶于水的药物，配制成生理盐水溶液。

（3）须加助溶剂才能溶解的药物，应以溶剂作对照，若溶剂有轻度降压效应，在评定所试药物降压疗效时，应减去溶剂引起血压下降的数值。给狗注射给药时不能用吐温80助溶，因它可引起组胺释放而致血压急剧下降。大鼠的此种反应较轻，也不宜用DMSO助溶。

（4）加助溶剂还不能溶解的药物，可配成悬液或油剂，但不可静脉或腹腔注射给药。悬液只能口服，油剂可皮下或肌注。清醒动物可灌胃，麻醉动物可先用细塑料管插入十二指肠或胃，然后关闭腹腔，待血压稳定后再经塑料管将药物注入十二指肠或胃。

2. 剂量 所试药物要选择2个以上剂量，申报新药基金要3个剂量以上，以便和已知药进行定量比较。剂量应按等比级数递增，差距应适当。

3. 对照 除需溶剂对照外，还需与已知作用机理相似的公认疗效最佳的已知药进行对照，选择主要药效学为指标，比较降压强度、作用持续时间和副反应（如心率、心律等），对照药可用1~3个剂量。

【注意事项】

（1）各种试验模型在确证其药效作用时，应首选自发性高血压大鼠（SHR），其次是肾血管型高血压大鼠或狗。

（2）若所试药物的降压作用维持时间不长，又无急性耐药作用，则在急性试验中可在同一动物身上观察几个剂量（包括对照药），但必须在血压恢复到给药前水平10分钟后才能给下一个剂量。可采用交叉给药法，排除时间、室温和药物相互作用的影响，更准确地比较已知药和所试药的药效学以及量效间的差异。

（3）测定血压要注明室温，用尾动脉间接测压法测定大鼠血压时常需加温，要注明加温的温度和时间，因温度对血压有较大影响。

（4）麻醉动物实验要注意麻醉深浅，用清醒动物时要注意动物是否安静，是否有环境因素的干扰。不论急性还是慢性试验，都要避免对动物采取粗暴手段，因为动物会因此而释放儿茶酚胺等影响试验结果。

（二）抗溶栓药物

1. 溶栓药药效学要求 所有溶栓药均需进行纤维蛋白溶解活性测定试验和肺血栓试验；大鼠颈动脉血栓形成法和动静脉旁路血栓法中二者选择一个；狗冠状动脉和股动脉血栓形成法中二者选择一个，若所申报新药是用于治疗心肌梗死，则尽可能选择冠状动脉血栓形成法。

2. 阳性对照药 药物阳性对照药可选尿激酶（urakinase）、链激酶（streptokinase）或组织型纤溶酶原激活物（tissue type plaminogen activator，TPA）。

（三）抗凝血药物

（1）手术结扎静脉法 观察有无血栓形成以及血栓的干重和湿重。

（2）手术结扎静脉兼注射凝血因子法 称血栓干重和湿重。

（3）Ghandler氏体外血栓形成法 动物体内给药后取血，观察血栓形成的干重和湿重。

以上试验应做出量效关系，要求尽量求出ED_{50}或有效剂量范围。量效关系不明确时要说明原因或重做试验。

创新药物除静脉血栓形成试验的2和3项中可任选一项外，其余各项试验均要求进行。如所试验药物拟在临床注射给药，则选肝素作为阳性对照药，若为口服给药，则选口服抗凝剂香豆素类（cournarin）作为阳性对照药。

二、抗高血压药物药效学试验方法

世界卫生组织规定高血压的诊断标准是成人静息时收缩压在18.7kPa（140mmHg）以上，或舒张压在12.0kPa（90mmHg）以上者。在抗高血压药物研究中，试验造成动物高血压性疾病，如试验性肾性高血压病、肾摘除高血压病、肾上腺性高血压病、食盐所引起的高血压病、自发性高血压病如大鼠（SHR）、神经性高血压病。其高血压动物模型的三要素是：数周内血压逐渐上升、收缩压20kPa（160mmHg）、舒张压14.6kPa（100mmHg）以上、心室肥大和血管病变（肾、心、腹部器官）。在研究抗高血压药物时，通常可选择2~3种不同高血压动物模型上进行试验观察，并根据新药的作用特点，合理使用标准对照药进行观察。

（一）自发性高血压大鼠（SHR）模型

【基本原理】

大鼠自发性高血压病是日本建立的一种试验性高血压病动物模型，属遗传性高血压病，该病症与人类原发性高血压病极为相似。自发性高血压大鼠的高血压发生率为100%，是研究高血压发病机制和筛选降压药物的理想动物模型。

【材料与试剂】

SHR大鼠。仪器：大鼠尾血压测量仪、DSI植入式生理信号遥测系统及多导生理记录及分析系统。阳性对照药：氢氯噻嗪、硝苯地平、普萘洛尔及卡托普利。

【操作步骤】

选用雌雄性自发性高血压的大鼠（SHR），月龄3~4个月，体重220~260g。每个剂量用动物10只。

（1）给药方案与观察指标 动物购入后，先测定试验前（1周以上）的血压及心率，当血压稳定后，以每只SHR大鼠的血压变化进行分组试验。第1次给药（口服或注射）时测定给药前和给药后1、2、3、4、8及24小时血压变化，以确定每日给药的次数和测量时间。给药期为1~3周，测定每日血压及心率变化，停药后观察到血压恢复至给药前水平为止。

（2）无创性血压测定 用大鼠尾血压测量仪测定血压。为避免温度对血压的变化，在试验开始前10分钟将动物装进30~32℃带有束缚器的加热箱内。测定方法是将大鼠装入束缚器内，鼠尾袖套（内置气泵自动充气）置于大鼠尾根部，脉搏传感器置于大鼠尾袖套下方，一次充气后可以获得收缩压、舒张压、平均压和心率4个数值。

（3）有创性血压测定 ①直接血压测定法：将自发性高血压大鼠用3%戊巴比妥钠（40mg/kg）腹腔注射麻醉后，分离右侧颈动脉，插管并连接动脉压力传感器，用多导生理记录仪测定血压。该方法适用于急性降压试验。②DSI植入式生理信号遥测系统测定法。

将自发性高血压大鼠用3%戊巴比妥钠（40mg/kg）腹腔注射麻醉后，腹正中切口，将1cm植入体（包括微型压力传感器、放大器及无线信号发射器）的发射器导管直接植入腹主动脉内，植入体体部固定在腹壁肌层，缝合伤口，给青霉素预防感染，放入动物饲养笼内。术后一周试验。在饲养笼下方或上方放置接收器，植入体发射的生理信号传递给数据转换器，完成数据转化后记录分析，计算机进行数据处理。测定项目包括血压（收缩压、舒张压及平均压）、心率、呼吸及体温。

【注意事项及评价】

（1）选用收缩压≥160mmHg（21.3kPa）模型大鼠，给药后血压下降20mmHg（2.7kPa）以上为有效。

（2）试验大鼠在用药前进行环境和测定血压适应性训练1周，动物放置加热箱内的时间不宜过长。

（3）无创性血压测定方法简便、快速，与直接测压有一定的相关性。

（二）试验性高血压大鼠模型

1. 夹扎大鼠"二肾一夹"动脉诱发肾性高血压模型

【基本原理】

肾动脉狭窄引起肾脏部分梗死而诱发肾性高血压。

【材料与试剂】

雄性SD或Wistar大鼠、犬。U形银夹、大鼠尾血压测量仪、DSI植入式生理信号遥测系统及多导生理记录分析系统。水合氯醛及阳性对照药即氢氯噻嗪、硝苯地平、普萘洛尔及卡托普利。

【操作步骤】

选用雄性SD或Wistar大鼠，体重150~180g，0.8ml 4%水合氯醛i.p.麻醉。仰卧固定，去腹部手术毛，皮肤消毒，于剑突下1~2cm剖腹暴露右肾，分离肾动脉。将近腹主动脉端的右肾动脉放置U形银夹（内径0.2mm，长度4mm），形成"二肾一夹"动脉诱发肾性高血压模型。缝合伤口，术后4~5周，动物产生肾性高血压，收缩压（SAP）达160~200mmHg（21.3~26.6kPa）该模型死亡率为10%。被测药物经腹腔给药或灌胃给药，每日1次，5天为一周期。测量血压时间如下。第1日：给药前和给药后2小时。第3日：给药前和给药后2小时。第5日：给药前和给药后2小时、4小时；测血压方法同前。

2.DOC盐性高血压模型

【基本原理】

醋酸去氧皮质醇可导致肾小管大量水钠潴留，使肾小球细胞外液增加，肾功能下降，血压增加，同时饮用1% NaCl溶液可进一步加重肾脏水钠潴留，形成持久性高血压。

【材料与试剂】

雄性SD或Wistar大鼠、犬。U形银夹、大鼠鼠尾血压测量仪、DSI植入式生理信号遥测系统及多导生理记录分析系统。水合氯醛、氢氯噻嗪、硝苯地平、普萘洛尔及卡托普利。

【操作步骤】

选用雄性SD大鼠，体重80~100g，0.8ml 4%水合氯醛i.p.麻醉。开腹暴露左肾并切除。术后给予醋酸去氧皮质醇（DOCA）50mg/kg s.c.，每周给药5天，共5周，同时饮用1% NaCl，停止给药后饮用普通水。给药5周停药后可达70%~90%动物形成持久性高血压。选择收缩压≥160mmHg（21.3 kPa）为试验用鼠。测压方法同前。

【注意事项及评价】

（1）选用收缩压≥160mmHg（21.3kPa）模型鼠为试验用鼠，肾动脉狭窄程度与动物血压升高有正相关性。

（2）术后给青霉素4×10^5 U/kg抗感染，每日1次，3~5天。

（3）DSI植入式生理信号 遥测系统测定清醒自由活动大鼠血压方便、准确，无环境因素的影响。

（4）选用收缩压≥160mmHg（21.3kPa）模型鼠为试验用鼠。

（5）皮下注射醋酸去氧皮质醇要经常更换部位，局部要消毒。

（三）肾性高血压犬动物模型。

1.犬肾外包扎性高血压

【基本原理】

试验性肾型高血压病指肾脏经手术操作而引起的高血压病。形成试验肾性高血压有多种方法，其中有肾脏部分切除、肾动脉结扎、抗血清方法等。其中钳夹肾动脉和结扎肾动脉分支而引起的肾脏部分梗死的肾性高血压方法最为简单和适用。

【材料与试剂】

成年犬。DSI植入式生理信号遥测系统及多导生理记录分析系统。戊巴比妥钠及阳性对照药即氢氯噻嗪、硝苯地平、普萘洛尔及卡托普利。

【操作步骤】

选择健康犬，雌雄兼用，体重9~15kg，以戊巴比妥钠（30mg/kg，i.v.）麻醉，无菌条件下进行双侧肾动脉狭窄另加右侧肾包扎术。用丝线"8"字行绕肾门结扎，使双侧动脉狭窄1/3~1/2。右肾钝性分离包膜后套上乳胶套至顶部包紧。在肾门处连同肾蒂一起打结（不压迫血管），翻转剩下部分至肾外缘，紧靠肾缝扎，剪去余下乳胶套并缝至后壁，固定右侧肾。犬颈动脉皮桥的制作：腹部手术完成后，同时行左侧动脉皮桥形成术。即颈部皮肤消毒后，在颈部正中偏左，甲状软骨外缘稍下方至胸骨柄作两条相距3~4cm长的平行切口，分离皮瓣及皮下组织，将胸锁骨乳头肌分离，从血管神经鞘中分离一段6~7cm长的颈动脉，用温生理盐水纱布包裹，缝合胸锁骨乳头肌及颈部皮下组织与皮肤，颈动脉包于皮瓣中作间断性缝合，两端作荷包缝合，术后10天拆线。术后1个月，选用收缩压20kPa、舒张压14.6kPa以上的动物进行试验。测定血压与心率。术后3周起开始适应性测压训练，在特制的试验笼中试验犬能够保持安静，配合测定血压。动物在笼中取蹲位，将加压带（用橡皮手套黏合而成，宽3cm，长8cm，外套一层绷带）包扎皮桥近心端。听诊器放在皮桥的远心端测定血压，触诊测定脉搏数，试验观察首次用药后1、2、3、4、6、8、12及24小时。连续用药2周，每日用药后6小时和24小时测定实验犬血压及心率变化。

其他测定方式：①直接血压测定法。用3%戊巴比妥钠（30mg/kg）静脉注射麻醉后，分离股动脉，心导管插管至腹主动脉，连接动脉压力传感器，用多导生理记录血压。该方法适用于急性降压试验。②可选用PANLAB公司的犬无创血压测量仪。测定方法是去除犬前肢冠状窝以上肱骨10cm左右的毛发，套入袖套和脉搏传感器（内置气泵自动充气），一次充气后可以获得收缩压、舒张压、平均压和心率4个数值。③DSI植入式生理信号遥测系统可测定清醒自由活动狗的血压。其方法是将2cm植入体（包括微型压力传感器、放大器及无线信号发射器）的发射器导管直接植入腹主动脉内，植入体体部固定在腹壁肌层。在饲养笼下方或上方放置接收器，植入体发射的生理信号并传递给数据转换器，完成数据转化后记录分析计算机进行数据处理。测定项目包括血压（收缩压、舒张压及平均压）、心率、呼吸及体温。

2.狭窄犬单侧或双侧肾动脉诱发肾性高血压模型

【基本原理】

犬双侧肾动脉狭窄引起肾脏部分梗死诱发肾性高血压。

【材料与试剂】

成年犬。DSI植入式生理信号遥测系统及多导生理记录分析系统。戊巴比妥钠及阳性对照药：氢氯噻嗪、硝苯地平、普萘洛尔及卡托普利。

【操作步骤】

选择健康犬，雌雄兼用，体重7~10kg，以戊巴比妥钠（30mg/kg，i.v.）麻醉，将狗后仰卧固定。在无菌条件下行左右侧肾动脉分离术。选用大小合适的U形银夹（内径

0.8~1.2mm）套在肾动脉上，以肾动脉狭窄后血流量下降50%~70%为宜，最后缝合手术切口。术后6周，动物产生肾性高血压，收缩压≥160mmHg（21.3kPa）者为肾血管性高血压狗。测压方法同前。

【注意事项及评价】

（1）注意动脉狭窄程度。在一定范围内，动物血压升高与肾动脉狭窄程度成正比。

（2）手术操作复杂，分离动脉时注意侧支。该高血压模型稳定，对降压药物的反应与高血压患者相符合。

三、溶栓药物药效学试验方法

血栓形成可导致急性心肌梗死（AMI）、脑梗死、肺动脉栓塞及肢体动脉血栓等多种疾病。因此，研发高效、特异性溶栓药物进行治疗是防止心、脑血栓性疾病的重要手段。溶栓药通过激活纤溶酶原形成纤溶酶，后者使血栓中纤维蛋白降解，形成纤维蛋白降解产物。此外，纤溶酶还可降解其他几种凝血蛋白，如凝血因子Ⅰ、Ⅴ及Ⅷ。目前，临床上应用的纤溶药物有两大类，其中一大类是对纤维蛋白特异性溶栓药物，在纤维蛋白存在下，其活性大大增加，不足的是在体内停留时间较短，如重组组织纤溶酶原激活物（recombinant tissue type plasminogen activator，rt-PA）及重组单链尿激酶（recombinant single chain urokinase，rscu-PA）；另外一大类是纤维蛋白非特异性溶栓药物，即在溶解纤维蛋白的同时也降解纤维蛋白，导致出血倾向，如链激酶（streptokinase，SK）及尿激酶（urokinase，UK）。因此，在研究新型溶栓药物时，应建立稳定的、可重复的、符合人类血栓栓塞性脑梗死、心肌梗死及外周血管阻塞的动物模型。在不同种类动物、不同类型血栓模型验证其溶栓效果，同时应和现有的溶栓药进行比较，开发溶栓作用强、副作用小的新型溶栓药物。

（一）体外血栓溶解试验

【基本原理】

利用同位素制备放射性人血血栓，观察受试药物体外溶栓的动态变化，计算各个时间段的溶栓百分率，评价溶栓药物体外溶栓作用。

【材料与试剂】

健康人静脉血5ml、FT-630gγ计数器、恒温水浴箱、恒温振荡器及移液器。人纤维蛋白原（可凝固蛋白95%）、人凝血酶（中国药品生物制品检定所）、Na^{125}I（Amer-sham）及葡聚糖凝胶Sephadex G-25（Pharmacia）。

【操作步骤】

（1）^{125}I标记的人纤维蛋白原的制备　用Iodogen法制备^{125}I标记的人纤维蛋白原，控制纤维蛋白原量，保证标记物有良好的凝血活性。将标记的^{125}I人纤维蛋白原放入-20℃冰箱内保存。

（2）含有^{125}I标记的人纤维蛋白原的新鲜血凝条的制备　取3.8%枸橼酸钠（1:9）抗凝人新鲜全血5ml，然后按顺序加入0.01ml^{125}I人纤维蛋白原0.005ml CaCl$_2$（0.5mol/L）、0.01ml人凝血酶（100 U/ml），反复抽取5次，激发体外凝血，将混合液迅速注入600mm的输液器管内，37℃温育20分钟，在聚乙烯管内形成条状血凝块，转移到三角烧瓶用30ml NS洗涤4次，每次5分钟，彻底清除未凝固的游离^{125}I人纤维蛋白原标记物。洗涤后的^{125}I人纤维蛋白原标记的血凝条，切成20mm段数条，放入离心管内，加入0.5ml 0.9%生理盐水，10μl不同浓度的受试药物、阳性对照药及等量的溶剂。管内血栓和液体总量为1ml，在加入受试药前测定每个样品的总放射性比活度。加入受试药后，在37℃温育0.5小时、1小时或2小时，将不同时间的上清液移入备用试管内，测定剩余血栓放射性比活度，测定完毕后，将移出的上清液再次移入测定管内，继续温育，用于下一次放射性比活度的测定。不同时间溶栓率的计算公式如下。

溶栓百分率（%）=［1－（不同时间放射性比活度/未加药前样品总放射性比活度）］×100%

（二）体内溶栓药物药效学试验

1. 正常动物纤维蛋白溶解活性测定（体内给药） 选用家兔，体重2.0~3.5kg，雌雄各半。口服给药后1小时、4小时；静脉给药后30分钟、2小时，于耳廓后动脉采血或心脏直接采血4.5ml，分别置于3.8%枸橼酸钠0.5ml抗凝试管中，离心3000r/min，10分钟，取血浆用加钙法测定兔优球蛋白溶解时间（ELT），采用免疫浊度法测定纤维蛋白原含量，用酶联免疫吸附双抗体夹心法测定纤维蛋白裂解产物（FDP）。

2. 家兔急性肺动脉血栓栓塞模型

【基本原理】

试验采用Coilen创建的兔肺栓塞模型。用^{125}I标记人血纤维蛋白原在体外制备新鲜人血血栓，去除可溶性的^{125}I标记物，并确定^{125}I全血血栓凝块的放射性，从兔颈静脉注入体内形成肺栓塞。用^{125}I标记血栓有回收率高、假阳性低、重复性好、溶栓药物筛选可靠率高等特点，通过测定家兔静脉注射受试药后心肺残留^{125}I标记血栓放射性，评价药物的溶栓作用。

【材料与试剂】

雄性健康家兔，体重2~3kg。FT-630G γ计数器、三永恒温水浴箱、恒温振荡器及移液器。人纤维蛋白原（可凝固蛋白95%）、人凝血酶（中国药品生物制品检定所）、Na^{125}I（Amersham）、葡聚糖凝胶SephadexG-25（Pharmacia）及健康人静脉血5ml。

【操作步骤】

（1）^{125}I标记的人纤维蛋白原的制备（同体外试验）。

（2）含有^{125}I标记的人纤维蛋白原的新鲜血凝条的制备 取5ml枸橼酸抗凝的新鲜全血，然后按顺序加入0.01ml ^{125}I人纤维蛋白原、0.005ml CaCl$_2$（0.5mol/L）、0.01ml人凝血酶（100U/ml），反复抽取5次，激发体外凝血，将混合液迅速注入600mm的输液器管内，37℃温育20分钟，在聚乙烯管内形成条状血凝块，转移到三角烧瓶用30ml NS洗涤4次，每次5分钟，彻底清除未凝固的游离^{125}I人纤维蛋白原标记物。将洗涤后的^{125}I人纤维蛋白原标记的血凝条分成5等份，放入1.5ml离心管内，测定每个管内的γ总放射性比活度。

（3）急性肺血栓栓塞动物模型 取家兔5只，用25%乌拉坦（1g/kg，i.v.）或3%戊巴比妥钠（35mg/kg，i.v.）麻醉，固定于兔台上，颈部正中切口4~5cm，分离颈右静脉。经分支面静脉，从面静脉切口向心方向插入含有^{125}I纤维蛋白原标记血凝块的2~3mm导管，将血栓从右颈静脉导入肺内，用手提式γ探测仪在兔胸前壁确认^{125}I人纤维蛋白原标记的血凝条已进入肺内造成肺栓塞。肺栓塞后10分钟由左耳缘静脉给药。同一批制备的^{125}I–标记小血凝条分别用于造成若干急性兔肺栓塞模型，随机给予不同处理。给药后2小时动脉放血处死动物，取甲状腺、心脏、肺及肝全部组织以及血液及尿液各1ml，用γ计数器测定总放射性比活度（cpm），计算溶栓率和总回吸收率，计算公式如下。

溶栓率（%）=（注入血栓总放射性–心肺残留总血栓放射性）/注入血栓总放射性×100。

放射性总回收率（%）=（残留血栓放射性+心肺血栓放射性+总尿排泄放射性+甲状腺放射性+总血液放射性×2）/注入血栓总放射性×100%。

【注意事项及评价】

（1）本试验方法可用于大鼠、犬、猴大动物实验，但大动物尸体的同位素处理较为困难，大鼠注入栓子的直径为0.4~0.6mm。

（2）放射性栓子准确性和灵敏度高，试验条件容易控制及标准化，对溶栓药物可做客观的评价。

（3）动物不宜麻醉过深，也可做局部麻醉。清醒状态下溶栓试验，要严格按同位素操作程序试验，注意个人放射性防护。

3. 大鼠动脉血栓形成模型

【基本原理】

采用强氧化剂35% $FeCl_3$损伤血管内皮、电刺激损伤血管内皮及钳夹损伤血管内皮等方法诱发颈总动脉、腹主动脉形成血栓，利用生理仪器和生化方法作用观察药物对血管的作用，判断药物的溶栓效果。

【材料与试剂】

雄性Wistar大鼠，体重250~300g。多导生理记录仪及多导生理记录分析系统、电磁血流计及超声多普勒流量计、电刺激器、全自动生化分析仪、血小板聚集及血凝分析仪、生物显微镜、图像分析系统、离心机及全自动酶标仪。

【操作步骤】

（1）35% $FeCl_3$诱导大鼠腹主动脉血栓模型　选用Wistar雄性大鼠，1.5%戊巴比妥钠（40mg/kg，i.p.）麻醉，仰卧固定。颈正中线切口，分离右颈静脉并插管以备给药，左腹股沟韧带下切口，分离左髂动脉，经髂动脉插管至腹主动脉下端，接生理记录仪监测腹主动脉血压，分离右股动脉一段，用超声多普勒流量计测定股动脉流量，同时记录肢体肌肉温度。四肢插入针电极记录心电图肢导连Ⅱ导，测量心率。腹部正中线切口，分离腹主动脉1.5cm一段，两端穿入4号线，将腹主动脉提起，在动脉下垫衬1cm×1.5cm薄塑料纸，使其与周围组织脏器及下腔静脉分开。术后10分钟记录初始心率、腹主动脉血压、右股动脉血流量及下肢肌肉温度，然后用含有35% $FeCl_3$的滤纸（0.5cm×1.0cm）覆盖于腹主动脉上，当腹主动脉压下降至最低点和右股动脉流量为零时即血栓形成，然后取出滤纸，用5ml生理盐水冲洗腹腔，于血栓形成后10分钟开始给药，观察60分钟血管再通时间和再通率。试验结束后自下腔静脉取血5ml，按1∶9的3.8%枸橼酸钠抗凝，离心2500r/min，15分钟，取上清液测定TT、APTT、PT、Fg及α_2PI：Ag等血凝系统和纤维蛋白溶解指标。然后取血栓段血管1cm长测定湿重，计算血栓重量。并将此段血管放入甲醛溶液固定，做病理切片，HE染色，用图像分析血管腔内的血栓面积比。

（2）大鼠电刺激损伤颈总动脉血栓形成模型　选用Wistar雄性大鼠，体重200~300g。1.5%戊巴比妥钠（40mg/kg，i.p.）麻醉。仰卧固定，分离右股静脉并插管以备给药，同时记录心电图，观察心率变化。颈正中线切口，分离右颈总动脉一段，向心端安置1mm超声多普勒流量探头，记录血流量。将刺激电极插入右颈动脉的血管内膜层，负电极插入同段血管下方的肌肉内，刺激电压25V，刺激电流150μA，当右颈总动脉血流量显示为零时，停止刺激，血栓形成后10分钟开始给药，观察指标如下。

1）血管再通率　以给药后腹主动脉血压、血流恢复至基础值55%者，为动脉血管再通。

2）生理指标　动脉平均压、心率。

3）生化指标　包括凝血酶时间（TT）、凝血酶原时间（PT）、活化部分凝血酶时间（APTT），血浆纤维蛋白含量及α_2纤溶酶抑制激活物。

4）病理指标　血管病理切片，图像分析。

（3）大鼠动静脉吻合血栓形成试验　选用Wistar雄性大鼠，体重250~300g，1.5%戊巴比妥钠（40mg/kg，i.p.）麻醉。仰卧固定，分离右侧颈总动脉和左侧颈外静脉，取6cm（外径5mm）聚乙烯管一根，沿一端向管内放入6cm的4号丝线一根（放入中端），两端再分别插入5cm（外径1.0mm）的聚乙烯管，细管两末端分别与5号针头相连，整个管道内充满50U/ml肝素钠盐水溶液，一侧细管针头插入左侧颈外静脉，并由此注入体内肝素（50U/kg）抗凝，另一侧细管针头插入右侧颈总动脉，开启动脉夹，血液从右颈总动脉流至聚乙烯管内，返回左颈外静脉，溶栓方式：①预防给药，口服给药1小时或静脉给药30分钟后，开放血流15分钟后中断血流；②开放血流时，同时静脉给药，15分钟后中断血流；③开放血流15分钟后，静脉注射溶栓药物，再继续观察15分钟后中断血流，测定血栓的重量。试验结束后，迅速取出丝线，称血栓湿重。

血栓抑制率（%）=［1-（给药组血栓湿重/对照组血栓湿重）］×100%。

【注意事项及评价】

（1）动物体温保持在36~37℃为宜。

（2）35% $FeCl_3$为诱导大鼠腹主动脉血栓或颈动脉血栓形成的适宜剂量。

（3）血压最低值为40~45mmHg（5.3~6.0kPa），股动脉流量探头的直径与动脉直径相符，测定结果准确。

（4）该方法方法简便，易于操作，适用于猴、狗及兔等动物实验。

（5）大鼠试验费用低，易于操作。

（6）刺激电极要用无损伤不锈钢针，刺激电流要适当。

（7）流量探头的直径与动脉直径相符，测定结果准确。

（8）可采用预防给药方案或血栓形成后给药方案。

（9）各组动物体重无明显的差别，丝线重量要相等。

4. 犬急性冠状动脉血栓形成模型

【基本原理】

采用器械间断钳夹法使冠状动脉内皮细胞受损，内皮细胞脱落导致内皮下组织暴露于血液中，血小板迅速黏附于血管内皮，同时结合内膜直流电刺激，使局部血管收缩和痉挛，由于内皮细胞分泌具有强烈的缩血管物质内皮素，可诱发血栓形成。

【材料与试剂】

犬，雄性，体重12~16 kg。多导生理记录仪或多导生理记录分析系统；电磁流量计或超声多普勒流量计，大动物呼吸机。

【操作步骤】

选用成年健康杂种犬用1.5%戊巴比妥钠（30mg/kg，i.v.）麻醉，试验过程中按需要补充麻醉剂。肌内注射2%利多卡因2ml，500ml 0.9%生理盐水中加入2%利多卡因2ml静脉滴注，防止犬冠脉血栓形成过程中发生心律失常。气管插管，连接SC-3型电动呼吸机正压呼吸，潮气量380~400ml/min，频率18次/分，呼吸比值1：1.5。于胸骨左缘第4、5肋间行开胸术，暴露心脏，缝制心包吊床，钝性分离左冠状动脉前降支，将其冠状动脉前降支第一分支上、下游离2cm左右，并结扎游离段上的小分支。然后，在近心端嵌入合适的电磁流量计探头（直径1.5~2mm），连接电磁流量计，用于测量冠脉流量。冠脉远心端穿手术丝线，用于冠脉血栓形成，在冠脉血栓形成下方缝制心外膜电极，记录6点心外膜电图。另分离股动脉，插入不含肝素，仅充满生理盐水的聚乙烯管，连于压力换能器，测量平均动脉压；分离股静脉，插管用于补液、给药及采血；四肢插入针状电极，用于记录Ⅱ导联心电图。

手术完毕后，稳定30分钟，采用Romson等提倡的内膜直流电刺激法，结合Vandeplassche等提出的用器械间断钳夹法使冠状动脉血栓形成。用带塑料套6mm宽的止血钳夹5次，每次夹压时间为10秒，每次间隔时间5分钟，以损伤血管内膜及中膜，暴露内膜下结构。在损伤段外膜安置电刺激环，电刺激强度为150μA、9V，直流电刺激45分钟造成血管阻塞。此时血流计显示血流量为零，即为冠状动脉血栓形成，血栓形成后30分钟开始静脉给药。计算方法如下。

（1）梗死相关血管再通时间和再通发生率，再闭塞的时间和发生率，周期性血流减少。再通的标准为梗死相关血管恢复血流≥50%基础值并维持时间<5分钟为动脉血管再通。再闭塞标准为血管再通后又出现零流量标准值并维持时间<1分钟为动脉血管再闭塞。周期性血流减少为计算再通后继而完全闭塞的周期次数。

（2）于给药前、血栓形成后及给药后1小时、2小时、3小时及4小时连续记录血压、心率变化。

（3）心外膜电位图（nST，∑ST）标测。注射溶栓药物的2小时内抬高的ST段迅速下降或接近药前值为心肌缺血症状改善，血管再通。

（4）分别于给药前、血栓形成后及药后2小时、4小时于股静脉取血，按1：9比例用3.8%枸橼酸钠溶液抗凝，3000r/min离心10分钟，分离血浆。凝血指标的检测：取血浆测定凝血酶时间（TT），纤维蛋白原（Fg）、D-二聚体、FDP及α_2-抗纤溶酶（α_2-AP）。

（5）伤口失血量的测定。分别于给药前、血栓形成后及药后1小时、4小时，于犬腹前外侧部沿肌肉方向切开腹外斜肌，长5cm，深达整个肌层，用预先称重的纱布吸取自伤口渗出的血液，5分钟后将纱布上的血液洗入10ml的生理盐水中，测定血红蛋白含量，以表示出血量。

（6）末梢出血时间测定。分别于给药前、血栓形成后及药后1小时、4小时，于犬上唇内侧黏膜作一横向切口，切口长10mm、深1mm，随后每隔30秒以滤纸轻轻吸附一次切口部位血液，并小心避免与伤口接触。出血时间为自切口时起至滤纸上不再黏附血迹时为止。

（7）试验结束后将心脏取出，称取全心脏重量和左心室重量，将左心室切成厚度为10mm的7片，放入1.0% TTC磷酸盐缓冲液（pH 7.8），在37℃水浴内，染色10分钟。正常心肌染成红色，缺血坏死的心肌不着色，用剪刀将不着色心肌剪下称重，计算心肌缺血面积。纤维蛋白溶解活性测定：纤溶系统抑制物（PIA）。

其他方法：分离犬或猪冠状动脉左旋支，在分离段插入不锈钢针，电刺激强度为150μA、25V，直流电刺激60小时或150μA、9V，6小时诱发冠状动脉血栓形成。

分离冠状动脉前降支，在分离段用带塑料套6mm宽的止血钳夹压5次，每次夹压时间为10秒，每次间隔时间5分钟，以损伤血管内膜及中膜，暴露内膜下结构。同时将分离段动脉结扎，注入含有凝血酶的静脉血0.1ml，1小时后解除结扎。

【注意事项及评价】

（1）该模型稳定，可准确定位，并可进行动态观察，结果可靠。

（2）试验需开胸手术，操作较为复杂，刺激宜产生心律失常，应及时给予利多卡因预防。

（3）结合冠脉阻塞，血栓形成快，血栓部位固定，加以标准化，便于血流测定和心外膜电极标测。

（4）结合临床血管造影技术，更能全面地体现药物溶栓效果。

5. 犬股动脉血栓形成模型

【基本原理】

采用器械间断钳夹法使冠状动脉内皮细胞受损，内皮细胞脱落导致内皮下组织暴露于血液中，血小板迅速黏附于血管内皮，同时结合血流阻断和加入凝血酶，使该部位形成富含红细胞的血栓。

【材料与试剂】

犬，雌雄性兼用，体重12~16kg。电磁流量计及分析天平。

【操作步骤】

成年健康杂种犬用1.5%戊巴比妥钠（30mg/kg，i.v.）麻醉，试验过程中按需要补充麻醉剂。仰卧固定于手术台上，切开右腿上部皮肤，分离右股动脉3~4cm，自动脉上穿入双股丝线，供结扎用。向心端安置（2.0mm）的电磁流量计探头，连接电磁血流计上，记录股动脉血流量。同时，另一侧分离股静脉，建立输液通道。手术完毕后，待血流稳定后，记录股动脉血流量。描记股动脉基础血流量后，用套胶止血钳反复夹压远心端股动脉（1.5cm）10次，每次夹压5秒，使内膜受损。先结扎远心端，间隔1.5cm后结扎近心端。然后，以微量注射器向结扎血管段内注射20μl凝血酶（10U）溶液，使该部位形成富含红细胞的血栓。2小时后，解除两端结扎线。记录股动脉血流量值，此时股动脉血流量为零，表明股动脉血栓模型成功。血栓形成后，从输液通道持续输注受试溶栓药物或阳性对照药（尿激酶1×10^5U/kg，1ml/min），观察指标如下。

（1）动脉再通率 以给药后120分钟内股动脉血流恢复至基础值的50%者，为动脉血管再通。

（2）动脉再通平均时间 达到血流量至基础值50%所需时间。

（3）残留血栓长度和重量测定 处死动物，放血，取试验段血管，纵向解剖，测量血栓长度，剥离后，以滤纸吸干，放入60℃干燥箱内2小时，称取血栓重量。

【注意事项及评价】

（1）该方法用于药物外周血栓溶解作用评价，方法简单实用，比小动物模型更能体现出药物的溶栓作用。

（2）同时结合同位素标记的血栓测定技术或血管造影技术，能进一步体现模型的实用性和重复性。

四、抗凝血药物药效学试验方法

抗凝血药（anticoagulants）是一类通过干扰机体生理凝血过程而阻止血液凝固的药物。血栓栓塞性疾病，如心肌梗死、脑血管血栓形成、深静脉血栓形成、脑血栓、肺栓塞是当前危害人类健康，导致死亡率最高的原因之一，静脉血栓形成是血液凝集级联的终极产物即血液凝块引起的严重疾病。常用的抗凝血药有肝素类（肝素、低分子量肝素）、非肝素类（葡萄胺聚糖类抗凝剂、香豆素及茚二酮类）及其他抗凝剂（多聚硫酸戊糖、水蛭素，抗凝血酶–Ⅲ）。临床上主要用于防止血栓形成和阻止已形成的血栓进一步发展。

（一）正常动物体内给药的凝血指标测定

取家兔，体重2.0~3.5kg，雌雄各半。口服给药后1小时、4小时，静脉给药后30分钟、2小时，于耳廓后动脉采血或心脏直接采血4.5ml，分别置于3.8%枸橼酸钠0.5ml抗凝试管中，离心3000r/min，10分钟，取血浆，测定血浆复钙凝血时间（RT）、凝血酶原时间（PT）、凝血酶时间（TT）、白陶土部分凝血时间（KPTT）及血浆纤维蛋白原含量。

（二）大鼠肾静脉血栓形成模型

【基本原理】

结扎大鼠肾静脉后一定时间内，使该段静脉内血小板及血小板凝聚物形成血栓。该试验用于评价药物的抗凝血及溶栓作用。

【材料与试剂】

成年大鼠。血小板聚集凝血因子分析仪。凝血时间（CT）测定试剂盒、活化部分凝血活酶时间（APTT）测定试剂盒、凝血酶原时间（PT）测定试剂盒及凝血酶时间（TT）测定试剂盒。

【操作步骤】

选用Wistar雄性大鼠，体重200~250g，戊巴比妥钠（40mg/kg，i.p.）麻醉。仰卧固定，右侧位开腹，分离后腔静脉至左肾静脉一段约2cm，先用线结扎左肾静脉10分钟，然后，再用线结扎后腔静脉至左肾静脉段2小时。2小时后，解除结扎，关闭腹腔，缝合伤口。从尾静脉或股静脉给予不同剂量的抗凝血药物。观察指标如下。

（1）在给药后3小时、6小时，测定出血时间（BT）。出血时间测定方法为，用锋利的刀片，横切大鼠尾部5mm，每30秒用滤纸吸去，直至出血停止，计算出血时间（BT）。

（2）在给药后6小时，重新打开腹腔，从后腔静脉上段取血，测定凝血时间（CT）、活化部分凝血活酶时间（APTT）、凝血酶原时间（PT）及凝血酶时间（TT）。

（3）取血栓放在培养皿中，在40℃干燥24小时，称重。

【注意事项及评价】

（1）静脉壁薄，易出血，应采用钝性分离术。

（2）结扎肾静脉要轻拉，以防肾脏损伤。

（三）用凝血酶诱导兔颈静脉形成静脉血栓

【基本原理】

^{125}I标记纤维蛋白原在血栓沉积，测定给予抗凝血药后，凝血酶诱导兔颈静脉形成静脉血栓的放射性总活度。

【材料与试剂】

新西兰白兔、FT-630g γ计数器、^{125}I纤维蛋白原、氯化钙、凝血酶及乌拉坦。

【操作步骤】

雄性新西兰白兔，体重2~3kg，试验前禁食12小时，25%乌拉坦（1g/kg，i.v.）麻醉。仰卧固定，静脉颈部去毛，分离右侧颈静脉至3cm，先用线结扎远心端，然后在间距3cm处结扎近心端。取静脉血1ml，加入^{125}I纤维蛋白原5μl、0.5mol/L CaCl$_2$ 2.5 μl及100U/ml凝血酶5μl，放入1.5ml离心管内，测定每个管内的总放射性比活度。然后在结扎段内注入0.3ml ^{125}I标记纤维蛋白原静脉血复合血栓，结扎2小时后，从耳缘静脉给予不同剂量的抗凝血药物。观察指标如下。

（1）在给药后3小时、6小时，测定出血时间（BT）。出血时间的测定方法为，用锋利的刀片，横切家兔耳缘尾部5mm，每30秒用滤纸吸去，直至出血停止，计算出血时间（BT）。

（2）在给药后6小时，重新打开颈部，取右颈静脉血栓，测定剩余血栓放射性比活度。

【注意事项及评价】

（1）测定放射性栓子准确性和灵敏度高，试验条件容易控制及标准化，对抗凝药物可作客观的评价。

（2）需要按同位素操作规程办理，注意个人放射性防护。

（四）大鼠动脉短路血栓形成模型

【基本原理】

动脉血和静脉血进行吻合术后，血流方式改变，动脉血进入静脉，使静脉血变成动脉血，激活了血小板和血浆内凝血物质从而引起血栓形成。通过测定体外丝线上的血栓重量，评价药物抗凝血作用和溶栓作用。

【材料与试剂】

成年大鼠、电子天平、丝线、聚乙烯管及肝素。

【操作步骤】

选用Wistar雄性大鼠，体重250~300g。1.5%戊巴比妥钠（40mg/kg，i.p.）麻醉。仰卧固定，分离右侧颈总动脉和左侧颈外静脉，取6cm（外径5mm）聚乙烯管一根，沿一端向管内放入6cm的4号丝线一根（放入中端），两端再分别插入5cm（外径1.0mm）聚乙烯管，细管两末端分别与5号针头相连，整个管道内充满50U/ml肝素钠盐水溶液，一侧细管针头插入左侧颈外静脉并由此注入体内肝素（50U/kg）抗凝，另一侧细管针头插入右侧颈总动脉，开启动脉夹，血液从右颈总动脉流至聚乙烯管内，返回左颈外静脉，溶栓方式为：①预防给药，口服给药1小时或静脉给药30分钟后，开放血流15分钟后中断血流；②开放血流时，同时静脉给药，15分钟后中断血流；③开放血流15分钟后，静脉注射溶栓药物，再继续观察15分钟后中断血流，测定血栓的重量。试验结束后，迅速取出丝线，称血栓湿重。

血栓抑制率（%）=［1-（给药组血栓湿重/对照组血栓湿重）］×100%。

【注意事项及评价】

（1）方法简便，易于操作。

（2）可采用预防给药方案或血栓形成后给药方案。

（3）动物体温应保持在36~37℃为宜。

（4）各组动物体重应无明显的差别，丝线重量需相等。

（五）家兔凝血活酶诱导的颈静脉停滞血栓形成模型

【基本原理】

利用在家兔凝血活酶诱导的颈静脉结扎造成血流停滞的血栓形成模型，观察抗凝血药物对血栓形成以及凝血功能、血小板聚集功能的影响。

【材料与试剂】

（1）动物　兔、犬、猴。

（2）仪器　血小板聚集及血凝分析仪。

（3）试剂　丙酮，凝血活酶时间测定试剂盒、凝血酶时间测定试剂盒、凝血酶原时间测定试剂盒，复钙时间（RT）测定试剂盒及血浆纤维蛋白原含量（Fg）测定试剂盒。

【操作步骤】

（1）凝血活酶的制备

1）将5只家兔注射空气处死。取兔脑，去净软脑膜及附着的血管与脉络丛，用水冲洗，滤纸吸干，放置37℃温箱内4小时。取出兔脑置于研钵中，加入1.5倍的分析用丙酮，研磨5分钟后弃上清丙酮后过滤，再次加入丙酮研磨，反复6~7次，使脑组织内水分及脂肪被除去，滤液逐渐澄清，至脑组织被捣成颗粒为止。

2）将脑组织平铺在滤纸上，使丙酮完全蒸发。再平铺置于干燥器中，放置1~2天。待脑组织干燥后，适当研碎，分装在试管内，每管150mg，加软木塞，用石蜡封口口，保存在4℃备用，可保存3~6月。

3）在上述装有150mg兔脑粉的试管中加入0.9% NS 2.5ml，混合后置37℃水浴30分钟，每隔10分钟摇匀一次即得。临用前新鲜配制，用后置4℃保存，勿超过48小时。

（2）家兔颈静脉血栓模型建立　取雄性健康家兔，试验前禁食12小时，用戊巴比妥钠（30mg/kg，i.p.）麻醉，仰卧位固定。分离左侧股动脉，用于测定动脉血压；右侧耳缘静脉用于静脉给药；分离左侧股静脉，用于抽取血样，分离双侧颈静脉，穿4号丝线以备结扎。于耳缘静脉推注受试药或阳性对照药肝素后30分钟，自耳缘静脉给予致栓剂凝血活酶，剂量为0.05ml/kg，1分钟后结扎双侧颈静脉，长度为2cm，首先结扎远心端，10分钟后结扎近心端。左、右侧结扎时间分别为20分钟和40分钟。

试验结束后，处死动物，取双侧颈静脉血栓，用滤纸吸去表面血液，分别称湿重。取静脉血，制备血浆，用于测定部分凝血活酶时间、凝血酶时间、凝血酶原时间、复钙时间及血浆纤维蛋白原含量。出血时间测定：给药前、给药后30分钟及结扎颈静脉后20分钟、40分钟，分别用刀片在右耳或左耳外侧表面，在不含大血管的区域做1mm深、10mm长的切口，每隔30秒，用滤纸吸附出血。出血时间计算为从切开到滤纸不再蘸有血液。

【注意事项及评价】

（1）凝血活酶对试验有明显的影响，动物处死应采用空气栓塞。

（2）静脉血栓可用40℃干燥24小时后称重更为准确。

（3）该方法可采用先造模型后给抗凝血药试验。

五、心血管疾病药物作用机制

（一）抗高血压药物作用机制

抗高血压药物根据其作用部位及作用原理可分为：利尿降压药、交感神经抑制剂、作用于肾素-血管紧张素系统（RAS）的药物、钙通道拮抗剂、血管扩张药和其他类。

利尿降压药作用原理主要是通过减少钠和体液潴留，降低血容量而使血压下降，临床上以噻嗪类利尿降压药为主，有氢氯噻嗪、氯噻嗪、氯噻酮等。交感神经抑制剂包括：肾上腺素受体阻断药、交感神经末梢抑制药、中枢性交感神经抑制药、神经节阻滞药。肾上腺素受体阻断降压机制是抑制交感神经，降低心肌收缩力，减少心输出量，增加左室射血分数，改善心率变异性，增加心力衰竭患者的运动耐量。交感神经末梢抑制药如利血平通过耗竭外周肾上腺素能神经末梢的神经递质去甲肾上腺素而使血压下降。中枢性交感神经抑制药主要是使药物进入中枢神经后能抑制 α_2 受体和咪唑啉受体，降低交感神经冲动的发放，从而使心率减慢，心输出量及外周阻力降低，血压下降。神经节阻滞药能与乙酰胆碱竞争神经节细胞的受体而阻断神经节，交感神经节被阻断导致强大的降压作用。作用于肾素-血管紧张素系统（RAS）的药物主要降压机制是：①抑制循环和局部组织中的转换酶（激肽酶），使 ACEI 不能转变为血管紧张素（AT），从而使血管舒张，降低血压；②减少缓激肽（BK）的降解，使体内BK升高，扩张血管，降低血压。钙通道阻滞剂通过抑制平滑肌 L-型钙通道从而降低细胞内钙离子浓度，使平滑肌松弛血管扩张，从而发挥降压作用。血管扩张药药物直接松弛血管平滑肌，舒张血管而使血压下降，代表药物有肼屈嗪、双肼屈嗪、硝普钠等。

（二）溶栓药物作用机制

溶栓药物大多是纤溶酶原激活物或类似物，能直接或间接激活纤维蛋白溶解酶原变成纤维蛋白溶解酶，并降解纤维蛋白。溶栓药物的研发已取得了长足进展，至今已开发到第四代。第一代溶栓药物以链激酶（streptokinase，SK）和尿激酶（urokinase，UK）为代表，它能与纤溶酶原结合形成SK-纤溶酶原复合物，促使游离的纤溶酶原转变成纤溶酶，溶解纤维蛋白。第二代溶栓药物以组织型纤溶酶原激活剂（tissue pasminogen activator，t-PA）为代表，重组组织型纤溶酶原激活剂或动物、细菌来源的纤溶酶原激活物，包括重组人组织型纤溶酶激活剂（rt-PA）、阿尼普酶（AP-SAC）、葡激酶（SAK）、重组葡激酶（r-SAK）、重组链激酶（r-SK）、尿激酶原（pro-UK）、吸血蝙蝠唾液纤溶酶原激活剂（Bat-PA，DSPA 1）、蚓激酶（e-PA，lumbrokinase）、蛇毒溶栓酶原激活剂（TSV-PA）等。针对第一、二代溶栓药的弊端在其特异性、溶栓效率等方面进行改造和提高，生产出了第三代溶栓药物，主要代表药物有：瑞替普酶（r-PA）、替奈普酶（TNK-tPA）、兰替普酶（NPA）、孟替普酶（monteplase）、靶向溶栓剂、嵌合体溶栓剂等。第四代溶栓药物主要为PAI-1抑制剂可以抑制血小板颗粒合成PAI-1来降低PAI-1浓度，使血浆中t-PA浓度升高，增强溶栓活性，目前仍处于试验阶段，尚未开发用于临床。

（三）抗凝血药物作用机制

目前临床应用的抗凝血药物主要可以分为直接抗凝血药（如肝素、低分子肝素、肝素类似物、直接血栓抑制剂）和间接抗凝血药（如香豆素、茚满二酮衍生物）。直接抗凝血药物肝素可在体外、体内发挥抗凝作用，通过提高抗凝血酶Ⅲ活性发挥作用。抗凝血酶Ⅲ存在于血浆，抑制活化凝血因子活性，包括凝血酶（Ⅱa因子）、活化因子（Xa）。间接抗凝血药通过抑制肝素维生素K依赖的凝血因子Ⅱ（凝血酶原）、Ⅶ、Ⅸ、X和抗凝蛋白C及其辅助因子蛋白S合成。

第八节　抗糖尿病药物

糖尿病是以胰岛素分泌缺陷和（或）胰岛素作用不足所致高血糖为特征的代谢紊乱。糖尿病的慢性高血糖状态可导致机体重要器官（如肾脏、眼、神经、心脏和血管等）损害和功能障碍或衰竭。糖尿病分Ⅰ型、Ⅱ型和继发性糖尿病。我国糖尿病患者以Ⅱ型糖尿病为主。Ⅰ型糖尿病是因胰岛B细胞功能衰竭所致，易发生糖尿病急性并发症，如酮症酸中毒，主要是通过胰岛素替代治疗控制血糖水平。Ⅱ型糖尿病发病机制包括不同程度的胰岛B细胞功能降低、周围组织胰岛素抵抗以及肝糖原代谢异常等。Ⅱ型糖尿病的血糖控制随着时间的推移，呈进行性恶化的趋势，引起广泛的微血管及大血管病变，出现神经、泌尿及循环等多系统的病理改变，在晚期采用联合药物治疗和（或）胰岛素治疗，仍有相当一部分患者血糖控制无法达标。

现有糖尿病治疗药物包括磺酰脲类药物（刺激胰岛B细胞分泌胰岛素）、双胍类药物（促进组织无氧糖酵解和肌肉等组织对葡萄糖的利用，同时抑制肝糖原的异生）、α-葡萄糖苷酶抑制剂（竞争抑制小肠绒毛中参与碳水化合物降解的α-葡萄糖苷酶活性）、噻唑烷二酮类药物（增加胰岛素的敏感性）、促胰岛素分泌剂（促进胰岛素在第一时相的分泌）、复方制剂（包括格列本脲与盐酸二甲双胍、格列奇特与盐酸二甲双胍的复方制剂等）和胰岛素类（包括短效胰岛素、中长效胰岛素注射剂、胰岛素类似物、预混胰岛素等）。

试验性糖尿病动物模型是治疗糖尿病新药药效学评价的基础，可采用各种方法（如化学损伤法、胰腺切除及病毒感染等）损伤胰岛 B 细胞导致胰岛素缺乏，血糖升高，或因遗传因素出现自发性糖尿病症状。评价抗糖尿病新药时，应依受试药物可能的作用机制选择适当模型［1型糖尿病，四氧嘧啶及链佐星（STZ）等诱导的高血糖动物模型和NOD小鼠等；2型糖尿病，链佐星加高脂高糖饲料致糖尿病大鼠模型和KK小鼠等］和指标（血糖、胰岛素、糖耐量试验和机制相关的指标如 α-葡萄糖苷酶活性等）综合评价（包括对血脂水平、胰岛组织及脂肪细胞分泌的因子等的影响）新药的疗效和特点。此外，也可以适当进行体外试验，如原代脂肪细胞、胰岛 B 肿瘤细胞及成肌细胞株等，以阐明新药的作用机制。

一、抗糖尿病药物指导原则

至少选用两种动物及两种以上的试验方法进行主要药效学研究，应注意以下几点。

（1）降血糖药有刺激胰岛素分泌作用者，不宜选用化学试剂诱发的高血糖动物模型。应进行正常动物或自发性糖尿病动物的血清胰岛素测定。

（2）糖水解酶抑制剂应进行淀粉或蔗糖等双糖的糖耐量试验。

（3）胰岛素类药物除用其他方法外，必须做胰岛素生物检定法。

二、药效学试验方法

（一）糖耐量试验

【基本原理】

糖耐量（GTT）试验可作为动物糖尿病模型建立的考察指标，或是在动物糖尿病模型建立后，用于考察药物对糖尿病动物糖耐量的影响。

【材料与试剂】

健康成年动物常用小鼠、大鼠或兔，一般雌雄兼用；葡萄糖，血糖检测试纸和One Touch Ultra血糖仪。

【操作步骤】

用化学药物或其他方法诱导动物的血糖升高后，禁食12小时，灌胃2g/kg葡萄糖，分别由尾静脉采血测0.5、1小时、2小时的血糖。绘制血糖-时间曲线，可以计算血糖曲线下面积。

【注意事项及评价】

动物灌服葡萄糖之后血糖最高峰值应在给葡萄糖后0.5小时，所以应严格控制检测时间。

（二）化学诱导剂致动物糖尿病模型

1.四氧嘧啶致糖尿病小鼠或大鼠模型试验

【基本原理】

化学诱导剂四氧嘧啶（alloxan，ALX）可损伤动物的胰脏或胰岛 B 细胞导致胰岛素缺乏，从而引起试验性糖尿病或试验性高血糖。动物注射四氧嘧啶后，血糖水平的变化通常出现3个时相。①早期短暂的高血糖期（1~4小时）；②低血糖期，可持续48小时，是其破坏B细胞作用和胰岛素释放所致，有时可导致动物死亡；③48小时后，出现持久的高血糖期，即形成四氧嘧啶糖尿病模型。单次大剂量腹腔或静脉注射ALX都能选择性地破坏胰岛B细胞，使胰岛素分泌功能丧失，从而使血糖升高。胰岛素分泌功能丧失进一步引起内分泌功能紊乱，使糖、脂肪及蛋白质等代谢失调，造成负氮平衡，动物出现多饮、多尿及机体消瘦等症状。ALX诱导的糖尿病模型的严重程度与动物种类、ALX的注射剂量以及注射方法有关。

【材料与试剂】

小鼠或大鼠试验需设三个剂量组，每个剂量组大鼠为8~10只，小鼠至少10只。阳性对照药多选择双胍类或磺酰脲类药物。常用的双胍类药物选择为二甲双胍（Metform-ine）或苯乙双胍（Phenformin）。二甲双胍因较少引起乳酸中毒，故使用最为广泛。常用的磺酰脲类药物为格列本脲（Glibenclamide）。

SD大鼠或Wistar大鼠，雌雄不限，体重（200±50）g。小鼠常用品种为KM小鼠、ICR系小鼠及NIH系小鼠。化学诱导剂ALX。

【操作步骤】

（1）试剂和样品的配制

1）ALX注射液配制　ALX易溶于水，水溶液不稳定，见光易分解成四氧嘧啶酸而失效，故临用前配制。称取适量ALX，用氯化钠注射液溶解，配成浓度为4~20g/L的水溶液，过滤除菌。

2）受试药或阳性对照药液配制　称取适量受试药或阳性对照品，先磨成粉末，用1%的羧甲基纤维素钠溶解或混悬，配制成一定浓度的混悬液。

（2）模型制备　禁食16~18小时后，小鼠或大鼠按体重分出正常对照组，其余小鼠或大鼠均注射ALX。根据不同动物对ALX敏感性不同以及注射途径不同，选择不同的注射剂量。如小鼠尾静脉注射剂量可选择80~100mg/kg，大鼠腹腔注射剂量可选择150~250mg/kg。

（3）分组与给药　2天后尾静脉取血测血糖，选出空腹血糖值在19.44~30.55mmol/L的小鼠或16.66~27.77mmol/L的大鼠（大鼠同时尿糖阳性）分组给药。按血糖值均匀原则随机分组，分成模型对照组、阳性对照组以及受试药物的各剂量组。分组后灌服给阳性对照品或受试药，小鼠每天给二甲双胍的剂量为150~250mg/kg，格列本脲的剂量为8mg/kg。大鼠每天给二甲双胍的剂量为600~750mg/kg，格列本脲的剂量为5mg/kg。

（4）血糖测定　根据试验需要，分别在不同给药时间后，禁食16~18小时，尾静脉取血测血糖或其他指标。

【注意事项及评价】

ALX、受试药物以及阳性对照药物都须在临用前配制，尤其是ALX，配制后应避光放置，尽快使用。由于ALX在动物体内半衰期很短，ALX注射时应快速注入动物体内。注射ALX后空腹血糖大于200mg/dl（11.1mmol/l）即为糖尿病模型，但为了重复多次给予受试药物，模型动物需维持血糖升高一段时间，同时为减少实验动物之间血糖差异，需要筛选血糖在一定范围内的模型动物进行试验。按本方法制备的小鼠糖尿病模型，一般可维持血糖升高7天左右。

2.链佐星致糖尿病小鼠或大鼠模型试验

【基本原理】

链佐星（Streptozocin，STZ）是无色链霉菌属（streptomyces achromogenes）的发酵产物，能选择性损伤胰岛B细胞，引起试验性糖尿病或试验性高血糖。动物注射STZ后，血糖水平的变化通常出现3个时相。①早期短暂的高血糖期（1~2小时），可能是抑制胰岛素分泌所致；②低血糖期，可持续16~18小时，是其破坏B细胞导致胰岛素释放所致；③24小时后，出现持久的高血糖期，即形成糖尿病模型，此时大部分胰岛B细胞已受到不同程度的损伤和破坏。与ALX所致的糖尿病模型不同，STZ诱导动物引起的高血糖反应及酮症均较缓和。

STZ诱导的糖尿病模型的严重程度也与动物种类、注射剂量以及注射方法有关。STZ和ALX诱导大鼠或小鼠形成的糖尿病后，均有小部分动物可产生自身性缓解，即经过一段时间后，血糖可恢复正常。这可能是残留B细胞代偿增生或胰腺外分泌部分的管上皮又形成新的B细胞所引起。

【材料与试剂】

SD大鼠或Wistar大鼠，雌雄不限，C57/BL/6 JICR系小鼠及NIH系小鼠。

【操作步骤】

体重（200±50）g。小鼠常用品种为KM小鼠、化学诱导剂STZ。阳性对照药多选择多胍类或磺酰脲类药物。

【操作步骤】

（1）试剂和样品的配制

1）STZ注射液配制　STZ易溶于水，水溶液极不稳定，可在数分钟内分解为气体。因此，STZ水溶液应在临用前配制，用0.1mol/L的枸橼酸缓冲液（pH 4.5）配制成1%~2%的浓度使用。

2）受试药或阳性对照药液配制　称取适量受试药或阳性对照品，先磨成粉末，用1%的羧甲基纤维素钠溶解或混悬，配制成一定浓度的混悬液。

（2）模型制备　小鼠或大鼠禁食16~18小时后，按体重分出正常对照组，其余小鼠或大鼠均注射STZ，注射途径多选择静脉注射或腹腔注射。根据不同动物对STZ敏感性不同以及注射途径不同，选择不同的注射剂量。如，小鼠尾静脉注射剂量可选择为175~200mg/kg，大鼠腹腔注射剂量可选择为55~70mg/kg。

（3）分组与给药　2天后尾静脉取血测血糖，选出空腹血糖值大于13.88~25.00mmol/L的小鼠或16.66~27.77mmol/L的大鼠（大鼠同时尿糖阳性）分组给药。按血糖值均匀原则随机分组，分成模型对照组、阳性对照组以及受试药物的各剂量组。分组后，阳性对照组或受试药物组分别灌服阳性对照品或受试药。

（4）血糖测定　根据试验需要，分别在不同给药时间后，禁食16~18小时，尾静脉取血测血糖或测其他指标。

【注意事项及评价】

STZ、受试药物以及阳性对照药物都须在临用前配制，尤其是STZ，配制后容器应放置在冰水中并尽快使用。STZ注射时不宜过快，否则会导致动物死亡。

3.链佐星加高脂高糖饲料致糖尿病大鼠模型试验

【基本原理】

动物注射大剂量ALX或STZ后，胰岛细胞受到破坏，造成胰岛素分泌障碍而形成糖尿病模型，但这与2型糖尿病的临床表现不符，临床上2型糖尿病患者血清中胰岛素水平可以不降低甚至增高，而主要表现为能量代谢紊乱和对胰岛素的敏感性降低。因此近几年，应用高能量饲料和STZ是制备2型糖尿病模型的常用方法之一。

【材料与试剂】

STZ注射液配制和受试药或阳性对照药液配制同上。成年Wistar大鼠或SD大鼠。高脂高糖饲料（在普通饲料的基础上添加10%猪油、20%蔗糖、2.0%胆固醇及1.0%胆酸盐）。TCI-Ⅱ型注射泵。

【操作步骤】

（1）模型制备　大鼠随机分为正常对照组及糖尿病模型组。正常对照组喂以普通饲料，糖尿病模型组喂以高脂高糖饲料。4周后，喂以高脂高糖饲料的大鼠形成胰岛素抵抗（胰岛素抵抗的标准是胰岛素敏感指数显著小于正常对照组），再腹腔注射STZ，剂量为30mg/kg，1次（注射前禁食16~18小时，自由饮水），并继续喂以高糖高脂饲料4周。测血糖值、血清中胰岛素水平，同时满足下列两项标准作为2型糖尿病动物模型成立的条件。①胰岛素敏感指数ISI-In［1/（空腹血糖值×血清胰岛素水平）］，ISI≤正常动物均值。②葡萄糖耐量试验曲线下面积≥260选择模型动物，依血糖水平均匀分组给药。

（2）指标检测　血糖（采用罗氏血糖仪快速测定）、胰岛素（采用放射性免疫法）、血脂水平（用全自动生化分析系统，酶法检测）及胰岛敏感指数（ISI，以基础血糖和空腹胰岛素乘积的倒数取自然对数表示）。称体重和取胰腺标本，进行胰岛组织的病理组织学检查。

（3）正常血糖高胰岛素钳夹技术　将禁食过夜的大鼠麻醉（如10%水合氯醛，0.4ml/100g，i.p.），进行血管插管，右侧股静脉接一装胰岛素（Ins）溶液的输液瓶，左侧股静脉接一装10%葡萄糖溶液的输液瓶，将两个输液瓶分别置于两个微电脑数字式电子微量输液泵上，右颈动脉插管先取血0.5ml用于测定基础血糖值和基础血浆胰岛素。再持续Ins输注，速度为1.67 mU/（kg·min），每隔5分钟从颈动脉取血测定血糖值。葡萄糖灌注速率［GIR，mg/（kg·min）］。根据所测血糖值不断调整，直至达到稳态（基础血糖值±0.5mmol/L），需30~60分钟，记录稳态下GIR。取稳态下1小时内GIR的平均值作为GIR 60~120分钟。

【注意事项及评价】

一般选用雄性大鼠。给药期间需继续喂饲高糖高脂饲料。葡萄糖钳夹方法（euglyce-mic clamp technique）是目前世界上公认的评价外周组织对胰岛素敏感性、确定胰岛素抵抗程度的金标准，在药理学试验中，可用于观察受试药物的胰岛素增敏作用。同时输入外源胰岛素及葡萄糖的方法避免了"内源性胰岛素缺乏"及"低血糖"（如在胰岛素糖耐量试验中）对胰岛素敏感性测定的影响。

（三）遗传性糖尿病动物模型试验

【基本原理】

遗传性糖尿病动物又称自发性糖尿病动物，其临床表现与人类糖尿病相似，可用于研究糖尿病的病因和发病机制，也可用于筛选抗糖尿病药及研究其作用机制。

【材料与试剂】

已用于研究的遗传性糖尿病动物约为20种，主要分为两类。一类为胰岛素抵抗高血糖症，另一类与人类胰岛素依赖性糖尿病相似。

（1）高血清胰岛素类型

1）C57BL/6 ob/ob小鼠　是一类肥胖高血糖小鼠，其遗传方式为常染色体隐性基因遗传，体型肥胖。早期即发生高血糖、糖尿，但未见酮症和昏迷。血清胰岛素水平增高，有明显的胰岛素抵抗，病理学组织学检查可见胰岛肥大、增生，胰岛素含量增加，但肝糖原储存减少。用于经口降血糖药特别是胰岛素增敏药的研究。

2）C57BL/KsJ ob/ob小鼠　是一种自然发生常染色体隐性基因突变的C57BL/KsJ种小鼠，体型极胖，在3~4周龄时，出现异常的脂肪沉积。随后发生高血糖、多尿及糖尿，并伴有明显早期发生的高胰岛素血症，体重减轻及早死。少见酮症并发严重的肾病。病理组织学检查早期可见B细胞脱颗粒，晚期可见B细胞坏死。

3）KKA^{Y}小鼠　又称黄色KK小鼠，具有黄色肥胖基因，为常染色体显性遗传，体型肥胖，从5周龄起血糖和血浆胰岛素水平逐渐增高。脂肪组织对胰岛素的敏感性降低，至16周几乎完全丧失。未见酮症，肝和脂肪组织的脂肪生成增加，肾可见早期迅速发展的肾小球基底膜变薄。病理组织学检查可见B细胞脱颗粒、增生。用于抗糖尿病药，特别是胰岛素增敏药及抗糖尿病药胰外作用的研究。

4）NZO小鼠（New Zealand Obese mouse）　又称新西兰肥胖小鼠，来自混合克隆的选择性近交新西兰肥胖小鼠，属多基因遗传，体型极胖。轻度高血糖，葡萄糖耐量降低，血清胰岛素水平增高，并产生胰岛素抗性。随着动物年龄增加，高血糖和葡萄糖耐量降低症状加重。6月龄时可发生糖尿病肾病。此外，NZO小鼠具高发的自身免疫性病变。

5）Zucker肥胖鼠（obese Zucker rat）　典型的高胰岛素血症肥胖模型，肥胖是由于单常染色体隐性（fa）基因遗传所致且发生于幼龄。出现轻度的葡萄糖耐受降低，血清胰岛素升高，外周组织产生胰岛素抵抗，但其血糖水平处于正常水平。

6）WDF/Ta-fa大鼠　是一类遗传性肥胖、高血糖大鼠，是从Zucker肥胖大鼠转肥胖（fa）基因至Wistar kyoto大鼠而来。表现为血清胰岛素升高，葡萄糖耐受降低，高脂血症和摄食过度。雌性WDF/Ta-fa大鼠常不发生高血糖症，但在食物中添加蔗糖可诱发。可用于胰岛素增敏药的研究。

7）自发性高血压/NIH肥胖大鼠　肥胖特性为常染色体隐性遗传，使非胰岛素依赖性糖尿病动物模型。表现轻度高血压、血清胰岛素水平升高，肥胖鼠的高胰岛素血症更为明显，并出现早期发作的高甘油三酯血症，糖耐量降低。病理组织学检查可见胰岛显著增生，胰岛由增生的B细胞组成，在肥胖鼠中尚见糖尿病并发症，包括细胞脂肪变性和糖尿病性肾病。

8）OLETF（otsuka long-evans tokushima fatty）大鼠　自发持续高血糖动物模型，其特点为多食导致体重急剧增加、高胰岛素血症、高甘油三酯血症和高血糖症。胰岛素抵抗是该大鼠发生2型糖尿病过程中的一个重要的病理生理过程。

（2）低血清胰岛素类型

1）NOD小鼠（non-obese diabetic mouse）　从JEL-ICR种小鼠繁殖的近交系糖尿病小鼠，是1型糖尿病的良好模型。通常在100~200日龄内突发糖尿病，表现为高血糖、糖尿、多尿、丙酮尿及血清胰岛素降低，并迅速出现体重减轻等症状。此时需要胰岛素治疗，否则在1~2月内小鼠死于（高）酮血症（酮症）。此类小鼠的糖尿病是继发于B细胞的自身免疫性损伤，并伴有胰岛炎和自身抗体生成。

2）BB大鼠（biobreeding rat）　由于胰岛B细胞免疫性损伤所致胰岛炎并伴有胰岛素缺乏的自发性胰岛素依赖性糖尿病模型，遗传学特征为常染色体隐性基因遗传。雌雄两性中均有发生，动物体型瘦。60~120日龄可突发糖尿病，表现为血糖显著升高，血清胰岛素水平显著降低，并发严重酮症。胰岛素治疗可使糖尿病改善。

3）GK大鼠（Goto-kakizaki wistar rat）　对Wistar大鼠进行口服葡萄糖耐量试验并筛选高血糖的个体进行培育而来。表现为胰岛素分泌不全、胰岛素抵抗、胰岛纤维化、非肥胖等典型的1型糖尿病特征，空腹高血糖、肝脏和周围组织胰岛素抵抗、体内或体外分离的胰腺受葡萄糖刺激后，胰岛素分泌紊乱，在长期糖尿病之后，机体患有各种并发症如肾病及神经系统疾病。

【操作步骤】

（1）模型动物选择　不同种类的遗传性糖尿病动物在出现糖尿病症状所需要的生长的时间不同，如KK小鼠在饲养16周龄以后出现高血糖、高胰岛素血症、高脂血症，伴有尿蛋白增加和肾小球病变，是较好的研究2型糖尿病肾脏早期发病的动物模型；OLETF大鼠在14周龄后出现胰岛素抵抗。NOD小鼠在12周龄以上可出现糖尿病症状，为常用1型糖尿病遗传性模型。

（2）指标检测　在动物的不同年龄段，检测动物的各种指标，例如血糖、胰岛素水平、低密度脂蛋白、三酰甘油、胆固醇、肌酐、尿素氮和胰岛病理组织学检查等，同时计算动物糖尿病的发生率（如NOD小鼠）。

【注意事项及评价】

应结合受试品的作用机制和拟用适应证选择遗传性糖尿病动物模型。

（四）α-葡糖苷酶活性测定

【基本原理】

α-淀粉酶、乳糖酶和α-葡糖苷酶是位于小肠黏膜细胞刷状缘的一组水解酶，降解多糖及二糖，其中α-葡糖苷酶有蔗糖酶、麦芽糖酶、异麦芽糖酶及海藻糖酶等，其主要作用是将食物中的糖类化合物降解成能在小肠吸收的单糖，α-葡糖苷酶抑制剂通过竞争性抑制α-葡糖苷酶的作用来减少糖类的降解，延缓单糖的吸收，从而有效地降低糖尿病患者餐后血糖峰值。已上市的α-葡糖苷酶抑制剂有阿卡波糖、米格列醇及伏格列波糖。高血糖是糖尿病并发症的主要因素，控制血糖对预防血管并发症非常重要。α–葡糖苷酶抑制剂（如米格列醇）已成为治疗单纯饮食控制无效的2型糖尿疾患者的一线控制血糖药物，对于饮食控制和磺酰脲控制血糖无效的患者，米格列醇也是辅助治疗药物。

【材料与试剂】

α–葡萄糖苷酶（EC3.2.1.20；α–glucosidase）、PNPG（4–硝基酚–α–D–吡喃葡萄糖苷）、还原型谷胱甘肽。溶剂为20mmol/L NaH$_2$PO$_4$（含150mmol/L NaCl，1% BSA，pH为7.0）。阳性药物阿卡波糖。

【操作步骤】

（1）标准反应体系（不加受试药物）　反应体系67mmol/L磷酸钾缓冲液（pH6.8）2.0ml、1mg/ml还原谷胱甘肽50μl及20mg/ml α–葡萄糖苷酶3.5μl。于37℃保温10分钟，再加入0.116mol/L PNPG 50μl，37℃下反应10分钟。加入0.1mol/L Na$_2$CO$_3$ 10ml终止反应，在400nm处测定酶作用下释放的硝基酚的吸光度（A_0）。

（2）受试品对α–葡萄糖苷酶活性的影响　取不同浓度受试药加入酶活力测定系统中（系统缓冲液体积相应减少），先将酶于37℃保温10分钟，再加底物反应10分钟，Na$_2$CO$_3$ 10ml终止反应。在400nm处测定酶作用下释放的硝基酚的吸光度（A_x）。

（3）计算　α–葡萄糖苷酶活力单位的定义　pH 6.8，37℃时每分钟释放1μmol/L PNP为一个酶活力单位。抑制剂活力单位的定义为pH 6.8，37℃，相同时间内能使1个酶活力单位失活为1个抑制单位。

$$抑制百分率 = 抑制剂活力/酶活力 \times 100\%$$

鉴于本试验的酶活力与抑制剂活力的测定方法相同，主要试剂用量一致，故抑制百分率的计算公式简化为：抑制百分率=（$1 - A_x/A_0$）× 100%

【注意事项及评价】

除观察受试药物对葡萄糖苷酶抑制作用强度外，还可以确定抑制作用的类型，即在抑制剂量一定的条件下，加入不同浓度的底物溶液，测定酶活力。而后改变抑制剂的量（可取不同体积的抑制剂）得出一系列不同底物浓度条件下的酶活力，用双倒数作图法确定抑制类型，观察反应速度V_{max}和米氏常数K_m随抑制剂浓度的变化，确定抑制类型（竞争性或非竞争性抑制）。

三、降糖药物作用机制

胰岛素是机体内唯一降低血糖的激素，也是唯一同时促进糖原、脂肪、蛋白质合成的激素。胰岛素由B细胞分泌后，直接进入门静脉，对碳水化合物、蛋白质、脂类及核酸的代谢起调节作用。胰岛素分泌过多时，血糖下降迅速，脑组织受影响最大，可出现惊厥、昏迷，甚至引起胰岛素休克。相反，胰岛素分泌不足或胰岛素受体缺乏常导致血糖升高；若超过肾糖阈，则糖从尿中排出，引起糖尿；同时由于血液中成分改变（含有过量的葡萄糖），亦导致高血压、冠心病和视网膜血管病等病变。胰岛素降血糖是多方面作用的结果。

（1）促进肌肉、脂肪组织等处的靶细胞细胞膜载体将血液中的葡萄糖转运入细胞。

（2）通过共价修饰增强磷酸二酯酶活性、降低cAMP水平、升高cGMP浓度，从而使糖原合成酶活性增加、磷酸化酶活性降低，加速糖原合成、抑制糖原分解。

（3）通过激活丙酮酸脱氢酶磷酸酶而使丙酮酸脱氢酶激活，加速丙酮酸氧化为乙酰辅酶A，加快糖的有氧氧化。

（4）通过抑制PEP羧激酶的合成以及减少糖异生的原料，抑制糖异生。

（5）抑制脂肪组织内的激素敏感性脂肪酶，减缓脂肪动员，使组织利用葡萄糖增加。

口服降糖药按其发挥作用的机制分为以下五大类。

1）磺脲类　主要作用机制是刺激胰岛B细胞分泌和释放胰岛素，其次还有增加外周组织细胞膜上胰岛素受体敏感性及阻止肝糖原输出等作用。平时大家熟知的格列本脲（优降糖）、格列吡嗪（美吡达）、格列齐特（达美康）、格列喹酮（糖适平）均属此类。

2）双胍类　主要通过抑制肠道对葡萄糖的吸收，增加周围组织对葡萄糖的利用，抑制肝脏糖异生，减少肝糖输出，增加肌肉对葡萄糖的无氧酵解几个途径来调节血糖。因不增加血清胰岛素水平，所以对正常血糖者无降糖作用，单独应用时也不引起低血糖。二甲双胍（降糖片）属此类，以餐间或餐后服效果较好，另有苯乙双胍（降糖灵）因其发生乳酸性酸中毒的危险性较大。

3）糖苷酶抑制剂　分多糖苷酶及二糖苷酶抑制剂，其代表药物分别有阿卡波糖（唐苹）和伏格列波糖（倍欣），作用机制是与肠黏膜上皮细胞膜上的多糖苷酶二糖苷酶结合，从而限制多糖或双糖分解的速度，影响餐后葡萄糖吸收的速度来控制餐后血糖。

4）胰岛素增敏剂　指噻唑烷二酮类，作用机制较为复杂，主要通过激活过氧化物酶体增殖物活化受体PPARr，使参与葡萄糖代谢的葡萄糖转运蛋白水平升高，进而提高胰岛素和胰岛素受体结合的能力，增加组织细胞对葡萄糖的摄取利用，达到降低血糖的目的。该药并不增加胰岛素分泌，却能通过上述作用机制使胰岛素效能提高，故又称之胰岛素增敏剂。现在用的有罗格列酮和吡格列酮。

5）苯甲酸衍生物　与磺脲类降糖药的作用部位不同，但实质仍是通过刺激胰岛B细胞分泌胰岛素来调节血糖，只是刺激后的胰岛素分泌更接近生理分泌的特点。

第四章　药物代谢动力学

第一节　药物的吸收、分布、代谢和排泄

药物代谢动力学（pharmacokinetics，PK），又称药物动力学，是研究药物体内过程的一门学科，包括药物及其代谢物的吸收（absorption，A）、分布（distribution，D）、代谢（metabolism，M）和排泄（excretion，E）的随时间的变化过程，应用动力学原理和数学处理方法对这一过程定量描述。

药物由给药部位进入机体产生药效，继而再由机体排出，要经历吸收、分布、代谢和排泄四个相互作用的基本过程，即药物的体内过程。此过程对药物起效时间、效应强度和持续时间等有很大影响。药物的代谢和排泄都是药物在体内逐渐消失的过程，统称为消除（elimination）；药物的分布和消除又称为处置（disposition）。吸收、分布、排泄如果仅是药物发生空间位置上的迁移，则称为转运（transportation），如果在此过程中药物的结构和性质上发生了变化就称为生物转化（biotransformation），其产物称为代谢物（metabolite）。

一、药物的吸收

药物的吸收是指药物从给药部位进入血液循环的过程。除直接静脉给药外，药物吸收的快慢和多少与药物的给药途径、理化性质和吸收环境等密切相关。

（一）药物的跨膜转运

生物膜是细胞外表的质膜和细胞内的各种细胞器膜的总称。药物的吸收（A）、分布（D）、代谢（M）、排泄（E）的过程与跨膜转运密切相关。跨膜转运主要有被动转运、主动转运和跨膜转运三种方式。

被动转运是药物跨膜转运的最重要方式，药物根据膜两侧的浓度差从浓度高的一侧向浓度低的一侧扩散，又称为顺浓度转运。被动转运的扩散率主要由药物分子量大小、脂溶性和生物膜的通透性决定。被动转运的转运速度与膜两侧药物的浓度差（浓度梯度）成正比，浓度梯度越大，扩散越容易。以被动转运方式转运的各药物之间无竞争性抑制现象，当膜两侧的药物浓度达到平衡时转运停止。

主动转运是指药物靠生物膜中特异性蛋白载体（转运蛋白），由低浓度或低电位的一侧向高浓度或高电位一侧转运的过程，又称逆流转运。转运蛋白的转运能力有一定的限度，即主动转运过程有饱和现象；由同一个转运蛋白转运的两个药物可出现竞争性抑制作用。某些转运蛋白可以将进入细胞的药物外排到肠腔中，降低了细胞内药物的浓度，呈现出流出泵现象。P-糖蛋白就是这类转运蛋白的代表，抑制P-糖蛋白的功能可以减少进入细胞内药物的流出。在临床上，P-糖蛋白的功能受到抑制时有引起药物相互作用的可能。

大分子物质的转运都伴有膜的运动，称作膜动转运。膜动转运包括胞饮和胞吐两种。胞饮（入胞），是指某些液态蛋白质或大分子物质可通过由生物膜内陷形成的小胞吞噬而进入细胞内。如垂体后叶素粉剂，可从鼻黏膜给药吸收。胞吐（出胞），是指某些液态大分子物质可从细胞内转运到细胞外，如腺体分泌物及递质的释放等。

（二）药物的消化道吸收

药物口服后主要通过被动转运从胃肠道黏膜上皮细胞吸收。胃内吸收表面积较小，且药物的胃内滞留时间较短，所以许多药物在胃内的吸收量很少。而小肠表面有绒毛，吸收面积大，肠蠕动快，血流量大，是药物口服吸收的主要部位。吸收方式除简单扩散外，还有主动转运等。药物从胃肠道吸收后，经过门静脉进入肝，再进入血液循环。

舌下给药或直肠给药，药物分别通过口腔、直肠和结肠黏膜吸收。虽然吸收表面积小，但这些部位的血液供应丰富，药物可迅速吸收进入血液循环，而不必首先通过肝。适用于在胃肠道易被破坏或在肝中可被迅速代谢的药物。如硝酸甘油、异丙肾上腺素等，可用舌下给药。

影响药物在胃肠道吸收的因素包括：药物溶解释放速率、胃肠道pH、吸收面积、胃肠分泌与蠕动情况、局部血流量和饮食等，这些因素都可能影响药物吸收速率和程度。pH高有利于弱碱性药物吸收，pH低有利于弱酸性药吸收；胃液的pH为0.9~1.5，弱酸性药物可以在胃中被吸收；肠腔内pH为4.8~8.2，肠段愈向下pH愈高，对弱酸及弱碱药均易溶解吸收。胃肠道表面积越大、血流量越丰富，药物吸收越快。胃肠道蠕动速度可改变药物在胃肠道中的停留时间及吸收环境的pH而影响药物的吸收。食物对药物吸收可能会产生显著影响，食物中的脂溶性成分可与药物形成复合物从而影响药物的吸收。

（三）药物的消化道外吸收

注射给药包括肌内注射、皮下注射和静脉注射等方式。注射给药吸收速度一般比口服快，生物利用度较高。给药后，药物首先向周围含水丰富的组织扩散，然后通过毛细血管进入血液循环。药物的水溶性和注射部位的血流量影响注射给药的吸收速率。水溶性高的药物易于在注射部位扩散，增加吸收面积，有利于吸收；混悬剂注射给药后吸收慢而持久。也有一些药物注射吸收不比口服吸收快，如氨苄西林、四环素、地西泮、苯妥英等。

静脉注射给药没有吸收过程，药物100%进入体循环，剂量准确，起效迅速，因此适用于药物容积大、不易吸收或刺激性强的药物，用于急症、重症和麻醉等情况。

经皮给药系统（transdermal drug delivery system，TDDS）包括贴剂、软膏剂、硬膏剂、涂剂、气雾剂等。经皮肤敷贴、涂抹、喷洒等方式给药后，药物需要透过角质层和表皮进入真皮，扩散进入毛细血管，再进入体循环。药物除主要通过皮肤表面的药物浓度与皮肤深层中的药物浓度之差以被动扩散的方式进行转运外，还有少量药物通过毛囊、皮脂腺和汗腺等附属器官吸收。经皮给药可避免药物首关效应和胃肠灭活，维持较为恒定的吸收速度，血药浓度平稳。经皮给药后，皮肤中的角质层是限制药物吸收的最大生理障碍，即使采用促透技术，大多数药物的吸收速度依然很小。脂溶性高的药物易于通过皮肤吸收。

鼻腔黏膜有众多的细微绒毛，可显著增加药物吸收的有效表面积，鼻上皮细胞下有大而多的毛细血管，所以药物吸收迅速、吸收程度高，某些药物的吸收速率甚至可与注射剂相比。此外，研究发现鼻腔黏膜是药物进入中枢神经系统及外周循环系统的理想途径，但此途径的转运机制尚不明确。药物由鼻腔吸收，不经门静脉进入体循环，可避免肝首关效应。

药物在鼻黏膜的吸收主要为被动扩散过程，脂溶性药物易于吸收，水溶性药物吸收较差。鼻黏膜的屏障功能较低而血管十分丰富，一些解离型的药物也能够吸收。鼻黏膜吸收与药物的分子量大小密切相关，分子量越大吸收越差。环状的蛋白质和多肽比线状的易于吸收。鼻黏膜带负电荷，故带正电荷的药物易于透过。pH影响药物的解离，未解离型吸收最好，部分解离型也有吸收，完全解离型则吸收差。鼻腔中黏液纤毛将药物从鼻甲部向鼻咽部清除，这样大大缩短了药物与吸附表面的接触时间，影响药物的吸收及生物利用度。

吸入给药后，药物在肺部的吸收是在肺泡中进行的。肺泡的数目众多，总表面积可达 $200m^2$，与小肠的有效吸收表面很接近。肺泡壁由单层上皮细胞组成，并与毛细血管紧密相连，毛细血管的总表面积达到 $90m^2$，血流十分丰富。肺泡表面分布有表面活性物质（主要为磷脂）。肺的解剖结构决定了药物在肺部的吸收十分迅速，药物可直接进入全身循环，不受肝首关效应的影响。

药物在肺部的吸收为被动扩散过程。影响吸收的最大因素是药物的脂溶性，但肺泡对水溶性药物的屏障作用比其他部位低得多。另一个影响因素是药物的分子量，小分子物质吸收快，大分子物质相对难吸收。药物在呼吸道各处的沉着和损失，导致达到肺泡的百分率不够高。

二、药物的分布

药物从血液转运到各组织器官的过程称为分布。大多数药物在体内的分布是不均匀的，这主要取决于药物与血浆蛋白的结合率、各器官的血流量、药物与组织的亲和力、体液pH和药物的理化性质以及血脑屏障等因素。药物的体内分布不仅影响药物的贮存及消除速率，也影响药效和毒性。

药物进入血液后，会与血浆成分发生不同程度的结合，成为结合型药物。而未结合的游离型药物，以不同途径通过毛细血管的内皮细胞层进入组织外液，再进一步通过组织细胞膜进入组织细胞内，有时可与细胞内成分结合，完成分布过程。上述各步骤均为可逆过程。

药物的分布有明显的规律性。药物首先向血流量大的组织器官分布，然后向血流量小的组织器官转移，这种现象称为再分布（redistribution）。药物在体内的分布具有选择性，多数呈不均匀分布。给药后经过一段时间，血液和组织器官中的药物浓度达到相对平衡，此时血浆中的药物浓度水平可以间接反映靶器官的药物浓度水平。

（一）药物在淋巴系统的转运

体循环包括血液循环和淋巴循环。由于血流速度比淋巴液流速快200~500倍，故药物在体内的分布主要由血液系统来完成，但淋巴系统中药物的转运也具有重大意义。有些药物必须依赖淋巴系统的输送，有些疾病（免疫系统疾病、炎症和癌转移）需要将药物送至淋巴系统，淋巴系统还可使药物免受肝脏的代谢破坏。药物的淋巴系统转运随给药方法的不同而异，包括药物自血液、组织间隙和消化道向淋巴系统的转运。药物血管内给药时，药物需经组织间隙液扩散进入淋巴毛细管；在淋巴管内给药则药物全部进入淋巴系统；在组织间隙给药，则药物分别向血管和淋巴管转运；而消化道、鼻黏膜或皮肤给药后，药物透过给药部位的上皮细胞，分别进入血液和淋巴系统。

血液中的药物要进入淋巴系统必须通过毛细血管壁和毛细淋巴管。由于毛细血管壁的微孔径较小，故成为主要的屏障。此外，各组织中血管与淋巴管的分布密度、构造会造成淋巴系统转运药物的差异。药物从血液向淋巴的转运几乎都是被动扩散过程，因此淋巴液中的药物浓度不会高于血药浓度。药物血浆蛋白结合率也会影响转运过程，毛细血管的血压、组织液的静压、血浆和组织液的胶体渗透压也有一定的影响。

当进行组织间隙给药如肌内、皮下注射或器官内、肿瘤内注射时，药物具有毛细血管和淋巴毛细管两种转运途径。这时药物的性质特别是分子量的大小以及管壁的通透性决定药物的转运途径。分子量小于5kDa的药物分子，两种途径都可进入，但由于血流量远比淋巴液流量大得多，故表观上几乎全由血液转运。相反，分子量大于5 kDa的大分子药物，随分子量增加，向淋巴系统的趋向性也在增加。为了增加药物对淋巴的趋向性，可将药物分子形成各种高分子复合物，或者做成油包水（W/O）型乳剂、脂质体、微球等。

经口、消化道、直肠、口腔、鼻腔以及皮肤等部位给药后，药物均通过黏膜上皮细胞、角质层以及扁平上皮细胞等屏障，然后转运到血管、淋巴管内。因此，药物的淋巴管转运原则上与从组织间隙给药的情况基本相同。但是由于吸收时有屏障，与注射相比药物向淋巴管系统的转运受到了限制，非脂溶性药物或高分子药物几乎不能自由通过屏障。在各种途径的给药中研究最多的是药物在消化道的吸收，尤其是药物在小肠的吸收。

（二）影响药物体内分布的因素

1. 血浆蛋白结合率　血浆中存在着6%~8%的各种蛋白质，白蛋白和α_1-酸性糖蛋白是与药物结合的主要蛋白质。血浆蛋白结合率是决定药物在体内分布的重要因素之一。部分药物与血浆蛋白呈可逆性结合，结合型药物由于相对分子量增大、不能跨膜转运，暂无生物效应，在血液中暂时贮存；只有游离型药物才能被转运到作用部位产生生物效应。当血液中游离型药物被转运、代谢造成浓度降低时，结合型药物又可转变成游离型，两者处于动态平衡之中。各种药物的血浆蛋白结合率不同，当血药浓度过高、血浆蛋白结合达饱和时，血浆内游离型药物突然增多，可引起药效加强，甚至出现毒性反应。

2. 组织血流量　机体各组织脏器血流量分布以肝最多，肾、脑、心次之。这些器官中血管丰富，血流量大，药物吸收后在这些器官内可迅速达到较高浓度，继而可能向血流量小的组织发生再分布。

3. 细胞与毛细血管膜通透性　药物要进入组织器官中，必须先通过血管壁（上皮细胞膜）和组织细胞膜。细胞膜为含蛋白质的磷脂双分子层，药物透过细胞膜的机制与跨膜转运机制一致。药物一般是以被动扩散的方式通过细胞膜，未解离型药物和脂溶性药物更易通过，即药物的pK_a和油/水分配系数可影响其对细胞膜的通透性。

4. **与组织细胞成分结合**　除血浆蛋白结合对药物体内分布产生影响外，组织细胞中也有多种成分可与药物结合而影响药物分布，如蛋白质、脂肪、酶以及黏多糖等高分子物质。由于结合物不容易渗出细胞膜，故与组织成分高度结合的药物，在组织中的浓度要比血浆中游离药物浓度高。如碘主要集中在甲状腺；钙沉积于骨骼中。有时药物分布到的一些组织，不是它们发挥疗效的部位，如硫喷妥钠重分布到脂肪组织；铅沉积在骨组织。

5. **体液pH和药物的理化性质**　在生理情况下细胞内液pH约为7.0，细胞外液pH约为7.4。弱酸性药物在较碱的细胞外液中解离增多，易自细胞内向细胞外转运；弱碱性药物则相反，在细胞内浓度略高。

当药物的血浆蛋白结合率较高时，能自由向体内各组织器官转运的游离药物就会大大减少。当合并用药或其他原因使这种蛋白结合过程受到抑制时，游离药物的浓度可能会迅速增加。因此，药物与蛋白质的结合会明显影响药物分布与消除的动力学过程，并降低药物在靶部位的作用强度、改变药物的代谢和排泄过程。

在新药研发过程中，进行动物与人血浆蛋白结合率的比较试验，对于预测和解释动物与人在药效和毒性反应方面的相关性具有重要作用。通常，对于蛋白结合率高于90%的药物，需要开展体外药物竞争结合试验，即选择临床上有可能合并使用的高蛋白结合率药物，考察对所研究药物蛋白结合率的影响，为后续临床开发和临床应用提供参考。

三、药物的代谢

药物在体内吸收、分布的同时，在药物代谢酶的作用下进行着化学结构的改变，称为生物转化（biotransformation）。多数药物经生物转化后失去药理活性，称为灭活；少数由无活性药物转化为有活性药物或者由活性弱的药物变为活性强的药物，称为活化。某些水溶性药物可在体内不转化，以原型经肾排出。但大多数脂溶性药物在体内转化成为解离型或水溶性高的代谢物，降低肾小管对它们的重吸收，然后经肾排出。转化的最终目的是有利于药物排出体外。

（一）药物代谢部位

体内药物代谢部位主要与药物代谢酶的分布以及局部组织血流量有关。肝由于血流量高以及含有大部分代谢酶，因而是多数药物的主要代谢器官。代谢酶主要存在于肝细胞微粒体中，这些微粒体是由内质网形成的细胞状结构。药物除在肝脏代谢外，有的可在消化道、肾、肺、皮肤、脑、鼻黏膜等部位进行代谢或被肠内细菌代谢。

消化道是最常见的肝外代谢部位。某些药物可与肠上皮细胞中存在的酶大量结合，导致生物利用度降低。如水杨酰胺口服给药时的血药浓度比同样剂量静脉给药时要小得多，原因是有60%以上的药物在消化道黏膜中进行了结合反应。

肠道内菌丛对在肠道中停留时间较长或经胆汁排泄的药物的代谢可能会产生明显影响。肠道内菌丛能使药物发生还原、水解、乙酰化、脱烷基、脱CO_2、形成亚硝胺和硫酸结合物等反应。有些药物的代谢物随胆汁进入肠道，在菌丛的作用下转化为原型药后被重吸收，使药物的作用时间延长。

肾脏中分布着细胞色素P450的单氧化酶和前列腺素过氧化物合成酶。大鼠肾脏谷胱甘肽S-转移酶的活性较高，为肝脏活性的60%。

肺中与药物代谢相关的酶浓度很低，但由于肺的血流量大，对药物代谢起着不可忽视的作用，不过仍然显著弱于肝脏。细胞色素P450单氧化酶主要存在于支气管上皮lara细胞中。

（二）首关效应

口服药物在胃肠道吸收后，经门静脉到达肝。有些药物在通过肠黏膜及肝脏时极易代谢灭活，在第一次通过肝时，有一部分被破坏，使进入血液循环的有效量减少，药效降低，这种现象称为首关效应。硝酸甘油通过首关效应可灭活约90%，故口服疗效差，需要舌下给药。有明显首关效应的药物还有氯丙嗪、阿司匹林、哌替啶、普萘洛尔、可乐定、利多卡因等。改变给药途径时，药物的吸收、分布和排泄也将会改变，应注意不同给药途径时给药剂量的差别。

（三）体内代谢过程

药物在体内的代谢过程可分为两相。

Ⅰ相反应即氧化、还原或水解反应，是药物在一些酶的作用下，结构上引入或暴露出极性基团，如产生羰基、羧基、巯基、氨基等。该反应使大部分药物的药理活性灭活，但也有少数药物被活化而作用增强，甚至形成毒性代谢物。氧化的类型有硫氧化、氮氧化、环氧化、胺氧化、烯氧化、醇氧化、醛氧化、嘌呤氧化、羟基化、去烷基、去硫、去卤、去胺等。还原的类型有硝基还原、羰基还原、偶氮还原、醛类还原等。水解的类型有酯键水解、酰键水解、糖苷水解等。

Ⅱ相反应即结合反应，是原型药或其代谢物的极性基团，在酶的作用下与内源性物质如葡萄糖醛酸、硫酸、甘氨酸、谷胱甘肽等以共价键结合，生成水溶性高且极性强的代谢物，易于排出体外。

（四）药物代谢酶

药物代谢酶分为两类，即特异性酶与非特异性酶。特异性酶具有专一性，如胆碱酯酶、单胺氧化酶，分别转化乙酰胆碱和单胺类药物。非特异性酶主要指存在于肝细胞微粒体中的混合功能氧化酶（mixed function oxidase，MFO），简称肝药酶。该酶系统由三部分组成：①血红蛋白类，包括细胞色素P450、b5；②黄素蛋白类，包括还原型辅酶Ⅱ-细胞色素P450还原酶、还原型辅酶细胞色素b5-还原酶；③磷脂类，主要是磷脂酰胆碱。在小肠黏膜、肾、肾上腺皮质细胞等内也存在类似的微粒体代谢酶系。

肝药酶具有以下特性：①选择性低，它能催化多种药物反应；②变异性较大，受遗传、年龄、营养状态、机体状态、疾病的影响，个体差异较大；③活性易受多种因素的影响，活性可能会增强或减弱。能增强肝药酶活性的药物称为酶诱导剂；能降低肝药酶活性的药物称为酶抑制剂。依赖于肝药酶代谢的药物，其代谢速度和程度可能会受到肝药酶诱导或抑制的明显影响。如诱导剂导致酶活性增加而可能使药物自身或其他药物代谢加快。

细胞色素P450是药物Ⅰ相代谢过程中最关键的酶。动物和人体中至少有8个细胞色素同工酶族，如CYP1、CYP2A、CYP2B、CYP2C、CYP2D、CYP2E、CYP3、CYP4等，其中CYP3A亚族是人类含量最丰富的细胞色素酶。不同药物的代谢可能由不同的同工酶负责。由于遗传与环境因素，个体之间P450同工酶的水平和活性不同。CYP2D6、CYP1A2、CYP2C9、CYP2C19等同工酶具有遗传多态性，与人的快、慢代谢有关，且有种族差异。

（五）影响药物代谢的因素

影响药物代谢的因素较多，但均可表现为代谢的加快或减慢。如果药物代谢加快，可能会达不到有效的治疗作用；代谢减慢可能会导致药物的体内浓度升高，多次用药可能导致蓄积，甚至引起毒性。了解影响药物代谢的因素，对于如何根据患者的病理、生理、药物特点等具体情况，充分发挥药物疗效、降低或抑制药物毒副作用，具有重要意义。

不同年龄段的人对药物的代谢可能有明显差异，如儿童的代谢功能可能尚未发育完全，而老年人的代谢功能逐渐降低。胎儿及新生儿的药物代谢酶活性低，甚至缺乏活性，所以胎儿、新生儿用药时，多数情况下不仅药效高，而且容易产生毒性。如新生儿肝脏的肝药酶系统未发育完全，致使氯霉素的代谢明显减慢，半衰期显著延长，可能导致灰婴综合征。新生儿肝脏中的羟基化反应、N-脱甲基反应、O-脱烷基反应及硝基还原反应等相关酶功能不完善。

在老年人中，有些代谢酶活性降低或者是内源性辅助因子减少，使得有些药物的代谢减慢，如地西泮半衰期明显延长。老年人的肝血流量减少和功能性肝细胞减少也是造成药物代谢减慢的重要原因之一。

有些药物的代谢有性别差异。雄性大鼠对苯巴比妥、烟酰胺等的代谢快，因而这些药物对雄性大鼠的药效和毒性较小；大鼠体内的葡萄糖醛酸结合、乙酰化、水解反应等也发现有性别的差异。在少数临床研究中也发现了人体有类似与性别有关的代谢差异。

不同动物种属对同一药物的代谢可能存在较大差异，不仅表现在代谢速率上，更重要的是代谢物种类也不同。因此，在使用动物数据外推至人时，应充分考虑药物在所用实验动物和人体中代谢的差异。如果药物在实验动物与人体中代谢相似，则采用动物数据预测人体药效与毒性反应相对把握性大。相反，如果药物在实验动物与人体中代谢差别很大，特别是代谢物种类差异大，则使用动物数据预测人体反应的可靠性就较小。美国FDA已经鼓励并要求研发企业尽早获得动物与人体的代谢研究资料，以提高非临床研究的目的性和可靠性。

已知人群中药物代谢存在明显的个体差异，造成这种差异的原因有遗传学差异和非遗传学差异。遗传学差异主要是由种族或家族遗传特性所引起的，研究显示肝药酶的性质或活性强度是由遗传因子决定的。而非遗传学差异主要由年龄、性别、肝功能、药物代谢的时间周期节律、体温、营养状态以及环境因素（如接触药酶诱导剂或抑制剂）等引起的。由于引起非遗传学代谢差异的因素比较复杂，因此非遗传学差异性有时很大，甚至可超过种族差异性。如将地昔帕明用于同一人群时，不同个体稳态血药浓度可相差30倍以上。

疾病可能会影响代谢器官的功能。肝脏是主要的代谢器官，肝功能发生障碍可能会导致药物代谢能力降低，使血药浓度升高、半衰期延长。因此，有些药物在肝功能低下的患者中需要进行剂量调整。

饮食对药物代谢的影响主要取决于饮食中的糖、蛋白质、脂肪、微量元素和维生素等营养成分。如食物中缺少亚油酸或胆碱类，可能会影响微粒体中磷脂的产生，使肝药酶不能适应性增强；蛋白质缺乏时，可使肝细胞分化减慢，肝药酶活性降低。

四、药物的排泄

排泄是指药物以原型或代谢物的形式通过排泄器官或分泌器官排出体外的过程。大多数药物及其代谢物的排泄为被动转运，少数以主动转运方式排泄，如青霉素。机体的排泄或分泌器官主要是肾，其次是胆管、肠道、唾液腺、乳腺、汗腺、肺等。

（一）肾排泄

肾是主要的排泄器官，大多数游离药物及其代谢物能通过肾小球滤过，进入肾小管而排泄；少数药物从近球小管主动分泌到肾小管而排泄。肾脏有3种排泄方式：肾小球滤过、肾小管分泌和肾小管重吸收。

1. 肾小球滤过 肾小球毛细血管网的基底膜通透性较大，滤过压较高，分子量<20kDa的物质可以通过。因此，除了血细胞成分、较大分子的物质以及与血浆蛋白结合的药物外，绝大多数游离型药物和代谢物均可滤过，然后进入肾小管腔内。

2. 肾小管分泌 为主动转运过程，药物沿可逆浓度梯度从毛细血管穿过肾小管膜到达肾小管。肾小管上皮细胞有两类转运系统，有机酸与有机碱转运系统，分别转运弱酸性药物和弱碱性药物。分泌机制相同的两类药物合用时，经同一载体转运而发生竞争性抑制，使得药物排泄速度减慢。丙磺舒为有机弱酸，可竞争抑制青霉素G和其他青霉素药物的肾小管分泌，使药物在体内的存留时间延长。

3. 肾小管重吸收 游离药物从肾小球滤过后，经肾小管分泌和重吸收。大多数药物的肾小管重吸收为被动转运，但含锂和氟的化合物以及尿酸是通过主动转运被重吸收的。肾小管膜有利于脂溶性药物通过，脂溶性低的药物或离子型药物重吸收较为困难，弱酸或弱碱性药物的重吸收依赖于肾小管液的pH。

（二）胆管排泄

有些药物可经肝排入胆汁，由胆汁流入肠腔，然后随粪便排出。药物从胆汁中消除有三种形式：原型药、葡萄糖醛酸结合物以及谷胱甘肽结合物。胆汁排泄过程包括被动转运和主动转运两个过程。血液中小分子药物向胆汁被动转运是通过细胞膜的细孔进行扩散，随着药物分子的增大，胆汁中浓度下降。

有些药物或其代谢物在胆汁中的浓度显著高于在血液中的浓度，可进行主动转运排泄。目前已知肝细胞中至少存在5种主动转运系统，包括有机酸、有机碱、中性化合物（如强心苷、甾体类药物）、胆酸及胆汁酸盐和重金属转运体系。主动转运过程具有饱和现象，采用同一转运体系的药物可产生竞争性抑制。

有些药物随胆汁分泌进入肠道，可经肠黏膜上皮细胞吸收，经门静脉重新进入体循环。这种在小肠、肝、胆汁间的循环过程称为肠肝循环。如药物在肝细胞内与葡萄糖醛酸结合后分泌到胆汁中，再排入肠道，水解后产生的游离型药物经重吸收进入体循环，从而使药物的半衰期延长，如洋地黄毒苷、地高辛、地西泮等。

（三）肠道排泄

药物口服后肠道中未吸收部分、随胆汁排泄进入肠道的部分、由肠黏膜分泌进入肠道的部分，可经肠道随粪便排出体外。

（四）其他途径

有些药物可从乳汁、唾液、泪液或汗液中排泄。由于乳汁偏酸性，又富含脂质，因此脂溶性强的药物以及弱碱性药物易由乳汁排泄而影响乳儿，如吗啡、氯霉素等。某些药物可自唾液排出，且排出量与血药浓度有相关性，目前有的药物可通过唾液浓度进行检测。挥发性药物主要从肺排出，如吸入麻醉药。某些药物还可从汗腺排泄，如利福平可使衣服染红。微量金属元素可从头发排出，具有一定诊断价值。通过上述途径排泄的药物，如果为非解离药物，则其排泄程度依赖于腺上皮细胞扩散进入分泌液中的量，而解离型药物的排泄程度依赖于pH。

第二节　非临床药代动力学

非临床药代动力学研究是通过动物体内、外和人体外的研究方法，揭示药物在体内的动态变化规律，获得药物的基本药代动力学参数，阐明药物的吸收、分布、代谢和排泄的过程和特点。非临床药代动力学研究的主要内容包括血药浓度–时间曲线测定、吸收、分布、排泄、血浆蛋白结合、生物转化、对药物代谢酶活性的影响等。

一、实验动物的选择及试验方法

（一）实验动物

非临床药代动力学研究最好选择遗传背景清楚、体内代谢过程与人相似的动物。幼年、高龄、孕期、疾病模型动物可用于研究不同年龄、生理、病理状态下的药代动力学规律，无特殊要求时一般选择成年、健康动物。对于特定性别用药或性别差异对药代动力学有影响的药物，可在特定性别或分别在两种性别的动物中进行试验。对于经胃肠道给药的药物，一般应在给药前禁食12小时，并在试验中注意根据具体情况统一给药后禁食时间，以避免由此带来的数据波动及食物的影响。经口给药时不宜选用兔等食草动物。

（二）试验方法

非临床药代动力学研究的一般方法是按临床拟用的给药途径，给予动物一定剂量的某受试物，测定其体液（血、尿、胆汁、粪便、组织、乳汁、唾液、脑脊液、房水等）中药物浓度随时间的变化情况，从而了解受试物在动物体内的药代动力学特征。由于药代动力学已经参与到新药研发中药物的发现阶段，发展高通量的药代筛选技术开始受到普遍重视。目前这项工作主要是利用体外和体内两种手段开展研究。

常用的体外模型和方法有：用从人结肠癌组织培养出的Caco-2细胞株或犬肾来源的

MDCK细胞评价药物的吸收特性；用动物的肠组织建立组织流通池模型和外翻肠模型来评价药物的肠吸收特性；用肝细胞或肝微粒体作为酶源，通过酶动力学法或多时间点法评价药物的代谢特点；应用肝切片、肝细胞、亚细胞组分及cDNA重组的CYPs等酶源对药物进行P450酶抑制筛选。体外筛选模型具有速度快、成本低的特点，但试验结果与体内真实情况存在相关性的问题，并且无法获得一些重要的药代参数。

为了增加药代动力学筛选通量，还可以对动物体内试验方案进行合理的简化，减少所需分析的生物样品数量。目前主要有以下两种方案：盒式给药方案和样品混合方案。

盒式给药方案是将n个化合物做成混合的给药溶液给动物用药，在不同时间点收集血样，建立这n个化合物同时分析的方法，同时检测这些化合物在体内的浓度，从而可以同时得到这些化合物的药代动力学参数。将这种方案用于药代筛选可以减少需要分析的生物样品数量，减少实验动物用量，利用同一只动物比较多个化合物的药代特征。但盒式给药方案也有明显的局限性：首先，要找到合适的溶媒，保证这些化合物能同时给药；其次，要建立多个化合物同时检测的分析方法，增加了分析方法建立和验证的难度；此外，化合物之间可能存在相互作用，从而影响试验结果的准确性。

样品混合方案常用的有以下两种方式。①等时间点混合法：将不同的化合物给予不同动物，在给药后相同时间点收集这些动物的血样，并把不同化合物在相同时间点的血样混合，同时检测这些化合物的血药浓度。这一方法的主要优点是对于不同的化合物可以采用不同的给药剂型，对给药剂量也不需要像盒式给药那样考虑得很多，可以减少需要分析的样品数量，避免药物相互作用对试验结果的影响。当然由于生物样品在分析前进行混合，对分析方法的灵敏度提出了更高的要求，动物实验的工作量也高于盒式给药。②同只动物样品混合法：不同的化合物给予不同动物后，在等时间段的固定时间点收集血样，并把同只动物的样品等体积混合，通过测定混合后样品的浓度进行药代筛选。这种方法可以快速得到化合物给药后在体内的药-时曲线下面积，从而可以把所研究的化合物按生物利用度的高低进行排序。但这个方法不能得到完整的药-时曲线，因而得不到一些重要的药代参数，如 T_{max}、C_{max} 等。所以这种方法比较适合于早期的药物发现阶段，可筛选具有合适的口服生物利用度的化合物。

由于在吸收、分布、代谢和排泄方面与人非常相似的动物种属几乎是不存在的，目前从动物研究结果准确预测药物在人体的所有药代动力学特征是不可能的。然而，在某些合理定义的前提下，作出一些合理的预测是可能的。例如，某药物通过胃肠道的吸收特征在种属间可能是相似的，因为上皮细胞的性质在哺乳动物之间是相似的，并且吸收过程主要取决于药物和生物膜之间的相互作用。然而pH依赖的溶解性、首关效应等影响吸收的限速步骤和因素在种属之间存在差异，从而导致吸收的种属差异。应用人和动物的肾小球滤过率比率来预测药物在人体的肾排泄也是相对成功的，同样，如果某药物主要通过肝消除，其消除速率受肝血流速度所限，则可用肝血流速度来预测药物在人体的清除率。然而蛋白结合和药物的代谢转化等参数仅有很小的可预测性，这些参数在种属之间显著变化。在结合非临床药效学和毒理研究结果预测药物在人体的有效性和安全性时，血药浓度和药-时曲线下面积是相关性最好的指标。

二、非临床药代动力学研究设计

非临床药代动力学研究是创新药物研究的一个重要方面，其研究结果对新药的后续研究有着重要的指导意义，因此，其试验设计、样品测定及结果处理都必须遵循科学合理的指导原则。下面从实验动物的选择、给药剂量/方式的选择、样品的采集、样品测定及结果处理几个方面来进行阐述。

（一）实验动物的选择

药代动力学研究常用的动物有小鼠、大鼠、豚鼠、兔、犬、猴、小型猪等。可根据研究的需要和受试物的作用特点、研究目的、药物浓度测定方法、样本的种类和数量等选择适宜的动物，并尽可能与药效学和毒理学研究所用的动物一致。小动物的生理参数、肝和肾的脏器指数高于大动物，体循环速度也快于大动物，因此进行血药浓度测定时一般首选非啮齿类的大动物，而组织分布和排泄研究一般可采用操作方便的小鼠、大鼠。

以每个采样点不少于5个数据为限计算所需动物数。最好从同一动物个体多次取样，尽量避免多只动物的合并样本。如受其他因素制约，一只动物不能满足多次取样需要，由多只动物的数据共同构成一条血药浓度–时间曲线时，应相应增加动物数，以反映个体差异对试验结果的影响。

（二）给药剂量及给药途径

血药浓度测定一般在有效剂量到安全剂量范围内至少选择3个剂量，其高剂量最好接近最大耐受剂量，中、低剂量根据动物有效剂量的上下限范围选取，避免剂量过于集中。主要考察在所测试的剂量范围内，药物的体内动力学过程是属于线性还是非线性，以利于解释药效学和毒理学研究中的发现，并为新药的进一步开发和研究提供信息。分布和排泄研究一般选择一个有效剂量进行试验。

药物经不同途径给药时，其体内动力学过程不同，为了更好地提示药物在人体内的情况，动物药代动力学研究所用的给药途径和方式，应尽可能与临床拟用方案一致。

（三）样品采集

采样点的确定对药代动力学研究结果有重大影响，若采样点过少或选择不当，得到的结果可能与药物在体内的真实情况产生较大差异。

1. **血样采集** 给药前需要采血作为空白样品。为获得给药后的一个完整的血药浓度–时间曲线，采样时间点的设计应兼顾药物的吸收相、平衡相（峰浓度附近）和消除相。一般在吸收相至少需要2~3个采样点，对于吸收快的血管外给药的药物，应尽量避免第一个点是峰浓度（C_{max}）；在C_{max}附近至少需要3个采样点；消除相需要4~6个采样点。整个采样时间至少应持续3~5个半衰期，或持续到血药浓度为C_{max}的1/10~1/20。为保证最佳采样点，在正式试验前，选择2~3只动物进行预试验，然后根据预试验的结果，审核并修正原设计的采样点。

2. **组织样本采集** 参考血药浓度–时间曲线的变化趋势，选择至少3个时间点分别代表吸收相、平衡相和消除相，采集心、肝、脾、肺、肾、胃肠道、生殖腺、脑、体脂、骨骼肌等组织样本进行药物浓度测定。采集时注意样本的一致性和均一性，即每只动物尽可能在同一部位取样，以避免药物在不同部位分布差异造成的误差。较大的脏器如肝可在预试验时多点取样，以了解药物在整个脏器的分布情况，避免误差。取样后的组织先经仔细修理，去掉脂肪、黏膜等外围组织，精确称重后进行粉碎、匀浆等处理。

3. 尿样和粪样采集　将动物放入代谢笼内，选定一个有效剂量给药后，按一定的时间间隔分段收集尿或粪的全部样品。粪样晾干后称重（不同动物粪便干湿不同），按一定比例制成匀浆，记录总体积，取部分样品进行药物含量测定。

应采集给药前尿及粪样，并参考预试验的结果，设计给药后收集样品的时间点，包括药物从尿或粪中开始排泄、排泄高峰及排泄基本结束的全过程。

4. 胆汁收集　一般用大鼠在乙醚麻醉下作胆管插管引流，待动物清醒后给药，并以合适的时间间隔分段收集胆汁，进行药物测定。

（四）样品测试

药代动力学研究中测试的生物样品较常见的有血、尿、胆汁、粪便、组织、乳汁、唾液、脑脊液、房水等。生物样品的测试方法包括色谱法、放射性核素标记法、免疫学和微生物学方法。应根据受试物的性质，选择特异性好、灵敏度高的测定方法。在需要同时测定生物样品中多个化合物的情况下，LC-MS/MS和GC-MS/MS联用法在特异性、灵敏度和分析速度方面有更多的优点。

前体药物或有活性（药效学活性或毒理学活性）代谢物的药物，建立分析方法时应考虑能同时测定原型药和代谢物，以考察物料平衡，阐明药物在体内的转归。在这方面，放射性核素标记法和色谱-质谱联用法具有明显优点。

应用放射性核素标记法测定血药浓度可配合色谱法，以保证良好的检测特异性。某些药物难以采用上述的检测方法，则可选用免疫学或生物学方法，但要保证其可靠性。

放射免疫法和酶标免疫法具有一定特异性，灵敏度较高，但原型药与其代谢物或内源性物质常有交叉反应，需提供证据说明其特异性。

生物学方法（如微生物法）常能反映药效学本质，但一般特异性较差，应尽可能用特异性高的方法（如色谱法）进行平行检测。

生物样品测定的关键是方法学的确证。方法学确证是整个药代动力学研究的基础，所有药代动力学研究结果都依赖于生物样品的测定，只有可靠的方法才能得出可靠的结果。通过准确度、精密度、特异性、灵敏度、重现性、稳定性等研究建立了测定方法，得到标准曲线后，在检测过程中还应进行方法学质控，制备随行标准曲线并对质控样品进行测定，以确保检测方法的可靠性。

（五）数据处理

非临床药代动力学研究的内容多，所得的各种数据量大，试验后需汇总的数据如下。

1. 血药浓度和药-时曲线　记录各个动物在每个时间点的血药浓度，分别绘制血药浓度-时间曲线；计算各剂量组动物在每个时间点血药浓度的平均值及标准差，分别绘制各剂量组的血药浓度-时间曲线。多次给药时，还需提供各个（和各组）受试动物的至少3次稳态浓度数据、血药浓度达稳态后末次给药的血药浓度–时间数据和曲线。

2.**药代动力学参数** 根据试验中测得的各受试动物的血药浓度–时间数据，采用药代动力学专用的计算机程序求得受试物的主要药代动力学参数，如C_{max}（峰浓度）、T_{max}（达峰时间）、$T_{2\beta}$（消除半衰期）、V_d（表观分布容积）、AUC（血药浓度–时间曲线下面积）和CL（清除率）等。其中，C_{max}、T_{max}采用实测值，AUC采用梯形法计算可以更客观地反映药物在体内的实际情况。另外，统计矩参数如MRT（平均滞留时间）和AUC$_{(0-\infty)}$等，对于描述药物药代动力学特征也是有意义的。

3.**组织分布数据** 记录各组织/脏器吸收相、平衡相和消除相时间点的药物浓度数据；分别绘制各剂量组、各组织/脏器的血药浓度–时间曲线；以柱形图等形式汇总和比较各组织/脏器的药物分布情况，分析药物分布的规律和特点。

4.**排泄数据** 记录各时间段收集的尿、粪、胆汁等排泄物中的药物浓度和样品体积或重量，计算每个时间段的药物排出量、累积量、总排出量及经各排泄途径排出的药物占总给药量的比例。

5.**血浆蛋白结合率** 测定动物和人在不同药物浓度下的血浆蛋白结合率。

6.**代谢数据** 记录血浆及各种排泄物中主要代谢物的种类和含量，分析药物在体内生物转化的类型、主要转化途径及可能涉及的代谢酶。药物对药物代谢酶，特别是细胞色素P450同工酶的诱导或抑制作用。

有效整合各项试验数据，选择科学合理的数据处理及统计方法。如用计算机处理数据，应注明所用程序的名称、版本和来源，并对其可靠性进行确认。

对所获取的数据进行科学和全面的分析与评价，综合论述药物在动物体内的药代动力学特点，包括药物吸收、分布和消除的特点；经尿、粪和胆汁的排泄情况；与血浆蛋白结合的程度；药物在体内蓄积的程度及主要蓄积的器官或组织；阐明药物在体内的生物转化、消除过程及物质平衡情况。分析药代动力学特点与药物的制剂选择、有效性和安全性的关系，为药物的整体评价和临床研究提供更多有价值的信息。

（六）非临床药代动力学研究在药物开发阶段的应用

非临床药代动力学研究在药物发现、药理及毒理研究、临床试验等阶段均有所体现。

在新药筛选和设计的初期，得到了一系列候选化合物之后，除了要通过简单的药效学试验考察其药效活性外，还应该考虑药代动力学方面的因素。例如，是否容易转运到药效作用部位（如中枢神经系统用药应能通过血脑屏障）、是否有合适的半衰期、口服吸收是否良好（以便选择合适的给药途径）等。因此在新药筛选当中可选择一些有可能成为候选药物的代表性化合物，用少量动物或体外试验系统（Caco–2细胞模型、体外肝系统等）进行部分药代动力学研究，以初步考察其吸收、代谢情况。

动物体内药代动力学研究是药理和毒理研究的重要组成部分，也是非临床药代动力学研究的主体，在临床前提供了最大量的药物代谢信息，来支持对新药的评价和进一步开发。

对于创新药物，临床前要进行代谢方面的研究，特别是作为前药的药物，由于在体内产生药效和毒性的是其活性代谢物，临床前需要对其活性代谢物的结构、数量、代谢途径等进行深入细致的研究。但对于以代谢消除为主的药物，其代谢的目的仅仅是消除，代谢物不具有生物活性，考虑到代谢研究的复杂和艰巨，部分研究（如代谢物的定量）可在临床试验期间完成。对代谢酶的影响、药物相互作用等研究，根据药物的具体情况，有些研究可在临床试验前完成，有些也可在临床试验期间完成，并且需要结合临床研究的一些结果进行试验设计和综合评价。例如在人体药代动力学研究中若发现有明显的种族差异，或与动物研究结果有种属差异，可能需要返回来进行代谢途径和代谢酶的研究，为临床试验结果提供合理的解释；如果在Ⅲ、Ⅳ期临床试验中发现所开发的品种与联合使用的其他药物有相互作用，可能需要返回来考察药物对代谢酶的诱导或抑制作用、药物与蛋白结合的竞争或抑制等。另外，通过代谢研究，可提示代谢的种属差异，为合理选择安全性评价的动物提供依据，若发现人体内可能产生动物没有的主要代谢物，则需要进行该代谢物的安全性评价。

非临床药代动力学研究是药剂学研究的主要依据和工具之一，进行剂型选择时也要考虑药物代谢因素，如口服吸收不好、首关效应明显的药物不适合做成口服制剂。可以通过生物利用度或生物等效性来考察制剂处方和工艺的合理性，例如可通过局部吸收研究考察用于皮肤给药的制剂处方中促渗透剂含量的合理性；通过动物体内药代动力学比较研究（与常释制剂或已上市缓释制剂比较）来初步考察缓释制剂处方工艺的可行性等。另一方面，剂型特征、具体制剂所使用的辅料、制备工艺等也是影响药代的重要因素，因此也可以通过药剂学手段改变药物的某些药代性质，使其更符合临床用药的需求。

在药效学方面，非临床药代动力学研究可提供药物浓度与药效的关系；说明药效反应的种属差异在药代方面的原因；提供药物分布与药效的关系；解释不同给药途径与药效的关系。

在毒理学方面，非临床药代动力学研究可提供药物浓度与毒性反应的关系（毒代动力学研究范畴）；提示可能的毒性靶器官，例如在组织分布研究中发现骨髓蓄积，则应考虑骨髓可能是毒性靶器官，在后续毒理试验中要相应增加对造血功能、血细胞形态学的考察指标；代谢物研究可能提示毒性作用机制，例如大剂量对乙酰氨基酚可导致肝坏死，代谢研究发现对乙酰氨基酚的主要代谢物是羟基化产物，该羟基化产物与谷胱甘肽结合而解毒，但在过量的情况下，剩余的羟基化产物还会与肝细胞内的酶和调节蛋白结合，从而导致肝损伤。

非临床药代动力学研究得到的药代动力学参数（如半衰期）、代谢信息（代谢途径、产物、酶等）可为设计和优化临床给药方案提供有关依据。

第三节　新药发现阶段高通量ADME研究

创新药物的研发，其过程由3个阶段（生物靶标阶段，药物发现阶段和药物开发阶段）、4个步骤（靶位的发现、特性与评价，先导化合物的发现和优化，ADMET、PK、PD研究和临床试验）组成：①靶位的发现、特性与评价（生物靶标阶段）；②先导化合物的发现和优化（药物发现阶段）；③ADMET（吸收、分布、代谢、排泄和毒性）、PK、PD研究（药物发现和开发阶段）；④临床试验（药物开发阶段）。

为了使更多药物上市，可以采取两个措施：①提高筛选化合物的数量；②提高研发的成功率。显然提高研发的成功率更受研发单位的青睐。在1990年进行的回顾性研究中，发现之前在临床阶段失败的候选药物里约40%是由药代动力学方面的原因造成的。对于具有靶位活性和选择性的候选药物，如果其ADME特性达不到要求，则这个候选药物同样不能最终成为药物。为此新药研究者将药物发现后期的ADME研究提前到药物发现早期阶段，使不符合要求的化合物及早被淘汰，以提高研发的成功率。2000年的统计结果显示，在临床阶段失败的药物中，因PK原因而淘汰的比例已经大大下降。

在药物发现阶段开展ADME研究，面临的问题是需要测试的化合物种类庞大（这得益于组合化学和平行合成技术的发展）、所需试验的项目多，而每个化合物的量却很少。这需要对已有的测试方法进行微量化、自动化和高通量改进，使化合物的测试速度与组合化学的合成速度相匹配。

在药物研发阶段，开展的高质量ADME研究的方法有：虚拟方法（in silico）或称计算方法（computational method）；体外方法（in vitro）；体内方法（in vivo）。

一、虚拟筛选方法

虚拟筛选方法可以看作是一种替代方法，用于预测候选化合物的ADME特征。该方法具有高通量或超高通量。

（一）小肠吸收预测

口服吸收与药物在胃肠道内容物中的溶解度、解离度以及跨过胃肠细胞膜的能力有关。因此化合物的理化性质是其小肠通透性的重要决定因素。

1. 基于Lipinski的五规则（role of five）方法。在化合物结构中将N和O原子看作成氢键的受体，而将N—H、O—H基团看成是氢键的供体。通过计算机软件计算醇水分配系数ClgP。如果一个化合物满足下列两个以上条件：①氢键供体数>5；②氢键受体数量>10；③ClgP>5；④MW>500Da。则这个化合物将被给予开发警告标志，未来的成药性有疑问。但本方法不适合存在主动转运机制的口服药物预测。

2. 第二种方法也是利用Lipinski的五规则，但结合亲脂性和分子大小信息，判定化合物口服吸收时的被动吸收情况。将化合物的内在亲脂性（考虑到在生理pH下的解离度）ClgD与测定分子大小的参数计算分子折射率（calculated molecular refraction，CMR）进行绘图。化合物被分成了4个象限，在第1和第3象限，化合物具有适当的亲脂性，可以进行跨膜转运；在第2象限，化合物的分子小、亲水性强，可以通过细胞间隙吸收；而在第4象限的化合物因分子量大、亲水性强，使化合物跨膜吸收困难。根据化合物所在的象限不同就可以对化合物的通透性作出预测。

3. 采用分子极性表面积（polar surface area，PSA）作为药物吸收的预测方法。研究表明：PSA和分子量与通过Caco-2细胞获得的表观通透性指标具有相关性。

（二）血脑屏障（BBB）的通透能力预测

在新药发现阶段，对作用于中枢神经系统的药物需要该药物具有一定的BBB透过能力，而对于作用于外周的药物，要求其透过BBB的能力越低越好，以减少药物的中枢神经系统的不良反应。为此需要进行候选药物透过BBB的能力预测。

Van de Waterbeemd给出了一种BBB通透性预测方法，MW<450 Da以及PSA>90 Å被认为具有BBB透过能力，但该方法没有考虑P-gp的影响。

（三）代谢稳定性的预测

要获得最佳的生物利用度需要有适当的吸收和代谢稳定性。目前已知化合物的脂溶性、分子大小和形状、存在的功能团和位置影响着药物的体内稳定性。其原因可以归结于化合物的结构能否进入P450的结合催化位点。有关这方面的模型还处在发展初期。

据报道，目前虚拟筛选方法的预测能力在60%~90%，且使用的经验模型与所采用的化合物训练集有关。未来需要采用更多结构各异的化合物对模型进行验证，还需要搞清楚体内ADME机制，建立机制模型进行预测。

二、体外方法

体外方法已经被广泛用于通透性、生物利用度、代谢稳定性、药物相互作用以及药物理化参数的测定。体外方法的优点：①可以采用微量化、自动化等手段建立高通量或中等通量的模型；②可以使用来自人体的组织细胞成分进行研究，以消除人类和动物之间存在的种属差异，提高药物研发的成功率。但体外研究缺乏体内研究所存在的血流、生化因子以及多种转运蛋白等影响因素，另外，化合物配制过程中使用的有机溶剂可能会掩盖药物在体内的溶解性能、影响药物代谢酶的活性。

（一）小肠吸收的评价模型

药物进入体内循环，需要在口服给药后经过胃部的低pH环境，进入十二指肠和小肠，经过溶出释放后在小肠上皮细胞吸收入血。小肠上皮细胞吸收的方式有4种：跨细胞摄取、细胞间透过、载体介导的摄取以及载体介导的流出。目前已经开发出了几种体系来评价药物的口服吸收。常见的有Caco-2细胞系、MDCK细胞系、PAMPA人工膜方法。其中PAMPA是基于被动扩散方式的吸收评价模型，属于高通量研究方法，而Caco-2细胞系、MDCK细胞系属于低通量方法。

（二）代谢稳定性研究

药物进入体内后将经历由药物代谢酶所致的生物转化。虽然有时存在于小肠上皮细胞的P450同工酶，如CYP3A4，可以导致药物首关效应，但肝是体内最大的代谢器官。P450酶是体内主要的代谢酶。在P450的同工酶中，CYP3A4是含量最大、代谢药物比例最高的酶，可以占到代谢药物总数量的50%。代谢稳定性是药物的一个重要特性，代谢不稳定的药物需要频繁给药才能保持药物的治疗浓度。

由于代谢方面存在种属差异，在药物研发阶段使用来自人体的组织、细胞获得的结果与临床结果更接近。在酶代谢稳定性研究中使用的体外系统主要有：人类肝微粒体、肝细胞和基因工程人P450酶系。目前已知肝微粒体含有的P450酶及其比例与肝组织中的比例接近，肝微粒体易于保存，可进行高通量的酶稳定性研究。肝细胞中含有完整酶系，不需要添加辅助因子，但肝细胞保存时间短、来源受限。

（三）理化参数的确定

在药物发现阶段，候选化合物的理化参数，如溶解度、解离常数、亲脂性等影响着药物的吸收、分布、代谢和排泄，因此有必要在药物发现阶段对这些理化参数进行确定。

1. **溶解度** 经典的溶解度测定方法为摇瓶法，因测定时需要达到饱和状态，试验周期长（最长可达7天），使用药物量大，不适合高通量研究。研究人员已经开发成功多种高通量测定溶解度的方法，在药物发现阶段常用的有比浊法和UV测定法，这两种方法每天可以测定上百个化合物的溶解度。

2. **亲脂性** 表示化合物或其中部分基团对亲脂性环境的亲和能力。一般用化合物在两相的分布行为表示，如正辛醇-水分配系数。亲脂性可以用于预测药物的通透性和代谢稳定性。一般地，化合物的亲脂性越强（如lgD>5），则该化合物的膜通透性越强，在体内越容易被肝药酶代谢；而亲水性的化合物（lgD<0），则不容易透过细胞膜，在体内易于被肾排泄。一个合适的药物，亲脂性lgD在0~3，在体内表现出溶解性和亲脂性的平衡。常用的测定方法有摇瓶法，其原理是将待测化合物溶解在缓冲液中并加入一种不相混溶的溶剂，达到平衡后分离两相，测定水相的pH，以及化合物在水相和有机相的浓度。计算出的脂溶性是在特定pH时部分解离状态下的分配系数，用lgD表示。如果采用的是化合物不解离系统如中性系统，则计算的结果为lgP。脂溶性的高通量测定方法有反相HPLC法和96孔板结合紫外吸收测定法。

3. **解离度** 化合物的解离度可以帮助了解在不同pH情况下化合物的解离程度，当pH＝pK_a时，化合物一半处于解离状态，一般处于中性状态。胃肠道和生物内环境均处于不同的pH状态，影响着药物的解离状态，从而对药物的溶解度、亲脂性产生影响，进一步影响到药物的吸收及与蛋白结合。以往常规的测定pK_a的方法是采用电位滴定法，该法通量较低、需要的样品量大，一天仅可测定10个化合物，其他方法有毛细管电泳法，该法需要的样品量很少，但通量也仅为每天10个化合物。高通量的方法主要为光谱梯度分析法（spectral gradient analysis，SGA），可以使用96孔板，一天的通量可以达到240个化合物。

（四）药物相互作用研究

药物因药代动力学方面所引起的相互作用而收回的例子已经有多个，而出现这种情况主要有两种机制：酶抑制和酶诱导。为了确定药物之间存在的相互作用潜力，主要按照下述方法进行试验。

1. **代谢酶的确定** 找出负责药物体内代谢的关键酶，评价待测药物与抑制剂或诱导剂之间的相互作用潜力。例如，如果一个药物主要由CPY3A4代谢，则这个药物可能与CYP3A4抑制剂如酮康唑、红霉素、伊曲康唑或诱导剂如利福平、苯妥英之间产生药物相互作用。在进行药物相互作用研究时，可以使用提取的肝微粒体、重组表达的肝微粒体、肝细胞。通过重组表达的肝微粒体可以进行药物代谢酶的确定；肝微粒体和某一P450同工酶抑制剂合用也可以用于推测药物代谢酶；人类肝细胞和抑制剂合用可以用于药物代谢途径的确定，因为肝细胞除Ⅰ相代谢酶外还包括Ⅱ相代谢酶。

2. 评价候选化合物对关键的药物代谢酶的抑制潜力 如果一个化合物是药物代谢酶的抑制剂，则可以与该酶的药物底物产生药物相互作用。研究时使用肝微粒体和特殊的底物就可以进行酶抑制潜力的研究，根据计算得到的IC_{50}或K_i值，判断药物相互作用潜力。也可以使用重组表达的肝微粒体以及肝细胞进行研究。研究可以采用高通量的方式进行。

3. 诱导潜力 一个药物如果可以诱导肝细胞过度表达某个代谢酶，则这个药物可以与这个药物代谢酶的底物产生药物相互作用。研究只能使用活的原代肝细胞才能进行，试验需要持续2~4天，该种方法属于低通量方法。另外一种方法是使用XPR-reporter细胞系进行研究，可以提高研究的通量。已知XPR是CYP3A4诱导剂的受体，药物与XRP结合会导致相连的reporter基因活化，从而提示该药物是CYP3A4的诱导剂。

另外，需要关注的是药物转运蛋白所引起的药物相互作用；还应对抑制的机制进行分析，区分是竞争性酶抑制还是机制依赖性酶抑制。研究发现，机制依赖性酶抑制引起的药物相互作用的概率更高。另外，Ⅱ相代谢酶的抑制作用也需要关注。

三、体内方法

在药物发现阶段，动物体内研究从给药剂量、采血点、动物数量方面与药物开发阶段的体内研究区别很大。这个阶段，体内研究的目的主要是用于先导化合物的优化，结合体外研究结果对候选化合物的进一步研究提出建议。体内研究是一种低通量、耗时、所需样品量大、不经济的研究方法，但体内研究拥有体外研究所没有的血流、各种因子等影响因素，是新药研究中不可缺少的一项。在体内研究中，为提高通量一般采取两种方法：提高分析速度和减少样品数量。

（一）提高样品分析速度

在体内研究中，有大量的样品需要测定。提高测试速度是提高通量的最常用的方法。样品分析一般为HPLC方法和LC-MS/MS方法。由于待分析的化合物结构各异，因此，所建方法需要一定的灵敏度和专属性。HPLC因方法建立时间长、样品处理步骤多，不能满足高通量测试要求。LC-MS/MS由于具有灵敏度高、专属性好、样品处理简单（生物样品进行蛋白沉淀即可）的特点在样品分析中使用得越来越多。该法的缺点是基质效应的影响。另一个提高测试速度的方法是采用在线（on line）固相萃取（SPE）方法，自动进行样品处理，该方法的缺点是方法建立仍然繁琐、分析时间长。

还有一种提高通量的方法是进行浊度流动分析（turbulent flow）色谱，可以使用血清、尿样品，不加处理直接进行分析。在色谱柱方面，缩短分析时间可以采用细粒填料的短色谱柱。如使用细粒短柱（2.1mm×20mm，3μm或更细填料）、通用快速梯度（有机相在2分钟内由5%到95%，流动相中含有0.035%~0.05%三氟乙酸或0.1%甲酸或10mmol/L乙酸铵）、高流速（1~5ml/min）等，这些操作可以使每个样品分析时间仅为30秒。

（二）减少样品数量

在体内研究中，减少样品的数量可以通过盒式给药（cassette dosing）的方法，将几种药物合用，一次取样就可以通过LC-MS/MS将几个药物的浓度同时测定，该方法的最大争议是可能存在的药物相互作用；另一种方法是将数个含有不同药物的样品混合后一同测定，也可以将给药后不同时间点的血样等量混合来粗略估计药物在体内的AUC。

需要强调的是应建立与测定速度配套的数据处理系统。通过使用不同的计算机软件，使获得的数据能够生成易于被决策者辨认的报告。

第四节　生物样品的处理方法

生物样品（biological sample）是含有生物介质（biological matrix）的样品，生物介质可以是来自动物或人类的全血、血浆、血清、尿、粪便、唾液以及各种组织，也可以是含有生物介质的培养液如肝微粒体培养液、肝细胞培养液、Caco-2细胞培养液以及组织灌注液等。在新药研发阶段有许多来自体外组织、细胞培养液或组织灌注液需要测定，因此，生物样品分析不仅仅局限在来自体内样品的药物分析。

对于获得的生物样品，除少数方法如生物测定、在线分离等方法可以直接使用血浆、尿液进行测定外，一般需要对样品进行预处理，包括分离、净化、富集、化学衍生化等处理。

样品处理所占用的时间可以达到整个分析时间的60%，而且样品处理是一种重复繁琐的劳动，样品处理的精密度将直接影响最终测试的质量。如果样品处理不当，即使使用高灵敏、高精密度的仪器，最终的测试结果也由于误差的传递，使精密度达不到要求。因此，如何提高样品处理的速度和质量是开展药代动力学研究的关键。

在生物样品中，药物存在的形式是多种多样的。少数以游离的方式存在，多数与生物样品中的血清或红细胞可逆性结合；还可以以缀合物（Ⅱ相代谢物）的形式存在。即使游离状态的药物也可以以离子或非离子状态存在，游离药物的解离程度与药物自身的pK_a及生物样品的pH有关。存在于毛发和指甲、骨骼中的药物成分，常常与组织结合牢固，需要使用强力的样品处理方法使药物解离出来。

一、生物样品处理的一般原则

（一）去除干扰

生物样品是非常复杂的多组分，药物的量占非常小的比例，必须在测试前进行预处理。血浆和血清中含有高分子蛋白质和小分子的糖类、脂肪、无机盐、细胞器等，处理方法主要是去除蛋白质和脂肪等大分子的影响。尿液中含有的成分有尿素、肌酐、鸟囊素、无机盐等，常见的尿液处理方法为：①去除不溶微粒；②萃取处理，通过调整pH达到去除极性大分子的目的。对含有角蛋白的毛发、指甲的处理，一般需要灰化、酸解的方法，使其中的药物组分游离出来。

（二）提高灵敏度

药物在生物样品中的浓度非常低，有时达不到仪器检测的灵敏度，为此可以采用萃取浓缩的方式提高药物的浓度，达到检测的目的。例如采用1ml血浆进行有机溶剂萃取，有机溶剂吹干后，用0.1ml流动相溶解残渣，此时如不考虑回收率，则浓缩的倍数为10倍，达到了富集的目的。

（三）保护仪器

生物样品中含有的蛋白质、脂肪、不溶微粒、细菌均可以污染检测仪器，影响结果的准确性、精密度、分辨率以及灵敏度等，因此需要对样品进行预处理。

（四）代谢物的水解

依据建立的方法，如果要对药物与内源性物质的缀合物进行分析，在不能直接分析的情况下，需要对结合物进行水解处理以游离出原型药。处理的方式有酸水解，如常用的盐酸水解；也常用酶水解法，如葡萄糖醛酸糖苷酶（glucuronidase）水解或硫酸酯酶（sulfatase）水解。

（五）衍生化

为改善检测的灵敏度、提高分辨率，通过样品处理使药物与衍生化试剂进行衍生化反应，在待测物上引入紫外、荧光或电化学吸收基团，或改善化合物的极性使之易于气化、便于使用GC、HPLC进行测定。表4-1为常用生物样品处理方法。

表4-1　各种生物样品处理方法介绍和比较

样品处理方法	适用范围和制缺点
直接测定	仅适用于少数方法，如生物测定法、自动萃取仪等
有机破坏 ●干法破坏 ●湿法破坏	适合高温不分解的物质如重金属的测定；经过破坏可以转换成稳定的化合物，如定氮方法
除蛋白操作 有机溶剂沉淀方法 酸沉淀方法 ●锌盐或铜盐沉淀方法 ●超滤方法 ●组织酶解方法	含有蛋白质的生物样品可以有选择地使用这些方法。有的药物在酸性环境中不稳定，使用酸沉淀时需要注意。这些方法去除蛋白质的效率一般。超滤法可以用于测定游离药物浓度
液-液萃取	适用于在有机溶剂中有一定溶解度的药物。该种样品处理方法适用范围广、成本低，但多数有机溶剂有毒性，试验操作需要在通风好的条件下进行
液-固萃取	适合大部分药物的测定，但需要花时间确定合适的固相萃取条件
缀合物的水解 ●酸水解 ●酶水解	适合Ⅱ相代谢物的测定，需注意生物介质中缀合物的自身降解
衍生化处理（针对GC、HPLC的各种检测器） ●直接衍生化 ●萃取后衍生化	在没有合适的测定方法或灵敏度受限时的解决办法

二、生物样品处理方法

在血浆或血清中，药物分游离部分和结合部分，而且游离部分与结合部分处于动态平衡状态，但游离部分的药物浓度与药物疗效直接相关。经过样品处理后（如萃取处理），游离型药物减少，结合型药物随之解离，直至结合型药物完全解离释放。如果采用沉淀方法，使用的沉淀剂可使蛋白变性，使结合部分药物释放出来。因此，目前绝大多数分析方法测定的是药物总体浓度，为游离部分和结合部分之和。

（一）直接测定

为了保护所使用的精密仪器并确保样品的均一性，所分析的样品即便是直接测定也需要在去除微粒后方可。可以通过离心的方法去除微粒，并且离心后的上清液一般在稀释后才能进样。

（二）有机破坏

在待测物和生物介质结合非常牢固的情况下，通过一般的萃取、透析仍不能获得待测物，或待测物的回收率达不到要求，此时应采用剧烈的有机破坏的方法。常见的方法有直接高温破坏，或将样品加入浓硫酸或硝酸后高温进行消化，使待测物游离出来。由于大部分药物不能耐受高温或高温+强酸的消化，只有少量含有金属元素的生物样品可以使用这种方法进行处理。

（三）去除蛋白质

一般采用沉淀处理法。沉淀方法操作简单、处理步骤少、精密度较高，并且可以在没有内标的情况下进行药物浓度测定。在LC-MS广泛使用后，由于灵敏度很高，使用沉淀方法处理样品的比例越来越大。

1. 有机溶剂沉淀 与水互溶的有机溶剂沉淀，如甲醇、乙腈等。用量需达到血浆用量的1.5倍以上方可沉淀完全。血浆或血清与有机溶剂沉淀剂混合后，离心10分钟（4000~5000r/min），上清液即可以进样分析。微粒沉淀不完全时可以用更高的转速离心，如10000r/min。此种方法主要适用于药物浓度较高的情况。经过沉淀处理后，药物浓度被稀释，导致灵敏度降低。解决办法是在蛋白沉淀离心后的上清液中加入一种与水不混溶的溶剂，如二氯甲烷，将混在上清液中的有机溶剂萃取出来，使上清液得以浓缩。

2. 酸沉淀 如三氯乙酸、高氯酸等沉淀。其特点是用量少（血清用量的0.5倍）、灵敏度下降不多、沉淀完全。缺点为药物在酸性环境中可能被破坏，另外在LC-MS测定时会导致离子抑制的发生，影响LC-MS离子化效率。

3. 加入含有锌盐或铜盐的沉淀剂 常用的沉淀剂有$CuSO_4$-Na_2WO_4，$ZnSO_4$-$NaOH$，与血清的使用比例为（1~3）∶1，沉淀后离心除去沉淀蛋白质。表4-2为不同沉淀剂沉淀蛋白质的相对效率。

表4-2　各种蛋白质沉淀剂的相对效率

沉淀剂	上清液pH	每一容积血浆加入的沉淀剂容积								
		0.2	0.4	0.6	0.8	1.0	1.5	2.0	3.0	4.0
10g/L 三氯乙酸	1.0~2.0	99.7	99.3	99.6	99.5	99.5	99.7	99.8	99.8	99.8
6g/L HClO₄	<1.5	35.4	98.3	98.9	99.1	99.1	99.2	99.1	99.1	99.0
钨酸盐-H₂SO₄	2.2~3.9（6.5, 7.0）	3.3	35.4	98.6	99.7	99.7	99.9	99.8	99.9	100.0
CuSO₄-Na₂WO₄	5.7~7.3（4.8）	36.5	56.1	78.1	87.1	97.5	99.8	99.9	100.0	100.0
ZnSO₄-NaOH	6.5~7.5（8.0）	41.1	91.5	93.0	92.7	94.2	97.1	99.3	98.8	99.6
ZnSO₄-Ba（OH）₂	6.6~8.3（8.7）	45.6	80.7	93.5	89.2	93.3	97.0	99.3	99.6	99.8
乙腈	8.5~9.5	13.4	14.8	45.8	88.1	97.2	99.4	99.7	99.8	99.8
丙酮	9~10	1.5	7.4	33.6	71.0	96.2	99.4	99.2	99.3	
甲醇	8.5~9.5	17.6	17.4	32.2	49.3	73.4	97.9	98.7	98.9	99.2

4. 超滤或透析法　该法可以将离心和超滤结合在一起。超滤可以去掉生物大分子，离心力增加超滤的动力，使离心和超滤一同完成。超滤液中含有的是游离型药物，可用于药物浓度测定。这种方法极大地方便了样品处理操作，而且所得到的游离药物浓度与药物的疗效相关性更好。

（四）萃取处理

生物样品中的药物成分，一般经过处理后溶于液体中，成为一相（液相）；萃取处理时加入的与生物样品不相混溶的有机溶剂，属于另一液相，这样存在两个液相。待测组分从一个相转移到另一相则称为液-液萃取；如果萃取时加入的是一种固相则称为是液-固萃取。

1. 液-液萃取（liquid-liquid extraction，LLE）　多数药物具有亲脂性，在有机相的溶解度要大于在水中的溶解度，而血浆、血清、尿液等生物样品中的蛋白质、尿素、糖类、鸟囊素及其代谢物、盐等内源性物质的极性比较大，不溶于有机相，因此在用有机溶剂萃取后可以去除大部分干扰产物，达到样品纯化的目的。LLE的缺点是多数有机溶剂对人体有害，存在于生物样品中的脂肪性物质可以被萃取到有机相中。挥去有机溶剂后再用流动性重新溶解，脂肪性物质可能会导致最终进样的溶液出现浑浊，甚至有脂肪性成分析出，影响结果测定的准确性，还可能导致基质效应、污染色谱柱和检测器。但由于LLE方法具有成本低、杂质去除效率高等特点，在生物样品测定的过程中使用较多。在进行液-液萃取时需要考虑有机溶剂的极性、有机溶剂使用的体积、水相的pH、混合振摇萃取以及吹干处理。

在液-液萃取时，如处理极性比较大的药物，为提高萃取效率可以采用离子对萃取的方式（ion-pair extraction）。其原理是：一些碱性或酸性有机药物在体液中呈现解离状态，为亲水性强的带电离子，调整pH进行离子抑制也不奏效，不能用有机溶剂将其从水相中提取。当添加与药物离子呈相反电荷的反离子（counter ion）时，此时呈解离状态的药物与反离子结合成为具有一定脂溶性的离子对，用有机溶剂可以将其从水相中提取出来。在萃取碱性药物时一般使用烷基磺酸类作为反离子，如己烷磺酸钠、庚烷磺酸钠等。在萃取酸性药物时一般使用烷基季铵类化合物作为反离子，常用的为四丁基铵，有磷酸盐、硫酸盐、溴代盐、氢氧化盐等。

在生物样品分析中，无论是药物浓度监测还是药代动力学研究，所分析测定的样品数量较多，一般只进行一次萃取。虽然一次萃取后，药物原型物及其代谢物的萃取回收率不太高，但就一般生物样品分析的基本要求而言，萃取率不低于50%即可。

在液-液萃取中尽可能采用极性小的溶剂，这样既可得到合适的回收率，又使干扰杂质的提取量减至最小。但有时为了克服极性小的碳氢化合物溶剂提取能力弱的缺点和减小药物在容器表面上的吸附损失，常在碳氢化合物溶剂中加少量醇类，如庚烷加1%乙醇后，在pH 10.2时有较高的提取能力。也可在环己烷中加2%异戊醇或加2%丁醇来增加其提取能力。

萃取过程中有机溶剂的用量是很重要的。一般有机溶剂与水相的容积比为1∶1或2∶1，但要根据被测药物的溶解度和后一步使用的分析测定方法来考虑。当药物浓度较低时，萃取过程中所用的玻璃容器壁对待测药物的吸附是不可忽略的；同样，重复使用的萃取管因待测物的吸附作用可能是一个交叉污染源。除尽量使用一次性试管并对萃取所用的器具进行硅烷化处理以外，还常在萃取剂中加入异戊醇。异戊醇能减少玻璃壁的吸附，还可减少萃取过程中的乳化现象。也可以加入二乙胺，二乙胺能显著减少吸附作用，提高萃取回收率。两性药物或水溶性很强的药物不能用一般的溶剂萃取法将它们自体液介质中萃取出来，通常可用离子对萃取法。液-液萃取常用的溶剂见表4-3。

表4-3 液-液萃取常用的溶剂

极性	溶剂	沸点（℃）	备注
极性增强	正己烷	69	低闪点
	环己烷	81	
	四氯化碳	77	肝毒性
	苯	80	有致癌性
	甲苯	111	
	二氯乙烷	83	肝毒性
	三氯甲烷	61	肝毒性、有致癌作用
	甲基叔丁基醚	54	
	乙醚	35	低闪点、含过氧化物
	二氯甲烷	40	
	乙酸乙酯	77	
	正丁醇	118	

注：沸点高的溶剂不适合萃取后挥发浓缩。

2. 液-固萃取 又称固相萃取（solid-phase extraction，SPE），是20世纪80年代中期开发出来的一项样品前处理技术。目前最常使用键合硅胶柱及聚合树脂。SPE最突出的优点是可以实现自动化和批量操作。

固相萃取是一个包括液相和固相的萃取过程。在萃取过程中，固相对待测物的吸引力大于样品溶液的吸引力，当样品通过固相柱时，分析物被吸附在固体填料的表面，其他组分则通过萃取柱，吸附在填料表面的分析物可以用适当的溶剂洗脱下来。

固相萃取可以分为5个步骤：①固相柱的预处理；②加入待测样品；③固定相的洗涤；④固定相的干燥；⑤待测物的洗脱。

几种常见硅胶固相萃取柱与化合物之间的作用力见表4-4。

表4-4　常见硅胶固相萃取柱与化合物之间的作用力

功能团	非极性	极性	阴离子交换	阳离子交换
十八烷基（C$_{18}$）	●	○		■
辛烷基（C$_8$）	●	○		■
乙烷基（C$_2$）	●	●		■
环己基（CH）	●	●		■
苯基（PH）	●	○		■
氰基（CN）	●	●		■
二醇基（2OH）	●	●		■
未键合硅羟基（SI）		●		■
丙氨基（NH$_2$）	○	●	●	■
N-丙基乙二氨（PSA）	○	●	●	■
丙基乙二氨（DEA）	○	●	●	■
三甲氨丙基（SAX）	○	○	●	■
甲酰基（CBA）	○	○		●
丙磺酸基（PRS）	○	○		●
丙基苯磺酸基（SCX）	●	○		●

注：●主要作用力；○第二作用力；■活性硅羟基

在建立SPE方法之前需要考虑待测物、样品溶液、固定相、洗脱溶剂之间的作用力。待测物中，除了解待测物的性质外，还需要对可能的杂质进行分析，了解待测物和杂质干扰物的结构、分子量、极性、溶解性、pK_a、离子强度等信息。对固形物的测定需要考虑将待测物从固形物中释放出来，可以通过超声、酶解等方法进行处理。当生物样品中药物与蛋白质密切结合时，会影响药物在SPE柱上的保留，使萃取的收率降低。可以通过超声振荡、改变样品溶液的pH、沉淀蛋白等方式使药物释放出来。

使用SPE进行样品处理时的注意事项如下。

（1）血浆/血清　常用的萃取模式：非极性、离子交换进行样品前处理。一般在进行固相萃取前，用等体积或多于等体积的水、缓冲液对样品进行稀释，缓冲液和其pH的选择取决于待分析物的性质。如果标准样品的回收率高，血清/血浆样品的回收率低，就应该考虑由于蛋白结合引起的问题。

（2）全血　常用的萃取模式：非极性、离子交换进行样品前处理。全血的处理与血清、血浆大致相同，所不同的是全血中存在血红细胞。血红细胞是有化学活性的，许多药物及天然产物都会进入血红细胞以致无法被SPE柱吸附。在SPE处理之前必须破坏血红细胞，将药物释放出来。可以采用超声波振荡、添加有机溶剂、用缓冲液稀释以及冻融等方法。如果标准样品的回收率高，血样的回收率低，就应该考虑血红细胞及蛋白结合的问题。

（3）尿液 常用的萃取模式：非极性、离子交换进行样品前处理。尿液在固相萃取前必须首先用至少等体积的水或缓冲液进行稀释。与血浆/血清相同，在萃取时必须考虑蛋白质存在的问题。

在处理尿液时还必须考虑的另一个问题是各种高浓度盐的存在。尿液样品的这种特性经常会妨碍选用离子交换模式作为首选的SPE方法。解决这个问题的方法之一是先用非极性SPE柱将待分析物与尿液中的盐分离，然后再用离子交换的方法进行萃取。

（4）生物组织 常用的萃取模式：非极性、极性或离子交换（取决于样品前处理的方法）。样品前处理：生物组织样品的第一步处理是粉碎匀浆，匀浆的溶剂取决于生物组织的性质。脂肪组织经常用非极性到中等极性有机溶剂匀浆；对于以蛋白质为主的组织，可用极性更强的有机溶剂匀浆，如甲醇或乙醇/缓冲液的混合液。匀浆后可通过离心或过滤除去颗粒固体。之后，上层清液用适当的溶剂稀释即可以进行SPE萃取。酶解也是常用的生物组织处理方法。

（五）衍生化处理

生物样品中的药物通常浓度太低、挥发性不好或极性太大，难以使用GC或HPLC进行浓度定量，为此需要对药物进行衍生化处理，通过衍生化改善药物的挥发性和极性，增加对光谱的吸收，如加入紫外吸收基团、荧光基团或加入可产生电化学反应的基团。考虑到荧光吸收和电化学反应的检测灵敏度要远远高于紫外吸收，通过衍生化方法，可以明显提高测试分析的灵敏度。

色谱分析中，衍生化处理分柱前（pre-column）衍生化和柱后（post-column）衍生化。柱前衍生化属于生物样品处理，柱后衍生化需要柱后反应的设备，如衍生化试剂的输液泵、三通混合器、反应管、水浴或温箱等硬件设备。本节主要介绍柱前衍生化。衍生化处理时，根据反应条件，衍生化试剂可以与生物标本直接反应，离心后取上清液进样分析；也可以与生物样品离心后的上清液反应，然后进样测定；也可以与萃取处理后的残渣反应后进样。生物样品萃取处理后的残渣与衍生化试剂反应可避开水分和内源性物质的干扰。能用于定量测定的衍生化反应具有：①反应快速、定量、重现性好、反应条件不苛刻；②选择性好，仅与待测物反应；③产物单一或副产物不干扰测定；④衍生化试剂易得、稳定、无毒。

1. 用于GC测定中的衍生化反应 衍生化的目的是改变待测化合物的极性，一般为降低待测物的极性，改善色谱峰形，减少拖尾；另外一个目的是提高待测物的挥发性，使之可以使用GC进行分离。由于多数衍生化试剂需要避免水分，因此GC衍生化一般利用萃取吹干后的残渣进行反应，反应时需要考察反应时间、反应物的量、反应温度、终止反应的措施等因素。需衍生化处理的原因和处理方法见表4-5。

表4–5　需衍生化处理的原因和处理方法

待测物的性质	衍生化处理方法	举例
缺乏生色团	可以与具有紫外、荧光、电化学吸收的衍生化试剂进行反应	氨基糖苷类药物的测定。衍生化处理后可以用HPLC–紫外检测仪测定给药后生物样品中的浓度
浓度太低或需要提高检测的灵敏度	可以与具有荧光、电化学吸收的衍生化试剂反应，用HPLC测定；与可被电子捕获检测器检测的衍生化试剂反应，采用GC测定	阿奇霉素、克拉霉素的测定。可以衍生化处理后用HPLC–荧光检测仪测定给药后生物样品中的浓度
挥发性不佳	可以与衍生化试剂反应形成容易汽化的物质	吗啡与酸酐衍生化后使用GC-MS测定
极性太大或为碱性化合物	通过酯化、酰化等操作降低待测物的极性，改善分离效果	

常用的方法有烷基化（alkylation）、酰化（acylation）、硅烷化（silylation）。

（1）烷基化　常常用于具有R—OH，R—COOH，R—NH—R′等极性基团药物的衍生化。常用的烷基化试剂有碘庚烷（$C_7H_{15}I$）、叠氮甲烷（CH_2N_2）、氢氧化三甲基苯胺（TMAH）等。

（2）酰化　主要针对结构中含有R—OH，R—NH$_2$，R—NH—R′等极性基团药物的衍生化。常用的酰化试剂有三氟乙酸酐（TFAA）、五氟丙酸酐（PFPA）、五氟苯甲酰氯（PFBC）等。

（3）硅烷化　主要针对结构中含有R—OH，R—COOH，R—NH—R′等极性基团药物的衍生化，常用的试剂有三甲基氯硅烷（TMCS）、双–三甲基硅烷乙酰胺［BSA］、双–三甲基硅烷三氟乙酰胺［BSTFA］、三甲基硅咪唑（TMSI）。其反应为硅烷化试剂中的三甲基硅烷基团与药物中的活泼氢反应，生成硅烷化衍生物。

2. 用于HPLC的衍生化试剂　在HPLC测定中通过衍生化反应可以提高检测的灵敏度，改善色谱分离情况。影响衍生化反应的因素比较多，在方法学建立时均需要一步一步考察，操作步骤也多，因此花费的时间也长。但衍生化方法解决了一些分析难题，分析测试成本较低，特别适合于一些常见药物的分析测定，在目前LC–MS普及的今天，衍生化方法仍然有其发展的空间。

目前采用的衍生化反应分成3类。一类是针对没有紫外吸收或紫外吸收非常弱的药物，如氨基糖苷类药物本身紫外吸收非常弱，通过衍生化反应引入一个紫外吸收基团，使化合物可以在HPLC-UV检测器上进行测定。一类是在待测药物结构中导入一个荧光基团。HPLC对有荧光发射基团的药物的检测灵敏度要明显高于紫外检测，因此在药物浓度非常低时，可以导入一个荧光基团；另外，体内的内源性物质一般不具有荧光吸收，利用HPLC·荧光检测具有比较好的专属性。另外一类是在结构中引入一个具有电化学反应性质的基团。与荧光检测相同，电化学检测的灵敏度也非常高。

待测物结构中含有R—COOH，R—NH$_2$，R—NH—R′，R—OH，R—CO—R等结构可以考虑进行衍生化操作。使用紫外衍生化试剂衍生化后，形成的产物常常在254nm处有强吸收；与荧光衍生化试剂反应后生成的荧光物质的激发波长范围为350~370nm，发射波长范围为490~540nm，且过量的试剂或副产物的存在一般不影响测定。

衍生化产物的检测灵敏度为：电化学>荧光>紫外。但电化学和荧光检测易受外界因素影响，如流动相中所含杂质、流动相的pH、温度、溶解氧等。虽然紫外检测灵敏度稍低，但该种检测器具有价格便宜、使用寿命长、重现性好等特点，至今还很受欢迎。

（六）发展趋势

在新药研发阶段，需要开展大量的与ADME有关的研究。保持ADME研究与化合物合成同步进行，对提高团队的研发效率至关重要。分析方法的开发已经向微量化、平行化、自动化方面发展。高通量的生物样品测试，要求生物样品的处理尽可能简单。此外，简单化的样品处理也意味着分析误差的减少。LC–MS/MS的使用可以使样品处理简单化的同时保持分析的高速度、高灵敏度和高分辨率，在生物样品分析中正发挥着越来越重要的作用。

第五节　生物样品分析方法的验证要求

为了进行药代动力学及生物利用度方面的试验研究，首先要建立一个合格的生物样品药物分析定量方法。分析方法建立时应尽量了解和掌握药物的理化性质及体内处置过程，应考虑分析测定方法的灵敏度与样品中药物浓度水平相适应。需要参考相关文献资料并结合具体实验室的实际情况选择测定方法，并在开展样品测试前进行分析方法内容的评价和验证。

分析方法验证的目的是判断采用的分析方法是否科学、合理，是否能有效检测药物的实际水平。从本质上讲，方法验证就是根据检测项目的要求，预先设置一定的验证内容，通过设计合理的试验来验证所采用的分析方法能否符合检测项目要求。方法验证在分析方法的建立过程中具有重要的作用，并成为药物体内水平分析的组成部分，只有经过验证的分析方法才能满足药代动力学研究。

目前不同国家对药物分析方法的验证均出台了相关研究要求。ICH在其成员国间有较为统一的分析方法验证要求，但美国、欧盟和日本在执行分析方法验证中的具体要求并不完全相同。我国也先后出台了《化学药物质量控制分析方法验证技术指导原则》和《化学药物非临床药代动力学研究技术指导原则》，它们对药物的分析方法进行了技术要求。

一、美国对分析方法验证的要求

FDA于2000年8月发布了关于分析方法验证的指导原则（analytical procedures and methods validation）。该指导原则旨在为研究者提供建议，以帮助提交分析方法和方法验证资料。该文件主要用于原料药和制剂的鉴别、定量、纯度的分析研究，但同样也适用于样品中药物水平测试的方法学要求，因此药代动力学中的分析方法研究也可参考该指导原则。

该指导原则中所述分析方法的验证原则适用于各种类型的分析方法，但是它可能不适用于有些产品所用的特殊分析方法，如生化药、生物制品、植物药或放射性药物等。对于免疫原性分析或其他有独特性的免疫学分析方法，在递交分析方法和分析方法验证资料时需考虑这些独特的性质。此外，也有一些生物和免疫化学检测并不在本指导原则范围之内。该指导原则主要描述的是如何对分析方法进行验证以证明分析方法的科学性和可靠性。

对于需采用的样品分析方法，必须要有资料来论证所用的分析方法符合一定的准确度和可靠性标准。分析方法验证是论证某一分析方法适用于其用途的过程，它应首先从申请者有计划地系统性收集验证资料以支持分析方法开始。药代动力学的技术审评中要对样品分析方法和验证资料进行评审，注册管理办法也规定必要时会验证样品分析方法，并要求能够在第三方实验室重现。目前药品注册的现场核查就包括对分析方法进行检查，要求分析方法符合现行的GMP和GLP。一般来说，需采用已验证过的分析方法，而不论其是被用于过程控制、浓度监测或稳定性试验等。

（一）分析方法的类型

1. **法定分析方法**　又称标准分析方法，是被用来评估药物特定性质的。USP/NF中的分析方法是标准的用于药物水平检测的分析方法。为了确认符合法规，通常选择法定分析方法。

2. **替代分析方法**　是申请者提出用于代替法定分析方法的分析方法。只有当替代分析方法相当于或优于标准分析方法时，才可以应用验证过的替代分析方法。如果提交了替代分析方法，申请者还应当提供其理由，并标明其用途，验证其与法定分析方法的对比资料。

3. **稳定性分析**　是检测样品中药物的某些性质随着时间的延长而出现变化定量分析方法。

（二）标准品

1. **标准品的类型**　可以从USP/NF或其他官方来源获得参比标准品，也就是一级对照品。如果不能确定某一标准品的来源是否会被FDA认可，申请者应当向分析专家咨询。如果没有官方来源，被用来作标准品的物质应当有尽可能高的纯度，并得到充分界定。工作对照品，也就是内部标准品或二级标准品，是根据一级对照品标定的，并用来代替一级对照品。

2. **标准品的分析报告**　对于非官方标准品，在申请的分析方法及其质控中应提供该标准品的分析报告单。对于从官方获得的标准品，研究方应确保标准品的适用性。应当正确储存标准品并在已确定的时间段内使用该标准品。

3. **标准品的界定**　从USP/NF及其他官方来源获得的标准品是不需要进一步界定的。非官方对照品要有尽可能高的纯度，并进行充分界定以确保其结构、剂量、质量、纯度和效力。用于标准品界定的分析方法不仅需和先前的指定标准品进行比较试验，还应证明其适当的化学性质如结构式、分子量等。结构验证资料应当要包括适当的分析测试，如元素分析、IR、UV、NMR和MS，以及适用的官能团分析。另外也需提供适当的物理性质描述，包括颜色和物理形态，适当的物理常数，例如熔程、沸程、折射率、离解常数pK_a旋光度。

至于生物技术/生物制品的标准品，可参考上述建议，但其物理化学性质、结构特性、生物活性和（或）免疫化学活性的补充检测和（或）其他检测将更为重要。物理化学性质包括异构体、电泳和液相色谱行为及光谱性质等。结构鉴别可能包括氨基酸序列、氨基酸组成、缩氨酸和糖。确定生物和（或）免疫化学活性的分析方法要和用来确定产品效力的分析方法一样，但生物和免疫化学检测的分析方法验证的特殊建议并不在FDA的指导原则范围之内。

（三）分析方法的选择

FDA对分析方法和方法验证资料的格式和内容在相关指导原则有说明，要求对分析方法有详细描述，应当叙述分析方法中需要特殊注意的事项，以使其他分析专业人员能重现出试验条件并获得和申请者相当的试验结果。所需的分析方法和方法验证方面的资料可随着研究阶段的变化而变化。

如果采用的分析方法是USP/NF或其他FDA认可的参考文献（如《AOAC国际方法汇编》），且所参考的分析方法未经过修改的话，则需提供该分析方法的参引，而不用提供该分析方法的描述。对于从其他公开发表的文献上获得的分析方法，应当对其进行叙述，因为审评人员可能并不很容易获得这些文献。分析方法描述中需要包括的常规内容如下。

1.**基本方法**　应阐明分析方法建立的基本原理。

2.**取样**　样品描述应说明所选样品的来源和数量、如何取样、每个分析样品的重复次数。

3.**分析仪器及其参数**　包括仪器名称（如仪器类型、检测器和分析柱类型、尺寸等）和仪器参数（如流速、温度、保留时间、设定波长等）。必要时还需提供分析设备的流程图。

4.**试剂**　包括试剂种类及其规格［如USP/NF、美国化学社（ACS）分析试剂］。如果使用自制试剂或更改过的商业试剂，则应当有制备方法。对于不稳定的或有潜在危险的试剂应标明其储存条件、安全使用说明和使用周期。

5.**系统适应性试验**　所有色谱分析方法都应当要有系统适应性试验及相应的合格标准。药物评价和研究中心（Center for Drug Evaluation and Research，CDER）评审部门的"色谱分析方法的验证"对评估系统适应性的评价进行了参数的定义和讨论。系统适应性试验应成为所有分析方法的一部分，而不仅仅是色谱分析方法。无论是哪类分析方法，都要采用试验来证实该系统不受环境条件影响。

6.**标准品的制备**　应说明标准品溶液（如储备液、工作对照品溶液、内部对照品溶液）的配制方法。

7.**样品处理**　应描述样品的处理方法，特别是采用特殊方法如固相分离、衍生化处理样品时。

8.**计算**　应当提供代表性计算公式，阐述药物浓度求算的具体方法。

9.**结果报告**　可参照FDA相关指导原则中对分析方法和方法验证资料的格式和内容要求来进行整理。

（四）分析方法的验证内容

申请者应提供拟定分析方法的验证项目信息，常规分析方法验证的项目见ICH Q2A和ICH Q2B。尽管不是对所有类型的分析方法都需要进行全部的验证项目，但常规的验证项目应该进行，如准确度、精密度、专属性、检测限、定量限、线性范围。

分析方法验证资料还应说明样品在完成分析所需时间内的稳定性资料，以及清晰可读的仪器代表性输出和记录资料（如色谱图）和原始资料输出（积分面积）。空白品、对照品和样品的仪器输出也需提供。还需提供分析方法编号、批号、生产日期和生产地点及分析日期。

1. 内容和数据处理　FDA实验室可进行分析以论证说明某一分析方法是否能够被重现，申请者需要提供分析方法及其验证资料和样品。①递交样品的列表清单：化学名、结构式、包装类型和大小、生产日期、样品量等；②分析方法：FDA实验室分析人员可根据这个方法进行验证；③方法学验证资料；④结果：申请者应提供样品所做分析的结果，或提供其相应的分析报告单，并需说明分析日期；⑤组分：如制剂的组分和组成；⑥质量标准：提供原料药和制剂的质量标准；⑦安全性信息：申请者应提供样品、标准品和试剂的安全数据表（Material Safety Data Sheets，MS-DS）。还要提供所列各分析方法中其他物料的安全数据表（MSDS）。如果是毒性物料或危险性物料，则在外包装上要贴上MSDS，以便于安全处理。

2. 样品处理方法　应提供样品中药物分离的具体方法及其依据，以便FDA实验室评估申请者所用样品的药物分离方法的合理性。常规验证内容的要求如下。

（1）准确性　分析方法的准确性就是指与真正数值的接近值。分析方法准确性的建立必须有一个范围。

准确度的确定通过分析一种已知纯度的被测物质（如标准品）而得到；或者通过与另一种方法的结果进行比较而得到，前提是另一种方法的准确性已经得到了确认。对于代谢物而言，如果得不到一定量的代谢物样品，分析结果可以和另一种已知准确性的方法所得到的数据相比较。如果得不到数据，必须与相应的药物水平对比来计算代谢物等比值（相对因子）。准确性可以通过计算分析样品中已知被测物的回收百分率来表示，也可以用平均值与真实值的差值加可信限。ICH文件推荐准确度在专有性的范围内至少用3个不同浓度和9次检测来确定（也就是用3个浓度，每个浓度重复做3次）。

（2）精密度　是指一个均匀的样品经多次抽样检验，每单个检验结果相接近的程度。分析方法的精密度通常可以用一系列检验结果的标准偏差或相对标准偏差（变异系数）来表示。分析方法的精密度在正常条件下可以用分析方法的重现性或重复性来测得。重现性就是用相同的检验方法，在不同的实验室做相同研究所得结果的相似性。中间精密度根据实验室内部条件的改变，即在同一个实验室、不同的日期里、不同的检验员和不同的分析仪器做出的结果来表示的。重复性是指在同一实验室、相同的检验员用相同的仪器在一段短时间内所做的分析。重复性在美国药典分析方法中是一个非常重要的标准，实验室之间的重现性和中间精密度在分析方法标准化的过程中也是非常重要的。

精密度的测定要做足够数量样品的含量分析，以便能够用有效的统计学方法来进行评估。这里的统计学方法是标准偏差和相对标准偏差（变异系数）；含量分析是每一个样品按照检验方法从头至尾全检。

ICH文件推荐重复性至少要做9次测试（3个浓度，每个浓度重复测3次，或者是把被测物质当作100％浓度测6次）。

（3）专有性　ICH文件规定，分析方法的专有性是在有其他成分存在的情况下，如存在杂质、降解产物和辅料时被测物质能准确检出的能力。如果分析方法不够专有，可以采用其他的方法补充〔有些国际权威机构（IDPAC、AOAC）在保留"专有性"时，更偏爱选用"选择性"这个术语〕对检定或含量测定的分析。专有性包含以下的内容。

1）鉴别试验　确保被测物质的鉴别。

2）纯度检验　确保所有的检验方法能把被检物中的杂质精确地检出（例如，有关物质检验、有机挥发杂质限度检验等）。

3）含量分析　提供一个准确的结果，使样品中的被测物的含量或效价能被精确地检出。

定性分析（鉴别反应）应能显示出与可能共存的物质或结构相似的化合物的选择能力。含被测物的样品呈阳性反应，不含被测物质以及结构相似的化合物的样品均呈阴性反应。

ICH文件规定，当使用色谱法的时候，代表性的色谱仪必须表现出选择性，色谱峰必须要有适当的标示。峰纯度的检测（可以用光二级管阵列检测或质谱检测），应显示其色谱峰只对一种成分的属性。

（4）检测限度　在规定的试验条件下被检测的物质所能检出的最小量，而不需要被定量检出。所以，限度检测仅仅是表示被检物质高于或者低于某个浓度。样品中的被检物质的检测限度，通常是用浓度来表示（例如百分之多少、十亿分之多少等）。

非仪器法检测限度的确定通常是加入已知浓度的被测物，确立一个最小浓度，在这个浓度上，确保被检物质可以被检出来。仪器法也可以使用与非仪器法相同的方法来确定检测限度。同时用仪器方法时，还可以用信噪法。信噪比的确定是通过比较已知低浓度的被测样品与空白样品的测试信号来确定被测物可以检测到的最小浓度，通常建议在信噪比为2∶1或3∶1时确定检测限。检验曲线的斜率和响应信号的标准差也可以用来确定检测限。无论使用哪一种方法，检测限都要有一个随后的验证工作。验证方法要分析适量样品，这些样品的含量接近检测限，或者就是在检测限上。

（五）具体分析的方法学要求

1. 高效液相色谱（HPLC）　HPLC分析方法应用广泛，有多种色谱柱和填料可供选择，这给专有性评估带来了很多问题。以下这些要点中，很多也适用于其他色谱分析方法。

（1）色谱柱　如果经研究表明只有某一商业来源的色谱柱是适用的，则在分析方法中应当要包括这些资料。如果有多种色谱柱都是适用时，则应包括等效色谱柱列表。

1）色谱柱参数　①材质：玻璃、不锈钢、塑料；②尺寸：长度、内径；③熔封尺寸；④过滤类型；⑤预柱和（或）保护柱（若采用）。

2）色谱柱填充物　①颗粒类型：尺寸、形状、孔径；②表面修饰（如键合表面类型、表面覆盖、碳比例、甲硅烷基化作用）；③适用的柱pH范围。

（2）系统适应性研究　CDER在色谱方法的验证（1994年11月）中对系统适应性试验有如下要求：①拖尾因子；②相对保留时间；③分离度；④相对标准偏差；⑤容量因子；⑥理论塔板数。

一般来说，在仪器开始运行时，需进行进样精密度试验，计算其相对标准偏差。对于运行时间很长的分析方法，或申请者另有理由说明时，则可以在运行开始和结束时，或在运行开始、中间和结束时进样，然后报告其平均值。

如果采用了内标物，则应当要标明内标物与活性成分（单个或多个）之间的分离度的最低可接受值。

（3）操作参数　应当确定空白溶液和系统适应性试验用标准溶液，或其他标准溶液和样品溶液的进样顺序。应当对流速、温度和梯度洗脱进行描述。需详细说明流动相的配制，包括试剂的添加顺序，脱气和过滤的方法。分析方法中应当说明流动相组成的调整会对保留时间所产生的影响。如使用了预柱和（或）保护柱时，则要进行说明并提供合理性解释。如采用其他任何操作，如使用了惰性管（inert tubing）或进样阀（injection valve），都应当要对此进行说明。

2.**气相色谱（GC）**　在GC分析方法至少要包括如下内容。若分析方法中用到了其他的一些参数，应该也加以说明。如果经研究表明只有某一商业来源的色谱柱是适用的，则在分析方法中应当要包括这些资料。如果有多种色谱柱都是适用的话，则应当要包括等效色谱柱列表。

（1）色谱柱　色谱柱尺寸（柱长、内外径）、固定相、柱填充料（比如硅酸、玻璃、不锈钢）、柱调节程序。

（2）操作参数　载气（纯度、流速）、压力、温度、进样器、检测器（包括升温程序）、进样方式［比如分流、不分流、柱头进样（on-column injection）等］、检测限、典型保留时间和总运行时间。

（3）系统适应性试验　在所有的分析方法中都应当要有适当的系统适应性要求。如采用国内标准，则应满足内标和一个或多个组分的最小分离度要求。

一般来说，在仪器开始运行时，需进行进样精密度试验，计算其相对标准偏差。然而，对于运行时间很长的分析，或申请者另有理由说明的情况下，则可以在运行的开始和结束时，或在运行的开始、中间和结束时进样，然后报告其平均值。

3.**光谱方法等**　分光光度法、光谱法和相关的物理方法、近红外光法（NIR）、紫外可见光谱（UV/Vis）、原子发射光谱/原子吸收光谱、核磁共振（NMR）、拉曼光谱、质谱（MS）和X射线衍射（XRD）等光谱分析方法可能没有稳定性指示能力。必要时可通过与色谱方法的比较来评估光谱分析方法的偏差。如果用到了手动仪器的话，则分析方法描述中应当要有取样（sampling）和读数（reading）之间时间差的可接受标准。建议使用适当的系统适应性试验和（或）校准试验。验证标准中应当要包括专属性、线性、重复性、中间精密度和耐用性。

4.**毛细管电泳（CE）**　毛细管电泳分析方法至少要说明下述参数。如分析方法需要的话，还要包括其他参数。若方法开发研究表明只有某一商业来源的毛细管适用的话，则在分析方法描述中需包括该信息。如果有多种毛细管柱都是适用的，则要列表说明所有的等效毛细管柱。

（1）毛细管柱　毛细管长度、至检测器长度、内径、外径、毛细管材质、毛细管内部涂层。操作参数如下。①毛细管制备过程：第1次使用前、第1次进样前、每次进样前（如用100mmol/L的氢氧化钠冲洗，或用电流缓冲液冲洗）。②电泳缓冲液：组成，包括详细的制备程序及各组分的添加次序。③进样：形式（电动的、水力的），参数（如电压、压力、时间等）。④检测器：典型的迁移时间和总运行时间。⑤CE仪器型号：电压、电流、极性（如检测器电极的极性）。

（2）系统适应性试验　每个分析方法都应当有适当的系统适应性试验以确定该系统的关键参数，如果使用内标物，则至少要指明内标物和一个或多个活性组分间分离度的最小可接受值。

5. 其他仪器分析方法

（1）非商业化仪器　FDA鼓励开发和使用最恰当的仪器。系统资源不足不仅给实验室带来了过度负担，也会耽搁验证过程。若使用非商业化仪器，则应当尽可能以经济的商业化配件组装成试验所用仪器。对于需要合同制造的特殊分析方法或仪器，申请者应当要和FDA进行合作，以使该分析方法可以重现。除了需提供仪器设计和仪器规格之外，还应当要提供完整的性能评估程序。

（2）自动分析方法　自动分析方法的使用会导致官方分析方法验证的延误，因为在样品分析之前，FDA实验室必须要对系统进行装配和验证。为了避免这类延误，申请者应当尽可能论证在相同的原理基础上，手动分析方法和该自动分析方法是相当的。

二、日本对分析方法验证的要求

日本药局方对分析方法验证也有自己的规范要求，特别要求应对分析方法作简要说明，包括所采用分析方法的必要性、特点与优点及有关验证的要点。如果对分析方法进行了修订，则需阐明新方法与原方法的区别以及新方法的优势。分析方法的主要记载内容包括：分析的步骤、标准品及样品的制备方法、试剂与试药的调配、注意事项、分析系统是否正常运转的检验及证明方法（例如高效液相色谱法中分离效率的研究）、分析结果的计算公式、测定次数等。如果使用了药局方以外的装置，还需详述有关内容；如果使用了新的标准品，则必须提供其物理、化学及生物学特征数据，并提供其质量标准。

分析方法适当与否可通过验证参数进行评价，日本药局方列举了最典型的分析方法验证参数的定义及其评价方法。确定验证参数的方法很多，采用何种方法没有具体限制，验证参数的限值常因确定方法的不同而发生变化。故此，确定验证参数的试验方法、试验数据、计算方法等应尽可能详细地描述。

日本药局方对参数适应性的验证未做硬性要求，这是由于适应性研究主要在分析方法的开发和设计阶段进行，其研究结果可以在方法的分析条件或注意事项中得到体现。

（一）真度/准确度

真度/准确度（trueness/accuracy）指分析方法所得测定值的偏离程度，通常以测定值的总平均值与真值之间的差来表示。

评价方法：准确度一般以测定室内重现精密度或室间再现精密度时所得总平均值与真值的差表示。真值一般使用理论值（如滴定法），如果理论值不存在或即使存在但很难求出的情况下，可采用经过验证或认可的数值来代替（如制剂分析常以原料药的测定值作为真值）。分析方法的专属性强，可以推断其分析方法的误差就小。由推出的真值与室内（室间）

再现精密度的标准偏差即可计算出真值的95%置信区间，并可判断这个区间是否包括0点，或区间的上、下限值是否在分析方法所要求的精密度范围之内。

（二）精密度

精密度（precision）是指从均匀样品中抽取的复数个供试品进行重复分析测定时，所得到的一系列测定数据之间的一致程度。测定值的误差以偏差、标准偏差或相对标准偏差的形式表示。精密度根据重复试验的条件不同以3个水平表示，分别称为并行精密度、室内再现精密度、室间再现精密度。

（1）并行精密度（repeatability/intra-assay precision） 指实验室、试验者、试验日期、装置、器具以及试药的批号等试验条件均未改变的情况下，从均匀样品中抽取的复数个供试品短时间内进行重复分析测定时（并行条件）的精密度。

（2）室内再现精密度（intermediate precision） 指同一实验室内，试验者、试验日期、装置、器具以及试药的批号等试验条件一部分或全部改变的情况下，从均匀样品中抽取的复数个供试品进行重复分析测定时（室内再现条件）的精密度。

（3）室间再现精密度（reproducibility） 指在不同实验室间，从均匀样品中抽取的多个供试晶进行重复分析测定时（室间再现条件）的精密度。

评价方法：首先要保证精密度研究所用样品的数量和均匀性。溶液应为均匀性样品。在得不到均匀性样品时，通常将大量制剂粉碎混合至认为均匀，或将制剂的各组分混合至认为均匀的样品作为均匀性样品使用。如果同时做两个水平以上的精密度评价时，可以采用诸如单因素方差分析等试验方法，但为了正确得出分析方法的精密度，必须有足够的试验次数、分析条件的水平数及试验室数，并且要对可预想到的致使分析发生变化的要因进行研究。各水平的精密度以偏差、标准偏差、相对标准偏差、偏差的90%置信区间以及与其相对应的标准偏差的区间来表示。将其与分析方法所要求精密度的标准值进行对照，以确定分析方法是否可行。通常是以室内（间）的再现精密度作为方法取舍的依据。

（三）专属性/特异性

专属性/特异性（specificity）指分析样品中有共存物质的情况下，对被测物质进行正确测定的能力，即表示分析方法的识别能力。如果分析方法的专属性有个别缺陷，可以用其他方法加以补充。

评价方法：验证分析方法是否达到试验目的，确实能够对被测物质进行鉴别或定量。例如分析方法的专属性可以通过比较A、B、C三种样品的分析结果进行评价，A为仅含被测物质样品（阳性对照）；B为含有制剂的其他各组成成分及不纯物，或分解产物中添加被测物质的样品；C为不含被测物质，仅含制剂的其他组分、不纯物及分解产物的样品（阴性对照）。如果不纯物不易得到时，可以用含有不纯物的样品（如经时发生变化的样品）替代。

（四）检出限界

检出限界（detection limit）是指样品中所含的被测物质可被检出的最低量或浓度。在检出限界内并不意味着一定就能够进行定量。

评价方法：检出限界可以通过空白样品或检出限界附近的样品测定值的标准偏差以及

检出限界附近的标准曲线的斜率算出。例如根据检出限界附近的标准曲线的斜率以及空白样品测定值的标准偏差，由下式求出检出限界：

$$DL=3.3\,\sigma/slope$$

式中，DL为检出限界；σ为空白样品测定值的标准偏差；slope为检出限界附近标准曲线的斜率。

应用色谱法时，测定值的标准偏差可以用信噪比代替。分析方法的检出限界应比质量标准中的规定值要小。

（五）定量限界

定量限界（quantitation limit）是指样品中所含的被测物质可被进行定量的最小量或最低浓度。定量限界所述样品测定值的精密度，以相对标准偏差表示，一般为10%。

评价方法：通常定量限界可以通过空白样品或被测物定量限界附近的样品测定值的标准偏差以及定量限界附近的标准曲线的斜率算出。例如根据定量限界附近的标准曲线的斜率以及空白样品测定值的标准偏差，由下式求出定量限界：

$$DL=10\sigma/slope$$

式中，DL为定量限界；σ为空白样品测定值的标准偏差；slope为定量限界附近标准曲线的斜率。

应用色谱法时，测定值的标准偏差可以用信噪比代替。分析方法的定量限界应比质量标准中的规定值要小。

（六）线性关系

是指分析方法能够得到与被测物质的量或浓度具有直线关系的测定值的能力，必要时，被测物质的量或浓度的测定值也可以是从数学公式中得到的变换值。

评价方法：准备一系列不同浓度（量）的被测样品，按照分析方法的操作步骤进行测定，用测定值得到的回归方程及相关系数对线性关系进行评价。必要时，将测定值由回归方程算出的残差对被测物质的量（浓度）作图，不应具有某种特定的趋势。通常，采用5个不同量（浓度）的样品作线性关系的研究。

三、我国对分析方法验证的要求

随着我国新药研发水平的不断提高，对方法验证的认识也不断深入。新的《化学药物质量控制分析方法验证技术指导原则》中明确要求：对于采用的分析方法，均需要进行方法验证。方法验证的内容应根据检测项目、检测仪器等特点来进行确认。同一分析方法用于不同样品检测时也会有不同的验证要求。

（一）分析方法

分析方法是为达到检测目的而设定和建立的测试方法，一般包括分析方法原理、仪器及仪器参数、试剂、系统适用性试验、供试品溶液制备、对照品溶液制备、测试、计算及测试结果的报告等。测试方法可采用化学分析方法和仪器分析方法。这些方法各有特点，同一测试方法可用于不同样品水平的测定，但验证内容可不相同。

（二）验证内容

药代动力学研究的基础是生物样品测定，而分析方法及其验证是关键。所有药代动力学研究结果，都依赖于生物样品的测定，只有可靠的方法才能得出可靠的结果。通过准确度、精密度、特异性、灵敏度、重现性、稳定性等研究建立了测试方法，得到了标准曲线后，在检测过程中还应进行方法学质控，制备随行标准曲线并对质控样品进行测定，以确保检测方法的可靠性。分析方法研究应根据具体产品及其类型进行具体选择，包括以下内容。

1.**特异性** 分析方法测量和区分共存组分中分析物的能力。这些共存组分可能包括代谢物、杂质、分解产物、介质组分等。

2.**灵敏度** 生物样品分析方法的灵敏度通过标准曲线来表征，主要包括定量下限和浓度–响应函数。

3.**重现性** 不同实验室间测定结果的分散程度，以及相同条件下分析方法在间隔一段短时间后测定结果的分散程度。

4.**稳定性** 一种分析物在确定条件下，一定时间内在给定介质中的化学稳定性。

5.**标准曲线** 试验响应值与分析物浓度间的关系。应采用适当的加权和统计检验，用简单的数学模型适当地加以描述。标准曲线应是连续的和可重现的，应以回归计算结果的百分偏差最小为基础。

6.**提取回收率** 分析过程的提取效率，以样品提取和处理过程前后分析物含量的百分比表示。

7.**定量范围** 包括定量上限（ULOQ）和定量下限（LLOQ）的浓度范围，在此范围内采用浓度–响应关系能进行可靠的、可重复的定量，其准确度和精密度可以接受。

8.**生物介质** 一种生物来源物质，能够以可重复的方式采集和处理。例如全血、血浆、血清、尿、粪、各种组织等。

9.**介质效应** 由于样品中存在干扰物质，对响应造成的直接或间接的影响。

10.**分析批** 包括待测样品、适当数目的标准样品和质控样品的完整系列。一天内可以完成几个分析批，一个分析批也可以持续几天完成。

11.**标准样品** 在生物介质中加入已知量分析物配制的样品，用于建立标准曲线，计算质控样品和未知样品中分析物的浓度。

12.**质控样品** 即QC样品，系在生物介质中加入已知量分析物配制的样品，用于监测生物分析方法的重复性和评价每一分析批中未知样品分析结果的完整性和正确性。

（三）具体分析方法的建立和验证

由于生物样品取样量少、药物浓度低、内源性物质（如无机盐、脂质、蛋白质、代谢物）及个体差异等多种因素影响生物样品测定，所以必须根据待测物的结构、生物介质和预期的浓度范围，建立适宜的生物样品分析方法，并对方法进行验证。

分析方法验证分为全面验证和部分验证两种情况。对于首次建立的生物样品分析方法、新的药物或新增代谢物定量分析，应进行全面的方法验证。在其他情况下可以考虑进行部分方法验证，如生物样品分析方法在实验室间的转移、定量浓度范围改变、生物介质改变、稀少生物介质、证实复方给药后分析方法的特异性等。应考察方法的每一步骤，确定从样品采集到分析测试的全过程中，环境、介质、材料或操作上的可能改变对测定结果的影响。

1. **特异性** 必须证明所测定的物质是预期的分析物，内源性物质和其他代谢物不得干扰样品的测定。对于色谱法至少要考察6个不同个体的空白生物样品色谱图、空白生物样品外加对照物质色谱图（注明浓度）及用药后的生物样品色谱图。对于以软电离质谱为基础的检测方法（LC-MS、LC-MS/MS等），应注意考察分析过程中的介质效应，如离子抑制等。

2. **标准曲线与定量范围** 根据所测定物质的浓度与响应的相关性，用回归分析方法（如用加权最小二乘法）获得标准曲线。标准曲线的浓度范围为定量范围，在定量范围内浓度测定结果应达到试验要求的精密度和准确度。

用至少5个浓度建立标准曲线，应使用与待测样品相同的生物介质，定量范围要能覆盖全部待测浓度，不允许将定量范围外推求算未知样品的浓度。建立标准曲线时应随行空白生物样品，但计算时不包括该点。

3. **精密度与准确度** 要求选择3个浓度的质控样品同时进行方法的精密度和准确度考察。低浓度选择在定量下限附近，其浓度在定量下限的3倍以内；高浓度接近于标准曲线的上限；中间选一个浓度。每一浓度每批至少测定5个样品，为获得批间精密度，应至少连续3个分析批合格。

精密度用质控样品的批内和批间相对标准差（RSD）表示，相对标准差一般应小于15%，在定量下限附近相对标准差应小于20%。

准确度一般应在85%~115%范围内，在定量下限附近应在80%~120%范围内。

4. **定量下限** 是标准曲线上的最低浓度点，要求至少能满足测定3~5个半衰期时样品中的药物浓度，或 C_{max} 的1/10~1/20时的药物浓度，其准确度应在真实浓度的80%~120%范围内，BSD应小于20%。应由至少5个标准样品测试结果证明。

5. **样品稳定性** 根据具体情况，对含药生物样品在室温、冰冻或冻融条件下以及不同存放时间进行稳定性考察，以确定生物样品的存放条件和时间。还应注意储备液的稳定性以及样品处理后的溶液中分析物的稳定性。

6. **提取回收率** 应考察高、中、低3个浓度的提取回收率，其结果应精密和可重现。

7. **微生物学和免疫学分析** 上述分析方法验证的很多参数和原则也适用于微生物学或免疫学分析，但在方法验证中应考虑到它们的一些特殊之处。微生物学或免疫学分析的标准曲线本质上是非线性的，所以尽可能采用比化学分析更多的浓度点来建立标准曲线。结果的准确度是关键因素，如果重复测定能够改善准确度，则应在方法验证和未知样品测定中采用同样的步骤。

（四）生物样品分析方法的应用

应在生物样品分析方法验证完成之后开始测试未知样品。推荐由独立的人员配制不同浓度的标准样品对分析方法进行考核。

每个未知样品一般测定一次，必要时可进行复测。药代动力学比较试验中，来自同一个体的生物样品最好在同一分析批中测定。

每个分析批应建立标准曲线（组织分布试验时，可视具体情况而定），随行测定高、中、低3个浓度的质控样品，每个浓度至少制备双样本，并应均匀分布在未知样品测试顺序中。当一个分析批中未知样品数目较多时，应增加各浓度的质控样品数，使质控样品数大于未知样品总数的5%。质控样品测定结果的偏差一般应小于15%，低浓度点偏差一般应小于20%，最多允许1/3质控样品的结果超限，但不能在同一浓度中出现。如质控样品测定结果不符合上述要求，则该分析批样品测试结果作废。

浓度高于定量上限的样品，应采用相应的空白介质稀释后重新测定。对于浓度低于定量下限的样品，在进行药代动力学分析时，在达到C_{max}以前取样的样品应以零值计算，在达到C_{max}以后取样的样品应以无法定量（not detectable，ND）计算，以减少零值对AUC计算的影响。

（五）分析数据的记录与保存

分析方法的有效性应通过试验证明。在分析报告中，应提供成功完成这些试验工作的相关资料。建立一般性和特殊性标准操作规程，保存完整的试验记录是分析方法有效性的基本要素。生物分析方法建立中产生的数据和QC样品测试结果应全部记录并妥善保存，必要时接受检查。提供给药品注册管理部门的材料应当包括以下内容。

1. 综合信息　项目编号，分析方法编号，分析方法类型，分析方法验证简化的理由，以及相应的项目计划编号、标题等。

2. 方法建立的数据　分析方法的详细描述；该方法所用对照品（被测药物、代谢物、内标物）的纯度和来源；稳定性试验描述及相关数据；描述测定选择性、准确度、精密度、回收率、定量限、标准曲线的试验并给出获得的主要数据；列出批内、批间精密度和准确度的详细结果。根据具体情况提供代表性的色谱图或质谱图并加以说明。此外，尚需对所建立的方法在实际分析过程中的优缺点进行评价。

3. 在日常样品分析中的基本资料　所用样品（受试物、代谢物、内标物）的纯度和来源。样品处理和保存的情况，样品编号、采集日期、运输前的保存、运输情况、分析前的保存。信息应包括日期、时间、样品所处条件以及任何偏离试验计划的情况。样品分析批的综合信息，包括分析批编号、分析日期、分析方法、分析人员、开始和结束时间、主要设备和材料的变化以及任何可能偏离分析方法建立时的情况。

用于计算结果的回归方程，分析样品时标准曲线列表，各分析批质控样品测定结果综合列表并计算批内和批间精密度、准确度，各分析批包括的未知样品，浓度计算结果。

提供20%受试物样品测试的色谱图或其他原始数据的复印件，包括相应分析批的标准曲线和质控样品的色谱图或其他原始数据的复印件。

注明缺失样品的原因，重复测试的结果。应对任何分析数据的舍弃和所报告数据的选择说明理由。

第六节　药代动力学研究中的质量控制

一、概述

药代动力学研究是应用动力学原理与数学处理方法，定量描述药物在体内的动态变化规律。通过研究药物经过各种途径进入动物体内或人体内后，其吸收、分布、代谢和排泄的动态变化规律，为药物的定向合成、结构改造与筛选、新药进入临床研究制订合理用药方案提供依据。

药代动力学研究涉及的内容广泛，目前主要包括非临床药代动力学研究和临床药代动力学研究。现在提及的质量控制主要是新药申报资料所涉及药代动力学方面的质量控制。对于临床前各个研究单位开展的各种候选化合物优化方法，没有明文的具体要求，这部分试验的质量控制由研究单位自行负责，如采用方法学验证、阳性对照、空白对照、相关性分析等手段。

（一）非临床药代动力学研究

通过动物体内、体外和人体外的研究方法，揭示药物在体内的动态变化规律，获得药物的基本药代动力学参数，阐明药物的吸收、分布、代谢和排泄的过程和特点。非临床药代动力学研究结果是评价药物制剂特性和质量的重要依据，以及为开展临床研究提供参考信息。研究内容涉及动物药代动力学研究、药物与血浆蛋白的结合、药物的生物转化、药物对代谢酶活性的影响等。上述研究过程应遵从《药品非临床研究质量管理规范》（good laboratory practice，GLP）的指导原则。

（二）临床药代动力学研究

在药物临床试验阶段，临床药代动力学研究主要涉及如下内容。

1. 健康志愿者药代动力学研究 包括单次给药的药代动力学研究、多次给药的药代动力学研究、进食对口服药物药代动力学影响的研究、药物代谢物的药代动力学研究以及药物-药物的药代动力学相互作用研究。

2. 目标适应证患者的药代动力学研究 患者的疾病状态可能改变药物的药代动力学特性，在目标适应证患者，如果其疾病状态可能对药物的药代动力学产生影响，应进行目标适应证患者的药代动力学研究，明确其药代动力学特点，以指导临床合理用药。

研究包括单次给药和（或）多次给药的药代动力学研究，也可以采用群体药代动力学研究方法。

3. 特殊人群药代动力学研究 包括肝功能损害患者的药代动力学研究、肾功能损害患者的药代动力学研究、老年患者的药代动力学研究和儿童患者的药代动力学研究。

上述研究内容应遵从《药品临床试验质量管理规范》（good clinical practice，GCP）的指导原则。

GCP是国际公认的临床试验标准，是新药开发研究中所推行的标准化规范之一。凡以人体为对象的临床试验均需遵照GCP指导原则进行设计、实施、分析和总结，以确保临床试验在科学性与伦理、道德方面均能达到被公众所确信的合格程度，保证药物临床试验资料的科学性、规范性、完整性。实施GCP能够最大限度地保护受试者的权益，更能够保证临床试验的规范进行，保证试验数据和结果的质量。所以，在临床试验的全过程中必须严格执行GCP的要求。明确了解并遵循现行有关药品研究的法规，如《药品注册管理办法》、有关临床研究的规定、各种临床试验指导原则等，有利于更好地按其要求开展研究，避免因不符合法规而导致的对研究结果的延误或拒绝。

国际协调会议（Intemational Conference on Harmonization，ICH），是指人用药物注册技术要求国际协调会议。ICH创立的目的有以下几点：①对成员国之间人用药物注册技术要求通过国际协调取得一致；②对新药研究开发技术标准进行改进与革新以期提高研究质量；③节约人力、动物、物资等资源，缩短研究开发周期，节约经费开支；④提高新药研究、开发、注册、上市的效率，为控制疾病提供更多更好的新药。ICH指导原则中主要文件之一为ICH-GCP，即新药临床试验质量管理规范。通常在我国新药临床试验只要求执行我国的药品临床试验管理规范，但如新药申报单位所在国为ICH成员国，在我国进行临床试验也必须遵照ICH-GCP的规定，应同时遵照我国GCP规定和ICH-GCP的要求进行。

标准操作规程（standard operation procedures，SOP）是GLP和GCP中的一个重要内容，它包含了所有与药品研究有关的活动。每个实验室或临床试验单位都应有一本完整的现行标准操作规程（SOP），为所有从事研究的人员所遵循和查阅。SOP应该覆盖所有的研究过程。SOP经批准实行后，任何人不得擅自改变；SOP应定期补充和修订。在药代动力学研究中，按照SOP进行标准化操作，既有利于专家判断现行方法是否科学和可靠，又有利于实验室自身查找和分析误差的原因，以保证研究过程中试验数据的准确性。

二、质量控制的必要性

我国的药品非临床研究和临床研究与国外发达国家相比起步晚，存在许多不完善之处，但在，近几年随着《药品非临床研究质量管理规范》（GLP）与《药品临床试验质量管理规范》（GCP）的实施，药品临床和非临床研究正在向规范化、高水平、高质量方向发展。就GCP的实施情况而言，虽然最近几年管理部门已经开始实施严格的数据审查和充分的监督制度，并对各临床研究机构进行检查，但仍有许多不足。主要表现在：①仍有一部分临床研究机构中参与临床研究的医护人员对临床试验的方案和内容不熟悉；②大多数国内申报者缺乏对GCP重要性和内容的认识，不了解自己在临床研究中的责任和义务，在临床研究中缺乏主动性，对研究者过分依赖，缺乏对试验数据的监查；③试验方案设计不合理，不严格遵守试验方案，随意改变试验方案；④向受试者告知试验的内容不够充分，有些基地的知情同意流于形式，难于保证知情同意的可靠性；⑤临床试验的标准操作规程流于形式，试验过程中未能严格执行；⑥病例报告表设计不合理、记录不准确甚至缺失，存在随意更改病历报告表的情况；⑦出现失访，缺乏对受试者依从性监控的方法和制度，病例中途脱落后，随意增补病例；⑧缺乏质量保证机制，对数据的可靠性没有进行核查；⑨试验数据记录与报告不一致，原始资料没有完好保存或研究记录保存不充分，没有按规定时间保存；⑩缺乏对检测样品、试剂、仪器、监测环境的详细记录；随意挑选或放弃数据，只采用好的数据；⑪实验动物分组、标记和记录不清楚、不完整；没有试验药品发放、回收、销毁的记录。所有这些情况，再加上许多在临床试验中存在的各种"无意的误差"，均导致了在一些试验中收集到的数据的不可靠性。根据这样的临床研究结果很难科学、准确地评价新药的安全性和有效性，难以保证人民的安全用药和身体健康。

随着我国加入WTO后药品知识产权保护的加强，我国的新药研究必须要走上自主研发的道路，而没有质量控制的新药研发其有效性和安全性是没有保障的。因此，无论是在非临床研究中还是在临床研究中，全面实施非临床研究的GLP与临床研究的GCP，并在研究过程中全程实施与加强质量管理势在必行。

三、药代动力学研究中全过程的质量控制

建立质量保证体系，目的是确保药品非临床研究与临床研究自始至终遵循GLP与GCP原则，使研究过程规范、研究质量可控、研究结果科学准确。严格遵循试验方案和SOP，降低各种操作变异和试验系统误差，保证不同研究人员或同一研究人员在不同时间的操作具有一致性，减少出现偶然误差的可能性。为此，申办者和研究机构均应制定自己的标准操作规程并严格遵守。应当对现行的标准操作规程的实用性进行检验，必要时加以修改，以保证其可操作性。同时，如果现行GLP与GCP有变动时，也要及时对标准操作规程作相应的修改。所有涉及研究的人员均有责任严格遵守各项标准操作规程。

全面质量管理（total quality management，TQM）的概念与GLP有非常紧密的联系，其范围远超出广泛应用的常规质量控制（quality control，QC）方法。TQM包括质量保证（quality assurance，QA）和质量控制（QC），全面覆盖技术的准确性和精密度、设备和供应、人员培训、财政管理（成本实效）、实验室安全、沟通交流等各方面。因此，全面质量管理是一种有效的发现误差、减少误差、确保测定结果质量的科学管理方法。全面质量管理的结果能具体反映出工作的质量和存在的问题，如实验室仪器的性能能否满足测定要求、测定仪器使用过久的稳定性及校正、标准品及试剂的质量保证、技术人员业务水平及操作、实验室管理等均需得到足够重视。

由于生物样品取样量少，测定样品数量大，尤其在连续测定时，很难再度获得完全相同的样品，因此所有参与生物样品分析的人员应具备充分的质控意识，在整个生物样本分析过程中都必须遵循GLP和质量保证的基本原则，同时在测定方法的选择、仪器校正和性能监测以及实验室各过程的质量保证等工作中保证测定结果准确可靠。

质量保证体系的实施主要由研究人员来执行，质量保证体系应在研究的全过程中实施。QA的主要职责就是对整个过程进行全面监督与检查，保证在研究过程中严格执行标准操作规程，在临床试验中也要接受申办者指定的监察员的监察，接受稽查人员对临床试验相关活动和文件进行的系统性检查，接受药品监督管理部门对研究者在实施试验中的任务与执行状况进行的视察。

（一）基本要求

1. 要求参加研究的人员要经过《药品非临床研究质量管理规范》和《药品临床试验质量管理规范》培训并获得培训证书。

2. 进行研究的实验室或病房的装备和设施要符合国家有关实验室与新药临床试验的基本要求。

3. 与药物浓度测定有关的分析或定量仪器要有校准合格证书。精密分析仪器的使用者要经过培训后方可操作，并严格按照相应的仪器操作规程执行。

4. 生物样本测定要严格执行《化学药品临床药代动力学研究技术指导原则》《化学药物

制剂人体生物利用度和生物等效性研究技术指导原则》以及相关的SOP中规定的方法学考察与质控要求执行，以确保试验数据的准确、可靠。

5. 确认试验数据的记录与试验报告正确完整，并与原始资料一致。发现有明显偏离的数据应对原始资料进行复核，必要时重复某些试验。对出现的所有错误或遗漏均应改正或注明，经研究者签名并注明日期。

6. 使用SFDA认可的程序对试验数据进行统计处理。

7. 对于人体试验结果，试验报告的书写严格按照《化学药物临床研究报告的结构与内容指导原则》执行。

（二）试验开始前的要求

1. 制订完整可行的试验方案并经审批，实验动物的选择、饲养、给药方法按照非临床试验的相关要求及试验方案进行。

2. 受试者的选择按照试验方案的要求进行。

3. 明确动物或人体药代动力学和生物利用度试验中受试者血样和尿样的采集时间。

4. 明确动物或人体药代动力学和生物利用度试验中血样和尿样测定的方法学内容。建立和确证一个灵敏、精确、可靠的测定人体生物样品（血样或尿样为主）中药物浓度的方法。一般首选色谱法，如HPLC、GC或LC-MS、GC-MS联用法，必要时也可采用放射免疫法及生物检定法等。

5. 研究者要向所有参加试验的工作人员，包括医师、护士、技术员等提供相关的试验方案或SOP，介绍有关试验药物的特点以及试验目的、测定方法等，使所有参加试验的人员都对将要进行的临床试验有充分的了解。

6. 参加试验的研究人员，试验前应熟知所进行的试验方案、知情同意书、标准操作规程、流程图等。

7. 明确试验所用数据的处理方法。

（三）试验期间的要求

1. 质量控制：检查试验过程中标准操作规程实施情况，以人体为研究对象的临床试验需检查医护人员的方案执行情况、测试人员的方法学考核情况、实际测定过程中的质控样品测定情况（配制高、中、低3个浓度的质控样本，与待测样本同时保存、同时测定），只有当质控样本的测定结果符合要求（±20%）时，该批样本测定结果才有效，并可进行药代动力学计算。

2. 对高、中、低质控样本进行自检和抽检，以确保试验数据的准确。

（四）试验结束后的要求

1. **测定结果的复核**　核对所进行测定的结果与样品编号是否一致、色谱峰积分是否符合要求、计算方法是否准确、质控样品测定是否符合要求。只有符合要求的样品测定结果才能进行药代动力学计算。

2. **数据处理**　选用SFDA认可的程序对试验数据进行统计学处理以及药代动力学和生物等效性评价。

3.**总结报告** 确认数据准确无误后,由研究者按照药物研发的要求对试验结果进行总结,报告中的数据应与原始数据一致,并具有可追溯性。

四、质量控制措施

随着药物研究的发展,药物分析中的质量控制已成为研究者越来越重视的问题。近年来的研究经验告诉我们,重视研究质量,控制各环节中影响测定误差的因素,使出现的误差尽量控制在一定的范围内,就能使研究结果科学、准确。

(一)建立科学、严谨的管理制度

良好的实验室基础与训练规范的研究人员是质量控制与保证的重要基础与条件。首先要建立健全各种规章、制度,包括:实验室整体管理制度,试验标准化操作规程,仪器使用与维护制度,试剂配置、标化、储存、失效管理制度,质量保证管理制度等。试验过程中要有严格的试验记录,在每一环节上都要有严格的质量管理。记录,并且对管理制度定期更新、不断补充。明确专项负责人,尽量从管理制度上杜绝质量事故的发生,只有实验室工作中每个与质量有关的问题都查有记录、专人管理,并有章可循,才能真正确保试验结果的质量。

对于研究人员要实行标准化管理,不断接受培训,更新理论知识,才能保证一个实验室稳定、有序的发展。在每一实验室中应设立质量保证员,定期监督、检查,及时发现问题、解决问题。将职责明确到个人,操作人员必须具备扎实的基础知识,熟悉和遵守标准操作规程,对试验方法充分了解,熟悉质量控制计划,并详细做好试验记录。

(二)实验动物和受试者的选择

由于动物药代动力学研究是联系动物研究与人体研究的重要桥梁,实验动物选择的恰当与否是该研究价值大小的关键。应尽量选择适宜的动物来进行研究,如口服给药的药物不宜选择食草类动物或与人的胃肠道情况差异较大的动物,以免由于吸收的差异造成试验结果不能充分提示临床效果。对于创新性的药物,可利用体外药代动力学手段预先对动物种属进行筛选,以选择药代动力学特点与人体最接近的动物,提高试验结果的临床预测价值。由此也可为毒性试验选择合适的动物种属提供依据,并对毒性试验与人体的相关性作出判断。

以人体为对象的药代动力学研究,受试者的选择应严格按照我国有关《化学药品临床药代动力学研究技术指导原则》《化学药物制剂人体生物利用度和生物等效性研究技术指导原则》的有关要求执行。

(三)仪器、设备管理

药物分析和质量控制采用以仪器分析为主的分析技术,包括高效液相色谱(HPLC)、薄层色谱(TLC)、气相色谱(GC)、高效毛细管电泳(HPCE)、原子光谱分析,以及近几年发展的气-质(GC-MS)、液-质(LC-MS)、高效液相色谱-核磁(HPLC-NMR)等联用技术,联用技术可充分利用各种方法的互补性,从不同的角度获得药物组成的信息。

要为实验室创造出良好的工作环境,为保持仪器分析的灵敏度和精密度,除保持仪器室空气洁净外，还应配备空调器和除湿机，尽量使仪器室内的温度、湿度、空气洁净度等条件符合仪器使用要求。对于仪器应建立使用、维护档案，严格执行仪器使用规范。大型精密设备最好由专人保管，按说明书要求维护和保养，并记录使用和保养情况。定期做期间核查，发现问题要及时解决。对影响检测准确度的仪器在投入使用前及使用期间，应定期由国家标准计量机构校准。

仪器安装后要进行仪器合格确认（instrumental qualification，IQ），确认通过后方可开始使用。要定期进行操作合格确认（operational qualification，OQ）和仪器性能确认（performance qualification，PQ）。最完整的是进行性能验证试验（performance verification tests，PVT），对影响分析结果准确性的因素进行全面的分析，把仪器性能指标控制在一个合理的范围内，从而保证药品的分析质量。该验证不仅包括试验仪器，还包括操作者和操作过程。

质量控制包括所有可能影响测定结果准确性的因素，如实验室管理、人员素质、方法验证、对照（标准）品和试剂的质量保证，还应对分析测定用的仪器与设备进行定期检查和校正，保证仪器处于正常状态。

药物分析工作离不开分析用量具和分析仪器。分析用量具如刻度吸管、微量加样器和容量瓶等，其容积要定期校正。一个常用的校正方法是：用待校正量具量取（吸取）标示刻度体积的水，转移至已经称重的小锥形瓶（最好带瓶塞）中，再称重，两次重量之差即为水重。然后根据试验温度的水重量，计算得到所量取水的真实体积，判断分析用量具的体积是否在允许的误差范围内或进行必要的校正。

分析仪器验证渐渐成为分析方法认证的重点，如常用的色谱分析仪器——高效液相色谱仪，由输液系统、进样系统、柱温控制系统、检测系统和数据处理系统等多个子系统组成，需要对每个子系统进行验证。

（四）试验标本与试剂管理

建立标本的采集、处理、交接、运送、保存管理制度。应严格按照试验方案采集标本，准确记录标本采集时间。标本采集试管不可随意混用，特定的血药浓度测定方法对抗凝剂的要求不同，如有的血药浓度测定需要用EDTA或肝素抗凝，而有些药物易被塑料试管吸附，影响准确性。标本应立即送检测部门处理，以免放置过程中出现分解，应避免溶血而造成血药浓度下降。标本核对后按要求妥善保存；需置冰箱冷藏的标本除测定全血浓度外均应事先分离后保存。测定前样本应置室温，并充分混匀。

由于试剂盒和试剂直接影响分析质量，应尽量使用知名度高的厂家生产的同一批号或近期相近批号试剂，用后也应按照说明妥善保管，防止试剂的挥发、吸潮、降解等。不同系统的仪器应使用不同标准品并与仪器配套，不同项目也要采取不同校准方法。

（五）测定方法的考察

方法学考察是保证研究结果准确、可靠的前提。首先根据每种药物的理化性质和试验条件选择试验方法，选用的方法应具有能测出药物最低有效浓度的灵敏度，检测准确度高、速度快。然后对每一种测定方法进行方法学评价（包括精密度、回收率、线性范围、特异性、灵敏度等）及影响因素试验，各项指标达到要求后方可正式使用。试剂盒使用前也要作同样的评价。方法学考察要求如下。

1. 灵敏度 用最低检测浓度或定量限（LOQ）来表示。要求能测出3~5个消除半衰期时的血药浓度或能检测出C_{max}的1/10~1/20时的血药浓度。

2. 特异性 必须能证明所测的药物为原型药或其代谢物，并能排除某些内源性物质、相应代谢物和杂质的干扰。

3. 精密度 用日内及日间变异系数（RSD）考察方法的精密度。要求在标准曲线范围内选择低（接近LOQ）、中和高（接近上限）3种浓度，每一浓度重复测定5次，求出各自的RSD（%）。一般RSD ≤ 15%，在LOQ附近时则应 ≤ 20%。

4. 准确度（相对回收率） 即用质控样品的实测浓度与真实浓度的偏差表示。同样在标准曲线范围内选择低、中、高3个浓度，每一浓度重复5次。一般偏差应 ≤ 15%，在LOQ附近420%。

5. 提取回收率（绝对回收率） 应考察高、中、低3个浓度的提取回收率，一般应高于50%。

6. 标准曲线 不同生物样品应制备各自的标准曲线，每条标准曲线应至少由5个浓度组成，应覆盖整个生物样品的浓度范围，不得外推。标准曲线不包括零点。提供标准曲线的线性方程和相关系数，一般相关系数应 ≥ 0.995。

7. 样品稳定性 对保存在冷冻或室温条件下以及冻结–融化过程中的样品应进行稳定性考查。

（六）试验中的质量控制

一般采用回顾性室内质控，要考察在测定过程中建立的分析方法是否稳定、可靠及在应用中是否有变化，要分别在最佳条件和常规条件下，对所测药物的同一批号的质控血清反复测定多次，求其均值及标准差，并作质控图，通过分析比较图形及时发现和纠正误差。质控血清要求稳定、均一，一般包括高、中、低3种浓度。中浓度一般在有效血药浓度范围的中限，高、低浓度一般分别高于或低于有效血药浓度，这样就可以控制临床患者血药浓度测定的整个范围。具体实施时，根据不同质控阶段的目的采取不同的测定系数。通常采用中国通用法（westgard法），即测定质控血清20次，进行统计分析。配制高、中、低3个浓度的质控样本，与待测样本同时保存、同时测定，只有质控样本的测定结果符合要求（±20%），该批样本测定结果才有效，并可进行药代动力学计算。

（七）试验结束时的质量控制

试验中获得的数据需要尽快录入有关表格或进行记录，获得的测定数据需要尽快核实，判断数据的可靠性。如需要补充测定样品应尽快完成，补充测定的数据需要和原来的数据一同在报告中列出。

（八）通过质控样品的质量控制

在实施各项试验操作SOP的同时，试验操作过程的QC已成为实验室科学管理的重要内容，也是实验室提供准确、可靠数据的重要保证。QC的作用是经常检查所用分析方法的有效性，包括控制偶然误差（精密度控制）、系统误差（准确度控制）、样品基质（matrix）对分析方法精密度和专属性的影响。具体内容包括：阴性（negative）QC样品、阳性（positive）QC样品、开放型（open）和盲型（blind）QC样品的制备与审核，QC样品的设置，QC样品分析测试数据的记录与文件（QC log file），QC数据的审核标准等。实验室质量控制又分为实验室内部（internal or intra-laboratory）与实验室之间（external or inter-laboratory）的质量控制。

1. 实验室内部的QC　准确度和精密度是实验室内部QC的主要依据。在分析测试过程中的QC可按相关要求进行，以保证测试系统提供准确的测试结果。

2. 实验室之间的QC　由专门机构（如质控中心）向各实验室提供统一的标准物质，或开放型样品、盲型样品等QC样品，定期对各实验室进行考核。由于各实验室采用同一标准，所用质控样品为同一来源、统一批号，依据实验室之间的QC结果比较各实验室的工作质量，又称室间质量评价（external quality assessment，EQA）。EQA的允许误差范围可定在指定值的±15%内，这个判断标准是依据1990年12月在美国华盛顿召开的由美国药学家协会、美国FDA、国际药学健康保护部门（加拿大）联合会、政府分析化学家协会倡议主办的"生物利用度、生物等效性和药代动力学研究的分析方法确证会议"提出的指导原则来确定的。实验室之间的QC结果只能发现测定结果的不准确性，很难找出产生误差的具体原因，因此只有做好日常的实验室内部QC，才能保证实验室之间的QC取得好成绩。

3. 质量控制图　可采用QC控制图监测数据的准确度和精密度。QC样品测定结果以及QC图还反映了分析方法在不同时间、不同条件下的耐用度（ruggedness）。在指定值的上、下方设置警戒线和失控线，依据质量控制样品的测定结果及其变化趋势，及时发现并纠正误差。一般认为如果QC样品的测定结果连续6个点出现在指定值的同一侧，则应迅速查找原因，使之恢复围绕指定值随机分布的状态。如QC样品的测定结果出现规律性的变化，表明存在非随机误差，应立即查找原因并迅速纠正。QC样品的测定结果落在指定值的±10%内（警戒线）为满意，落在指定值的±10%~±15%应引起重视，落在指定值的±15%外（失控线）则为失控，说明本次样品测定无效。

第七节　同位素示踪技术在创新药物药代动力学研究中的应用

同位素示踪法（isotopic tracer method）是利用放射性核素作为示踪剂对研究对象进行标记的微量分析方法。同位素示踪的创建者是Hevesy。他于1923年首先用天然放射性^{212}Pb研究铅盐在豆科植物内的分布和转移。1929年，美国科学家劳伦斯和他的学生设计出了第1台高能粒子加速器。1938年德国科学家哈恩确证中子轰击铀所得产物是钡同位素的原子，从而发现了核裂变反应。物理和化学的这两项重大突破，使人类得到了更多的放射性同位素，为同位素示踪法更广泛应用于生命科学研究提供了基本条件和有力保障。随着加速器和核反应堆的发明，大量同位素被生产出来，同位素示踪法也被广泛地用于生物学研究之中，给生命科学的发展带来了许多重大突破。

近些年，同位素示踪技术在新药的开发过程中取得的成绩尤为引人注目。新药的开发过程是一个与时间赛跑的过程，在众多候选药物中，不仅需要对其药效学进行评价，药物代谢和动力学性质也是非常重要的新药筛选指标。理想的药物需要具有适当的药物作用时间和良好的生物利用度。每年都会有大量的候选药物因为其药动学参数和代谢特征不佳而被淘汰。因此，在新药的设计、筛选过程中应该考虑候选药物可能出现的代谢特征以及药代参数特点，以获得更为有效的药物。同位素示踪技术的出现和广泛应用，可以解决许多其他方法无法解决的问题。据统计，在美国食品药品管理局批准的药物中，80%~90%的药物在研究和开发过程中使用了同位素示踪技术。

一、放射性核素标记化合物

放射性核素标记化合物（radionuclide labelled compounds）是化合物分子中某一原子或某些原子被放射性核素原子所取代的化合物，放射性核素标记化合物被广泛用于医学、生物科学研究中，是进行机体微量物质测定和示踪研究最重要的分析试剂和示踪剂。随着应用领域的不断深入和扩大，对放射性核素标记化合物的数量和质量要求也愈益增高，从而也促进了放射性核素标记技术的发展。

目前，医用放射性核素主要通过人工核反应，从反应堆和加速器中生产。据统计，全世界所生产的放射性核素中，有80%~90%用于医学。不论用反应堆还是加速器所生产的放射性核素，都必须经过必要的分离、纯化等放射化学处理，经鉴定放射核纯度合格，并测定比活度后，才能供使用。

应用放射性核素对化合物进行标记，所得放射性标记化合物，具有与一般化合物不同的特殊性质，需要制备者和使用者加以注意，其要点归纳如下。

（一）对放射性核素的选择

作为分析试剂和示踪剂的标记物，选用放射性核素时，除考虑适宜的半衰期、射线类型和能量等物理特性外，还需考虑最好选用化合物中原有元素的同位素来标记，即同位素标记（isotopic labeling）。如各种有机化合物分子中必然存在的碳、氢原子，可用它们的放射性同位素 ^{14}C、^3H 来取代；含硫、磷化物用 ^{35}S 或 ^{32}P 来取代等。这是比较理想的，所得标记化合物的物理、化学性质（包括分子构型、旋光性等），可与原化合物基本相同。

如果采用并非原化合物所含元素的放射性核素进行标记，则称为非同位素标记（nonisotopic labeling），如蛋白质用 ^{131}I 或 ^{125}I 标记。所得标记物与原来化合物不完全相同，在体内的生理、生化反应也可能不同，故非同位素标记物，只有严格控制标记方法，使其生物学行为改变不大时，才可用作某特定物质的示踪剂。有时为作微量分析或整体测量，采用半衰期短和发射 γ 射线的核素有一定优点，如用 ^{125}I 代替标记类固醇激素作放射免疫测定，可获得高比活度的 ^{125}I 标记物而提高分析灵敏度、简化放射性测量操作。

（二）标记位置及命名

由于使用放射性标记化合物的目的不同，对放射性原子在该化合物中的标记位置也有不同的要求，应正确选用并采用合适的制备方法。标记化合物的命名，通常先指出标记部位，再指出标记核素，最后列出化合物名称，三部分中以二个短横相联接，如 $1-^{14}C$-醋酸。

1. 定位标记（specfic labeling）　在研究某些代谢物质的转化途径或反应机制一类问题

时，需要追踪分子中某个基团或某个位置上原子的去向，应将95％以上的放射性原子特定地标记在该基团或该位置上，如1-^{14}C-醋酸或2-^{14}C-醋酸，前者表示^{14}C标记在醋酸的羧基碳上，即$CH_3^{14}COOH$，而后者则标记在甲基碳上，即$^{14}CH_3COOH$。二者所能示踪的基团不同，制备二者的合成路线也完全不同。

2. **非定位标记（non-specific labeling）** 又可分为均匀标记（uniform labeling）和全标记（general labeling）。均匀标记是指放射性原子均匀地分布于分子中，如用$^{14}CO_2$通过植物光合作用制得的^{14}C-葡萄糖，其分子中六个碳原子从统计学上看，被均匀地标记上^{14}C，故可写成^{14}C-萄糖（u），或u-^{14}C-葡萄糖。而全标记则既非均匀标记，又非定位标记，如用同位素交换法制备氚标记化合物，往往标记物分子中所有氢原子都可被取代，但概率各不相同，则用符号G来表示，如G-^{3}H-胆固醇或^{3}H-胆固醇（G）。

非定位标记化合物不能用于观察分子上特定基团或原子的去向，而只是代表整个分子的代谢、分布等状况。非定位标记可以得到较高的比活度。因为在一个分子中，可能存在几个标记原子，且制备方法的选用面也较宽。

3. **双标记及多标记（double labeling and multiple labeling）** 这是指在化合物分子的不同部位，引入一种或二种以上元素的同位素原子或引入一种元素的两种或两种以上同位素原子。它们在示踪应用时，可在同一机体或离体组织中同时观察两个指标，不仅减少工作量，还可排除和减少由于个体差异所引起的试验误差。在研究化合物的不同代谢物在代谢中的相互关系、动力学过程以及生物反应机制等问题中，双（多）标记示踪剂能解决一般示踪试验不易解决的问题。

（三）比活度

比活度是放射性标记化合物的一个重要参数，通常以每毫摩尔分子所含放射性活度，即MBq或GBq（mCi或Ci）/mmol来表示，这种表示方法，有利于对分子量不同的化合物间比活度的大小进行比较。当某些复杂化合物分子量不确定时，则以每单位重量所含放射性活度如MBq或GBq/mg等来表示。

对比活度的要求因使用目的而异。例如，放射性标记物作为分析试剂，用于竞争结合分析法测定微量物质时要求比活度高，以提高分析方法的灵敏度。在作为示踪剂用于观察某些物质的体内过程时，则要求尽量接近生理状态下的用量而同时具有可测量的放射性活度。

对制备和使用高比活度标记物，有如下因素的限制：①受原料比活度和制备方法的限制；②比活度愈高，制备操作难度愈大；③比活度高时，特别是氚标记物，易引起辐射自分解，还会引起研究对象的细胞损伤和蛋白变性，影响试验结果。所以需根据使用要求和试验条件，合理确定标记化合物的比活度。

（四）放射化学纯度

放射化学纯度是放射性标记化合物质量的重要指标，是指所需标记物的放射性占总放射性的百分值，一般放化纯度的要求在95％以上。

放射性示踪试验是以测量放射性的踪迹来显示该物质的行踪的，如果示踪剂中含有放射性杂质，就会使试验结果紊乱，甚至失败。放射性杂质不仅可以从原料及制备过程中引入，而且也会随着标记物贮存时间的延长而逐渐产生。因此不仅制备标记化合物时要进行纯化分离，而且在贮存过程中仍要密切监测它的放射化学纯度，特别是高比活度的氚标记化合物。

（五）标记化合物的不稳定性

放射性核素标记化合物，除了与相应的非标记化合物具有同样的化学、生物学等不稳定性外，更由于分子中引入放射性原子，增加了不稳定因素：①放射性衰变引起的不稳定性；②由放射线引起的辐射自分解；③由于标记位置不牢固或外界因素的影响，引起放射性原子脱落或定位标记物中放射性原子发生位移等造成不稳定性。

一般来说，放射性原子应标记在分子中牢固的、不易脱落的位置，对于 ^{14}C、^{35}S、^{13}N、^{32}P 等放射性核素，标记物位置都比较稳固，而 ^{3}H 在分子中往往不稳定，即使与碳原子相连的氚，由于邻近基团等影响，与水的交换率可以很明显，如苯环上与羧基处于邻位或对位的氚原子及碳基 α 碳上的氚原子都不稳定。

二、制备放射性标记化合物的基本方法

由人工核反应所制得的放射性核素，一般均为简单化合物，如 ^{3}H$_2$、Ba^{14}CO$_3$、Na^{125}I 等。为了得到合适的分析试剂或示踪剂，还需进一步以简单放射性化合物为原料，制备所需的放射性标记化合物。制备标记化合物的基本方法有同位素交换法、化学合成法、生物合成法等方法。

（一）同位素交换法

同位素交换是利用一种元素的二种同位素（如 X 与 X^0）在二种不同化学状态中（如 AX 与 BX^0）的互相交换来制备放射性标记化合物，即：

$$AX + BX^0 \rightleftharpoons AX^0 + BX$$

其中，AX 是欲标记化合物，BX^0 为简单放射性化合物原料，两者相混，在特定条件下，X 与 X^0 间发生交换反应，而原来两个化合物的化学状态不改变。经过一定时间后，再将它们分离，即可获得需要的标记化合物 AX^0。交换反应为可逆反应，反应速度的快慢与反应条件有关。常以交换半值期（exchange half—time）作为选择最适反应条件的指标，交换半值期的物理意义为：产物的浓度等于交换反应达到平衡时产物浓度的 1/2 所需的时间。

利用交换反应制备标记化合物的优点是：方法较为简便，不需制备前体，无复杂的合成步骤，待标记的化合物用量少（一般为毫克级）更适用于标记稀有昂贵的复杂有机化合物，反应条件选择适当，也可获得较高放射性活度与比活度，放射性核素利用率也可以很高。

交换法的缺点是：化合物的中心原子不易用交换法标记，所以用交换法制备标记化合物，最常用的放射性核素是氚和放射性碘，而 ^{14}C 标记化合物由于反应条件要求高，就不易用此法制备。需要注意的是，如果在通常条件下，即不加温、不用特别的pH或不用催化剂等，就能交换的系统，亦不能用于制备标记化合物，因为这样的标记物，在一般生理条件

下，标记原子亦易交换下来。另外，如一个分子中有几个位置可以交换时，则标记位置不易有专一性。同样，原料如含有杂质，且也含可交换位置。就会形成放射性杂质，故应特别注意同位素交换反应中待标记物的纯度。

（二）化学合成法

化学合成是制备标记化合物最主要的方法，此法基于化学合成反应的原理，利用简单的放射性化合物作原料来制备所需的标记化合物。原则上凡能用化学合成法合成的化合物，均可用化学合成法制备标记化合物，其机理和方法与一般化合物合成没有本质区别。然而，毕竟制备的是放射性核素标记物，且在标记位置、活度、放化纯度等方面有特殊要求，因而与普通化学合成又有许多不同处。

首先，在选用原料方面，制备标记化合物的起始原料大多只能用简单的无机物，如目前生产的 ^{14}C、^3H、^{125}I、^{32}P、^{35}S 等放射性核素，其化学形式分别为 $Ba^{14}CO_3$、^3H_2O、$^3H_2$、$Na^{125}I$、$Na_2H^{32}PO_4$ 及 $H_2^{35}SO_4$ 或单体 ^{35}S。因此进行标记物合成时，受到原料的严格限制，不能像一般化学合成可以方便地选用各种原料或中间体。

其次，在选择合成路线时，要根据所需要的标记位置专门设计，力求使标记原子在分子中较稳定的位置或特定的位置上，并需考虑如何使放射性得率最高。制备短半定期核素标记物时，要设法采用简便、快速的合成路线。而来源不易、价格昂贵的放射性核素，合成路线要尽量使放射性原料在最后的步骤中加入。

另外，制备高比度的标记化合物，需采用微量合成及分离纯化技术，一般需设计专门的微量合成装置，尽量采用低温、真空技术和避免高温、高压等剧烈反应，以减少放射性沾污。

化学合成法一般都应用非标记物进行充分的预试验（常称冷试验），以选定最合适的制备路线及反应条件。本法能获得高比活度、高纯度而又是定位标记的标记化合物，这是其他制备方法所不能同时达到的，因此它是制备标记化合物的最主要方法。

（三）生物合成法

生物合成是利用生物（动植物或微生物）的生理代谢或酶的生物活性，将简单的放射性物质在体内或体外转化成所需的放射性标记物。生物合成法又可分为"全生物合成"和"酶促合成"二类。前者常使用完整生物或某一器官的生理代谢进行生物合成标记，后者则利用生物组织中某种特定的酶，促进合成反应。这两种方法，都是对某些放射性标记物，特别是一些构造复杂、化学合成难以制备或目前尚不可能制备的有机化合物进行标记的有用手段。

生物合成的主要优点是：标记产品具有生物体内原有的旋光性，特别适合作生物示踪应用，可制备一些构造复杂、化学合成难以完成或目前尚不可能制备的有机物，如某些蛋白质、多糖、核酸、激素、生物碱及苷类等。

生物合成的缺点是：生成物复杂，需经过较多的分离纯化手续，放射性原料的利用率往往较低；除非所用原料的结构已接近生成物，否则很难标记在某一特定位置上。酶促合成是近年来很受注意的一种标记技术，对制备一些生物活性物质的定位标记物有一定发展前途，产品比活度也可较高，前提是必须有特异性高的酶制剂和高比活度的底物。

三、放射性碘标记化合物的制备

在核医学中，放射性碘标记化合物的应用是较早而广泛的。碘的同位素有29种，其中23种是放射性同位素，它们具有很不相同的物理性质，可供不同需要时选用。

^{125}I广泛用于制备分析试剂，如放射竞争分析用的标记蛋白。^{125}I具有两个重要优点：①半衰期允许标记化合物的商品化及贮存应用一段时间；②它只发射28keV能量的X射线和35keV能量的γ射线，而无β粒子，因而辐射自分解少，标记化合物有足够的稳定性。

放射竞争结合分析法的建立、发展以来，放射性碘标记蛋白质、多肽等化合物，作为不可缺少的分析试剂，品种也与日俱增，因而大大促进了碘标记技术的不断更新。

（一）蛋白质、多肽碘化的基本反应式

$$HO \underset{}{\bigcirc} CH_2CHCOOH \ (NH_2) + {}^{125}I_2 \xrightarrow[\text{氧化剂}]{Na^{125}I} HO \underset{}{\bigcirc}{}^{125}I \ CH_2CHCOOH \ (NH_2)$$

上式表示，通过氧化剂使碘化物（$^{125}I^-$）氧化成的碘分子（$^{125}I_2$）与蛋白质分子中的酪氨酸残基发生碘化作用（一般是生成一碘酪氨酸，一碘化后，其反应性就大大降低）。所以只要含有酪氨酸的化合物或人为地接上酪氨酸基团的化合物都可用放射性碘标记。

蛋白质分子中除酪氨酸外，还有组氨酸和色氨酸残基，有时也可生成碘化物，但它们的反应性远不及酪氨酸，其分子式如下：

碘化组氨酸　　　　　　　碘化色氨酸

影响蛋白质碘化效率的因素，主要决定于蛋白质分子中酪氨酸残基的数量及它们在分子中暴露的程度；另外，碘化物的用量、反应条件（pH、温度、反应时间等）及所用氧化剂的性质等也有影响。

（二）常用的标记方法

1. 氯胺-T法　氯胺-T（Chloramine-T）是一种温和的氧化剂，它的化学名称是N-氯代对甲苯磺酰胺钠盐。在水溶液中，产生次氯酸，可使碘阴离子氧化成碘分子，反应式如下：

$$CH_3 \underset{}{\bigcirc} SO_2N \ (\overset{Na}{\underset{Cl}{}}) + 2H_2O + 2Na^{125}I \xrightarrow{\quad} CH_3 \underset{}{\bigcirc} SO_2NH_2 + NaCl + 2NaOH + {}^{125}I_2$$

氯胺-T法的标记过程，以下列投料为例：

蛋白质（如HGH）5μg（0.5M pH7.5磷酸盐缓冲液）		
		50μl
Na^{125}I	74MBq（2mCi）	50μl
氯胺–T	100μg	50μl
室温反应1分钟		
偏重亚硫酸钠	200μl	100μl
（Na$_2$S$_2$O$_5$）		
1%KI	1mg	100μl

然后用透析或凝胶过滤等方法将碘标记蛋白和放射性碘离子（^{125}I$^-$）分离。

标记过程中应注意的问题：①氯胺–T水溶液遇光及露置空气中很不稳定，需在临用时配制；②氯胺–T的用量，如用量过大，会明显降低标记化合物的免疫活性和生物活性；用量不足，又将降低标记率，甚至标记不上去。此外，如果放射性碘化物溶液中含有保护剂（一般用Na$_2$SO$_3$等还原剂），因它要消耗氯胺–T，故用量就需相应加大；③加入氯胺–T后必须迅速混匀，以防止标记不均匀，在0~24℃下，加入氯胺–T后反应所需时间一般在1分钟左右，但也有延至10分钟的；④加入偏重亚硫酸钠终止碘化反应，一般用量为氯胺–T量的1.2~1.5倍就足够；⑤反应体积要小，使微量蛋白质保持高浓度，才能保证一定的碘化效率；⑥pH对碘化率的影响，碘化反应的最适pH，随蛋白质的性质而异，一般蛋白质所需pH为7.3~7.8。通常Na^{125}I溶液中都含有相当量的NaOH（可高达0.1M），为此，所用缓冲液必须具有足够的缓冲容量，如常用0.2~0.5M磷酸盐缓冲液。

氯胺–T法标记效率高、重复性好、试剂便宜易得，目前仍是使用最多的碘标记方法。

2. 乳过氧化物酶法　此法是利用乳过氧化物酶有促进微量过氧化氢对^{125}I$^-$的氧化作用，生成^{125}I$^+$，并标记在蛋白质酪氨酸分子上。

典型投料如下：蛋白质2~10μg，溶于磷酸缓冲液中，加入37~370MBq（1~10mCi）Na^{125}I，20~100ng乳过氧化物酶（LPO），为提高标记效率，分2~3次加入H$_2$O$_2$，共80~150ng，反应30~60分钟后，加入巯基乙醇或用缓冲液稀释，以停止反应，按常规方法进行分离纯化。

使用此法应考虑的问题是：①碘化反应速率分析表明，酶的催化速度甚快，如以牛血清白蛋白碘标记为例，每克分子酶每分钟能催化$6.5×10^3$克分子碘进入蛋白质；②碘化反应在pH 4.0~8.5较宽范围内均可进行，故最适值可根据蛋白质本身性质选择；③乳过氧化物酶用量，应少于总蛋白质用量的1%，以减少酶自身碘化而带入的放化杂质；④过氧化氢应保持低浓度，如高于0.1mM，对酶的活性将有抑制作用。在碘化反应中，H$_2$O$_2$氧化^{125}I$^-$是等克分子反应，为了得到高比活度的碘化蛋白质，所用^{125}I$^-$是高丰度的，化学量低，故所需H$_2$O$_2$量甚微，不致影响酶的活性，过氧化氢常以30%浓度4℃存放，用时稀释。

本法主要优点是反应条件温和，H$_2$O$_2$只需极低浓度（$1×10^{-3}$mM）因而通常能保持标记化合物原有的生物活性和免疫活性。缺点是标记率较低，一般为20%~40%。在此方法的基础之上，又发展出多种改良方法，如固相酶法、乳过敏化物酶–葡萄糖氧化酶（LPO–GO）法、联接标记法等。

3.固相氧化法 除上述将乳过氧化物酶、萄萄糖氧化酶结合在固相支持物上，制成酶粒固相氧化剂外，目前还有另一种可制成固相氧化剂的碘化试剂：氯甘脲即Iodogen（化学名为1，3，4，6-四氯3a，6a-二苯-甘脲）分子式如下。

$$CL-N \overset{\overset{O}{\parallel}}{C} N-CL$$

Iodogen与氯胺-T同属氯酰胺类化合物，故使I⁻氧化的化学反应本质相同，但因Iodogen在一定pH及温度范围内，在水中的溶解度极小，故可制成固体催化剂。其方法是：将Iodogen的二氯甲烷溶液放入反应管中或涂在小玻片上，微微加热，使溶剂挥发后，反应管下部或小玻片上就形成Iodogen薄膜，蛋白质碘标记反应就是在此反应管中进行，或将小玻片"悬挂"入加有Na^{125}I的细胞培养液中，可使细胞表面的蛋白质碘化。

此法碘化效率高，对标记物的损伤程度小，可与乳过氧化物酶法媲美。近年来，曾用此法标记多种活细胞及激素。

4.其他碘标记方法

（1）气体氧化剂扩散法 在密封系统中，将氯胺-T与氯化钠作用，让生成的氯气缓缓扩散至含有^{125}I⁻及蛋白质的混合液中，微量氯气氧化碘离子，达到碘化目的，以避免氯胺-T直接与蛋白质接触。

（2）N-溴代琥珀酰胺法 N-溴代琥珀酰胺为弱氧化剂。曾用此法标记了几种激素，产物免疫活性等于或高于氯气法、Iodogen法和氯胺-T法。此试剂性质稳定，使用方便。

还有人报道用氰亚化铜作催化剂，可使苯丙氨酸残基中苯环对位上发生碘取代。

（三）导致标记蛋白质、多肽生物活性与免疫活性改变的因素

主要有：①蛋白质分子上碘原子参入量；②氧化反应损伤；③碘源中杂质对蛋白质的影响；④使蛋白质变性的一般因素。

将碘置换到蛋白质酪氨酸等残基中去，是非同位素标记，对多数蛋白质来说，碘化程度对其生物学性质的保持有决定性影响，每分子中参入碘数目越小，活性改变越小。

在一般标记条件下，出现损伤的可能性还与酪氨酸残基在蛋白质分子中的地位有关。随着蛋白质碘化程度的提高，关键氨基酸残基被碘化的可能性增加，因而失活的可能性也相应增加。

氧化损伤主要由氧化剂直接造成，也可以由氧化生成的I$_2$造成，氧化损伤涉及蛋氨酸、色氨酸残基及二硫键，选择合适的碘化方法和条件能有效地减少氧化损伤，如使用温和的氧化剂、合理使用氧化剂的量等。另外，标记反应、分离纯化后，马上加入保护剂如BSA，能有效防止氧化损伤及放射线引起的辐射损伤。

四、放射性标记化合物的纯化与鉴定

（一）纯化标记化合物的常用方法

不论使用何种制备方法，要获得合格的标记化合物，都必须对反应物混合物进行分离、纯化。另外，一些标记化合物，经过一定时间的存放后，往往会出现不纯物而需再纯化。

标记化合物的纯化方法，除制备比活度低而化学量又较多的标记物可用重结晶、蒸馏、萃取等常规方法外，一般需用微量分离技术，较方便的是层析法、离子交换法、凝胶过滤及高效液相层祈法等。现以碘标记蛋白为例，说明各种方法的适用情况。

1.凝胶过滤法 常用的是Sephadex G系列，也有Biogel-P系列。分离标记蛋白与无机碘时，通常用Sephadex G-25或G-50，然后用G-100进一步纯化。

2.离子交换法 一般是制成离子交换层析柱。适于分离纯化短肽标记物。

3.透析法 能将标记蛋白与小分子化合物很好地分离。

4.电泳法 可用来分离单碘化、多碘化及已受损伤的蛋白质。

5.亲和层析法 利用蛋白质与其特异抗体或受体的结合特性来分离、纯化标记蛋白质。此法特异性强，保持生物活性好，但操作较复杂。

6.高效液相层析法 此法最大优点是分离效果好、快速，但需特殊设备。

7.伴刀豆球蛋白A（ConA）吸附法 ConA是一种植物凝集素，对糖蛋白有良好吸附能力，因此适于分离标记糖蛋白。

（二）标记化合物的主要质量指标

作为示踪剂及分析试剂的标记化合物，应具有比一般非标记化合物更高的质量要求。标记化合物的质量指标包括：放射核纯度、放射化学纯度、放射性比活度、生物活性和免疫活性以及标记位置和定量分布情况等。

1.放射性核纯度及其检查方法

（1）放射性核纯度（radionuclidic purity） 可用下式表示。

$$放射性核纯度（\%）=\frac{所需放射性核素的活度}{样品的总放射性活度}\times 100$$

（2）放射性核杂质的来源 除了沾污事故外，放射性核杂质大都来源于放射性核素生产过程，如核反应的副反应产物、靶杂质的核反应产物及发生器淋洗液中混入的母体核素等。这些放射核杂质，在已知的生产条件下一般可以预计。因此，对它们的探测也可有的放矢。

（3）放射性核纯度的检查方法 每一种核素都有它的特征，物理半衰期及射线能量，故可通过半衰期及射线能量的测定来鉴别所需放射性核的纯度。

2.放射化学纯度及其测定方法

（1）放射化学纯度（radiochemical purity） 放射性核素标记化合物都是以一定的化学形态存在的，所以：

$$放射化学纯度（\%）=\frac{特定化学形态的放射性活度}{样品总放射性活度}\times 100$$

放射化学纯度受制备方法及原料的化学纯度、产物存放条件等影响，一般放化纯度应控制在95％以上。

（2）放射化学纯度的测定方法　原则是高效的化学分离与灵敏的放射性测量结合，常用下列方法。

1）放射层析法　又称放射色谱法。是利用色谱技术使混合物中各组分分离，然后测定各组分的放射性活度。本法具有选择性高、分离效果好、操作简便等优点。最常用的是放射性纸层析法和放射性薄层层析法。

2）放射性高效液相法　它对分离纯化标记化合物及鉴定标记化合物的放化纯度都有很大潜力，具有分析速度快、分离效率高、适用范围广等特点（几乎80％的有机化合物均可应用）。关键是要选择合适的固定相和流动相，使产品与杂质分离。

3. 化学纯度及化学量的测定　标记化合物中的非放射性化学杂质虽一般不会对示踪结果带来直接干扰，然而这种杂质的含量越多，对标记化合物在使用、存放过程中分解、变性的影响就越大。此外，某些标记化合物的化学杂质会给使用带来直接影响。如用氚标记类固醇作放射免疫分析试剂，其中的化学杂质会影响标记抗原与抗体的结合率，使分析灵敏度降低。因此，对标记化合物的化学杂质含量，同样必须加以控制。

要制得化学纯度高的标记化合物，最好是对可能产生的杂质加以防止。这要在冷试验中解决。因为冷试验所得产品是非放射性的，其化学纯度可用常规方法，如熔点、沸点测定，NMR、红外、紫外谱分析等手段加以鉴定，得到合格产品后，再按同样方法及条件，进行标记制备。

4. 放射性比活度及其测定

（1）放射性比活度　简称比活度（specific activity，SA），过去也称比放射性。

$$比活度 = \frac{放射性活度}{单位化学量}$$

（2）比活度的理论值计算　每种放射性核素有一个比活度理论值，取决于该核素的半衰期和衰变常数。若N是1毫摩尔原子（1mA）的总原子数，衰变常数k（单位时间衰变的％），则：

$$比活度（SA）= \lambda N = \frac{0.693N}{t_{1/2}}$$

任何元素每1mA的原子数都相同，等于阿伏伽德罗常数，即6.023×10^{20}个，故：

$$比活度 = 6.023 \times 10^{20} \times \frac{0.693}{t_{1/2}}$$

若$t_{1/2}$以分钟为单位，则上式的活度单位为dpm/mA，进行单位换算后为：

$$比活度 = \frac{1.88 \times 10^8}{t_{1/2}}Ci/mA = \frac{69.6 \times 10^8}{t_{1/2}}CBq/mA$$

根据上式，可计算出每种放射性核素比活度的理论值。如果标记化合物每分子接上一个放射性核素原子，则以上理论值亦为该标记化合物的比活度（每mmol的活度）理论值。

（3）放射性比度活测定方法

1）直接测定计算法　将标记产品经分离纯化后，配成合适的溶液，测定每毫升的放射性活度（如mCi/ml）及含量（μg/ml）从而计算其比活度。对于高比活度的标记物，化学含量甚低，一般需用光谱法，如紫外分光光度法测定其含量。

2）层析扫描面积计算法　一般应用纸层析或薄层层析，将反应结束尚未分离的反应液点样、展层。然后在扫描仪上描绘放射性分布图，根据描绘的面积来进行计算。

3）自身取代（self-displacement）计算法　是间接测定标记化合物比活度的方法。

用自身取代法测定标记化合物的比活度，只适用于RIA的标记抗原及受体的标记配基。使用时应注意：①标记物与未标记物对抗体（受体）的亲和力应相同；②非特异性结合应较小，且计算时应扣除；③制备标准曲线与自身取代曲线时，操作步骤应相同，特别是B与F分离的条件要一致。

5.标记位置及定量分布测定　当需要特定标记位置的标记化合物时，不同标记位置的该种化合物，也成了它的放射化学杂质。测定标记化合物的标记位置过去只能用降解法，即应用特定的化学反应或专一性的酶，使标记化合物某些基团分解出来，测定其放射性。操作麻烦又可能伴随副反应或发生同位素交换等影响其结果的可靠性。

6.生物活性、免疫活性测定

（1）生物活性、免疫活性测定的重要性　放射性标记化合物作为示踪剂用于生物体内的示踪研究，或作为分析试剂用于生物活性物质分析，都要求标记化合物不改变其原有的生物活性和免疫活性。当给化合物引入放射性原子，即使是"同位素标记"，大多需经过原子交换或化学反应及分离纯化等物理化学处理，有可能造成光学构型及立体构型的改变而使标记物改变性质。"非同位素标记"如蛋白质分子中引入碘原子，则更易引起蛋白质失活、变性。故测定放射性标记化合物的生物活性和免疫活性，对保证使用效果十分必要。

（2）生物活性和免疫活性测定的要求　需根据使用要求而定，因为同一标记物其生物活性的变化与免疫活性的变化不一定相关，同一标记激素，其与受体结合能力的改变和与抗体结合能力的改变也不一定平行。

（3）测定方法　测定标记蛋白质或多肽的生物活性和免疫活性常用方法有下述几种。

1）物理化学方法　可用电泳法、吸附法及凝胶过滤法等物理化学方法来测定标记蛋白质的结构改变情况，如标记后受损伤的蛋白质在电泳时泳动性减小，碘化受损的多肽激素在血红蛋白涂碳上的吸附性质也有改变，而蛋白质变性聚合时大分子聚合体将在凝胶过滤时停留在凝胶柱上。这些测定虽较快速方便，但对标记物的生物活性和免疫活性的严格判定来说，还是很不够的。

2）特异结合试验　根据放射性标记化合物用于放射免疫分析等不同要求，分别与其相应抗体或受体进行特异结合试验。以放射免疫分析试剂为例，测定其免疫活性的方法是：先观察标记物与抗体的结合率，如果结合率高，说明标记抗原的免疫活性较好。

3）生物特性测定　如^{125}I-纤维蛋白原，可用凝血酶测定其可凝能力，与非标记物相比，视是否有改变。使用何种生物特性测定，根据标记物的生物性质而定。

五、放射性标记化合物的稳定性与储存

（一）放射性标记化合物的辐射自分解

放射性标记化合物，除了具有与其相应的非标记化合物同样的化学性质，如化学分解、微生物分解等不稳定性外，还有由于分子中引入了放射性原子所引起的不稳定性。用作标记的放射性核素放出的射线，能使标记化合物本身发生电离辐射分解，通常称为辐射自分解（autoradiolysis）。这种辐射自分解会引起化学键的断裂，其裂解产物还可通过结合、加成、聚合、取代等方式，生成一些副产品，从而形成化学杂质和放化杂质。

（二）影响辐射自分解的因素

1. **与标记化合物吸收射线的效率有关** 吸收效率则与射线的类型、能量有关。对一定类型的射线而言，主要与其能量有关。

2. **与标记化合物的比活度有关** 对同一种放射性核素来说，比活度越高，辐射自分解越严重，而标记化合物的放射性浓度越大，则标记分子越集中，它们相互间也越易遭受射线的辐照而导致分解。

3. **与标记化合物的纯度有关** 杂质的存在，可加速辐射自分解，一些标记物常在开始时破坏缓慢，以后逐渐加快，提示辐射自分解的产物可加速随后的破坏。

（三）辐射自分解的控制和标记化合物的贮存

1. **控制标记化合物的比活度在适当水平** 辐射自分解的速度和比活度成正比，故不必要的过高比活度反而会给应用和贮存带来不利。应根据实际工作需要，将标记化合物用同种化合物（即载体）稀释到所需的比活度。

2. **标记化合物的贮存形式和溶剂选择** 标记化合物以固体纯品形式存在时，标记分子密集，辐射自分解最严重。以溶液状态贮存较好，可使分子分散。故常用溶剂作稀释剂达到分散标记分子的目的，稀释度可根据需要在选择溶剂时，除考虑标记物的溶解度和溶剂的化学纯度外，还要选择不易产生自由基的溶剂。

3. **关于贮藏温度** 温度降低，自由基与标记分子作用的反应速率降低，因此标记化合物的辐射自分解速率也降低。但是对于标记化合物的溶液来说，当温度下降，溶液缓慢结冰时，溶质往往会被挤在一起，反而可加速标记化合物的初级辐射自分解。故对射线能量较强、初级外分解作用小而自由基作用显著的标记化合物，贮存温度越低越好。而对射线能量极低，特别是氚标记化合物，则最好保存在不使溶液冻结状态下的低温条件或是在低于 $-140℃$ 以下的温度迅速固化，此时溶质分子仍保持分散和均相。

六、同位素示踪技术在药代动力学研究中的应用

目前同位素示踪技术在新药研发中主要应用于非临床药代动力学、临床药代动力学两个方面，同位素示踪技术在非临床药代动力学中主要应用于组织分布、物料平衡和代谢产物鉴定等方面。

（一）同位素示踪技术在组织分布中的应用

同位素示踪技术是研究组织分布经常采用的方法，具有灵敏度高、干扰少、操作简便、一般不需要将欲测标记药物自生物样品中分离、可以区分外源性与内源性物质、可定位观察药物的分布、能确定药物的靶器官等特点。同位素示踪技术在组织分布中的应用可分为两种：定性的整体放射自显影、定量的组织分布。

1. 定性的整体放射自显影

（1）目的和原理　利用放射性同位素标记的方法测试药物在动物体内的分布是药物研发过程中的重要环节。传统的方法是X射线胶片检测放射性整体切片的整体放射自显影。整体放射自显影应用于组织器官及子结构，是很有局限性的定性检测手段。

放射发光显影是一种基于磷屏成像技术的放射检测方法。与X射线胶片放射显影相比，有灵敏度高、曝光时间短、线性测量范围更宽的特点。

整体放射自显影是通过放射发光显影技术和稀释已知浓度的放射性标准品来实现的。通常情况下，在整体放射自显影中使用的同位素是^{14}C和^{3}H。标准品和整体切片一起被切割，以保证其具有相同的厚度，作为内标使用。根据校正曲线的信息，计算从测量部位得到的相同厚度的器官或组织中测试药物的浓度。

（2）步骤　标准体重的健康成年大鼠（SPF级）。给予放射性标记的测试药物后，在预选择的时间点（例如：0.25、1、2、4、8、24、72、168小时），用过量的CO_2处死动物后固定于卡纸板上，用CMC-Na包被后迅速冷冻于液氮中（-197℃）。冻块上方置的孔洞用一定浓度梯度的放射性活性标准液填充。冻块置于冷冻切片机，将整体动物切成不同的切片，切片的厚度为25μm。切片为了脱去水分，至少放置于冷冻切片机上（冷冻-干燥）12~16小时。将切片放置于2个卡纸板中，涂上滑石粉防止切片黏于检测介质上。将去除多余滑石粉的带有切片的卡纸板放于成像板的光敏表面，防止直接接触光敏介质。在室温条件下于屏蔽的盒子中曝光，曝光时间不少于48小时。随后，成像板用图像阅读机扫描，最后得到数字化的放射自显影图。

除了以上的标准步骤外，以下情形也可以使用放射自显影：药物穿过血脑屏障，胎盘转运，药物经乳汁分泌，在组织和器官上的更复杂的分布（例如对通过大脑的药物考察连续的头部前后位置的切片的自显影；对正在开发的治疗骨关节炎的药物考察药物穿过软骨、膝关节的自显影），药物（除草剂）在植物上的定位，药物在分子水平和分子水平以下的分布，显微镜下受体的放射自显影。

（3）计算　用适当的软件对数字化的放射自显影图加以分析，感兴趣的组织和器官区域可以通过软件分离出来。和整体切片一起制作的放射性标准品作为内标，内标曲线提供剂量和放射性之间的关系。经过软件计算给药后的不同时间点的器官或组织浓度，可以绘制成各组织器官内测试药物的浓度-时间曲线或棒状图等。

2. 定量的组织分布

（1）目的和原理　组织分布定量就是利用计数仪计算预先选取的组织和器官的放射性水平，研究的结果用于揭示人体组织和器官的暴露和消除。分布模型和药代动力学参数（如组织器官的消除半衰期、峰值时间）通常是用动物替代人建立，比如用大鼠作为模型。标记化合物给予要尽可能地保证其检测到的是母体化合物和代谢产物。得到的结果可以提供测试药物或其代谢产物的药代动力学数据，可以作为解释其潜在毒性和药理靶器官的依据。

（2）步骤 标准体重，健康成年大鼠（SPF级）给予放射性标记的测试药物后，在预选择的时间点（例如，0.25、1、2、8、24、96小时），用过量的CO_2处死动物后立即解剖，组织和器官的摘除按照解剖顺序执行（由低浓度到高浓度，避免交叉污染）：血液，血浆，眼，脑，皮肤（去毛和皮下脂肪），皮下脂肪，骨骼肌，股骨，骨髓，甲状腺，肺，胸腺，心，睾丸，前列腺，咽后脂肪，脾，肾，肾上腺，含尿的膀胱，肝，胰腺，肠系膜淋巴结，胃内容物，小肠内容物，大肠内容物，胃壁，小肠壁，大肠壁。

血液和血浆样品放置于燃烧杯中，称重，在室温下干燥，氧化燃烧，$^{14}CO_2$用吸收液收集，加入闪烁液后进行放射活性测定。在不能用氧化燃烧处理样品时，大的组织和器官加入去离子水后由匀浆机匀浆处理，加水量取决于组织的黏稠程度；小的组织直接切割。样品、消化液、水及0.3ml的过氧化氢（防止淬灭）一起加入到测试瓶中，若要防止泡沫出现则加入一些乙醇，最后再加入闪烁液就可以进行测定了。空白样品同样品一起处理，最后去除本底。空白样品来自于未给药的动物。

（3）计算 考虑到分析设备的计数条件、标记化合物的放射活性及分析样品的重量等因素，最后的计数值要进行校正。浓度表示为组织药物浓度（$\mu g/g$）和放射活性的百分比，换而言之，它们表示化合物原型或具有放射活性的代谢物的总和，测试样品的单位最好由微克换算成纳摩尔。

使用合理的药代动力学软件（如WinNonlin，3P97等）计算血液、血浆的药代动力学参数及组织器官的排泄和动力学。

3. 方法的评价 上述两种方法的结果相互补充：整体放射自显影是一种具有一定局限性的、高分辨的定性检测方法，可以检测所有器官和许多小的亚结构，然而组织分布定量只能定量有限的预先选择的组织浓度。在整体放射自显影不能够定量组织分布时，组织分布定量被认为是一种"金标准"。

在20世纪90年代，数字化的放射自显影术和磷屏技术的发展成为一种放射性检测的新方法。在整体放射自显影定量研究时不需要破坏组织和器官，可以清楚地分辨亚结构（例如肾上腺髓质和皮质通常表现不同的放射性浓度）。

（二）同位素示踪技术在物料平衡中的应用

物料平衡是药物代谢研究的重要部分，其目的在于确定排泄途径，分析药物在体内是否蓄积等。使用常规方法，回收率总是受到影响，不能满足试验要求。由于同位素示踪技术的高灵敏性、体内干扰少的性质，在物料平衡试验中常被采用。

试验过程通常为，选定一个有效剂量的药物给予大鼠或小鼠后，将动物放入代谢笼中，按一定时间间隔分段收集尿或粪的全部样品，测定药物浓度。计算药物经过此途径排泄的速率及排泄量，直至收集到的样品测定不到药物为止。每个时间点至少有5只动物的试验数据。应采集给药前尿及粪样，并参考预试验的结果，设计给药后收集样品的时间点，包括药物从尿或粪中开始排泄、排泄高峰及排泄基本结束的全过程。考察胆汁排泄时一般用大鼠在乙醚麻醉下作胆管插管引流，待动物清醒后给药，并以适合的时间间隔分段收集胆汁，进行药物测定。记录药物自粪、尿、胆汁排出的速度及总排出量（占总给药量的百分比），提供物料平衡的数据。

（三）同位素示踪技术在Ⅰ期临床药代动力学研究和代谢转化过程中的应用

FDA在2008年2月发布的新的指导原则中强烈推荐尽早进行人体内的代谢转化研究，建议任何代谢产物占原型药AUC的10%以上就应该对其进行研究，并建议对代谢产物进行毒性评价。同位素示踪技术在人体研究中能比较原型药和各种代谢产物的比例，同时，由于临床Ⅰ期物料平衡是重要的研究内容，排泄速率和排泄途径的评价也就成为临床Ⅰ期研究的主要目的。

（四）正电子发射断层显像技术在药代动力学研究中的应用

正电子发射断层扫描/计算机断层扫描成像技术（PET/CT）将PET的功能图像分析与有解剖学信息的CT相结合，是一种比较新的成像方式。PET/CT在肿瘤学中已成为一个重要的工具。目前，该技术主要用于癌症患者的分期、再分期诊断以及外科和放射治疗方案的制订。PET/CT能评价早期的治疗效果和药物在体内的分布，使这项技术在抗肿瘤药物的开发中具有重要的应用价值。

正电子发射断层扫描技术（PET）可以研究药物在体内的分布情况。它是具有一定灵敏度和特异性的三维成像无损害检测技术，能够快速、直接地测定正电子同位素标记后的药物的总放射强度。

药物用正电子放射性同位素如 ^{11}C、^{15}O、^{13}N 和 ^{18}F 进行标记。

根据药物的药代动力学性质以及半衰期选择合适的同位素（^{11}C、^{15}O、^{13}N 和 ^{18}F 的半衰期分别为20.4、2.03、10和109.8分钟）对药物进行标记，见表4-6。

表4-6　常用的正电子发射成像技术的同位素特点

同位素	半衰期	β^+ 产率（%）	平均 β^+ 能量（MeV）	内在分辨率衰减（mm）
^{11}C	20.4min	100	0.39	–
^{18}F	109.8min	97	0.3	0.7
^{13}N	9.98min	100	0.49	–
^{15}O	2.03min	100	0.74	–
^{124}I	4.18d	23	0.8	2.3
^{68}Ca	68.1min	89	0.84	2.4
^{86}Y	14.7h	33	0.7	1.8

注：目前没有 ^{11}C、^{13}N 和 ^{15}O 的内在分辨率衰减的介绍。

为了避免局部放射性损伤，标记物通常采用静脉注射给药，给药剂量200~800MBq不等，给药后探测器开始采集数据。正电子放射性核素衰变过程中，发射出正电子，正电子与介质中的负电子碰撞，发生"湮灭"，并产生2个方向相反、能量均为511keV的 γ 射线。γ 射线迅速地穿透组织并且部分能量被PET仪的环状探测器检测，PET探测器具有高分辨率和高灵敏度。为了弥补能量衰减和确保探测器的检测效率，要对得到的数据进行校正，校正后，计算机数据处理系统依靠空间分辨率为0.5~5mm的扫描仪（动物扫描仪的空间分辨率为0.5~1mm，临床扫描仪的空间分辨率为2~5mm）产生大量的图像。给药后在设定的时间及时间范围内得到一个影像，根据放射性同位素和药物的性质设定PET的成像时间。得到的PET数据可以描述总的放射性强度在空间和时间上的分布，可以在计算机监视器上观察到PET图像。PET可以测定不同器官内药物或示踪物的放射浓度，通常图像中的关键区是手动描绘轮廓，它能够反映靶部位的情况。在此区域内，按照一定的顺序测定出每个图像的放射强度，并以时间–放射性强度曲线表示出来。由于放射性同位素的半衰期短，使得放射性强度迅速衰减，因此要对放射强度进行补偿。可用积分法和房室模型法对数据进行处理。标准摄取值法是最常用的积分方法，标准摄取值SUV:SUV=局部放射浓度/（给予的放射性强度/体重）。房室模型中应给出血浆与组织的结合数据，它们能够求出药物在器官中的交换常数和稳态分布容积。

　　PET的缺点是：由于示踪物半衰期短，因此缩短了分析时间。例如，用^{11}C标记的药物，由于标记物半衰期短（$t_{1/2}$=20.4min），使得药物代谢加快，因此难以提供有价值的信息。选择合适的回旋加速器也有一定的困难。PET只能测定药物的放射性强度而不能测定药物的结构，也不能确定放射强度信号是否与原型药或者代谢产物有关。另外，PET也不能测定血浆中放射性代谢产物的浓度；PET成像时间的设定也很难确定。

第五章 创新药物非临床安全研究与评价

第一节 药物非临床安全性评价概述

一、药物非临床安全性评价的发展与意义

（一）药物非临床安全性评价的发展

创新药物研发是一个周期长、成本高且风险大的过程，而安全性是决定药物研发成败的重要因素之一。没有安全性的保障，药物疗效无从谈起。统计数据表明，因安全性问题导致药物研发失败约占31%，其中在非临床阶段动物安全性问题约占20%，肝、肾毒性是最常见的毒性。近年来，全球范围内药物从市场撤回、限用或拒批的重要原因就是肝、肾毒性。据统计，1960~2002年约25%的药物撤市就是由于其肝毒性，临床试验阶段因肝毒性而终止研发的新药也达30%~40%比例。为保障药物的安全性，规范、全面、科学的药物非临床评价非常重要，它是一个极为复杂的系统工程，涉及多学科、多专业，既有很强的理论性、法规性，又有很强的实践性。

由于科学技术水平及药物安全性评价体系不完善、政策法规的缺失和民众对于药物使用和安全性知识匮乏等原因，"药害事件"始终伴随药物研发与应用的进程，人们对药物安全性的认识始终是一个不断提高、逐渐清晰的过程。20世纪30年代"磺胺酏剂事件"造成百余人人死亡，20世纪50年代末期"反应停事件"导致上万名新生儿先天性畸形，这些药物不良反应的重大事件引起各国民众和政府的高度关注，更引起药品监管部门和安全性评价研究者的深刻反思，极大地推动了药品审批法规制度的改革以及药品安全性研究评价的发展。"磺胺酏剂事件"之后美国国会通过《联邦食品药品和化妆品法案》，要求在新药进入临床试验和上市之前，研发机构必须向美国FDA（Food and Drug Administration，FDA）递交安全性评价的动物实验资料进行审批。"反应停事件"之后，美国FDA对药品管理法规进行修改，要求药品在上市前必须对其安全性进行全面测试，强调单次及重复给药毒性试验必须在两种哺乳动物种属中进行。

随着我国药物研发的快速发展和药品安全监管体系的逐步完善，药物不良反应事件越来越多地暴露于公众视野。近年来，我国发生了多起影响较大的药物安全性事件，如"鱼腥草中药注射剂事件""欣弗事件"等，使药物研发评价机构和政府管理部门更加重视药物非临床安全性评价。经过二十余年的发展，我国药物非临床安全性评价取得很大的发展，显著提升了药物研发水平，对于保障人民用药安全发挥了重要作用。

（二）药物非临床安全性评价的意义

药物质量提升与安全性评价的过程并不是一蹴而就的，而是贯穿于药物的整个生命周期中。非临床安全性评价是新药进入临床试验前必需开展的研究评价工作，是确定候选药物是否具有进一步进行临床研究价值的重要依据。为了全面了解药物的潜在毒性风险、保障人民用药安全，必须在药物进入临床试验和批准上市之前进行充分的安全性评价，以综合评价药物对病人带来收益。评价内容包括一般毒性和特殊毒性，其中，一般毒性试验评价药物对器官或组织产生的一般毒性（如肝脏、肾脏、心脏及胃肠道毒性等）、对机体重要的生理机能或生理过程的影响；特殊毒性试验主要评价药物对机体遗传物质（如染色体、DNA）、胚胎发育、子代发育等方面产生的潜在影响。非临床安全性评价的主要目的是为支持药物临床试验提供科学依据，提示新药对人类健康的潜在危害及其严重程度、可恢复性，主要目的与意义体现在以下几个方面。

（1）阐明药物对机体的毒性作用特征，包括毒性症状、剂量–反应关系与时间–反应关系、毒性靶器官、毒性与体内药物暴露的关系以及毒性的可逆性。

（2）为确定临床试验人体安全起始剂量以及随后的剂量递增方案提供依据。

（3）为确定临床试验监测的安全性参数提供参考。

（4）提示药物毒性作用的作用机制，为药物毒性防治提供参考。

（5）充分权衡候选药物的"风险及获益"，及时发现候选药物的潜在安全性问题，淘汰因毒性问题而不适合继续开发的候选药物。

二、药物非临床安全性评价遵循的法规

（一）药品非临床研究质量管理规范

20世纪60年代"反应停事件"之前，国际监管机构对药物非临床安全性研究评价的内容比较简单；该事件发生后，各国加强了对新药的监管，试验内容及技术规范性要求日益严格。每个安全性评价试验前都必须制定周密的试验方案，试验过程中应严格控制试验条件，排除干扰因素，试验结束后科学地统计处理数据，客观地分析结果，如实地总结、报告。在世界各国的药政管理中，美国FDA于1978年12月制定了《非临床研究质量管理规范》（Good Laboratory Practice）（简称GLP），是药物安全性评价过程中就组织管理、项目实施、记录报告、资料保存等方面所制定的法规，于1979年6月通过为美国联邦法律并颁布实施。凡是向美国FDA申请研究许可或市售的人用或兽用的食品添加剂、着色剂、药品等，其非临床研究必须按照GLP规范进行，否则不予受理。如今GLP已成为药品非临床研究活动和实验室条件的规范，是国际上新药安全性评价实验室共同遵循的准则，也是新药研究数据国际互认的基础，其原则是建立一套以质量、可信性和完整性为基础的技术标准，使试验结果是可重复的，数据是可追踪的。

我国GLP实施从开始酝酿至今历经约30年，在国家有关部门的高度重视以及广大药物安评领域专家、学者、研究人员的共同努力，药物非临床安全性评价发生了巨大变化，取得巨大成就，多家GLP机构的试验数据获得国际认可。国家科学技术委员会1993年2月发布

了《药品非临床研究质量管理规定(试行)》(以下简称为药品GLP),并自1994年1月1日起实施。此后,我国《药品管理法》(2001年)规定,药物非临床安全性评价需要执行非临床研究质量管理规范。2003年国家食品药品监管局发布《药物非临床质量管理规范》和《药物非临床质量管理规范检查办法(试行)》,正式对GLP实验室进行认证检查,对药品安全性评价的试验设计、操作、记录、报告、监督等一系列行为和实验室的规范提出明确要求,以确保非临床研究实验资料的真实、完整和可靠,保障人民用药安全。2006年国家食品药品监管局发布通知,要求自2007年1月起新药安全性评价研究强制实施GLP,新药安全性评价研究必须在通过GLP认证的实验室进行。这些法规的实施极大地提升了我国药物非临床安全性评价的水平与质量,促进了非临床安全性试验数据的国际互认。

(二)人用药品注册技术要求国际协调会议

20世纪70年代后半期起,西方一些主要制药大国和国际组织,如世界卫生组织、欧洲经济合作与开发组织等所制定的新药管理方法指南中规定了新药安全性评价的内容。为协调各国的药品注册技术要求,使药品生产厂家能够应用统一的注册资料,提高新药研发、注册、上市的效率,1990年由欧盟、美国及日本共同发起,并由三方成员国的药品管理机构以及制药企业管理机构共同组成人用药品注册技术要求国际协调会议(International Council for Harmonization,ICH),以便这些国家和地区卫生监管机构能够相互接受各自临床资料以用于人用药品的注册。ICH第一次会议于2017年在加拿大蒙特利尔召开,会议通过了中国国家食品药品监督管理总局的申请,成为国际人用药品注册技术协调会正式成员。

ICH分为三大部分:药品品质(quality)、安全性(safety:非临床)、有效性(efficacy:临床),在这三大部分之下又有细分,并由专家小组研讨。ICH的安全性部分制定了一套全面的针对临床前安全性研究的指导原则,明确了一系列研究标准,以充分发现潜在的药物使用风险。试验内容不仅仅包括一般毒性试验,还包括一系列的特殊毒性试验,如生殖与发育毒性试验(生育力与早期胚胎发育毒性试验、胚胎-胎仔发育毒性试验、围产期生殖毒性试验)、遗传毒性试验、致癌性试验、依赖性试验、局部毒性试验(过敏试验、皮肤刺激试验、光敏试验)等。任何药物的临床前安全性试验设计除了应以这些指导原则为指南外,仍需遵循具体情况具体分析的原则。ICH主张在获得一定的药理毒理试验资料后尽早进入临床试验,将动物实验与各期临床研究穿插进行,从实验室到临床、又从临床回到实验室的评价。动物实验和临床研究互相支持,彼此印证,能够给研究者提供中止或继续新药研发的科学依据。

三、药物非临床安全性评价的发展方向

近年来,全球生物技术药物发展迅速,种类日益增多,如重组蛋白类(生长因子、细胞因子、激素、受体、酶类、凝血因子)、单克隆抗体类(嵌合、人源化)、基因治疗类(基因转移、细胞治疗)、疫苗类、细胞(干细胞)产品等。这些药物的理化特性、作用机制及临床适应证等各不相同,但相关非临床安全性评价技术指导原则尚未完全建立。对于靶点特异性较强的生物技术药物,毒理学试验使用与人体相关的实验动物尤其重要,非人灵长类

动物、人源化动物等的应用越来越广泛。中药是我国的传统药物，但由于中药成分的复杂性使其安全性问题也较为复杂，毒性机理的研究缺乏合适的动物模型，体外细胞试验难以进行；中药注射剂过敏性研究的试验方法、技术体系存在诸多局限。传统的药物安全性评价技术和方法已不能满足与日俱增的药物安全性需求，寻找和建立快速、准确、可靠的安全性评价技术和方法成为各国学者研究的热点，都在努力创新检测技术、转化毒理学手段与工具等。随着组合化学、计算机辅助药物设计、天然产物化学等化学和生物学的快速发展，使得人们在短时间内能够获得大量候选化合物。传统的非临床安全性评价主要依赖于动物实验，试验周期长、成本高、且候选药物消耗量多，无法满足大量候选化合物的安全性评价需求。此外，随着人们对动物保护和动物福利的重视和"3Rs"原则的应用，动物实验受到越来越严格的限制。基于动物实验的传统药物安全性评价本身存在一些缺陷或不足，如动物种属敏感性差异、给药剂量差异、暴露时长以及评价指标灵敏性等，都可能对试验结果产生显著影响，产生假阴性或假阳性的试验结果。

靶器官毒理学一直是药物毒理学中的关注点，其中药源性肝毒性、肾毒性已成为临床前药物研发失败或上市后被召回的主要原因，药物肝损伤的早期评价和筛选越来越受到大家的重视。目前，药物临床前安全性研究中，肝毒性评价主要基于临床生化指标（如血清转氨酶、胆汁酸）与组织病理学，然而这些常规毒理学终点的灵敏性、特异性有限，不能为肝毒性早期评价提供准确的信息。在传统肝损伤生物标志物的基础上，研究者不断探索新的生物标志物，以期在药物开发早期阶段评估药物肝损伤的风险。肾脏由于其功能和解剖学特点，也是药物毒性的重要靶器官之一，药物导致的急性肾损伤约占所有肾损伤病例的33%。目前非临床安全性评价和临床上常用的肾脏损伤评价指标为血清肌酐和尿素氮，但上述两个指标均无法在肾损伤早期出现改变，也不能确定肾脏损伤部位。美国FDA和欧洲药物管理局（EMA）已批准了几种用于药物临床前安全性评价的肾毒性生物标志物，其中β2-微球蛋白（β2-MG）、血清半胱氨酸蛋白酶抑制剂C（CysC）作为药物肾小球损伤（或肾小管重吸收障碍）生物标志物；丛生蛋白（clusterin）、肾损伤分子-1（KIM-1）、三叶因子-3（TFF-3）和白蛋白（albumin）作为药物肾小管损伤生物标志物。

快速发展的现代生命科学和技术方法为药物安全性评价提供了强有力的技术支撑，如高通量筛选、毒理组学（基因组学、蛋白质组学、代谢组学）、生物信息学、系统生物学、医学影像、预测毒理学、生物标志物、高内涵体外细胞模型等越来越多地应用到创新药物的非临床安全性评价领域，使药物安全性评价模式和策略发生转变。特别是在创新药物研发早期，研究和发展应用灵敏度高、预测能力强、耗时短且成本小的新技术、新方法、新模型，对候选化合物进行早期毒性筛选及安全性评价已成为21世纪药物毒性测试与安全性评价的一个热点。基于现代生命科学与医学的评价科学体系，建立毒理学、药代动力学、代谢组学、分子生物学、医学影像学等各学科相结合的研究体系，开展从基因、分子、亚细胞、细胞到整体水平的系统研究，这些新技术、新方法的应用将显著提高药物安全性研究评价的水平。

第二节 单次给药毒性试验

一、概述

单次给药毒性试验（single dose toxicity study）是研究动物单次或24小时内多次给予受试物后，在一定的时间内所产生的毒性反应。单次给药毒性试验一般处于药物安全性研究的早期阶段，对初步了解药物毒性及其毒性靶器官具有意义。此外，单次给药毒性试验所获得的信息对于重复给药毒性试验的剂量设计、检测指标选择具有参考价值，并能提供与人类药物摄入过量所致急性中毒的参考信息。单次给药毒性试验的设计应该在对受试物认知的基础上，遵循"具体问题具体分析"的原则。应根据受试药物的结构特点、理化性质、临床适应证和试验目的等合理设计试验方案，并综合其他药理毒理研究信息对试验结果进行全面的科学评价。

当单次给药毒性信息可从其他试验中获得时，不一定要求进行单独的单次给药毒性试验。如果临床试验实施已得到合适的重复剂量毒性试验支持，提供单次给药毒性信息的试验可仅限于临床给药途径。药物的急性毒性信息有助于预测人体过量给药下的结果或反应，对于评价在临床试验中处于过量给药的高风险状态中（如抑郁、疼痛、痴呆）的病人也有重要的参考价值。单次给药毒性试验应符合一般动物实验的基本原则，即随机、对照和重复，并遵照GLP规范。

二、基本概念

1.**无毒性反应剂量**（no observed adverse effect level, NOAEL） 在一定的药物体内暴露条件下，不引起机体形态、功能、生长、发育等有害改变的剂量。

2.**最小毒性反应剂量**（lowest observed adverse effect level, LOAEL） 在一定的药物体内暴露条件下，引起机体出现某种损害作用的最低剂量。

3.**最大耐受量**（maximal tolerance dose, MTD） 不引起受试动物死亡或严重毒性的最高剂量。

4.**最小致死剂量**（minimal lethal dose, MLD） 引起个别受试动物出现死亡的剂量。

5.**半数致死量**（median lethal dose, LD_{50}） 预期引起50%受试动物死亡的剂量，该值可经过统计学计算获得。

三、研究内容

（一）受试物

受试物应采用制备工艺稳定、能充分代表临床试验用质量标准规定的样品，注明受试物的名称、来源、批号、含量（或规格）、纯度、保存条件及配制方法等，并附有质量检测报告。所用辅料、溶媒等应标明批号、规格和生产厂家，并符合试验要求。

（二）实验动物

1.种属　不同种属的动物具有不同的遗传、生理、行为学特点，对同一药物的反应可能会有所不同。理想的实验动物应具有以下特点：①对受试物的代谢与人体相似；②对受试验敏感；③有大量历史背景数据，来源、品系、遗传背景清楚。啮齿类动物和非啮齿类动物单次给药毒性试验所得的结果，可能存在一定的差异。为充分暴露受试物毒性，单次给药毒性试验可采用两种哺乳动物，一般选用一种啮齿类动物与一种非啮齿类动物。动物应符合国家有关规定的等级要求，来源、品系、遗传背景清楚，并具有实验动物质量合格证。

2.性别　通常采用两种性别的动物进行试验，雌雄各半。若采用单性别动物进行试验，则应阐明其合理性。

3.年龄　通常采用健康成年动物进行试验。如果受试物拟用于儿童，应考虑采用幼年动物进行试验。

4.动物数　应根据动物的种属和研究目的来确定，应符合试验方法及其结果分析评价的需要。在获得尽量多信息的前提下，尽量使用较少的动物。

5.体重　动物初始体重差异不宜过大，啮齿类动物给药时体重不应超过平均体重的20%。

（三）给药途径

在不同给药途径下，受试物的吸收速度、吸收率和体内暴露量会有所不同。通常情况下，给药途径应至少包括临床拟用途径。通过比较不同给药途径试验的结果（如药物的系统暴露量），可以获得一些初步的生物利用度信息。由于胃内容物会影响受试物的给药容量、吸收速度或暴露量，对于经口给药途径的受试药物，给药前动物一般应禁食一段时间，但不禁水。啮齿类动物禁食时间的长短可能会影响药物代谢酶的活性。

（四）给药剂量

单次给药毒性试验选择的试验方法不同，相应设计的给药剂量也不同。给药剂量设计可包括从未见毒性剂量到出现严重毒性（危及生命）剂量，必要时设计空白和/或溶媒（辅料）对照组。不同动物和给药途径下的最大给药容量具有一定的合理限度，可参考相关文献及实际情况来确定。

（五）观察时间及指标

给药后一般连续观察14天，观察的时间间隔和频率应适当，以便能观察到毒性反应出现的时间、持续时间及其恢复时间、动物死亡或濒死时间等。观察指标包括一般症状（如动物外观、行为、摄食、对外界刺激的反应、分泌物、排泄物等）、动物死亡情况（死亡时间、濒死前反应）、动物体重变化等。试验期间非计划解剖或解剖动物后，开展临床病理学检查（血液学、血清生化、尿常规检测等）也能够为后续毒性试验提供参考信息。

（六）组织病理学检查

对试验过程中濒死或死亡的动物、试验结束时存活动物进行大体解剖时，应详细记录任何组织器官出现大小、颜色、质地、位置等改变，必要时进行组织病理学检查。

四、数据分析及评价

（一）结果处理和分析

根据不同剂量组动物的各种毒性反应及死亡情况等信息，初步了解受试物的毒性。一般需要分析动物各种反应的出现时间、严重程度、持续时间等，分析各种反应在不同剂量下的发生率、严重程度及恢复情况，分析每种反应的剂量–反应、时间–反应关系，进一步分析判断所出现反应可能涉及的组织、器官或系统。根据大体解剖中肉眼可见的病变和组织病理学检查的结果，初步判断可能的毒性靶器官。若进行组织病理学检查，试验报告应附有病理学检查报告。

根据所采用的试验方法研究受试药物的最大耐受剂量、近似致死量或最小致死剂量等，以初步判断受试物的安全范围。对于需要测定 LD_{50} 的药物，应采用合理的统计学方法对其进行计算。在试验报告中，需说明所使用的计算方法和统计学方法，并提供所选用方法合理性的依据。

（二）综合评价

根据在不同剂量下动物出现毒性反应的时间、性质、发生率、剂量–反应关系、病理学大体解剖和组织病理学检查的结果，可初步判断毒性靶器官。单次给药毒性试验的结果可作为后续长周期毒性试验的剂量设计提供参考，也可提示一些后续毒性研究需要重点观察的指标。此外，根据不同途径给药时动物的反应情况，初步了解受试物的生物利用度，为药物的剂型开发提供参考。

五、单次给药毒性试验常用试验方法

由于受试物的化学结构、理化性质、活性成分各异，毒性反应的强弱也不同，应根据受试物的特点和试验目的，科学选择合理的试验方法。

（一）近似致死剂量法

该方法主要用于非啮齿类的动物实验。一般采用 6~8 只健康的 Beagle 犬或猴，雌雄各半。犬的年龄一般为 6~9 月龄，猴的年龄一般为 3~5 岁，选用其他动物时应说明理由。

根据啮齿类动物的毒性试验结果、受试物的化学结构、生物活性及其他有关资料，估计可能引起毒性和死亡的剂量范围。按照剂量递增法设计含有多个给药剂量的剂量序列表。根据估计，在剂量序列表中找出可能的致死剂量范围，在此范围内，每间隔一个剂量给一只动物，测出最低致死剂量和最高非致死剂量，然后用二者之间的剂量给一只动物。如果该剂量下动物未发生死亡，则该剂量与最低致死剂量之间的范围为近似致死剂量范围；如果该剂量下动物死亡，则该剂量与最高非致死剂量间的范围为近似致死剂量范围。

（二）最大给药量法

对于某些毒性较低的受试物可采用该方法。在合理的最大给药浓度及给药容量的前提下，以允许的最大剂量单次给药或 24 小时内多次给药，连续 14 天观察动物出现的反应。

（三）固定剂量法

该方法不以死亡作为观察终点，而是以暴露药物毒性特征为终点的试验。根据受试药物的特性，试验设计固定的给药剂量，高剂量可达2000mg/kg，特殊情况下可增加给药剂量。实验动物可使用大鼠、Beagle等种属，雌雄各半，可采用单次给药的方式进行，给药前禁食6~12小时。给受试物后至少应观察2周，可根据毒性反应的特点、药物体内半衰期可适当延长。对每只动物都应仔细观察并详细记录各种毒性反应及其出现和消失的时间。观察内容包括皮肤、黏膜、毛色、眼睛、呼吸、循环、自主活动及神经行为等。所有动物包括死亡或处死的动物都应进行大体解剖观察，眼观异常的器官应作组织病理学检查。

（四）上下法（阶梯法，序贯法）

该方法由Dixon和Mood首次提出，1985年Bruce又进行改进，目前是OECD和EPA推荐的方法之一，其最大的特点是节省实验动物。此外，上下法不但可以进行毒性表现的观察，还可以估算LD_{50}及其可信限，适合于能引起动物快速死亡的药物。该方法分为限度试验和主试验。限度试验主要用于有信息提示受试物毒性较小的情况，可以从与受试物相关的化合物或产品中获得相关毒性资料。在相关毒性资料很少或没有时，或预期受试物有毒性时，应进行主试验。

限度试验一般最多用5只动物进行的序列试验，试验剂量为2000mg/kg，特殊情况下也可使用5000mg/kg。主试验由一个设定的给药程序组成，在此程序中，每次给药1只动物，间隔至少48小时。给药间隔取决于毒性出现时间、持续时间和毒性的严重程度。在确信前一只动物给药后能存活之前，应推迟下一剂量给药。时间间隔可以适当调整，但使用单一时间间隔时，试验会更简便。

（五）累积剂量设计法（金字塔法）

累积剂量设计法也称爬坡试验法，可在非啮齿类动物单次给药毒性试验中采用此方法。经典的试验设计需要8只动物，分对照组和给药组，每组4只动物，雌雄各2只。剂量的设计可以是1、3、10、30、100、300、1000、3000mg/kg，也可以采用10、20、40、80、160、320、640、1280mg/kg，通常隔日给予下一个高剂量，剂量逐渐加大，直到出现动物死亡时或达到剂量上限时为止。

当没有动物死亡时，MLD（最小致死剂量）和LD_{50}大于最高剂量或受限制剂量。当在某一剂量所有动物均出现死亡时，MLD和LD_{50}应在最后两个剂量之间。当在某一剂量部分动物出现死亡，部分死亡出现在后继的下一个高剂量。此时，MLD位于首次出现死亡的剂量和前一低剂量之间，LD_{50}则应在首次出现动物死亡的剂量和所有动物死亡的剂量之间。假如没有动物死亡发生，常常以最高剂量给予动物5~7天，便于确定后续的重复给药毒性试验中的剂量选择。

（六）半数致死量法（LD_{50}法）

半数致死量法是一种经典的单次给药毒性试验方法，它指在规定的时间内可致使动物死亡一半的剂量。试验结果经统计学分析可获得受试物的LD_{50}。试验设计通常不少于5个剂量组，每组的动物数至少为10只。由于本试验要求的动物数相对较多，多用啮齿类动物进行试验。使用啮齿类动物特别是小鼠时，同时进行毒代动力学研究的难度较大，需要的动物数量会大大增加。由于本试验方法使用动物数量相对较多，并且以动物死亡作为毒性观察终点，国内外的一些指导原则并不推荐该方法。

第三节　重复给药毒性研究与评价

一、概述

重复给药毒性试验（repeated dose toxicity study）是通过研究实验动物重复暴露于受试物后产生的毒性效应及其特征，预测其可能对人体产生的不良反应，为降低临床试验受试者和药品上市后使用人群的用药风险提供重要信息。该试验的主要研究目的包括以下五个方面：①根据动物毒性试验结果推测受试物可能引起的临床不良反应，包括不良反应的性质、程度、量-效关系和时-效关系、可逆性等；②判断受试物重复给药的毒性靶器官或靶组织；③确定未观察到临床不良反应的剂量水平（no observed adverse effect level，NOAEL），但对于毒性较大的受试物不一定能确定；④推测首次临床试验（first in human，FIH）的起始剂量，为后续临床试验提供安全剂量范围；⑤为临床不良反应监测及防治提供参考。

在药物开发过程中的非临床研究阶段，重复给药毒性试验是药物研究评价的一项关键性试验，它与药理学、药代动力学、药物制剂等专业密切关联，与单次给药毒性、生殖毒性、遗传毒性及致癌性等试验有着密切的内在关联性，是药物非临床安全性评价的核心内容之一。重复给药毒性试验设计应该在对受试物的认知基础上，根据受试物的结构特点、生物活性、药物制剂、同类化合物在国内或国外的临床使用情况、临床适应证和用药人群、临床用药方案等多种因素，遵循"具体问题具体分析"的原则进行。此外，试验设计应充分考虑其他药理毒理研究的试验设计和研究结果（如药效学、药代动力学），试验结果可以与其他药理毒理试验结果互为印证、说明和补充。我国相关指导原则对重复给药毒性试验进行了系统的阐述，本章节参考了这些指导原则的相关内容。

二、基本内容

（一）受试物

应采用制备工艺稳定、符合临床试验用质量标准规定的样品。受试物应注明名称、来源、批号、含量（或规格）、纯度、保存条件及配制方法等，并附有质量检测报告。所用辅料、溶媒等应注明批号、规格和生产厂家，并符合试验要求。为保证给药量的准确性，需按一定的频率对配制后的受试物进行浓度、均一性和（或）稳定性分析。通常于首、末次配制进行；若给药周期较长（如给药周期在3个月及以上），可在给药期间选择适当时间进行。在药物开发的过程中，若受试物的制备工艺发生可能影响其安全性的变化，应进行相应的安全性研究。

对于复方中药，还应明确受试物的药材基原、产地、采收期、药用部位、炮制加工、质量要求等；固定辅料的来源，明确其执行标准、质量要求等。应经中试研究，确定样品的制备工艺，包括前处理、提取、纯化、浓缩、制剂等步骤的工艺路线、方法及技术参数。明确样品质量特性信息，如批号、提取率、浸膏得率、含量或者浓度、纯度及其他理化性质。

（二）实验动物

1.实验动物种属的选择 一般采用两种实验动物，一种为啮齿类（如大鼠、小鼠），另一种为非啮齿类（如犬、猴、小型猪）。理想的动物应具有以下特点：①对受试物的代谢转化与人体相近；②对受试物敏感；③动物的生理、血液学、血生化及组织学有大量历史背景数据。对于某些特殊结构的受试物可选用特殊种属或品系的动物，必要时可选用疾病模型动物、人源化动物。可以采用体外肝细胞、肝微粒体酶或肝切片代谢试验研究受试物在不同动物种属及人体之间的代谢特征，有助于实验动物种属的选择。

一般选择成年健康的动物，动物体重差异应在平均体重的20％之内。动物应符合国家有关规定的等级要求，来源、品系、遗传背景清楚，具有实验动物质量合格证。应根据研究期限的长短和受试物临床用药人群确定动物的年龄，一般大鼠为6~9周龄，Beagle 犬为6~12月龄，猴为3~5岁，动物年龄应尽量接近，开始给药时动物年龄应该清楚。对于临床用药人群为儿童的受试药物，还应选择年龄适宜的幼龄动物进行试验。

2.实验动物的性别和数量 一般情况下，重复给药毒性试验中每个组别应使用相等数量的动物，雌、雄各半，每组动物数量应能满足试验结果的分析和评价的要求。一般而言，单性别啮齿类不少于15只（主试验组10只，恢复组5只），单性别非啮齿类不少于5只（主试验每组3只，恢复期每组2只）。

（三）给药方案

1.给药剂量 一般至少设高、中、低三个剂量组和一个溶媒（或辅料）对照组，必要时还需设立空白对照组或阳性对照组。原则上高剂量应使动物产生明显的毒性反应，甚至出现个别动物死亡。低剂量应高于动物药效学试验的等效剂量，但并不出现毒性反应。为考察毒性反应剂量-反应关系，应在高剂量和低剂量之间设立中剂量。

2.给药途径 原则上应与临床用药途径一致，否则应说明原因。

3.给药频率 原则上动物应每天给药，但可以根据受试物的体内药代动力学参数、临床给药方案（用药频率、时间间隔）等情况，合理设计给药频率。

4.给药时间 重复给药毒性试验的给药时间与拟定的临床用药疗程、临床适应证和用药人群有关。通过给药期限较短的毒性研究获得的信息，可以为给药期限较长的毒性研究设计提供给药剂量、给药频率等方面的参考。同时，临床试验中获得的信息有助于更长给药周期毒性试验方案的设计。原则上，两种哺乳类动物（其中一种为非啮齿类）进行的毒性试验的期限应不短于临床试验期限，达到推荐的最长试验持续时间。

临床单次用药的药物，给药期限为2~4周的重复给药毒性试验通常可支持其进行临床试验和生产。临床疗程不超过2周的药物，给药期限为1个月的重复给药毒性试验通常可支持其进行临床试验和生产。临床疗程超过2周的药物，可以采用不同给药期限的重复给药毒性试验以分别支持其进入Ⅰ期、Ⅱ期或Ⅲ期临床试验（及生产）。一般4周重复给药毒性试验可支持用药时间不超过2周的Ⅰ期临床试验。支持药物临床试验或上市申请的重复给药毒性试验的最短期限如表5-1、表5-2所示。

表5-1 支持药物临床试验申请

最长临床试验期限	重复给药毒性试验的最短期限	
	啮齿类动物	非啮齿类动物
≤2周	2周	2周
2周~6个月	同临床试验	同临床试验
>6个月	6个月	9个月

表5-2 支持药物上市申请

临床拟用期限	啮齿类动物	非啮齿类动物
≤2周	1个月	1个月
2周~1个月	3个月	3个月
1个月~3个月	6个月	6个月
>3个月	6个月	9个月

（四）检测指标和检测时间

由于受试药物研发的背景和基础研究进展各不相同，在进行重复给药毒性试验之前综合分析药物已有的资料，结合药物作用靶点、药理活性、辅料等信息科学设计各项检测指标，全面反映药物潜在毒性。

试验前，啮齿类动物至少应进行5天的适应性观察，非啮齿类动物至少应驯养观察不少于2周。适应期间，应对实验动物进行外观体征、行为活动、摄食量和体重检查；非啮齿类动物还至少应进行两次一般状况、血液学和血液生化学及至少1次心电指标等指标的检测。此外，相关检测指标的历史背景数据在重复给药毒性试验中也具有重要的参考意义。

试验期间，应对动物进行外观体征、行为活动、摄食量、体重、粪便性状、给药局部反应、眼科、血液学、血液生化、尿常规指标、骨髓等指标进行检测或检查。非啮齿类动物还应进行体温、心电图检查。应根据试验周期的长短和受试物的特点确定检测时间和检测次数，原则上应尽早发现毒性反应。除必需的检测指标外，还应根据受试物的作用特点、同类药物在非临床及临床阶段的毒性反应或不良反应，针对性地增加相应的检测指标。

给药结束后，对计划解剖的动物（除恢复期观察动物）进行全面的大体解剖，主要脏器应称重并计算脏器系数（脏/体、脏/脑系数）。组织病理学检查对判断动物的毒性靶器官或靶组织具有重要意义。非啮齿类动物对照组和所有给药组脏器组织均应进行组织病理学检查。啮齿类动物先检查对照组和高剂量动物，如高剂量动物某一组织发生病理改变，其他剂量组动物该组织也应进行组织病理学检查。通常需要制备骨髓涂片，当受试物可能对动物造血系统有影响时应进行骨髓检查。重复给药毒性试验应在给药结束后对部分动物进行恢复期观察，以了解毒性反应的可逆程度和可能出现的延迟性毒性反应。应根据受试物的代谢动力学特点、靶器官或靶组织的毒性反应和恢复情况确定恢复期期限。

三、结果分析及评价

重复给药毒性试验是药物非临床安全性研究的核心组成部分，是药物非临床毒理学研究中综合性最强、获得信息最多和对临床试验指导意义最大的一项毒理学研究，因此，科学的结果分析对于客观评价受试药物的毒性具有重要意义。

（一）研究结果的分析

分析结果的目的是判断动物是否发生毒性反应，描述毒性反应的性质和程度（包括毒性反应的起始时间、程度、持续时间以及可逆性等）和靶器官，确定安全范围，并探讨可能的毒性作用机制。

对试验结果进行分析时，应正确理解均值数据和单个实验动物数据的意义。啮齿类动物中组均值的意义通常大于单个动物数据的意义，实验室历史背景数据和文献数据可以为结果分析提供参考。由于非啮齿类每组动物数量少、个体之间差异大，因此单个动物的试验数据往往具有重要的毒理学意义，通常与给药前的检测值、对照组数据和（或）实验室历史背景数据进行比较，对于反映药物毒性具有重要参考价值。

分析结果时应综合考虑数据的统计学意义和生物学意义。正确利用统计学假设检验有助于确定试验结果的生物学意义，但具有统计学意义并不一定代表具有生物学意义。给药组和对照组之间检测指标的统计学差异可能来自于受试物有关的毒性反应，但也可能是动物对药物的适应性改变或正常的生理波动。因此在分析试验结果时，应关注所检测指标变化的剂量–反应关系、时间–反应关系、组内动物数值变化幅度及性别差异等，这对毒理学意义的判断很有帮助。此外，对异常变化的数据进行合理的解释分析，不能简单地纳入均数的统计分析或者作为异常数据加以剔除。

为全面揭示药物的潜在毒性，毒性试验考察的检测指标一般较为全面，因此需要综合分析各项检测指标的数值及其关联性。单个指标的变化有时不足以判断受试药物的毒性效应，尤其是血液学、血液生化相关指标。当血液学和（或）血液生化指标与组织病理学关联起来时，往往可以明确药物的毒性效应。此外，药代或毒代动力学的试验结果可以为毒性反应、毒性靶器官或靶组织的判断提供重要的参考依据。

（二）动物毒性反应对于临床试验的意义

不同种属动物实验结果外推到人体时，需要考虑受试物在动物和人体之间毒性反应是否存在差异。动物毒性试验中，为了暴露药物毒性通常采用较高的给药剂量，这种剂量可能是临床人体拟用剂量的数十倍乃至数百倍，因此在动物产生的毒性或部分毒性可能与人体的关联性不强。一些在人体中发生率较低的毒性反应或仅在小部分人群中出现的特异质反应在动物中难以反映或检测，如头痛、头晕、腹胀、皮肤瘙痒、视物模糊等。鉴于以上原因，重复给药毒性试验的结果不会完全再现于人体。尽管如此，如果没有试验或文献依据证明受试物对动物的毒性反应与人体缺乏关联性时，在药物评价时需首先假设人同样对受试药物敏感，动物出现的毒性反应可能会在临床试验人体中再现。因此，深入的作用机制研究，如多种动物种属或体外细胞学的比较研究，有助于判断动物和人体毒性反应的相关性。此外，受试药物在动物与人之间体内代谢的差异，也是导致动物毒性与人体关联性不强或无关联的主要原因之一，不同动物种属与人体肝微粒体的体外代谢研究有助于解释或预测毒性的关联性。

（三）综合评价

结果分析和评价是重复给药毒性试验的必要组成部分，应对研究结果进行科学、全面的分析和评价，才能够清楚描述动物的毒性反应，推断其与人体的相关性，预测人体可能出现的毒性反应。对试验结果进行评价时，应结合受试物的药学特点、药效学、药代动力学、其他毒理学研究的结果以及已取得的临床研究结果等信息，进行综合分析评价。试验结果的评价要能够服务与支持人体临床试验，保障受试人群安全，包括从动物毒性试验结果外推人体预期临床不良反应及可逆性、临床毒性靶器官或靶组织、安全剂量范围、临床需重点检测的指标，必要的临床监护或解救措施等。

第四节　刺激性、过敏性和溶血性研究

一、概述

药物的刺激性、过敏性和溶血性是指药物制剂经血管、肌肉、皮下、眼、耳、鼻、口腔、呼吸道、皮肤、直肠、阴道等非口服途径给药时，对用药局部产生的刺激性、过敏性和（或）溶血性等，是非临床安全性评价的组成部分。药物的活性成分及其代谢物、辅料、有关物质及理化性质（如pH、渗透压等）都有可能引起给药局部的刺激性、过敏性和（或）溶血性。因此，给药部位的局部毒性试验可以提示临床应用时可能出现的毒性反应、安全范围、临床试验监测指标等，保障临床用药的安全。药物刺激性、过敏性和溶血性试验设计应结合受试药物毒性的发生机制、影响因素、给药方法、临床意义和临床适应证等因素综合考虑。动物种属的选择应依据所采用的试验模型和观察指标，动物性别、年龄及生理状态应符合所采用实验动物模型的要求。给药方案根据所采用的试验模型、拟定的临床应用情况决定。除给药部位外，观察部位还应考虑周围组织或可能暴露于受试物的组织或部位。如果受试物与拟进行临床试验的制剂相同或具有可比性，其他非临床安全性研究结果（如重复给药毒性试验）能够充分反映受试物的刺激性、过敏性或溶血性时，则可不单独进行相应的局部毒性试验。

药物刺激性、过敏性和溶血性研究时应采用与临床拟用制剂一致、符合临床用质量标准规定的受试物，并注明其名称、来源、批号、含量（或规格）、浓度、纯度、保存条件及配制方法等，其中辅料的比例或含量应明确，并附有质量检测报告。所用辅料、溶剂等应标明批号、规格和生产厂家，并符合试验要求。我国相关指导原则对刺激性、过敏性等试验进行了系统的阐述，本章节参考了这些指导原则的相关内容。

二、刺激性试验

（一）目的

刺激性是指非口服药物制剂给药后对给药部位产生的局部反应，主要观察动物的血管、肌肉、皮肤或黏膜等部位接触受试物后是否引起红肿、充血、渗出、变性或坏死等局部反应。

（二）刺激性试验设计中应考虑的问题

1.实验动物的选择 实验动物应能反映人体潜在的毒性，与人体局部组织的生理与结构特点相似，根据试验目的与选择的观测指标选择适宜的实验动物。

2.组别设计 以溶媒和（或）赋形剂作为阴性对照，必要时采用已上市制剂作对照。赋形剂对照可采用同体左右侧自身对比法，药物组应包括临床用药浓度的剂量组。

3.给药频率与期限 给药频率和给药期限的设计应依据拟定临床应用的方案。重复给药的制剂，一般每天给药一次，给药期限最长不超过4周。为明确毒性反应的性质，需要在停药后恢复期内观察毒性的可逆性。

4.剂量设计 主要考虑受试物浓度和总剂量。一般采用与临床制剂相同浓度，必要时应进行不同浓度药物制剂的刺激性试验。对于皮肤或黏膜涂抹（或贴敷）的给药途径的情况，在给药面积不变的情况下，通过增加厚度来满足增加给药量时需谨慎，因为增加药物涂抹厚度可能并不能增加药物的吸收。

5.给药方案 原则上应与临床用药方案一致，但给药容积、速率和频率要符合所选用动物模型给药部位的解剖和生理特点。刺激试验应观察受试物对局部组织（如破损皮肤、完整皮肤）的刺激作用，对于皮肤刺激性试验，常在敷药24小时后进行观察、评分。试验前24小时对给药区（通常在背部）进行脱毛处理（可剪、剃或用适宜的脱毛剂），左、右侧去毛范围各3cm×3cm。给药前应检查去毛皮肤是否因去毛而受损伤，有损伤的皮肤不宜进行试验。进行破损皮肤的刺激性研究时，在用药部位用砂纸磨或划"井"字并以渗血为度。贴敷结束后，除去受试物并用温水或无刺激性溶剂清洁给药部位。多次给药皮肤刺激性试验应连续在同一部位给药，每次给药时间相同，贴敷期限一般不超过4周。

6.数据处理与分析 根据试验验模型和试验方法选择合适的评分方法或判断标准，组织病理学结果采用描述性分析。

（三）伴随其他毒性试验的刺激性研究

经皮给药制剂及可能接触皮肤的非口服给药制剂都应考虑进行皮肤刺激性试验。如果在单次给药毒性试验或重复给药毒性试验中已研究评价受试物的皮肤刺激性，且受试物与拟进行临床研究的制剂相同或具有可比性，可不必进行单独的皮肤刺激性试验。注射剂应考虑进行注射给药部位刺激性试验。如果在单次或重复给药毒性试验中已评价受试物对注射给药部位的刺激性，且受试物与临床试验拟用制剂相同或具有可比性，可不必进行单独的注射给药部位刺激性试验。

眼科药物及可能接触眼睛的受试物均应考虑进行眼刺激性试验。如果在单次或重复给药毒性试验中已充分评价受试物的眼刺激性，且受试物与临床试验拟用制剂相同或具有可比性，可不必进行单独的眼刺激性试验。

三、刺激性试验方法

（一）皮肤刺激性试验

1.实验动物　首选家兔、小型猪，每组动物数4~8只，一般雌、雄各半，选择家兔和小型猪以外的动物应阐明合理性。应设赋形剂对照，采用同体左右侧自身对比法。试验前24小时对给药区（通常在背部）进行脱毛处理（可剪、剃或用适宜的脱毛剂），左、右背部去毛范围各3cm×3cm。给药前应检查去毛皮肤是否因去毛而受损伤，有损伤的皮肤不宜进行试验。进行破损皮肤的刺激性研究时，在用药部位用砂纸磨或划"井"字并以损伤表皮为限。

2.给药方法　取受试物0.5ml直接涂布于一侧已去毛的皮肤上，然后用二层纱布（2.5cm×2.5cm）和一层玻璃纸或类似物覆盖，再用无刺激性胶布和绷带加以固定；另一侧涂布赋形剂作对照。贴敷时间至少4小时。贴敷结束后，除去受试物并用温水或无刺激性溶剂清洁给药部位。多次给药皮肤刺激性试验应连续在同一部位给药，每次给药时间相同，贴敷期限一般不超过4周。

3.结果观察　在自然光线或全光谱灯光下观察皮肤反应。按表5-3给出的评分标准对皮肤红斑和水肿进行评分。

表5-3　皮肤刺激反应评分标准

刺激反应	分值
红斑	
无红斑	0
轻度红斑（勉强可见）	1
中度红斑（明显可见）	2
重度红斑	3
紫红色红斑到轻度焦痂形成	4
水肿	
无水肿	0
轻度水肿（勉强可见）	1
中度水肿（明显隆起）	2
重度水肿（皮肤隆起1mm，轮廓清楚）	3
严重水肿（皮肤隆起1mm以上并有扩大）	4
最高总分值	8

对于单次给药皮肤刺激性试验，在去除药物后30~60分钟，24、48和72小时肉眼观察

并记录涂敷部位有无红斑和水肿等情况。如存在持久性损伤，有必要延长观察期限以评价上述变化的恢复情况和时间。但延长期一般不超过14天。对出现中度及以上皮肤刺激性的动物应在观察期结束时对给药局部进行组织病理学检查。

对于多次给药皮肤刺激性试验，在每次去除药物后1小时以及再次贴敷前观察及记录红斑及水肿、涂敷部位是否有色素沉着、出血点、皮肤粗糙或皮肤菲薄情况及其发生时间及消退时间，并对红斑及水肿进行评分。末次贴敷后，在去除药物后30~60分钟，24、48和72小时肉眼观察并记录涂敷部位有无红斑和水肿等情况。如存在持久性损伤，有必要延长观察期限以评价上述变化的恢复情况和时间，但延长期一般不超过14天。观察期结束后需对给药局部进行组织病理学检查。

4.结果评价 给药皮肤刺激性试验，计算每一观察时间点各组受试物及赋形剂皮肤反应积分的平均分值，按表5-4进行刺激强度评价。多次给药皮肤刺激性试验，首先计算每一观察时间点各组积分均值，然后计算观察期限内每天每只动物积分均值。

表5-4 皮肤刺激强度评价标准

分值	评价
0~0.49	无刺激性
0.5~2.99	轻度刺激性
3.0~5.99	中度刺激性
6.0~8.00	重度刺激性

（二）注射给药部位刺激性试验

1.实验动物 首选家兔，每组动物数不少于3只。应设生理盐水对照，可采用同体左右侧自身对比法。注射部位应根据药物临床给药途径确定，可选用耳缘静脉、耳中心动脉（其他动物可选用前、后肢静脉及股动脉等）或股部肌肉。必要时单独设计溶媒对照组。

2.给药方法 一般按临床给药方案给予受试物，给药容积和速率应尽量模拟临床给药方式。给药期限应根据受试物临床拟用周期决定，多次给药一般不超过7天。

3.结果观察 根据受试物的特点和刺激性反应情况选择适当的观察时间。对于单次给药刺激性试验，在给药后48~96小时对动物和注射部位进行肉眼观察；对于多次给药刺激性试验，每天给药前以及最后一次给药后48~96小时对动物和注射部位进行肉眼观察。观察期结束时对部分动物给药部位进行组织病理学检查，剩余动物继续观察14~21天后剖解，再进行组织病理学检查以了解刺激性的可逆性。

4.结果评价 根据肉眼观察和组织病理学检查的结果进行综合判断。

（三）眼刺激性试验

1.实验动物 首选家兔，每组动物数不少于3只。试验前24小时内对每只动物的双眼进行检查（包括使用荧光素钠检查），有眼睛刺激症状、角膜缺陷或结膜损伤的动物不能用于试验。一般应设置生理盐水对照组，可采用同体左右侧自身对比法。

2.给药方法 每只眼睛滴入0.05~0.1ml或涂敷0.1g受试物，给药后轻合眼睑约10秒，必要时延长时间以保证受试药物与眼睛的接触时间，一般不需冲洗眼睛。给药期限应根据受试物拟用于临床的情况来决定，多次给药时每天给受试物的次数应与临床用药频率相同，可连续给受试物2~4周，一般不超过4周。

3.结果观察 应根据受试物的特点和刺激性反应情况选择适当的观察时间。对于单次给药眼刺激试验，通常在给药后1、2、4、24、48和72小时对眼部进行检查，也可根据受试物的特点适当调整观察时间。对于多次给药眼刺激试验，每天给药前以及最后一次给药后1、2、4、24、48和72小时对眼部进行检查，也可根据受试物的特点适当调整观察时间。如果在72小时未见任何刺激症状，试验则可结束；如存在持久性损伤，有必要延长观察期限，但一般不超过21天。

一般采用裂隙灯或手持裂隙灯进行眼科检查，也可根据刺激性的情况采用其他合适器械。在整个观察过程中应进行荧光素染色检查，并记录眼部反应的分值（表5-5）。除了观察结膜、角膜和虹膜损伤外，其他所观察到的损伤也应记录和报告。

表5-5 眼刺激反应分值标准

眼刺激反应	分值
角膜	
无浑浊	0
散在或弥漫性浑浊，虹膜清晰可见	1
半透明区易分辨，虹膜模糊不清	2
出现灰白色半透明区，虹膜细节不清，瞳孔大小勉强可见	3
角膜不透明，虹膜无法辨认	4
虹膜	
正常	0
皱褶明显加深、充血、肿胀，角膜周围轻度充血，瞳孔对光有反应	1
出血/肉眼可见坏死/对光无反应（或其中一种）	2
结膜	
充血（指睑结膜和球结膜）	
血管正常	0
血管充血呈鲜红色	1
血管充血呈深红色，血管不易分辨	2
弥漫性充血呈紫红色	3
水肿	
无水肿	0

续表

眼刺激反应	分值
轻微水肿（含眼睑）	1
明显水肿伴部分眼睑外翻	2
水肿至眼睑近半闭合	3
水肿至眼睑超过半闭合	4
分泌物	
无分泌物	0
少量分泌物	1
分泌物使眼睑和睫毛潮湿或黏着	2
分泌物使整个眼区潮湿或黏着	3
最大总积分	16

4.结果评价　按照评分表将每一个观察时间和每一动物的眼角膜、虹膜和结膜的刺激反应分值相加得到总积分，将一组的积分总和除以动物数即得最后分值（表5-6）。

表5-6　眼刺激性评价标准

分值	评价
0~3	无刺激性
4~8	轻度刺激性
9~12	中度刺激性
13~16	重度刺激性

（四）直肠、阴道用药刺激性试验

直肠、阴道用药刺激性试验是指观察受试物一次或多次给药后对动物直肠或阴道所产生的刺激反应。

1.实验动物　一般选择大鼠或兔，雌雄各半。大鼠体重250~300g，家兔体重2~3kg。

2.给药剂量及组别　设3个剂量组，同时还应设赋形剂或空白对照组。

3.给药时间　给予受试药物后至少接触腔道组织4小时。凡临床用药超过1周的受试药物需进行多次给药刺激试验，连续给药在1周以上。

4.观察指标与结果分析　末次给药后24小时处死动物，重点观察直肠或阴道有无充血、水肿、炎症渗出等现象，若有变化则需进行病理组织学检查。与对照组动物的组织病理学比较后进行判断。

四、皮肤光毒性试验

光毒性反应是指药物吸收的紫外光能量在皮肤中释放导致皮肤损伤的作用，即皮肤或全身接触或应用化学物质后，继而暴露于紫外线照射下所引起的一种皮肤毒性反应。光毒性反应是光敏反应中最常见的一种反应，其临床表现与晒伤相似，表现为红斑、水肿、皮肤瘙痒和色素沉着，严重者还可产生局部坏死、溃烂或表皮脱落。

1. 实验动物 成年白色豚鼠，雌雄各半。

2. 试验分组 应设阴性、阳性对照组和受试物不同剂量组。阴性对照组应给予赋形剂或溶媒，阳性对照组给予8-甲氧基补骨脂素，受试物低剂量组给予临床用药浓度，高剂量组给予不引起皮肤刺激反应的浓度。正式试验的每组动物数至少6只。

3. UV光源 设定参数一般是：波长为320~400nm的UVA，如含有UVB，其剂量不得超过0.1J/cm²。试验前，需用辐射计量仪在实验动物背部照射区设6个点测定光强度（mw/cm²），以平均值计。照射时间的计算：照射剂量为10 J/cm²，按下式计算照射时间。

照射时间（秒）=照射剂量（10000 mJ/cm²）/光强度（mJ/cm²·sec）

说明：1 mw/cm²=1 mJ/cm²·sec。

4. 试验步骤 正式光毒试验前18~24小时，将动物背部脊柱两侧皮肤去毛，试验部位皮肤需完好，无损伤及异常。备四块去毛区，每块去毛面积约为2cm×2cm。将动物固定，在动物的两个去毛区涂敷0.2ml（g）受试物或阳性对照药，另外两个去毛区涂敷同体积（量）的赋形剂或溶媒。给药30分钟后，左侧用铝箔覆盖，胶带固定，右侧用UVA进行照射。结束后分别于1、24、48和72小时观察皮肤反应，判定每只动物皮肤反应评分。

5. 结果评价 根据表5-7计算评分，单纯涂受试物而未经照射区域未出现皮肤反应，而涂受试物后经照射的区域出现皮肤反应分值之和≥2的动物数≥1只时，判为受试物具有光毒性。

表5-7 皮肤反应的评分标准

红斑和焦痂形成	分值	水肿形成	分值
无红斑	0	无水肿	0
非常轻的红斑，勉强可见	1	非常轻度水肿，勉强可见	1
明显的红斑	2	轻度水肿（边缘清晰）	2
中度至重度的红斑	3	中度水肿（皮肤隆起约1 mm）	3
重度红斑（鲜红色）至轻度焦痂形成（深层损伤）	4	重度水肿（皮肤隆起大于1mm，并超过涂受试物的区域）	4

五、过敏性试验

（一）目的

过敏性反应又称超敏反应，指机体受同一抗原再刺激后产生的一种表现为组织损伤或生理功能紊乱的特异性免疫反应，是异常或病理性免疫反应。目前普遍接受的过敏性反应的分类法如下：Ⅰ型又称快发或速发过敏型，由IgE介导，主要表现为荨麻疹、过敏性休克、支气管哮喘、变应性鼻炎、胃肠道与皮肤过敏反应等；Ⅱ型又称细胞毒型或溶细胞型，由IgG介导，主要表现为库姆斯试验阳性的溶血性贫血，粒细胞减少和血小板减少性紫癜；

Ⅲ型又称免疫复合物型或血管炎型，由 IgG、IgM 介导，主要表现为局限性肺炎、血管炎、狼疮样反应、肾小球肾炎等；Ⅳ型又称迟发型或结核菌素型，由 T 淋巴细胞介导，主要表现为接触性皮炎。

光敏性包括光毒性（光刺激性）和光过敏性（光变态反应）两类。光毒性是由光诱导、非免疫性的皮肤对光的反应，药物可通过直接作用或通过血循环间接作用。光过敏性是获得性、免疫性介导的由光激活的皮肤对光的反应，系光感物质经皮吸收或通过循环到达皮肤后与吸收的光线在表皮细胞层发生的反应，为Ⅳ型过敏反应的特殊类型。

（二）过敏性试验设计中应考虑的问题

应根据药物自身特点（如化学结构等）、药理毒理试验结果（特别是重复给药毒性试验结果）、临床适应证及给药方式等方面信息科学设计过敏性试验的方案。具体试验方法的选择应根据给药途径以及可能的过敏性发生机制确定，并应阐明合理性。经皮给药需考虑做豚鼠最大化试验（Guinea-Pig Maximization Test，GPMT）、局部封闭斑贴试验（Buehler Test，BT），注射给药考虑做全身主动过敏试验（Active Systemic Anaphylaxis，ASA）和被动皮肤过敏试验（Passive Cutaneous Anaphylaxis，PCA），吸入给药考虑做豚鼠吸入诱导和刺激试验。

科学的剂量设计对试验成败较为重要。可选择多个剂量对剂量与过敏反应的量效关系进行研究，找出无过敏反应的剂量，但应避免因剂量过低而导致假阴性结果。欲帮助判断阳性结果是否因强刺激反应引起时，应设立阳性和阴性对照组。由于实验动物模型的局限性，目前仍无理想的Ⅱ型和Ⅲ型过敏反应的动物模型，光过敏性动物模型的临床意义也尚不明确。因此，一些药物过敏的临床前评价可采取灵活的方式，但应有充分的理由，并应在医师使用手册和说明书中详细描述其潜在毒性，临床研究时进行相应的考察。

（三）不同给药途径的过敏性试验

考察皮肤过敏性反应通常采用 BT、GPMT 或其他合理的试验方法。若受试物的化学结构与文献报道产生其他过敏反应的化合物相同或相似者，应考虑采取适当的试验方法以考察其是否能引起其他过敏反应（如全身过敏性反应等）。

对于注射给药过敏性试验，通常采用 ASA、PCA 或其他合理的方法考察全身过敏性反应，采用其他方法应阐明合理性。若受试物的化学结构与文献报道产生其他过敏性反应的化合物相同或相似者，尚应考虑采取适当的试验方法以考察其是否能引起其他过敏性反应（如皮肤过敏性反应等）。

吸入途径药物应考虑采用豚鼠吸入诱导的过敏性和刺激试验。黏膜给药应结合受试物的自身特点参照经皮给药过敏性试验方法进行。若受试物的化学结构与文献报道产生其他过敏反应的化合物相同或相似者，还应考虑采取适当的试验方法以考察其是否能引起其他过敏反应如光过敏性反应等。

六、过敏性试验方法

（一）被动皮肤过敏试验（PCA）

将致敏动物的血清（内含丰富的 IgE 抗体）皮内注射于正常动物，IgE 与皮肤肥大细胞的特异受体结合，使之被动致敏。当致敏抗原激发时，引起局部肥大细胞释放过敏介质，从而使局部血管的通透性增加。注入染料可渗出于皮丘，形成蓝斑，根据蓝斑范围判定过敏反应程度。

1.实验动物　PCA反应常用的动物是大鼠、豚鼠，也可用小鼠，选择动物时应考虑IgE的出现时间。

2.试验分组　应设立阴性、阳性对照组和不同剂量的受试物组。阴性对照组应给予同体积的溶媒，阳性对照组给予1~5mg/只牛血清白蛋白或卵白蛋白或已知致敏阳性物质。低剂量组给予临床拟用最大剂量（/kg或m²）的受试物，高剂量组给于低剂量的数倍量。每组动物数至少6只。

3.致敏

（1）抗体制备　选择容易产生抗体的给药方法，如静脉、腹腔或皮下注射等，隔日一次，共3~5次。末次致敏后10~14天左右采血，分离血清，-20℃保存备用，保存时间不宜超过2周。

（2）被动致敏　上述各组抗血清应根据反应特点决定稀释倍数，一般用生理盐水稀释成1：2、1：4、1：8、1：16或1：32。在动物背部预先脱毛区（3cm×4cm）的皮内注射对应稀释度的抗血清0.1ml进行被动致敏。

4.激发　被动致敏24或48小时后，各组静脉注射与致敏剂量相同的激发抗原及等量的0.5%~1%伊文思兰染料进行激发。由于不同种属动物接受含IgE抗体血清至能够应答抗原攻击产生过敏反应的时间不同，需注意激发时间选择的合理性。激发后可导致肥大细胞、嗜碱性细胞脱颗粒，释放活性介质，从而导致全身性过敏反应。

5.结果测定　激发后30分钟麻醉各组动物并施以安乐死，剪取背部皮肤，测量皮肤内层的斑点大小，直径大于5mm者判定为阳性。不规则斑点的直径为长径与短径之和的一半。

（二）全身主动过敏试验（ASA）

致敏后的动物静脉注射抗原，观察抗原与IgE抗体结合后导致肥大细胞及嗜碱性细胞脱颗粒、释放活性介质而导致的全身性过敏反应。

1.实验动物　通常选用豚鼠，体重300~400g。

2.试验分组　应设立阴性、阳性对照组和受试物不同剂量组。阴性对照组应给予同体积的溶媒，阳性对照组给予1~5mg/只牛血清白蛋白或卵白蛋白或已知致敏阳性物质，受试物低剂量组给予临床最大剂量（按照体重或体表面积计算的剂量），高剂量组给予低剂量的数倍量。每组动物数至少6只。

3.致敏　选择容易产生抗体的给药方法，如静脉、腹腔或皮下注射等，隔日一次，共3~5次。

4.激发

（1）激发途径　一次快速静脉注射。

（2）激发次数　末次致敏后第10~14日一次激发。

（3）激发剂量　一般为致敏剂量的2倍量，给药容积1~2ml。

5.观察指标

（1）致敏期间　每日观察每只动物的症状。初、末次致敏和激发当日测定每只动物的体重。

（2）激发　静脉注射后立刻至30分钟，按表5-8详细观察每只动物的反应、症状出现及消失时间，最长观察3小时。

表5-8　过敏反应症状

0 正常	7 呼吸急促	14 步态不稳
1 不安宁	8 排尿	15 跳跃
2 竖毛	9 排粪	16 喘息
3 发抖	10 流泪	17 痉挛
4 搔鼻	11 呼吸困难	18 旋转
5 喷嚏	12 哮鸣音	19 潮式呼吸
6 咳嗽	13 紫癜	20 死亡

6.结果评价　按表5-9判断过敏反应发生程度，计算发生率，根据过敏反应发生率和发生程度进行综合判断。激发注射后，若发现有过敏反应体征时，可另取健康未致敏豚鼠2只，自静脉直接注射激发剂量的受试物，观察有无因受试物直接作用而引起的类似过敏反应体征，以甄别过敏反应或结果判断时参考。

表5-9　全身致敏性评价标准

0	-	过敏反应阴性
1~4症状	+	过敏反应弱阳性
5~10症状	++	过敏反应阳性
11~19症状	+++	过敏反应强阳性
20	++++	过敏反应极强阳性

（三）豚鼠最大化试验（GPMT）和Buehler试验（BT）

实验动物皮内或涂皮给予诱导剂量，经过10~14天的诱导期后免疫反应发生，然后给予激发剂量受试物，观察是否出现过敏反应。对诱导期和攻击期的皮肤反应及其程度均进行对比，并与赋形剂组进行比较。

1.实验动物　选择成年豚鼠。受试物组不少于20只、对照组不少于10只。

2.对照组的设计　应设立阴性对照组和阳性对照组。常见的阳性对照物有巯基苯并噻唑、苯佐卡因、二硝基氯苯或331环氧树脂，也可以使用其他的阳性对照物。轻度至中度的致敏剂在加佐剂的试验中至少30%、在不加佐剂试验中至少15%应有阳性反应。

3.剂量　在Buehler试验中，致敏剂量应当足够高以致产生轻微的刺激性，激发剂量一般是不产生刺激性的最高剂量。在GPMT试验中，致敏剂量应足够高以产生轻~中度的皮肤刺激性且全身有较好耐受性，激发剂量一般是不产生刺激性的最高剂量。

4.试验步骤

（1）Buehler试验　试验第0、6~8、13~15天用封闭片局部给药以诱导，第27~28天在未给药的肋腹部贴6小时局部激发，去除封闭片24小时和48小时后评判结果。如果结果难以判定，一周后再次激发，可采用原来的对照组或新的对照组。用剪、刮或脱毛的手段去除给药部位的毛发，用水或适当溶剂去除受试物，以不改变已经存在的皮肤反应和表皮完整性为宜。

（2）GMPT试验　采用皮内注射给药，加和不加佐剂的方式进行诱导，5~8天后再次局部诱导，第20~22天给予激发剂量24小时，在去除激发剂量24小时和48小时后评判结果。同Buehler试验一样，如果结果难以判定，一周后再次激发。

5.观察指标　一般在致敏后1小时和24小时及激发后24小时和48小时观察皮肤红斑、水肿和其他异常反应，对红斑和水肿进行评分（表5-10）。可根据毒性反应情况适当调整观察时间。

表5-10　皮肤反应评分标准

皮肤反应强度	积分
红斑形成	
无红斑	0
轻微可见红斑	1
中度红斑	2
重度红斑	3
水肿性红斑	4
水肿形成	
无水肿	0
轻度水肿	1
中度水肿	2
重度水肿	3
总积分	7

6.结果评价　按表5-11进行评分，计算过敏反应发生率，判断过敏反应强度。

表5-11　致敏强度

致敏率	分级	致敏强度
0~8	I	弱致敏
9~28	II	轻度致敏
29~64	III	中度致敏
65~80	IV	强致敏
81~100	V	极强致敏

（四）皮肤光过敏性试验

光过敏性系药物吸收光能后成激活状态，并以半抗原形式与皮肤中的蛋白结合成为药物－蛋白质结合物（全抗原），经表皮的郎格汉斯细胞传递给免疫活性细胞从而引起过敏反应。光过敏性属Ⅳ型迟发型过敏反应，其发生时间相对较长，且有一定的潜伏期。通常5～10天连续用药和光照射后可诱导免疫系统产生光过敏反应。再次给药时，药物和光照作用24～48小时之内即会有光过敏性反应发生。

1.实验动物　原则上使用健康白色豚鼠，每组不少于5只。

2.试验分组　应设阳性对照药组、阴性对照组和受试物组。受试物组给予临床拟用浓度的受试药，阴性对照组给予赋形剂或溶剂，阳性对照组给予溴化水杨酸酰苯胺。

3.试验方法

（1）Adjuvant and Strip法　实验动物先皮内注射弗氏完全佐剂（Freund's Adjuvant Complete-cell suspension，FCA）后，用透明胶带擦伤皮肤角质层，涂敷受试物，照射紫外线，以上操作反复5次后进行致敏，2周后再次涂敷受试物，照射紫外线激发。

（2）Harber法　涂敷受试物，照射紫外线，此操作隔日进行一次共3次致敏。3周后再次涂敷受试物的稀释液，30分钟后照射紫外线激发。

（3）Horio法　涂敷20%的月桂醇硫酸钠，再涂敷受试物，立即照射紫外线，此操作每日一次共3次致敏。14天后再次涂敷受试物，照射紫外线激发。

（4）Jordan法　用尼龙刷子损伤皮肤后涂敷受试物，1小时后照射紫外线，此操作每周5次，连续3周进行致敏，2周后再涂敷受试物，6小时后照射紫外线，此操作连续2日进行激发。

（5）Maurer法　涂敷受试物，1小时后照射紫外线及可见光线进行致敏。6周和9周后，各3日连续涂敷受试物，30分钟后照射紫外线进行激发。

（6）Morikawa法　是Harber改良法，涂敷受试物，30分钟后照射紫外线，本操作每周连续5天，共2周进行致敏，致敏2周后，涂敷受试物，30分钟后照射紫外线进行激发。

（7）Vinson法　涂敷受试物，照射紫外线，本操作每日一次，连续5次进行致敏。7~10天后再次涂敷受试物，照射紫外线进行激发。

4.结果评价　皮肤光过敏性试验是根据比较对照组和给药组的反应进行评价。在分析结果时，需遵守各试验方法所记载的判定标准，对受试物的皮肤光过敏性反应进行评价。阳性结果时应追加试验，如与已知阳性物质的比较试验及用其他方法（不加佐剂）进行试验，其中非损伤性试验方法，有利于光敏性反应评价。另外，光敏性是光毒性和光过敏性两类混合难分的反应，必要时应追加光毒性试验。

七、溶血性试验

（一）目的

溶血性是指药物制剂引起的溶血和红细胞凝聚等反应，包括免疫性溶血与非免疫性溶血。免疫性溶血是药物通过免疫反应产生抗体而引起的溶血，一般为Ⅱ型和Ⅲ型过敏反应；

非免疫性溶血包括药物为诱发因素导致的氧化性溶血和药物制剂引起血液稳态的改变而出现的溶血和红细胞凝聚等。

（二）适用范围

凡是注射剂和可能引起免疫性溶血或非免疫性溶血反应的其他药物制剂均应进行溶血性试验。

（三）溶血性试验设计中应考虑的问题

溶血反应发生机制复杂，目前尚无标准的非临床体内试验方法以全面评价药物制剂的溶血反应，但可以从有关指标及检测反映潜在的溶血性，如网织红细胞、红细胞数、胆红素、尿蛋白、肾炎和（或）脾脏淤血（吞噬红细胞）等。

对于已有相同给药途径上市注射剂常可采用常规体外试管法评价药物的溶血性。若体外试管法试验结果为阳性，应考虑与相同给药途径上市制剂进行比较性研究，必要时进行动物体内试验。

（四）溶血性试验方法

1.体外试管法（肉眼观察法）

（1）血细胞悬液的配制　取兔血（或羊血）数毫升，放入含玻璃珠的三角烧瓶中振摇10分钟，或用玻璃棒搅动血液，除去纤维蛋白原，使成脱纤血液。加入0.9%氯化钠溶液约10倍量，摇匀，1000~1500 r/min 离心15分钟，除去上清液。沉淀的红细胞再用0.9%氯化钠溶液按上述方法洗涤2~3次，至上清液不显红色为止。将所得红细胞用0.9%氯化钠溶液配成2%的混悬液，供试验用。

（2）受试物的制备　除另有规定外，临床用于非血管内途径给药的注射剂，以各药品使用说明书规定的临床使用浓度，用0.9%氯化钠溶液1∶3稀释后作为供试品溶液；用于血管内给药的注射剂以使用说明书规定的临床使用浓度作为供试品溶液。

（3）试验方法　取洁净试管7只进行编号，1~5号管为供试品管，6号管为阴性对照管，7号管为阳性对照管。按下表5-12所示依次加入2%红细胞悬液、0.9%氯化钠溶液或蒸馏水，混匀后，立即置（37±0.5）℃的恒温箱中进行温育，开始每隔15分钟观察1次，1小时后每隔1小时观察1次，一般观察3小时。

表5-12　体外溶血试验加样方法

试管编号	1	2	3	4	5	6	7
2%红细胞悬液（ml）	2.5	2.5	2.5	2.5	2.5	2.5	2.5
生理盐水（ml）	2.0	2.1	2.2	2.3	2.4	2.5	–
蒸馏水（ml）	–	–	–	–	–	–	2.5
受试物（ml）	0.5	0.4	0.3	0.2	0.1	–	–

（4）结果观察　若试验中的溶液呈澄明红色，管底无细胞残留或有少量红细胞残留，表明有溶血发生；如红细胞全部下沉，上清液体无色澄明，表明无溶血发生。若溶液中有棕红色或红棕色絮状沉淀，振摇后不分散，表明有红细胞凝聚发生。如有红细胞凝聚的现象，

可按下法进一步判定是真凝聚还是假凝聚。若凝聚物在试管振荡后又能均匀分散，或将凝聚物放在载玻片上，在盖玻片边缘滴加2滴0.9%氯化钠溶液，置显微镜下观察，凝聚红细胞能被冲散者为假凝聚，若凝聚物不被摇散或在玻片上不被冲散者为真凝聚。

（5）结果判断　当阴性对照管无溶血和凝聚发生，阳性对照管有溶血发生时，若受试物管中的溶液在3小时内不发生溶血和凝聚，则受试物可以注射使用；若受试物管中的溶液在3小时内发生溶血和（或）凝聚，则溶血试验为阳性，受试物不宜注射使用。

2.分光光度法　据红细胞破裂释放出来的血红素在可见光波长段具有最大吸收的原理，采用分光光度法度法测定受试物的溶血程度。该方法具有操作简便、稳定性好、能消除常规试管观察法带来的主观误差等优点，对临床安全用药具有指导意义。

（1）试验方法　同上述体外试管法。

（2）结果观察　将温育不同时间的各试管溶液离心取上清，选择545nm波长，以蒸馏水为空白，用分光光度计读取各管OD值，并进行统计学处理。

（3）结果评价　用下面公式计算各管的溶血率%：

$$溶血率（\%）=（ODt-ODnc）/（ODpc-ODnc）\times 100\%$$

式中，ODt表示试验管吸光度；ODnc表示阴性对照管吸光度；ODpc表示阳性对照管吸光度。溶血率>5%表示有溶血发生。

3.红细胞计数法　采用显微镜直接计数红细胞的数量以计算溶血百分率，重复2~3次，求其均值。采用下面公式计算溶血率：

$$溶血率（\%）=（空白对照管红细胞数-受试物管红细胞数）/空白对照管红细胞数\times 100\%$$

溶血率>5%表示有溶血发生。

第五节　安全药理学研究

一、概述

安全药理学（safety pharmacology）主要是研究药物在治疗范围内或治疗范围以上的剂量时，出现了非预期的、对生理功能的不良影响，如对中枢神经系统、心血管系统和呼吸系统的影响。由于安全药理学的研究领域涉及全身所有器官系统发生的不良反应，所以其在新药临床前安全性评价中的意义越来越受到重视。由药物引发的心脏毒性已成为药物研发中的重要问题，药物上市后因心血管不良反应撤市时有发生。目前，国际上公认的心脏毒性评价方法主要是依据ICH于2000年颁布的S7A指南，该指南推荐了评价药物致QT间期延长的动物实验技术方法；ICH于2005年颁布S7B指南，推荐了基于离体组织或脏器以及细胞的体外电生理评价方法，如膜片钳技术等。我国药品监管部门分别于2005年、2014年颁布了安全药理学相关指导原则。近年来，新药安全药理学研究技术指南无论从形式到内容一直都在发展变化中，并且仍在不断的丰富和扩展。

安全药理学研究的目的包括以下几个方面：确定药物可能关系到人体安全性的非预期

药理作用；评价药物在毒理学和（或）临床研究中所观察到的药物不良反应和（或）病理生理作用；研究所观察到的和（或）推测的药物不良反应机制。安全药理学研究内容包括：核心组合试验、追加和补充试验。核心组合试验的目的是考察受试物对人体重要生理功能的影响，通常认为短时间内可危及人体生命功能的器官系统包括心血管系统，呼吸系统和中枢神经系统。因此，针对上述三个系统的试验作为核心组合试验。中枢神经系统的观察指标有：运动功能、行为改变、协调功能、感觉/运动反射和体温，评价上述指标可以采用功能观测组合试验和其他适当的试验方法。由于不同特性的药物的药理作用各异，应该根据不同药物的特点合理选择和设计安全药理试验，新药的化学结构类型和作用机理常常可以提示特殊的毒性作用。

根据ICH指导原则S7A和S7B，安全药理学核心组合试验（包括对心血管、中枢神经、呼吸系统的影响评估）应在人体试验前完成。如果具有科学理由，补充的和追加的安全药理学试验可在后期临床试验进程中进行。此外，考虑减少动物使用，在可行的情况下体内评价可结合在一般毒性试验中进行。

二、基本概念

1.追加的安全药理学研究　根据药物的药理作用、化学结构，预期可能出现的不良反应时；如果已有的动物和（或）临床试验结果提示受试物可能影响人的安全性时，应进行追加的安全药理学研究，即对中枢神经系统、心血管系统和呼吸系统进行深入的研究。

2.补充的安全药理学研究　是评价药物对泌尿系统、自主神经系统、胃肠道系统和其他器官组织的研究。

三、基本原则

（一）试验方法

应根据药物的特点和临床使用的目的，合理地进行试验设计。选用适当的经验证的方法，包括科学而有效的新技术和新方法。某些安全药理学研究可根据药效反应的模型、药代动力学的特征、实验动物的种属等来选择试验方法。试验可采用体内和（或）体外的方法。

（二）受试物

受试物应采用工艺相对稳定、纯度和杂质含量能反映临床试验拟用样品和（或）上市样品质量和安全性的样品。受试物应注明名称、来源、批号、含量（或规格）、保存条件及配制方法等，并附有质量检测报告。试验中所用辅料、溶媒等应标明批号、规格和生产单位，并符合试验要求。化学药物试验过程中应进行受试物样品分析，并提供样品分析报告。成分基本清楚的其他药物也应进行受试物样品分析。

四、试验设计的基本要求

（一）试验系统

试验系统有以下几种：整体动物，离体器官及组织，体外培养的细胞、细胞片段、细胞器、受体、离子通道和酶等。整体动物常用小鼠、大鼠、豚鼠、家兔、犬、非人灵长类等。动物选择应与试验方法相匹配，同时还应注意品系、性别及年龄等因素。试验系统选择应注意敏感性、重现性和可行性，以及与人的相关性等因素。体内研究尽量采用清醒动物，如果使用麻醉动物，应注意麻醉药物的选择和麻醉深度的控制。

（二）样本量

试验组的组数及每组动物数的设定，应以能够科学合理地解释所获得的试验结果、恰当反映有生物学意义的效应、并符合统计学要求为原则。小动物每组一般不少于10只，大动物每组一般不少于6只，雌雄各半。

（三）剂量

体内安全药理学试验要对所观察到的不良反应进行剂量–反应关系的研究，如果有必要也应进行时间–效应关系的研究。一般情况下，应设计受试药物3个剂量组，产生不良反应的剂量应与动物产生主要药效学的剂量或人拟用的有效剂量进行比较。由于不同种属的动物对药效学反应的敏感性存在种属差异，因此安全药理学试验的剂量应包括或超过主要药效学的有效剂量或治疗范围。如果安全药理学研究中缺乏不良反应的结果，试验的最高剂量应设定为相同给药途径和给药时间的其他毒理试验中产生毒性反应的剂量。

体外研究应确定受试物的浓度–效应关系。若无明显效应时，应对浓度范围选择的合理性进行说明。

（四）对照

一般可选用溶媒和（或）辅料作阴性对照。如果为了说明受试物的特性与已知药物的异同，也可设计阳性对照组。

（五）给药途径

整体动物实验应考虑与临床拟用途径一致，也可以考虑在体内充分暴露的给药途径。对于在动物实验中难以实施的特殊临床给药途径，可根据受试物的特点选择合适的给药途径，但需说明理由。

（六）给药频率及周期

一般采用单次给药的方式。若主要药效学研究表明该受试物在给药一段时间后才能起效，或者重复给药的非临床研究和（或）临床研究结果出现令人关注的安全性问题时，可根据具体情况合理设计给药周期及频率。

（七）观察时间

结合受试物的药效学和药代动力学特性、受试动物、临床研究方案等因素选择合适的观察时间点。

五、主要研究内容

（一）核心组合试验

中枢神经系统、心血管系统及呼吸系统通常作为安全药理学试验的重要器官系统，是核心组合试验的主要研究内容。根据科学合理的原则，可增加或减少部分试验内容，但应说明理由。

1.中枢神经系统 定性和定量评价给药前、给药后实验动物的运动功能、行为改变、协调功能、感觉/运动反射和体温的变化等，以确定药物对中枢神经系统的影响。药物对中枢神经系统影响的试验包括自发活动、催眠作用、阈下催眠作用及小鼠转杆试验等，可进行动物的功能组合试验。

2.心血管系统 测定给药前、给药后不同时间的血压（包括收缩压、舒张压和平均压等）、心电图（包括心电图波形、QT间期、PR间期、QRS波等）和心率等的变化。尽量采用清醒动物进行心血管系统指标的测定，如遥测技术等。如果从适应证、药理作用或化学结构进行分析后认为药物属于易于引起人类QT间期延长的化合物，应进行深入的试验研究，观察药物对QT间期的影响，如抗精神病类药物、抗组织胺类药物、抗心律失常类药物、氟喹诺酮类药物或降血糖药等。若QT间期有改变，还需进一步计算校正QT间期（QTc）。

3.呼吸系统 测定给药前后动物的各种呼吸功能指标的变化，如呼吸频率及幅度、潮气量、血氧饱和度等。

（二）追加和（或）补充的安全药理学试验

当核心组合试验、临床试验、流行病学、体内外试验以及文献报道提示药物存在潜在与人体安全性有关的不良反应时，应进行追加和（或）补充的安全药理学研究。

1.追加的安全药理学试验

（1）中枢神经系统 对行为、学习记忆、神经生化、视觉、听觉和（或）电生理等指标的检测。

（2）心血管系统 对心输出量、心肌收缩作用、血管阻力等指标的检测。

（3）呼吸系统 对气道阻力、肺动脉压力、血气分析等指标的检测。

2.补充的安全药理学试验

（1）泌尿肾脏系统 观察药物对肾功能的影响，如检测尿液相关指标（如尿量、比重、渗透压、pH、蛋白质、白细胞、酮体）、血生化指标（如尿素、肌酐、蛋白质、电解质）。

（2）自主神经系统 观察药物对自主神经系统的影响，如与自主神经系统有关受体的结合，体内或体外对激动剂或拮抗剂的功能反应，对自主神经的直接刺激作用和对心血管反应、压力反射和心率等指标的检测。

（3）胃肠系统 观察药物对胃肠系统的影响，如胃液分泌量和pH、胃肠损伤、胆汁分泌、胃排空时间、体内转运时间、体外回肠收缩等指标的测定。

3.其他研究 当药物对一些器官系统的机能可能具有潜在影响时，应考虑药物对这些脏器机能的作用，并作出相应的评价，如潜在的药物依赖性，药物对骨骼肌、免疫和内分泌功能等的影响。

六、数据处理与结果评价

根据详细的试验记录，选用合适的统计方法对数据进行定性和定量分析。应结合药效、毒理、药代以及其他研究资料进行综合评价，为临床研究设计提出建议。

第六节　毒代动力学试验

一、概述

毒代动力学（Toxicokinetics，TK）是运用药代动力学的原理和方法定量研究毒性剂量下药物在动物体内吸收、分布、代谢、排泄的过程和特点，探讨毒性发生和发展的规律性，预测药物在人体暴露时的潜在风险，为药物安全性评价提供科学依据。毒代动力学试验是非临床毒性试验的重要研究内容之一，其研究重点是解释毒性试验结果和预测人体安全性，获知药物在毒性剂量水平下的全身暴露程度和持续时间，并不是简单描述药物的基本动力学参数特征。伴随毒理学试验的毒代动力学研究可为非临床研究提供充足的信息支持，如临床Ⅰ期剂量选择、剂量探索试验、毒性反应及其严重程度分析等。

毒代动力学研究在安全性评价中的主要价值体现在：①阐述毒性试验中受试物和（或）其代谢物的全身暴露及其与毒性反应的剂量和时间关系；评价受试物和（或）毒代其代谢物在不同动物种属、性别、年龄、机体状态（如妊娠状态）的毒性反应；评价非临床毒性研究的动物种属选择和用药方案的合理性。②描述重复给药对药物代谢过程的影响，包括对代谢酶的影响（如药物代谢酶的诱导或抑制）；提高动物毒性试验结果对临床安全性评价的预测价值。依据暴露量来评价受试物蓄积引起的靶部位毒性（如肝脏或肾脏毒性），有助于为后续安全性评价提供量化的安全性信息。③综合药效及其暴露量和毒性及其暴露信息来指导人体试验设计，如起始剂量、安全范围评价等，并根据暴露程度来指导临床安全监测。ICH和我国相关指导原则对毒性研究中全身暴露量的评价进行了系统阐述，本章节参考了这些指导原则的相关内容。

二、主要研究内容

毒代动力学研究一般伴随其他毒性试验，可来自于单次给药毒性、重复给药毒性试验、生殖毒性、遗传毒性和致癌性的试验研究，无特定严格的试验程序，也并无必要在全部毒性研究中获取毒代动力学数据，应该科学地判断什么情况下需要进行。在考虑某个毒性试验是否需要获取毒代动力学数据和评估暴露量时，应科学、灵活地进行试验方案，以获得足够资料来评价药物的危险性和安全性。

（一）暴露量评估

毒代动力学试验的基本目的是评估受试物和（或）其代谢物的全身暴露量，其研究是通过测定合适时间点的样品浓度来计算动力学参数，通常包括血药浓度–时间曲线下面积（area under the curve，AUC）、达峰浓度、达峰时间等。AUC是血药浓度曲线对时间轴所包围的面积，该参数是评价药物吸收程度的重要指标，反映药物的体内暴露特性。暴露量可用原型化合物和（或）其代谢物的血浆（血清或全血）浓度或AUC来表示。在某些情况下，可选择测定组织中的受试物浓度用于评估的毒代动力学参数。药物暴露评估应考虑以下因素：

血浆蛋白质结合、组织摄取、受体性质和代谢特征的种属差异、代谢物的药理活性、免疫原性和肝肾毒性等。对于血浆蛋白结合率高的化合物，可考虑采用游离（未结合）药物浓度来表示暴露量。

毒代动力学研究所用动物数量应保证能获得足够的毒代动力学数据，通常采用两种性别动物，暴露测定也应包括两种性别的动物，选择单性别动物时应说明理由。暴露评估中需关注血浆或体液中代谢物的情况。当受试物为前体化合物且其转化生成的代谢物为主要活性成分时，需要进行代谢物的检测与分析。当受试物被代谢为一种或多种具有药理或毒理活性代谢物、且代谢物可产生明显的组织或器官的药理学或毒理学效应时，应关注代谢物的检测。受试物在体内被广泛代谢时，可通过测定血浆或组织中的代谢物浓度来进行暴露评估。在血浆药物浓度相对较低时，特殊的组织或器官也可能会有较高水平的受试物和（或）其代谢物。

（二）给药方案

毒代动力学试验一般伴随其他毒性试验如重复给药毒性试验，因此其给药方案设计应参照毒性试验研究方案，包括给药剂量、途径、动物种属选择和给药频率、周期等。为达到毒性反应的最大暴露，应评估高剂量水平下受试物和（或）其代谢物的暴露程度。某些情况下，非临床试验中可能会采用与临床拟用药方式不同的给药方式（如不同的给药途径、不同制剂）开展毒性试验，此时应依据暴露量评估全身暴露是否充分。低剂量最好是无毒性反应剂量。任何毒性研究中的动物暴露，在理论上应等同于或刚刚超过病人拟用的（或已知的）最高剂量。中剂量的暴露通常是低剂量暴露的合适倍数。

（三）样品采集

毒代试验时间点的设计与数量应满足暴露评价的要求，应参考早期毒性试验、预试验或剂量探索毒性试验。伴随一般毒性试验的毒代动力学研究，样品采集时间点的设计应尽量达到暴露评价所需的要求，不可过于频繁，避免干扰毒性试验的正常进行或（和）引起动物过强的应激反应。通常情况下，大动物毒性试验中毒代动力学数据从主研究实验动物收集，而啮齿类动物的毒性试验中毒代动力学数据可从卫星组实验动物采集。

采集血样的前提是受试物在血浆中的暴露量与作用靶点或毒性靶点的受试物浓度存在动态平衡关系，并且受试物容易进入动物和人的全身系统。若血液中受试物暴露量无法反映靶组织或器官的毒性反应时，则可能需要考虑采用尿液、其他体液、靶组织或器官来测定受试物浓度。对于大多数药物，应用灵敏、专一的方法进行单剂量组织分布研究，分别在吸收相、分布相和消除相各取两个时间点，测定各器官组织中的药物浓度并与血样中的药物浓度进行比较，对药物的分布和蓄积性的程度进行评价。

（四）分析方法

毒代动力学研究的分析方法应基于早期建立的分析物和生物基质的分析方法，并根据动物种属和代谢物的差异而定。分析方法应经过验证，具有特异性，并且有足够的精确度和精密度，检测限应满足预期的浓度范围。分析物和生物基质分析方法的选择应排除样本中内源性物质可能引起的干扰。

（五）数据统计与评价

药品的研发是一个不断深入的动态过程，毒代动力学研究对于理解毒性试验结果和临床人体用药风险性具有较高的价值，已成为毒性试验的组成部分，成为非临床和临床试验间的桥梁，其研究重点是解释毒性试验结果，而不是为描述受试物的基本药代动力学参数特征。由于毒代动力学资料多来源于小样本的动物（尤其是犬、猴等大动物），且动力学参数多存在个体差异，因此，统计分析时应注意求算平均值或中位数并评估变异情况。在某些情况下，个体动物的数据比经整理、统计分析过的成组数据较为重要。如果进行了数据转换（如对数转换），应提供理由。

毒代动力学评价需包括给药剂量与暴露量之间的关系、暴露是否有性别差异及蓄积等。在评估连续给药是否引起体内蓄积时，不仅要观察是否出现蓄积现象，还要结合受试物半衰期长短、受试物暴露对关键代谢酶或转运体的影响、免疫原性对受试物暴露的影响等方面进行分析，并注意种属差异。

完整的毒代动力学资料应包括对毒代动力学研究结果的自身评价和对毒性反应的相关解释，并报告分析方法，说明分析检测中所选生物基质和分析物的理由。毒代动力学的结果分析中，应比较分析受试物和（或）其代谢物的药效、毒性、药代和临床拟用剂量的暴露量，采用暴露量来评估受试物的安全范围。

三、毒代动力学研究的特殊考虑

毒代动力学研究在不同毒性试验中的设计内容应根据研究需要合理变化，如暴露监测和特征描述的频度等。不同毒性试验的毒代动力学试验考虑如下。

（一）单次给药毒性试验

单次给药毒性试验的毒代动力学研究结果有助于评价和预测剂型选择和给药后暴露速率和持续时间，也有助于后续研究中选择合适剂量水平。

（二）重复给药毒性试验

毒代动力学研究内容一般应纳入重复给药毒性试验设计中，包括首次给药到给药结束全过程的定期暴露监测和特征研究。后续毒性试验所采用的方案可依据前期试验的毒代研究结果修订或调整。当早期毒性试验出现难以解释的毒性特征时，可能需要延长或缩短对受试物的毒性监测和特征研究的时间，或者修订研究方案。

（三）遗传毒性试验

当体内遗传毒性试验结果为阴性时，需结合暴露量数据来评估遗传毒性风险，尤其是当体外试验显示为明确的阳性结果或未进行体外哺乳动物细胞试验时。体内暴露的评估应采用与遗传毒性试验相同的动物种属、品系和给药途径，在最高剂量或其他相关剂量中进行。体内暴露可通过试验中所显示的体内细胞毒性（如微核试验中所检测组织的未成熟红细胞占红细胞总数的比例发生显著变化）或暴露情况［测定血液或血浆中的受试物和（或）其代谢物的暴露，或直接测定靶组织中的受试物和（或）其代谢物的暴露］来证明。

若体外遗传毒性试验结果为阴性，可采用上述方法或者为其他目的进行的啮齿类动物药代/毒代试验结果，结合体内暴露进行评估。

（四）生殖毒性试验

生殖毒性毒代动力学试验的主要目的是分析生殖毒性试验的结果，有助于确定生殖毒性试验中不同阶段的不同剂量是否达到了充分暴露水平。应考虑妊娠期与非妊娠期动物的动力学特征的可能差异。毒代动力学数据可以来自生殖毒性试验的全部动物，也可以来自部分动物。毒代动力学数据应包括胎仔/幼仔数据，以评价受试物和（或）代谢产物能否通过胎盘屏障和（或）乳汁分泌。

（五）致癌性试验

为获得有助于主研究的毒代动力学资料，剂量探索研究中需适当开展毒代动力学的监测或特征描述，尤其应注意在早期毒性试验中未采用的动物种属、品系以及首次采用的给药途径和方法等情况。致癌性试验所选择剂量产生的全身暴露量应超过人用最大治疗剂量时暴露量的若干倍。应根据受试动物和人可能达到的全身暴露量来确定致癌性试验中的合适的最高剂量。

第七节　遗传毒性研究与评价

一、概述

遗传毒性试验是用于检测受试物直接或间接诱导机体遗传学损伤的体外和体内试验。在药物开发的过程中，遗传毒性试验是药物非临床安全性评价的重要内容，其目的是通过一系列试验来预测受试物是否有遗传毒性，在降低临床试验受试者和药品上市后使用人群的用药风险方面发挥重要作用。拟用于人体的药物，应根据受试物拟用适应证和作用特点等因素考虑进行遗传毒性试验。遗传毒性研究它与其他毒理学研究尤其是致癌性研究、生殖毒性研究有着密切的联系。ICH和我国的相关指导原则对遗传毒性试验进行了系统的阐述，本章节参考了这些指导原则的相关内容。

遗传毒性试验可用于甄别体细胞诱变剂、生殖细胞诱变剂或（和）潜在的致癌物，能检出DNA损伤及损伤的持久性。以基因突变、较大范围染色体损伤或重组形式出现的DNA损伤，通常认为是可遗传效应的基础，并且是恶性肿瘤多阶段发展过程的重要因素。染色体数目的改变也与肿瘤发生有关，并可提示生殖细胞出现非整倍体的可能性。在遗传毒性试验中呈阳性的化合物为潜在的人类致癌剂和（或）致突变剂，即可能诱导癌和（或）遗传性疾病。在人体中已建立了某些致突变/遗传毒性化合物的暴露与致癌性之间的相关性，但对于遗传性疾病尚难以证明类似的相关性，因此，遗传毒性试验主要用于致癌性预测，对致癌试验的结果分析也有重要的参考意义。

二、基本概念

1.**突变**　指生物体遗传物质发生变化，导致可遗传的表型变异。突变可分为基因突变、染色体畸变和基因组突变等三种类型。

2. 基因突变　化学致突变物造成的DNA损伤，在DNA复制过程中转变为碱基排列顺序的变化，导致基因突变。

3. 染色体畸变　在致突变剂的作用下，DNA分子结构的完整性遭到破坏，表现出染色体或染色单体断裂，染色体或染色单体经过断裂重接或互换，产生多种类型的畸变。

4. 细菌回复突变试验　以营养缺陷型的突变体菌株为指示的检测基因突变的体外试验，常用的菌株有营养缺陷型的鼠伤寒沙门氏菌和色氨酸营养缺陷型的大肠杆菌。

5. 微核试验　检测染色体或有丝分裂器损伤的一种遗传毒性试验方法。无着丝粒的染色体片段或因纺锤体受损而丢失的整个染色体，在细胞分裂后期仍留在子细胞的胞质内成为微核。最常用的是啮齿类动物骨髓嗜多染红细胞（polychromatic erythrocyte cells，PCE）微核试验。

三、主要研究内容

（一）受试物

受试物应能充分代表临床试验拟用样品和（或）上市药品质量和安全性的样品，应采用工艺路线及关键工艺参数确定后的工艺制备，一般应为中试或中试以上规模的样品，否则应有充分的理由。受试物应注明名称、来源、批号、含量（或规格）、保存条件、有效期及配制方法等，并提供质量检测报告和安全性的样品。试验中所用溶媒和（或）辅料应标明名称、标准、批号、有效期、规格和生产单位等，并符合试验要求。应进行受试物样品分析，并提供样品分析报告。

（二）试验设计的总体考虑

遗传毒性试验方法较多，所使用的生物材料多种多样，可以利用原核细胞到真核细胞直至高等哺乳动物细胞在体外进行添加或不添加代谢活化物质的试验，也可在整体动物上进行体内试验。无论所采用的各种组合的技术方法，都应全面评价药物潜在的遗传毒性。根据试验检测的遗传终点可将检测方法分为三大类，即基因突变、染色体畸变、DNA损伤与修复。

1. 体外试验的基本要求

（1）细菌回复突变试验的菌株　在细菌回复突变试验中至少应采用5种菌株，包括用于检测组氨酸靶基因中鸟嘌呤－胞嘧啶（G-C）位点碱基置换或移码突变的4种组氨酸营养缺陷型鼠伤寒沙门氏菌（TA1535；TA1537/TA97/TA97a；TA98；TA100），以及用于检测组氨酸或色氨酸基因中腺嘌呤－胸腺嘧啶（A-T）位点碱基置换或移码突变的鼠伤寒沙门氏菌TA102或大肠埃希菌WP2 uvrA或大肠埃希菌WP2 uvrA（pKM101）。由于检测G-C位点突变的4种菌株无法检测交联剂，因此检测交联剂时最好采用TA102菌株或增加一种修复准确型大肠埃希菌［如大肠埃希菌WP2 uvrA（pKM101）］。

（2）体外试验中最高浓度的确定　受试物最高浓度主要取决于受试物对细菌/细胞的毒性和溶解度。

1）最高浓度 对不受溶解度或细胞毒性限制的受试物，细菌回复突变试验应达到的最高浓度为5mg/皿（液体受试物为5 μl/皿），哺乳动物细胞试验为1mM 或0.5mg/ml（选用较低者）。

2）细胞毒性的水平 某些遗传毒性致癌剂只有在高浓度下才产生细胞毒性，但毒性过高又可能影响对相应的遗传终点的评价。当哺乳类动物细胞存活率很低时，一些遗传毒性以外的毒性效应会导致遗传毒性的假阳性结果。

鉴于以上情况，在体外细菌和哺乳类动物细胞试验中，目前可接受以下的细胞毒性水平（浓度不应超过1）中的规定：在细菌回复突变试验中，最高浓度应能显示明显的毒性，如回复突变数减少、背景菌斑减少或消失。哺乳动物细胞体外遗传毒性试验中，最高浓度产生的细胞毒性应约为50%；对于小鼠淋巴瘤细胞TK基因突变试验，最高浓度产生的细胞毒性应为80%~90%（即存活率不大于20%）。对于细胞存活率低于10%时获得的阳性结果，应谨慎对待。

3）难溶受试物的检测 在用细菌和哺乳动物细胞遗传毒性试验检测某些受试物时，在不溶解的浓度范围内也能检测出剂量相关性的遗传毒性。对于细菌回复突变实验，如果沉淀不干扰计数，应对产生沉淀的浓度进行计数，且最高浓度不超过5mg/皿或5μl/皿。当未观察到细菌毒性时，应以产生沉淀的最低浓度作为计数的最高浓度。对于哺乳动物细胞试验，若沉淀不干扰计数，最高浓度应是培养液中产生最少可见沉淀的最低浓度。当观察到剂量相关的细菌/细胞毒性或者诱变性时，应按上述2）要求的毒性水平来确定最高浓度，这需要检测多个产生沉淀的浓度，应通过肉眼观察或镜检等方法来观察记录沉淀在培养过程中持续存在或培养过程中出现（至处理结束时）。

（3）体外试验的重现性 当采用新方法或试验出现非预期结果时，有必要进行重复试验。但当采用标准的、已广泛应用的常规体外试验方法时，若这些试验经过了充分验证且进行了有效的内部质量控制，可不必进行重复试验。例如，哺乳动物细胞基因突变试验具有规范的试验方法，可保证试验方法的正确性与可重复性；对体外染色体损伤的细胞遗传学试验和小鼠淋巴瘤tk试验，采用了合适、规范的方法，如包括有阳性和阴性对照、加和不加代谢活化的试验、处理时间及采样时间合适等。若这些试验获得明确的阳性或阴性结果，一般可不需要进行其他确证性试验；但若得到可疑结果，则需要进一步试验。

2.体内试验的基本要求 一般情况下，给药途径应与临床拟用途径一致。若不一致，应说明理由。体内遗传毒性试验最常见的是检测染色体损伤的骨髓试验。啮齿类动物骨髓有核细胞的染色体畸变试验可以检测多种染色体完整性方面的改变，该类变化几乎均来源于原发性的单个或多个染色单体断裂。如果产生了一个无着丝点片段，染色单体或染色体断裂就导致微核形成，因此检测染色体畸变或微核的方法可用于检测断裂剂。由于细胞分裂后期的一个或多个染色体相对滞后也能形成微核，因此微核检测方法也能检测一些非整倍体诱导剂。

短期给药（通常是给药1~3次）的骨髓微核试验一般可单用雄性动物。若已有的毒性、代谢或暴露资料提示在所用动物种属上存在毒理学意义的性别差异，则应采用两种性别的动物。如果受试物拟专用于单一性别，可选用相应性别的动物进行试验。当微核试验整合在重复给药毒性试验中时，应对两种性别动物进行采样，如果毒性、代谢方面没有明显性别差异，可仅对单一性别进行评价。

第二项体内试验可作为第二种标准试验组合的一部分，并可用作追加试验以在评价体外或体内试验结果时提高证据权重。体内组织和试验的选择应根据多种因素来确定，例如受试物可能的作用机制、体内代谢特征或者被认为是相关的暴露组织等信息。由于肝脏的暴露和代谢能力，肝脏是代表性的首选组织。第二种体内试验经常以评价DNA损伤为终点指标作为替代终点。如DNA链断裂试验如单细胞凝胶电泳试验（彗星试验）和碱洗脱试验、转基因小鼠体内突变试验、DNA共价结合试验。

（三）标准试验组合

遗传毒性试验方法有多种，但没有任何单一试验方法能检测出所有的遗传毒性物质，因此，通常采用体外和体内遗传毒性试验组合的方法，以减少遗传毒性物质的假阴性结果。这些试验相互补充，对结果的判断应综合考虑。

1.标准试验组合应具备的特征 标准试验组合应反映不同遗传终点，包括体内和体外试验，从原核到真核细胞，因此应包含以下内容：①细菌回复突变试验。该试验已被证明能检出相关的遗传学改变和大部分啮齿类动物遗传毒性致癌剂；②因细菌不能完全检测DNA损伤，应采用哺乳动物细胞进行评价；③应包含一项遗传损伤体内试验，以提供一个包括影响受试物遗传毒性作用的其他相关因素（吸收、分布、代谢、排泄）的试验模型，可采用啮齿类动物造血细胞染色体损伤的体内试验或其他合适的体内试验。

2.推荐的标准试验组合

（1）第一种组合 ①一项细菌回复突变试验；②一项检测染色体损伤的体外细胞遗传学试验（体外中期相染色体畸变试验或体外微核试验），或一项体外小鼠淋巴瘤细胞TK基因突变试验；③一项体内遗传毒性试验，通常为啮齿类动物造血细胞染色体损伤试验，用于检测微核或中期相细胞染色体畸变。

（2）第二种组合 ①一项细菌回复突变试验；②采用两种不同组织进行的体内遗传毒性试验，通常为一项啮齿类动物造血细胞微核试验和第二项体内试验。

以上两种试验组合同等适合，可根据受试物特点自主选择。完成上述任何一种标准试验组合，若试验结果为阴性，通常可提示受试物不具有遗传毒性。对于标准试验组合结果为阳性的受试物，根据其治疗用途，可能需要进一步的试验。

3.标准试验组合的调整 标准试验组合在一些特殊情况下不适合，需要根据情况进行调整。①当受试物对细菌有高毒性时（如某些抗生素），仍应进行细菌回复突变试验，因为致突变性可能出现在较低的、毒性较小的浓度。同时，还应进行一项体外哺乳动物细胞试验，即采用标准试验组合。②标准试验组合通常可检出具有遗传毒性作用警示结构的受试物，因为大部分"警示结构"被定义为与细菌诱变性有关。但对于具有某些特殊警示结构的化合物，需要对标准组合方案进行调整。附加试验的选择或方案的调整取决于这些具有警示结构受试物的化学性质、已知活性和代谢信息。③某些特殊的受试物，如一些放射影像剂、抗酸铝合剂、一些吸入用药、一些皮肤或其他局部用药，毒代或药代动力学研究提示其不被全身吸收，因此在体内遗传毒性试验中无法到达靶组织。对于这些受试物，体内试验（尤其是骨髓、血液、肝脏）难以提供有用的信息。在改变给药途径也不能提供足够的靶组织暴露、且对暴露量最高的组织无合适的遗传检测手段或检测终点的情况下，仅根据体外试验评价可能是合适的。

4. 生殖细胞诱变剂的检测　标准试验组合中不包含专门检测生殖细胞诱变剂的试验，但从定性的角度，大多数生殖细胞诱变剂能在体细胞试验中检出。因此，体内体细胞遗传毒性试验的阴性结果通常可提示受试物对生殖细胞无影响。体内体细胞试验结果为阳性时，在综合评价及指导用药时应关注受试物对生殖细胞的影响。

四、结果分析及追加研究策略

遗传毒性研究是药物安全性评价与药物整体开发进程的一个有机组成部分，其最终目的在于预测受试物潜在的遗传毒性或致癌性。试验结果的分析和评价是试验的必要组成部分，应对研究结果进行科学和全面的分析和评价。在对遗传毒性试验结果进行评价时，应结合受试物的药学特点、药效学、药代动力学和其他毒理学研究的结果等信息进行综合分析和评价。试验结果的评价最终落实到临床研究受试者范围限定、风险效益评估以及必要防治措施的制定和应用上。

（一）体外试验结果的评价

1. 体外试验阳性结果

（1）体外细菌回复突变试验阳性结果的评价　由于细菌回复突变试验的阳性结果提示DNA反应性，为评估对患者用药的潜在风险，需进行充分的追加试验以评价体内致突变和潜在致癌性，除非通过恰当的风险获益分析证明是合理的。

细菌回复突变试验出现阳性结果时应考虑受试物的纯度，以确定阳性结果是否污染物所致。氨基酸（组氨酸或色氨酸）污染可能导致菌落数的升高而出现假阳性结果，因此细菌回复突变试验不适合检测可能会降解的肽类。一些特殊情况下，细菌回复突变试验阳性结果并不提示对人体有遗传毒性潜力，例如当发生细菌特异性代谢时（如通过细菌硝基还原酶活化）。

（2）体外哺乳动物细胞试验阳性结果的评价　对于体外哺乳动物细胞试验阳性结果，应采用证据权重法进行原因分析，必要时进行追加试验。例如，阳性结果是否归因于体内不存在的条件（如pH、渗透压、沉淀物）；阳性结果仅发生在产生最高细胞毒性的浓度；在小鼠淋巴瘤细胞试验中阳性结果发生在相对总细胞生长率（relative total growth，RTG）减少≥80%时；在体外细胞遗传学试验中阳性结果发生于细胞生长抑制≥50%时。

2. 体外试验阴性结果　在评价体外试验阴性结果时，应慎重考虑以下问题：受试物的化学结构或已知代谢是否提示采用的标准体外代谢活化技术（如啮齿类动物肝脏S9）可能不合适；化合物的结构或已知反应性是否提示采用其他检测方法或系统更合适。

（二）体内试验结果的评价

与体外试验相比，体内试验方法具有与人体应用相关的吸收、分布、排泄的优点，而且体内代谢相对于体外试验中的代谢系统更具有相关性。因此，体内试验在遗传毒性试验中具有更重要的意义。如果体外与体内试验的结果不一致，对其中的差异应采用具体问题具体分析的原则进行考虑和分析，如代谢差异、受试物在体内快速排泄等考虑因素。

1.体内试验阴性结果 体内试验结果的意义与受试物在靶组织中是否有足够的暴露直接相关，尤其是当体外试验确定为阳性结果而体内试验为阴性时，或者是当未进行体外哺乳动物细胞试验时更为重要。受试物在靶组织中具有足够暴露的证据包括可疑组织的毒性或者相关毒代动力学资料。如果受试物在靶组织中无法达到足够的暴露量，则常规的体内遗传毒性试验的意义较小。若体外试验未显示受试物有潜在遗传毒性，可采用上述任何一种方法，也可用啮齿类动物吸收、分布、代谢和排泄试验结果来确定体内暴露水平。

2.体内试验阳性结果 体内遗传毒性试验也可能出现假阳性结果，例如由于干扰了红细胞生成而导致微核升高。DNA加合物的试验结果应根据内源性加合物的已知背景水平进行解释分析，与毒性相关的间接作用可能影响DNA链断裂试验（如彗星试验）的结果。因此，评价遗传毒性数据时应考虑所有的毒理学和血液学试验结果。与毒理学改变相关的间接作用可能有一个安全范围，且可能不具有临床相关性。

（三）阳性结果追加研究策略

受试物潜在遗传毒性的评价应考虑所有结果，并认识到体外与体内试验各自的内在价值及局限性。

1.当体外哺乳动物细胞试验为阳性结果时

（1）追加机制与追加体内试验 体外哺乳动物细胞试验为阳性结果且无充分证据以排除生物学相关性时，建议进行追加试验以提供试验证据。可进行附加的体外试验或进行两种合适的体内试验，具体如下。

1）进行附加的体外试验 体外试验可为阳性结果但缺乏生物学相关机制信息的支持，如小鼠淋巴瘤细胞试验中诱导染色体畸变或突变的受试物不是DNA损伤性物质的证据，或者体内可能不相关或可能具有阈值的间接机制的证据（如抑制DNA合成、仅在高浓度时产生活性氧簇等）。体外微核试验阳性结果的追加试验也可采用类似的试验，或者证据还可包含提示染色体丢失/非整倍体的已知机制、着丝点染色试验提示染色体丢失。如果上述机制信息和证据权重分析支持受试物不具有相关的遗传毒性，仅需要一个具有合适暴露证据的体内试验，以确定受试物不具有遗传毒性作用。通常采用体内细胞遗传学试验，并且当对潜在染色体丢失进行追加研究时需进行体内微核试验。

2）进行两项合适的体内试验 通常采用不同的组织，并有支持暴露的证据。如果无充分的证据或机制信息以排除相关的潜在遗传毒性，通常要求进行两项体内试验，需要采用合适的终点指标和合适的组织（通常是两种不同组织），且应在体内获得充分的暴露。终点指标充分合理并且证明有暴露的合适的体内试验的阴性结果，足以证明受试物不具有遗传毒性风险。

（2）依赖于S9的体外试验阳性结果的追加 当阳性结果仅见于S9代谢活化条件下，首先应确认是否是代谢活化的原因而非其他一些不同条件。例如，与非代谢活化培养条件下的≥10%血清浓度相比，S9混合物中血清浓度低或无血清。因此，追加策略的目的是确定体外结果与体内条件的相关性，通常采用肝脏体内试验。

2.对体内微核试验阳性结果的追加　若体内微核升高，应对所有的毒理学资料进行评价，以确定是否是由于非遗传毒性作用所致或非遗传毒性作用是其中的一个作用因素。如果怀疑存在干扰红细胞生成作用或生理学的非特异性因素（如体温偏低或过高），进行一项体内染色体畸变试验更为合适。如果怀疑一个升高的结果，应研究证明该升高是否由于染色体丢失或染色体断裂所致。有证据显示非整倍体诱导作用（如纺锤体抑制剂）具有非线性剂量反应关系。因此，可能可确定该作用是否有阈值暴露，以及确定与临床暴露比较是否存在合适的安全范围。

（四）与致癌性试验的肿瘤发现有关的追加遗传毒性试验

在遗传毒性标准试验组合中呈阴性结果，但在致癌性试验中显示肿瘤发生率升高，而且无充分证据确定是非遗传毒性作用机制的受试物，应在合适的模型上进行附加的遗传毒性试验。为了帮助了解作用方式，附加试验可包括改变体外试验的代谢活化条件，或包括测定肿瘤诱导靶器官遗传学损伤的体内试验，如DNA链断裂试验（如彗星试验或碱洗脱试验）、DNA加合试验（如通过^{32}P-后标记）、转基因突变诱导试验或肿瘤相关基因遗传学改变的分子特征性分析。

五、综合分析与评价

当遗传毒性结果为阳性时，对判断候选药物进入临床试验是否安全应全面考虑安全性资料，包括全面评价所有遗传毒性试验的资料、拟进行的临床试验的人群、性别、年龄、临床适应证等。

对于遗传毒性试验出现阳性结果，但不直接与DNA发生作用的受试物，不全都会带来明显的体内暴露所致遗传毒性的风险。因此，当遗传毒性试验出现阳性结果时，提供有关遗传毒性机制的证据以及这种机制与预期体内暴露的相关性，或者通过试验排除为直接与DNA作用的机制则较为重要。若确认受试物可直接损伤DNA，在非常特殊情况下，可能会被允许用于危及生命的疾病（如晚期癌症），但不能在健康受试者中使用。

第八节　生殖与发育毒性试验

一、概述

生殖与发育毒性研究是药物非临床安全性评价的重要内容，其目的是通过动物实验反映受试物对哺乳动物生殖功能和发育过程的影响，预测其可能产生的对生殖细胞、受孕、妊娠、分娩、哺乳等亲代生殖机能的不良影响，以及对子代胚胎-胎儿发育、出生后发育的不良影响。生殖毒性研究在限定临床研究受试者范围、降低临床研究受试者和药品上市后使用人群的用药风险方面发挥重要作用。拟用于人体的药物，应根据受试物拟用适应证和作用特点等因素考虑进行发育与生殖毒性试验。

ICH 专家工作组 2005 年颁布了指导原则 S5(R2)，即《药品的生殖毒性检测和雄性生育力毒性指导原则》，该指导原则推荐最常用的发育和生殖毒性试验设计分为三段：Ⅰ段，生育力和早期胚胎发育毒性试验；Ⅱ段，胚胎-胎仔发育毒性试验；Ⅲ段，围产期发育毒性试验。对大多数药物而言，采用三段试验方案能够发现药物对生殖发育过程的潜在影响，但根据具体药物情况的不同，也可选择其他的试验方案，原则是能充分反映药物的生殖毒性。无论采用何种试验方案，各段试验之间（给药处理）不应留有间隔，能够对生殖过程的各阶段进行直接或间接评价。当观察到某一作用时，为明确其毒性的性质、范围和原因，判断其剂量-反应关系便于风险评估，应根据具体情况进行后续试验，以明确其毒性的性质、范围和原因等，这不仅有助于风险评估，而且有助于区分受试药物所致不良影响或偶发情况。ICH 和我国药品技术审评中心颁布的相关指导原则对生殖毒性研究进行了系统的阐述，本章节参考了这些指导原则的相关内容。

二、基本概念

1.**生殖毒性** 指对生殖细胞发生、卵细胞受精、胚胎和胎儿形成与发育、妊娠、分娩和哺乳过程的损害作用，是对交配受孕分娩哺育产生正常子代的能力的影响。

2.**发育毒性** 指对胚胎发育、胎仔发育以及出生幼仔发育的有害作用，表现如下。①发育生物体死亡：着床前死亡、早期死亡、晚期死亡；②生长改变，即生长迟缓：生长发育指标比正常对照低；③结构异常：指胎儿形态结构异常，即畸形；④功能缺陷：包括器官系统、生化、免疫等功能的变化。

三、主要研究内容

（一）总体考虑

1.**受试物** 受试物应能充分代表临床研究受试物或上市药品，应采用制备工艺稳定、符合临床研究质量标准规定的样品，一般用中试样品，并注明受试物的名称、来源、批号、含量（或规格）、保存条件及配制方法等。如果由于给药容量或给药方法限制，可采用原料药进行试验。试验中所用溶媒和（或）辅料应标明批号、规格及生产厂家。

2.**受试物药代动力学信息** 在开始生殖毒性试验前掌握受试物在动物体内药代动力学的一些信息，对于动物种属选择、试验设计与给药方案的调整都具有重要的提示作用。药代动力学信息可能来源于非妊娠或非哺乳期动物，研究妊娠或哺乳期动物的药代动力学特征对于评价药物系统暴露与生殖毒性的关系也具有重要意义。

3.**试验系统**

（1）实验动物 在选择动物种属和品系时，应考虑动物的背景资料、实用性、与人体代谢的相关性等，应从受试物、试验方案和阐明试验结果的角度等综合考虑所选择动物种属和品系的优缺点。一般采用与其他毒理学试验相同的动物种属和品系，与其他毒理学试验结果具有可比性。通常选用健康、性成熟的成年动物，雌性动物未经产，个体动物初始体重不应超出平均体重 ± 20%。动物应符合国家有关规定的等级要求，来源、品系、遗传背景清楚，并具有实验动物质量合格证。

大鼠是生殖与发育毒性试验的常用动物，与其他试验结果的可比性高并已积累了大量的背景资料，是生殖毒性试验首选的啮齿类动物。在胚胎-胎仔发育毒性研究中，一般还需要采用第二种哺乳动物，其中家兔已积累了丰富的背景资料，且容易获得和实用，因此家兔是常用的非啮齿类动物。必要时可根据具体情况，选择另一种可替代的非啮齿类动物或第二种啮齿类动物。

（2）其他试验系统　指哺乳动物或非哺乳动物的细胞、组织、器官，体外或体内培养体，这些系统的试验结果有助于作用机理的分析，但缺乏发育过程的复杂性以及母体与生长机体（胚胎）间动态的相互变化。这些试验系统对于候选化合物的筛选、早期生殖毒性探索具有参考意见，但尚不能替代目前生殖毒性试验常用的整体动物。

4.给药方案

（1）剂量选择　可根据已有的研究资料进行剂量设计，包括参考药理学试验、单次给药毒性和重复给药毒性、药代动力学试验、组织分布及受试物的理化性质等信息。为观察毒性的量效关系，至少应设三个剂量组，必要时可增加剂量组。高剂量应出现一些轻微的母体毒性反应或者达到最大可给药量/最大耐受量。低剂量应为生殖毒性方面的未观察到不良反应的剂量水平（NOAEL）。

（2）给药途径　一般情况下，给药途径应与临床拟用途径一致。如果临床拟用给药途径有多种，若研究提示不同给药途径的药代动力学特点（包括组织分布）类似，可考虑采用暴露量较高的给药途径。此外，腹腔注射可能会对子宫或胎仔产生直接作用，故采用妊娠动物进行试验时一般不采用该途径给药。

（3）给药频率　应参考药物的体内药代动力学参数、预期临床给药方案等因素合理确定给药频率。

（4）对照组　应设赋形剂对照组，其给药途径、频率应与受试物组相同。当赋形剂可能产生作用或影响受试物的作用时，还应另设空白对照组。此外，根据具体情况考虑设立阳性对照组的必要性，如新的试验系统、较长时间未进行类似的生殖毒性试验、新的试验设施等。阳性对照组对验证生殖与发育毒性试验技术系统的可靠性具有参考价值。

（二）试验方案

1.试验方案选择的一般考虑　在选择试验方案时，应借鉴受试物已有的或同类药物的药理、毒理和药代动力学资料，特别是生殖毒性方面的信息，优先考虑采用较为成熟的试验设计方案。对大多数药物而言，三段试验方案是常用的试验方案，能够识别有可能发生损害的生殖发育阶段。但根据具体药物情况的不同，也可选择其他能充分反映受试物生殖毒性的试验方案，如单一试验设计或两段试验设计等。无论采用哪种试验方案，各段试验之间（给药处理）不应留有间隔，并可对生殖过程的各阶段进行直接或间接评价。应说明所选择试验方案的合理性。

联合进行多项生殖毒性试验时，应注意在动物成年期和从受孕到幼仔性成熟的发育各阶段给药。为发现给药所致的速发和迟发效应，试验观察应持续一个完整的生命周期，即从某一代受孕到其下一代受孕间的时间周期。为方便试验，可将一个完整生命周期过程分成以下几个阶段。

（1）从交配前到受孕（成年雄性和雌性生殖功能、配子的发育和成熟、交配行为、受精）。

（2）从受孕到着床（成年雌性生殖功能、着床前发育、着床）。

（3）从着床到硬腭闭合（成年雌性生殖功能、胚胎发育、主要器官形成）。

（4）从硬腭闭合到妊娠终止（成年雌性生殖功能、胎仔发育和生长、器官发育和生长）。

（5）从出生到离乳（成年雌性生殖功能、幼仔对宫外生活的适应性、离乳前发育和生长）。

（6）从离乳到性成熟（离乳后发育和生长、独立生活的适应能力、达到性成熟的情况）。

2. 常用的试验方案　常用的试验方案相当于对下述各阶段影响的联合研究：生育力和早期胚胎发育、胚胎-胎仔发育、围产期发育（包括母体功能）（表5-13）。

表5-13　生殖发育试验分段及研究内容

	Ⅰ段	Ⅱ段	Ⅲ段
试验名称	生育力与早期胚胎发育毒性试验	胚胎-胎仔发育毒性试验	围产期生殖毒性试验
研究阶段	A+B	C+D	C+D+E+F
给药期	交配前~着床	着床~硬腭闭合	着床~离乳
观察终点	配子成熟度、交配行为、生育力、胚胎着床前阶段和着床	妊娠期母体毒性、胚胎胎仔死亡、生长改变和结构变化	妊娠期母体毒性、出生前和出生后子代死亡、生长发育改变以及子代的功能缺陷，包括子代的行为、性成熟和生殖功能
毒性评估内容	母体一般毒性、生育力影响、子代发育毒性（死亡）	母体一般毒性、子代发育毒性（死亡、畸形、生长异常）	母体一般毒性、分娩、哺乳、子代发育毒性（死亡、畸形、发育异常、功能性毒性）

（1）生育力与早期胚胎发育毒性试验（Ⅰ段）

1）试验目的　包括上述生命周期的A阶段和B阶段，对雌雄动物由交配前到交配期直至胚胎着床给药，以评价受试物对动物生殖的毒性或干扰作用。评价内容包括配子成熟度、交配行为、生育力、胚胎着床前阶段和着床等。对于雌性动物，应对动情周期、输卵管转运、着床及胚胎着床前发育的影响进行检查。对于雄性动物，应观察生殖器官组织学检查方法可能检测不出的功能性影响（如性欲、附睾精子成熟度等）。

2）动物选择　至少采用一种种属动物，推荐用大鼠。动物数应满足数据分析的需要，通常大鼠不少于20只/性别/组。

3）给药期　一般情况下，交配前给药期可定为雄性动物2~10周，雌性动物2周；雄性动物给药期应持续整个交配期直至解剖，雌性动物至少应持续至胚胎着床（大鼠为妊娠第6~7天）。应对交配前给药期长短的选择进行说明并提供依据。

4）动物处理　雌雄动物按1:1交配。一般情况下，雌性动物在妊娠第13~15天解剖，雄性动物在交配成功后解剖。

5）观察指标

①试验期间：体征和死亡情况，至少1次/天；体重和体重变化，至少2次/周；摄食量，至少1次/周（交配期除外）；交配期间至少每日进行阴道涂片检查，以检查是否对交配或交配前时间有影响；其他毒性研究中已证明有意义的指标。

②终末检查：剖检所有亲代动物；保存肉眼观察出现异常的器官，必要时进行组织学检查，同时保留足够的对照组动物的相应器官以便比较；保存所有动物的睾丸、附睾或卵巢、子宫，必要时进行组织学检查，根据具体情况进行评价；计数附睾或睾丸中的精子数，并进行精子活力检查；计数黄体、着床腺、活胎、死胎、吸收胎。

（2）胚胎-胎仔发育毒性试验（Ⅱ段）

1）试验目的　包括上述生命周期的C阶段至D阶段，妊娠动物自胚胎着床至硬腭闭合给药，评价药物对妊娠动物、胚胎及胎仔发育的影响。评价内容包括妊娠动物较非妊娠雌性动物增强的毒性、胚胎或胎仔死亡、生长改变和结构变化等。

2）动物选择　试验通常采用两种动物：一种为啮齿类动物，推荐用大鼠；另一种为非啮齿类动物，推荐用家兔。应说明动物选择的合理性。妊娠动物数应满足数据分析的需要，通常妊娠的大鼠、兔不少于16只/组。

3）给药期　由胚胎着床到硬腭闭合（即到C阶段末）给药。一般情况下，大鼠为妊娠第6～17天给药，家兔为妊娠第6～19天给药。

4）动物处理　在大约分娩前解剖并检查雌性动物，正常情况下，大鼠约在妊娠第20/21天，家兔约在妊娠第28/29天。检查所有胎仔的存活和畸形情况。当所用技术方法要求分别检查内脏和骨骼改变时，最好每窝分配50%的胎仔进行骨骼检查，50%胎仔进行内脏检查。对于家兔，检测内脏改变，采用新鲜显微解剖技术较适合，此时100%家兔胎仔需进行内脏和骨骼检查。在评价胎仔的内脏和骨骼异常情况时，若高剂量组与对照组无明显差异，一般不需要对中、低剂量组动物进行检查。

5）观察指标　试验期间：体征和死亡情况，至少1次/天；体重和体重变化，至少2次/周；摄食量，至少1次/周；其他毒性研究中已证明有意义的指标。在终末检查时，剖检所有成年动物；保存肉眼观察出现异常的器官，必要时进行组织学检查，同时保留足够的对照组动物相应器官以便比较；计数黄体、着床腺、活胎、死胎、吸收胎；测量胎仔体重、顶臀长；胎仔异常观察（包括外观、内脏、骨骼）；胎盘肉眼观察。

（3）围产期毒性试验（Ⅲ段）

1）试验目的　包括上述生命周期中的C阶段至F阶段，检测从胚胎着床到幼仔离乳给药对妊娠/哺乳的雌性动物以及胚胎和子代发育的不良影响；由于对此段所造成的影响可能延迟，试验应持续观察至子代性成熟阶段。评价内容包括妊娠动物较非妊娠雌性动物增强的毒性、出生前和出生后子代死亡情况、生长发育的改变以及子代的功能缺陷，包括子代的行为、性成熟和生殖功能。

2）动物选择　至少采用一种动物，推荐用大鼠。妊娠动物数应满足数据分析的需要，通常大鼠不少于16只/组。

3）给药期　雌性动物给药期应从着床至哺乳结束（即上述生命周期中的C阶段至E阶

段），通常，大鼠为妊娠第6天至离乳（出生后第21天）。

4）动物处理　雌性动物分娩并饲养其子代至离乳，每窝选择雌、雄子代各1只，饲养至成年，然后进行交配检测其生殖能力。

5）观察指标　试验期间（母体动物）：体征和死亡情况，至少1次/天；体重及体重变化，分娩前至少2次/周；摄食量，分娩前至少1次/周；其他毒理研究中已证明有意义的指标；妊娠期；分娩。终末检查（用于母体，可行时也用于子代）：剖检所有成年动物；保存肉眼观察出现异常的器官，必要时进行组织学检查，同时保留足够的对照组动物相应器官以便比较；着床；畸形；出生时存活的子代；出生时死亡的子代；子代出生时体重；离乳前后的存活率和生长/体重，性成熟程度（雌性胎仔阴道张开时间，雄性胎仔龟头分泌腺张开时间）和生育力，应说明是否进行了窝仔动物剔除（出生后的第4天窝别调整）；体格发育、感觉功能和反射（睁眼、耳廓张开、翻正反射、听觉惊跳反射、空中翻正反射、瞳孔反射等）；行为（自发活动、学习记忆等检测）。

（三）毒代动力学

结合生殖毒性试验进行的毒代动力学试验可以描述实验动物的系统暴露与暴露剂量、暴露时间和生殖毒性之间的关系，分析生殖毒性试验的结果，并利于不同毒理学试验结果间进行科学合理的比较，为临床用药的风险评估提供参考。

毒代动力学数据可以来自生殖毒性试验的全部动物，也可以来自部分动物包括胎仔/幼仔的数据，从而评价药物和（或）代谢产物能否通过胎盘屏障、能否通过乳汁分泌等。可以评价低、中、高剂量组的动物，以便估算高剂量药物在动物体内的动力学过程是否属非线性动力学过程。

四、结果分析与评价

生殖与发育毒性试验与单次给药毒性、重复给药毒性、遗传毒性等毒理学研究有着密切的联系，是药物进入临床研究及上市的重要环节。动物生殖毒性试验的最终目的在于预测人体可能出现的生殖、发育相关的毒性反应。试验结果的分析和评价是试验的必要组成部分，应对研究结果进行科学和全面的分析和评价。

（一）统计分析与报告

选用合适的统计方法对数据进行分析，应说明所选用统计学方法的合理性。"显著性"检验可帮助分析试验结果。结果解释本身必须以生物学的合理性为依据。仅仅因为没有"统计学意义"而认为与对照组结果的差别并非生物学因素所致的推论可能是错误的。从某种程度上讲，认为有"统计学意义"的差别一定与生物性因素有关也可能是不正确的，特别是对那些呈偏态分布的低发生率的异常表现（如胚胎死亡、畸胎），相关各变量的可信区间可提示可能的作用大小。应用统计学程序时，应考虑组间比较所采用的指标单位：通常用窝而不是胎仔个体为单位，若亲代两种性别动物均给药，则用交配对（也即两代试验研究中亲代的配对）为单位。

试验组总体数据的表达形式从生物学角度看是合理的（即避免不真实的精确度），并反映变量的分布情况。各试验数据（如体重、摄食量、每窝的相应数据）用绝对值而不是计算值来表示各数据。

（二）毒性评价

生殖与发育毒性评价一般包括在动物中表现出来的生殖和发育两方面的毒性。当动物实验出现阳性的生殖毒性或发育毒性结果，应评估外推到人体时出现生殖毒性和（或）发育毒性风险的可能性，以下为常规需要分析评价的毒性。

1. 生殖毒性 为可能影响亲代生殖能力的结构和功能性改变，包括对生育力、分娩和哺乳的毒性影响等。

（1）生育力 与给药相关的雄性生殖毒性可表现为生殖器官的退行性改变或坏死、精子计数减少、精子活力或形态学改变、交配行为异常、不能交配、内分泌功能改变或总体生育力降低。

（2）分娩 与给药相关的雌性生殖毒性可表现为生殖器官损伤、配子成熟和释放相关的内分泌调节改变、交配行为异常、不能交配或总体生育力降低。对动物产程和分娩的影响可表现为分娩起始和持续时间的改变。分娩持续时间通常报告为平均每胎耗时或总分娩时间。

（3）哺乳 哺乳期给药后，可能对幼仔产生暴露，也可能改变母鼠的哺乳过程（乳汁质量和数量）或改变母鼠的哺乳行为。

2. 发育毒性 为对子代的毒性影响，包括死亡、畸形（结构异常）、生长异常和功能性毒性等。在很多情况下，子代所表现出来的发育毒性可能是母体毒性所继发的，因此应结合相关毒性研究结果如重复给药毒性试验等，综合判断表现出来的发育毒性是否为母体毒性的继发结果。以下为生殖与发育毒性试验较为重要的分析内容或指标。

（1）死亡 由于发育毒性导致的死亡可能发生于自妊娠早期到离乳后的任何时间（"胚胎－胎仔死亡"仅是发育毒性所致死亡的一种）。阳性结果可能表现为着床前或着床后丢失、早期或晚期吸收、流产、死产、新生仔死亡或离乳后死亡。

（2）畸形 即通常所指的结构异常，表现为子代外观、骨骼或内脏畸形。

（3）生长异常 通常表现为生长迟缓，有时生长过快或早熟也被认为是生长异常。评估生长速率的最常用指标为体重，同时也可测定顶臀长、肛门与生殖器间距离等。

（4）功能性毒性 包括任何正常生理或生化功能的持续改变，但通常仅测定神经行为和生殖功能。常规测定指标包括自发活动、学习记忆、反射、性成熟时间、交配行为和生育力。

（三）综合评价

生殖与发育毒性研究是药物安全性评价与药物整体开发进程的一个有机组成部分，不能与药效学、药代动力学和其他毒理学研究割裂，试验结果应力求与其他药理毒理试验结果互为印证、说明和补充。

在对生殖与发育毒性试验结果进行评价时，应结合多方面信息进行综合分析，如受试物的药学特点，药效学、药代动力学和其他毒理学研究的结果，特别是重复给药毒性试验和遗传毒性试验结果，临床研究受试者人群特征以及已取得的临床研究的结果。生殖与发育毒性试验的阳性结果可能是在生殖毒性或一般毒性试验中出现的，也可能会在人体临床试验中出现。试验结果的评价最终应落实到临床研究受试者范围限定、风险效益评估以及必要防治措施的制定和应用上。

第九节　药物致癌性研究与评价

一、概述

致癌试验是创新药物安全性评价和上市风险控制内容的重要组成部分，主要用于评价新药潜在的致癌性风险，从而评估和预测其可能对人体造成的危害，是安全性评价的重要内容之一。预期临床用药时间至少连续6个月的药物及治疗慢性和复发性疾病而需以间歇方式重复使用的药物一般均需进行致癌试验。另外，某些可能导致暴露时间延长的释药系统或具有潜在致癌潜在风险的情况下，也应考虑进行致癌试验的情况，如受试药物结构或代谢产物与已知致癌物的结构相似、重复给药毒性试验中有癌前病变的证据、原药或代谢产物在体内长期滞留、致突变试验结果为阳性等情况。目前，常规用于非临床安全性评价的遗传毒性试验、毒代动力学试验和毒性机制研究的数据不仅有助于判断是否需要进行致癌试验，而且对于解释研究结果与人体安全性的相关性也较为重要。

当前在国际上对药物致癌试验已制定了相关指导原则，对于预期长期使用的药物要求进行啮齿类动物致癌性试验。人用药品注册技术要求国际协调会（ICH）对致癌试验制定一系列的指导原则，包括药物致癌性试验必要性的指导原则（ICH S1A）、药物的致癌性试验（ICH S1B）、药物致癌性试验的剂量选择（ICH S1C）等。ICH规定预期临床连续用药至少为6个月的药物都应进行致癌试验。在日本，如果临床预期连续用药超过6个月或更长时间，则需要进行致癌试验。但如果存在其他因素，用药少于6个月时也需要进行致癌试验。美国FDA也制定了指导致癌性试验的相关文件，使用超过6个月或更长时间需要进行致癌试验。欧洲的相关技术指导原则规定了需要进行致癌试验的情况，包括患者长期应用的药物，即至少6个月的连续用药，或频繁的间歇性用药以致总的暴露量与前者相似的药物。我国在2010年颁布的致癌试验开展必要性的技术指导原则中规定，预期临床连续用药至少为6个月的药物都应进行致癌试验。通常致癌试验应在药物申请批准上市前完成，若对患者人群存在特殊担忧，在进行大样本临床试验之前完成，对于开发用于治疗尚无有效治疗手段的严重疾病的药物或用于老龄病人群体的药物，可在上市后进行。

美国FDA致癌性评估委员会(Carcinogenicity Assessment Committee, CAC)鼓励在整个致癌性研究计划和实施中与申报方进行互动，包括试验开始之前的剂量选择、评审试验方案和致癌性评价文件、调整剂量和提前终止剂量组、评估试验发现/结果。我国药物审评技术中心也鼓励申报方在试验开展前与其进行充分沟通。

二、主要研究内容

致癌性研究包括一项啮齿类动物长期致癌性试验（通常为大鼠2年致癌试验），加上另一项附加的体内致癌性试验。附加的体内致癌性试验可选择第二种啮齿类长期致癌性试验（小鼠1.5~2年致癌试验）或者短期啮齿类动物致癌试验，如啮齿类启动-促进模型、转基因鼠致癌模型、新生啮齿类动物致癌模型等。当前，转基因鼠致癌模型较为常用。

肿瘤发生率是致癌性试验非常关键性的研究指标，是指一组实验动物中发生某一肿瘤的动物数与该组有效动物数之比。所谓有效动物数指最早出现肿瘤时该组存活动物数。由于内脏肿瘤不易早期发觉，通常将肿瘤引起该动物死亡的时间定为发生时间。肿瘤潜伏期是指从动物接触受试物开始，到出现第一个肿瘤的天数。

（一）长期致癌试验

1.实验动物　动物种属一般多选大鼠（如SD大鼠、Wistar大鼠）、小鼠（如CD-1小鼠、B6C3F1小鼠）。选用啮齿动物的优点包括：对致癌物敏感性高，寿命相对较短，对其生理和病理特征了解丰富，自发肿瘤率的背景资料较全等。同一种属动物不同品系对受试药物致癌敏感性有所不同。在选择动物品系时要选择与人体代谢更相近、敏感、自发肿瘤率较低、背景数据较多且应用广泛的品系。

Wistar大鼠、SD大鼠有大量的自发性肿瘤背景数据，垂体、甲状腺和乳腺肿瘤自发率相对较高，2年生存率相对较低（35%~55%）。Wistar大鼠较SD大鼠体型小，2年生存率更高，自发肿瘤率略低。CD-1小鼠有大量的自发性肿瘤背景数据，2年生存率可超过50%。B6C3F1小鼠也有大量的自发性肿瘤背景数据，2年生存率高达70%~80%。致癌试验应选同等数量的雌、雄两性动物，若临床用药人群为单性别也可选用同一性别的动物进行。

2.给药方案　动物的给药途径应尽可能与拟用的临床途径相一致；如果不同给药途径下代谢及系统暴露量相似，可采用其中一种给药途径开展致癌试验；此种情况下，应充分关注与临床给药途径相关的组织器官（如与吸入剂使用相关的肺部）中受试药是否得到充分暴露，药代动力学分布数据可提供受试药是否得到充分暴露的证据。

经口给予又可分为喂饲法（经饲料或饮水）和经口灌胃两种方法。喂饲法一般将受试物均匀地混合在饲料或饮水中，但一些挥发性药物则不宜混入饲料中。对于化学性质较稳定的受试物，可间隔较长周期配制混合饲料，但对不稳定或反应性较强、易变质的药物则应根据情况临用时配制。灌胃法常用于药物的评价，可较准确地掌握剂量。对于经皮给予的给药途径，一般先剃去背颈部毛后将药物涂抹皮肤，需避免动物舔舐后口服暴露药物。对于临床是皮下或肌内注射的受试药物，也需要采用与临床注射相同的给药途径。

3.分组和剂量选择　致癌动物实验一般设1个对照组和3个给药组，必要时可再设1个给药组或平行增加1个对照组，每组动物数量雌雄至少各50只，确保试验终末有足够数量的存活动物满足统计学分析的要求，即试验组动物主要肿瘤发生率与对照组动物自发肿瘤发生率之间要有足够的统计学显著差异。如果动物数越多、对照组自发肿瘤率越低，则受试药物的试验结果越容易出现显著性差异。

高剂量组原则上要尽可能采用足够高的剂量，但不能因毒性过大影响动物生存寿命，致使大部分动物过早死亡，影响试验结果。一般高剂量的选择可考虑以下几点。①最大耐受剂量（MTD）：致癌性试验中预期产物可耐受的最小毒性作用剂量，包括与对照组相比动物体重减轻不超过10%、有靶器官毒性、临床病理参数的明显改变；②啮齿动物血浆中原型药物和（或）代谢产物暴露量（AUC）为人的25倍；③饱和暴露量；④人用最大推荐量（MRHD）的100倍（以mg/kg计）；⑤最大药效学效应剂量；⑥最高限定剂量1500mg/kg，人用最大剂量不超过500mg/天且该剂量水平的系统暴露量比人体暴露量至少高一个数量级；⑦最大可行的给药剂量。高剂量确定后，中、低剂量组可按一定倍数比例设计，如分别为最高剂量组的1/2及1/4或1/3及1/9，但也需要考虑药代动力学线性特征和饱和情况。

4.试验周期与研究内容 试验持续时间一般为两年（大、小鼠）或一年半（小鼠）。大致可从动物断奶开始，不迟于出生后7~9周，因为动物越年幼对受试物越敏感；而老年动物对诱发肿瘤的反应性较低。此外，较长的试验期使致癌性较弱、潜伏期较长的致癌物有充分发挥其致癌作用的机会。

（1）观察动物存活情况 对实验动物要仔细观察并作好记录，每天至少观察一次，主要观察动物的外表、活动、摄食是否正常；定期观察有无肿瘤，以及肿瘤部位、数目、性质、大小及死亡时间。定期测定体重，可选择性测定摄食量，必要时进行临床病理检查，如疑为白血病时作血液检查。试验过程中无论何种原因死亡的动物都要进行病理剖检。

（2）进行病理检查 无论自然死亡或处死动物均需进行病理检查（大体检查和组织切片观察），组织切片检查应包括所有脏器或组织，肿块以及肉眼观察有明显异常的脏器，应注意癌前病变，通过病理检查确定肿瘤性病变和非肿瘤性病变。

（3）测试终点 评价动物生存情况、肿瘤发生率以及剂量相关性，药物组肿瘤发生率与对照组的统计学差异、肿瘤潜伏期等。根据以上指标进一步计算致癌指数如下：

$$致癌指数 = \frac{肿瘤发生率（\%）}{平均潜伏期（天）} \times 100\%$$

这个参数的意义是肿瘤发生率愈高、潜伏期愈短，则该候选药物致癌性愈强。利用致癌指数可对各种化合物的致癌力进行比较。

肿瘤发生率的统计学分析是一项非常重要的工作。美国FDA于2001年颁布了一项行业指导原则《慢性啮齿类药物致癌性研究的设计、分析和解释的统计学》；OECD于2009年颁布《联合的慢性毒性和致癌性试验》，在这些指南中描述了统计学分析的相关原则与方法。当前，Fisher精确法、Peto法和Poly-K法是常用统计分析方法。

5.结果分析与评价 分析啮齿动物致癌试验阳性结果与人体的相关性时，需要结合药理毒理、药效、药代及机制等信息，从肿瘤多样性、跨种属特性、是否为啮齿类动物特异性肿瘤、体内暴露倍数和安全窗、人体相关性框架等多方面综合判定，权衡临床用药利弊，提示和关注用药风险。

（二）短期致癌试验

国内外较常用的短期致癌试验有：转基因动物致癌试验模型、小鼠肺肿瘤诱发试验、大鼠肝转变灶诱发试验、小鼠皮肤肿瘤诱发试验和雌性SD大鼠乳腺癌诱发试验等，目前较为常用的转基因动物致癌试验模型。转基因动物是指将目的基因导入动物受精卵内，使其与细胞核染色体整合，从而获得携带。该动物模型为快速检测致癌作用药物、研究药物致癌作用机制提供了新手段和方法。利用转基因动物的致癌检测模型可了解基因的改变与肿瘤的关系，进而了解药物的致癌作用机制，目前已经过广泛验证并应用于药物致癌作用评价中，并被各国监管机构认可。

转基因动物致癌试验具有给药周期短（6个月）、动物数较少（每组25只/性别）、自发肿瘤率较低、对致癌化合物敏感等优势。目前常用的动物模型有CB6F1-Tg-ras H_2（TgrasH2）转基因小鼠、p53基因敲除小鼠。其中TgrasH2小鼠对基因毒性和非基因毒性致癌物均较敏感，p53基因敲除小鼠主要对基因毒性致癌物更敏感。转基因小鼠致癌试验一般设1个阴性对照组和3个给药组，另需根据转基因小鼠的自身特点设计阳性对照组；高剂量的设计主要依据最大耐受剂量（MTD），评价方法与2年致癌试验类似。

三、试验结果的评价

当机体可以对受试物有下列一种或多种反应时，要高度关注其致癌风险：①对照组也出现的一种或多种肿瘤，试验组肿瘤发生率增加；②试验组肿瘤发生早于对照组；③与对照组比较，试验组每个动物的平均肿瘤数增加；④试验组与对照组之间的数据经统计学处理后任何一条有显著性差异即可认为受试样品在该试验中的致癌性为阳性。但需要注意，试验组和对照组肿瘤发生率差别不明显，但癌前病变差别显著时，不能轻易否定受试样品的致癌性。

在分析啮齿类动物致癌性试验数据时，要充分考虑影响生物学意义评估的因素，包括肿瘤是良性还是恶性、是否存在剂量-反应关系、是否有肿瘤多样性增加、是否肿瘤的潜伏期减少、是否肿瘤发生率增加真正与治疗相关，并且高于历史对照水平（与研究机构近3~5年背景数据进行对比）。

在分析肿瘤的人体相关性分析一定要非常注意肿瘤多样性和跨种属特性、暴露倍数和安全窗、最大耐受剂量（MTD）、啮齿动物特异性肿瘤、人体相关性框架、实验动物所见肿瘤对人体的指示性、动物所建立的作用模式（MoA）是否适用与人体等综合因素。一些肿瘤是啮齿类动物特异性肿瘤，缺乏与人类肿瘤的关联性，如大鼠胃酸分泌抑制介导神经内分泌肿瘤（质子泵抑制剂、H2受体拮抗剂）、啮齿类动物甲状腺-垂体通路破坏介导的甲状腺瘤、大鼠肝过氧化物酶增殖介导的肝癌等。例如，PPARα/γ双激动剂用于2型糖尿病患者心脏事件的二级预防和血糖控制，在暴露量低于人体暴露量25倍时小鼠中血管瘤/血管脂肪瘤发生率增加。小鼠中血管瘤/血管脂肪瘤与PPAR γ激动作用有关，是机制相关的而非化合物相关。该机制在后续的深入研究中得到制药企业及研究机构等联合证实，与人类致癌性的相关性较小。同类药物PPARα和（或）PPAR γ激动剂也有类似改变，但目前的研究未见在人体中有相关肿瘤发生率的增加，最终分析认为小鼠易于产生血管肿瘤，激活小鼠内分泌细胞而对人体细胞无激活作用，具有种属特异性。阿托伐他汀在临床上用于家族性高胆固醇血症、混合性高脂血症等症。其致癌性在美国FDA、EPA以及制药厂开展了多项啮齿类动物致癌试验中显示其在不同动物种系中可能会诱发一定的自发肿瘤事件，研究显示其在B6C3F1小鼠模型中能够敏感地诱发肿瘤件。美国FDA回顾分析了他汀类药物的不同致癌性试验结果，分析后认为缺乏人体相关性。该类药物仅在B6C3F1小鼠诱发肝脏肿瘤，与其体内的HMG-CoA还原酶活性较低有关。人体肝脏中此酶活性高，且药物不可能达到如此高暴露量，因此认为阿托伐他汀仅在B6C3F1小鼠中诱发肝脏肿瘤，与人体相关性不大。

第十节 药物非临床依赖性研究

一、概述

药物滥用已成为现代社会备受关注的公共卫生问题，联合国毒品和犯罪问题相关组织的报告指出，截至2017年全世界估计有2.7亿人存在药物滥用，这一数字相比2009年上升约30%，说明在世界各国持续加大相关犯罪打击力度的情况下，解决药物滥用的问题仍然任重道远。一些滥用的药物具有中枢神经系统的药理作用，合理使用可以解决临床问题，但滥用却也能导致严重的公共卫生和社会治安问题。药物非临床依赖性研究能支持临床依赖性评估、药政监管措施和说明书撰写，警示滥用倾向，对药物滥用的预防控制具有重要指导意义，是药物非临床安全性研究中独特而重要的一部分。

药物依赖性是指药物长期与机体相互作用，使机体在生理机能、生化过程和（或）形态学发生特异性、代偿性和适应性改变的特性，停止用药可导致机体的不适和（或）心理上的渴求。依赖性可分为躯体依赖性和精神依赖性。躯体依赖性主要是机体对长期使用依赖性药物所产生的一种适应状态，包括耐受性和停药后的戒断症状。阿片类药物、乙醇类、巴比妥类药物易产生躯体依赖。精神依赖性是药物对中枢神经系统作用所产生的一种特殊的精神效应，表现为对药物的强烈渴求和强迫性觅药行为。中枢神经系统兴奋剂通常表现为精神依赖，而躯体戒断症状不明显。

需要进行依赖性研究的药物类型主要包括以下：与已知具有潜在依赖性化合物结构相似的新的化合物；作用于中枢神经系统，产生明显的镇痛、镇静、催眠及兴奋作用的药物；复方中含有已知较强依赖性成分的药物；直接或间接作用于中枢阿片受体、大麻受体、多巴胺受体、去甲肾上腺素受体、5-羟色胺受体、N-胆碱受体、γ-氨基丁酸受体、苯二氮䓬受体等受体的药物；已知代谢物中有依赖性成分；拟用于戒毒的药物；原认为不具依赖性但在临床研究或临床应用中发现有依赖性倾向的药物。我国药品技术审评中心颁布的相关指导原则对药物非临床依赖性研究进行了系统的阐述，本章节参考了这些指导原则的相关内容。

二、基本概念

1.**耐受** 反复使用某种药物以后，机体对药物的敏感性降低，需增大剂量才能产生原有的效应。对一种中枢神经系统抑制剂的耐受甚至可以导致对化学结构不相关的其他中枢神经系统抑制剂的交叉耐受。耐受会加大药物使用剂量而产生相关的伴随症状。

2.敏感性/敏化 与耐受性相反，敏化是指在反复使用药物以后，机体对药物的敏感性提高，药物的效应增强。成瘾药物敏化现象表现为行为反应和自主性觅药动机增强。

3.戒断综合征 在反复地、长期和（或）高剂量地使用某种物质后，停止使用时产生的生理不适和情绪症状。戒断状态是药物依赖的注意指征之一，具体的躯体症状依所用药物而异。

4.滥用 对物质使用的不良适应方式，会导致明显的损害或痛苦，并在长时间内持续或间断复发，常常是成瘾行为的开始。

5.成瘾 个体对某种成瘾物质有强烈的心理渴求及强迫觅药行为，为了获取该物质，可以不择手段和不顾一切地去寻求对成瘾物质的满足。

三、主要研究内容

（一）总体考虑

1.受试物 依赖性试验拟用受试物应能充分代表拟临床试验受试物或拟上市药品，因此该受试物应采用制备工艺稳定、符合临床试用质量标准规定的样品，并附有研制单位的自检报告。一般采用中试样品，并注明受试物的名称、来源、批号、含量（或规格）、保存条件及配制方法等，并附有研制单位的自检报告。如不采用中试样品，应有充分的理由。如果由于给药容量或给药方法限制，可采用原料药进行试验。试验中所用溶媒和（或）辅料应标明批号、规格及生产厂家。

2.试验系统

（1）选择试验系统的依据 为了获得科学有效的依赖性信息，应选择最适合的动物模型或其他试验系统。选择试验系统的因素包括试验系统的药效学反应，如敏感性、特异性和重现性；受试物的背景资料，如药效学、药代动力学等特点；实验动物的种属、品系、性别和年龄等。如果选择特殊的试验系统，应说明原因。

（2）实验动物 非临床依赖性研究常用的实验动物包括小鼠、大鼠、猴等，试验通常选用大鼠、小鼠，对于高度怀疑具有致依赖性潜能的药物，而啮齿类动物实验结果为阴性，或有明确证据表明灵长类动物可预测人体依赖性且啮齿类模型不能充分预测时，则应选择灵长类动物。动物应符合国家有关规定的等级要求。

（3）离体试验系统 可用于支持性研究（如研究药物的活性特点和作用机理）。常用离体试验系统主要包括：离体器官、组织、细胞、亚细胞器、受体、离子通道和酶等。

3.给药剂量 依赖性研究应在一个较宽的剂量范围内进行，可根据不同的试验方法和目的选择不同的给药剂量。我国相关指导原则建议一般采用主要药效ED_{50}的倍数递增或最小有效剂量的倍数递增，同时结合药物的溶解性、毒性及对运动功能、学习能力和记忆能力的影响来设计剂量。美国FDA则推荐以临床拟用最高剂量下达峰浓度及达峰浓度的2~3倍作为剂量设计依据。每个试验至少应设三个剂量组。

4.给药途径 原则上给药途径应和临床一致，尽可能增加静脉给药途径。由于模型的选择或者考虑到以后可能的非临床滥用的不同给药途径，也可考虑增加其他给药途径。

5.对照组 应设立阳性对照和溶媒对照组，如受试物需采用特殊的溶媒溶解，还应增设空白对照。如果受试物为较纯的单一化合物，与其母核结构类似的化合物具有明显的依赖性，则还应选择此化合物为阳性对照药。

（二）试验内容与基本要求

依赖性倾向可以在动物或人体的药物研究过程中反映出来。不同指导原则对行为学试验组合要求略有差异，由于成瘾机制和行为的复杂性，不同受试物的依赖性研究应遵循"具体问题具体分析"的原则。总体来看，非临床药物依赖性研究一般包括神经药理学试验、躯体依赖性试验和精神依赖性试验三部分内容。有强烈精神活性并拟用于改变精神神经活动的药物，应有灵长类动物实验数据。在非临床依赖性研究的阶段性，对于单一化合物，体内神经药理学研究应该在Ⅰ期临床试验前完成。在早期非临床或临床研究中观察到的安全性信息可以为进一步非临床依赖性研究提供参考。更进一步的躯体依赖性和精神依赖性试验应在Ⅱ期临床试验开始前完成，必要时需进行体外试验和依赖性的机理探讨。

1.神经药理学试验 如有早期的体外依赖性试验，所获阳性试验结果应通过体内研究来进一步确认。可利用神经药理学方法，对行为学效应和神经递质进行测定，初步判断受试物有无依赖性倾向，这些内容可通过药效学试验、一般药理学试验或毒理学试验进行观察。充分揭示药物的药理特性之后，需进行潜在躯体依赖性和精神依赖性的研究，同时出现如下三种情况时除外：①在有效浓度范围内，药物与依赖性相关的分子靶点无相互作用，或者虽然观察到药物与相关靶点的结合，但这种结合不会引起相应的功能变化；②体内研究结果未显示出潜在依赖性；③未发现此受试药物具有可能与依赖有关的新的作用机制。

另外，当潜在依赖性的类别和程度已经从体外试验中充分暴露出来（例如一个完全 μ 受体激动剂），就不需再进行进一步的研究。如果发现某药物有可能与依赖有关的新的作用机制，则需要作进一步的研究。

2.躯体依赖性试验 各种有依赖潜力的药物产生躯体依赖症状不同，没有理想的反映躯体依赖性的单一指标，所以需要多种指标来综合评价。生理指标可采用体重、体温、呼吸、摄食量等；在行为学试验中，可采用反映运动功能、学习能力、记忆能力和动机行为改变的指标。指标选择的标准为：适宜在给药前、给药期间和给药后进行动态观察，从而有利于描述机体产生的耐受及敏化的程度、特征及发展过程。

评价药物躯体依赖性的一般试验方法有三种：自然戒断试验、催促戒断试验、替代试验。无论是自然戒断还是催促戒断，动物都会出现一系列程度不同的表现，但不是所有戒断症状在一个受试动物身上都能出现。由于每种方法观察的指标都不相同，可结合药效学、一般药理学表现选择适当的方法。可以采用的试验方法有：小鼠自然戒断试验、小鼠催促戒断试验、大鼠自然戒断试验、大鼠催促戒断试验、大鼠替代试验、小鼠替代试验、猴自然戒断试验、猴催促戒断试验，如采用其他方法，需加以说明。

戒断反应观察主要注意事项：给药剂量、频率和周期应能使动物产生神经适应性反应；戒断反应的观察应该有足够时间和频度，并且注意给药前后的自身比较；自然戒断和催促戒断两种方式都需进行，但可在不同动物模型上进行；尽可能采用仪器检测的客观指标；有依赖性的药物在戒断后往往表现出反跳现象（急性药理学作用相反的症状），在选择观察指标时应加以注意。

3．精神依赖性试验　具有精神依赖性的药物能促使用药者周期性或连续性地出现感受欣快效应的用药渴求，但这是一种主观体验，只能间接用药物所导致的动物行为改变来反映。常用试验方法有：猴自身给药试验、大鼠自身给药试验、大鼠条件性位置偏爱试验、小鼠条件性位置偏爱试验、大鼠药物辨别试验、小鼠行为敏化试验、大鼠行为敏化试验，如采用其他方法，需加以说明。

在自身给药试验中需要注意药物毒副作用相关的无应答期（动物表现出觅药行为之前的一段时间），增加剂量的时间点和替代的程序；自身给药试验中，尽可能结合躯体依赖性试验结果，设计合适的剂量，并至少变换三次剂量；在条件性位置偏爱试验中应使用平衡的试验设计，避免动物天然倾向性影响。

4．体外依赖性试验　强烈的用药渴求和觅药行为是药物依赖最重要的特征，整体动物的行为学试验是非临床研究中评价药物依赖潜力的"金标准"，但动物实验也存在周期长、耗费大的问题，因此高通量、耗时短的体外试验可以用于药物依赖潜力筛选及机理研究。全面的体外受体–配体结合试验可以筛选受试物及其主要代谢产物在中枢神经系统的药理作用靶点。常见的与药物依赖相关的靶点有：多巴胺、5–羟色胺（5–HT）、γ 氨基丁酸（GABA）、N–甲基–D–天冬氨酸（NMDA）、内源性阿片肽、内源性大麻素等神经递质及其受体，离子通道和转运体等。尽管具有中枢神经系统活性的药物通常只对单一靶点具有高亲和力，但当药物浓度升高时，也可能与其他靶点结合产生药理效应。若受体–配体结合试验发现受试物与药物依赖相关靶点存在结合，则提示该受试物可能存在潜在的依赖效应。但需要注意的是，体内神经药理学研究结果对于判断是否具有依赖性有一定的意义，但其结果的评价往往有较大的难度和局限。

（三）试验设计

1．躯体依赖性试验

（1）小鼠跳跃试验（催促戒断试验）

1）原理　短期内重复大剂量给药，然后注射阿片受体拮抗剂，如受试物属于阿片类药物，则动物发生跳跃反应，跳跃次数可反应依赖性程度。

2）动物　是健康成年小鼠。

3）试验步骤　药物剂量常按递增法，有时也配合采用恒量法，给药总量可按镇痛 ED_{50} 的倍数计算。连续给药数天（根据药物镇痛作用的强弱确定给药时间），末次药后 2 小时（以吗啡为例）腹腔注射纳络酮，观察 30 分钟内的跳跃动物数及跳跃次数，还可观察 1 小时内的小鼠体重减轻程度。

（2）大鼠体重减轻试验（自然或催促戒断试验）

1）原理　阿片类药物的戒断症状出现后，大鼠体重减轻，但非阿片类镇痛药和镇静催眠药则无明显作用。阿片类戒断后大鼠体重急剧下降，以戒断后 24~48 小时最明显，是考察阿片类药物躯体依赖性的较好指标。

2）动物 大鼠。

3）试验步骤 每天早、晚相同时间测定大鼠体重，每次测重后按体重给药，每天2次，连续给药数周。剂量根据LD_{50}和ED_{50}及给药途径制定（原则上低剂量应高于药效学有效剂量，高剂量应尽可能高，但不能出现毒性反应）。末次给药后每天测量体重2~3次（与给药次数相同），计算平均值，比较停药前后不同时间的体重变化。催促戒断试验以剂量递增法给药，连续给药1周，末次药后2小时注射拮抗剂，在2小时内每隔30分钟测量体重1次，比较体重下降百分率。也可同时观察大鼠给药后行为变化和体温及自发活动的变化情况，并以第1次给药至反复给药1周内为重要。

4）结果评价 如戒断后大鼠体重急剧下降，则反应受试药具有躯体依赖性。

（3）大鼠替代试验（替代试验、交叉躯体依赖性试验）

1）原理 阿片类药物都有基本相同的药理作用，给动物阿片类药物并使之产生躯体依赖性后停药，代之以受试药，观察动物是否产生戒断症状。

2）动物 大鼠。

3）试验步骤 掺食法连续给以吗啡使动物产生躯体依赖性，5天后以生理盐水、吗啡或不同剂量受试药代替，每8小时给药1次，连续6次。替代前（基础值）及替代后每隔4小时测定体重1次，计算各组大鼠的体重变化，比较替代药物组和吗啡依赖组之间的差异。

4）结果评价 按等效镇痛ED_{50}的倍数计，比较达到同样替代程度的受试药的剂量和吗啡的剂量，可以确定受试药物的躯体依赖性潜力的强弱程度。对体内代谢迅速、皮下给药不易形成依赖性的药物，用掺食法诱发依赖性可以获得较明确的结果。

（4）大鼠攻击试验（自然或催促戒断试验）

1）原理 大鼠对阿片类药物形成依赖性后停药或用拮抗剂催促，可发生戒断症状，易与同笼大鼠发生相互攻击（一般停药后72小时最明显，24小时极不明显；具有间断性的特点，可连续几小时甚至几天）。

2）动物 健康成年大鼠。

3）试验步骤 按递增剂量给药，连续数天，如有依赖性，则停药后大鼠出现体重减轻、摇体、眼睑下垂及扭体等戒断症状；此时如将大鼠同居一笼，则出现嘶叫、对阵和相互攻击现象，甚至受伤致死。一般于停药后72小时进行试验（将动物同居一笼），观察1小时，记录对阵时程和嘶叫，以及攻击和互咬次数。

4）结果评价 本试验可反应吗啡成瘾后脑内多巴胺能神经系统的功能。停药后戒断症状是多巴胺功能亢进的表现，多巴胺受体激动剂可增强攻击反应，所以注意排除药物对多巴胺功能的干扰所产生的假阳性或假阴性。

（5）戒断症状的记分评定（自然或催促戒断试验）

1）原理 动物长期获得阿片类药物后，其中枢神经系统能产生一种适应状态，停药或注射拮抗剂后机体出现一系列生理干扰现象即戒断症状，对这些戒断症状的轻重程度进行综合评分即可判断药物的躯体依赖性潜力。

2）动物 健康成年大鼠，也可以用猴，其中阿片类药物在猴的依赖性表现与人较接近，戒断症状比较易于观察。

3）试验步骤　按剂量递增法并配合恒量法给药，也可用拮抗剂纳络酮催促戒断。自然戒断或催促戒断后观察一系列戒断症状，根据戒断症状的严重程度和持续时间进行综合评分。

4）结果评价　戒断症状的综合评分目前尚无统一标准，可对戒断症状进行全面综合评分，也可对其中主要戒断症状进行综合评分。猴戒断症状可分为轻、中、重、极重4个等级，每一等级的评分可根据症状种类的多少和出现的频率定分，但不能大于级差分值。依赖性潜力的大小可依据等效依赖性剂量来判断，即产生近似依赖状态的剂量来判定，也可按相同的等效镇痛ED_{50}的倍数剂量来比较。

2.精神依赖性试验

（1）自身给药试验

1）原理　药物的精神依赖性可产生对该药的渴求，对觅药行为和用药行为具有强化效应。本试验模拟人的行为，通过主动压杆方式来获得药物，能反映药物的强化效应，可信度较高且可进行定量比较。

2）动物　健康成年大鼠，也可以用猴。

3）试验步骤　动物麻醉后无菌条件下行静脉插管并用马甲背心固定，连接弹簧保护套及转轴，弹簧套内硅胶管与插管相连，转轴使动物在笼内能自由活动，转轴另一端与恒速注射泵及储药系统相连。术后常规抗感染，恢复4~7天后进行压杆训练，使动物形成稳定的自身给药行为。试验过程中注意保持套管畅通。如药物具有强化效应，动物经过短期训练后可产生稳定的自身给药行为，能主动压杆接通注药装置将药物注入体内。

4）结果评价　通过观察是否形成自身给药行为来判断药物是否具有强化效应；由于动物个体差异较大，建议将每只动物自身给药前后压杆次数变化的百分率进行组间统计。

（2）大鼠药物辨别试验

1）原理　依赖性药物使人产生的情绪效应如欣快、满足感等，属于主观性效应。具有主观性效应的药物可以控制动物的行为反应，使之产生辨别行为效应。本试验可判断受试药是否属于阿片类药物以及产生精神依赖性潜力的程度。

2）动物　大鼠。

3）试验步骤　利用辨别试验箱和训练程序训练动物正确压杆，然后通过辨别训练程序使动物产生稳定、准确地辨别吗啡和生理盐水的能力。最后进行替代试验，以不同剂量吗啡和受试药进行替代，观察压杆正确率与剂量之间的关系，然后作出剂量–效应曲线并获得药物辨别试验的半数有效剂量ED_{50}。ED_{50}值越小表明精神依赖性潜力越大。

4）结果评价　药物辨别刺激ED_{50}值越小反映精神依赖性潜力越大；如替代药物不产生训练药物反应，则说明该药不属于吗啡类药物。本试验不适用于阿片类拮抗剂。由于药物辨别刺激并非完全基于药物滥用产生，因此在评价药物精神依赖性潜力方面不如自身给药试验可靠，但在药物主观效应强度的定量比较方面有其优越性。

（3）条件位置偏爱试验

1）原理　根据巴甫洛夫的条件反射学说，如果把奖赏刺激与某个特定的非奖赏性条件刺激（如某特定环境）相关联，反复练习后，后者便可获得奖赏特性。反复几次将动物给药后放在一个特定的环境中，若药物具有奖赏效应，则特定环境就会具有奖赏效应的特性，动物在不给药的情况下依然有对此特定环境的偏爱。

2）动物　大鼠或小鼠。

3）试验步骤　试验装置为黑、白两个互通的盒子，中间有可活动的隔板隔开。动物每天上午、下午（或隔天）分别给受试药和生理盐水各一次，给生理盐水后将动物放入一侧盒子，给药后动物放入另一侧盒子，每次在盒中停留30~40分钟，连续训练数天。测试期当天不给药，将动物放在黑、白盒之间的活动台上，用隔板将黑、白盒半隔开。以动物爬到盒底的瞬间开始计时，记录一定时间内动物分别在两盒内停留的时间。

4）结果评价　如果动物在一侧盒子内停留时间显著延长，则表明其对伴药盒产生位置偏爱，该受试药具有偏爱效应。以吗啡为阳性对照药，比较它们在等效ED_{50}倍数剂量条件下的偏爱效应，或者比较产生相似位置偏爱效应的药物剂量，即可反映该受试药的精神依赖性潜力的强度。本试验的准确性取决于训练次数和每天训练的时间。训练次数越多，条件联系越牢固；时间过短则条件联系不牢固，时间过长则离散度增大。

四、结果分析与评价

科学合理的试验设计对于成瘾性的实施非常重要。在试验设计中，要合理选择阳性对照药物，尽可能选择结构相似和（或）作用机理相似的合适阳性药。所选择的动物要合适，所建立的行为学模型可靠，行为学观察指标要具有灵敏性、特异性和可靠性。在试验过程中注意观察、记录动物异常行为出现的时间、持续时间及作用强度进行观察。

注意统计学差异与生物学差异的情况。统计学差异可判断受试物对考察的试验结果是否存在影响，但由于样本数的限制，动物个体之间行为学表现差异较大，有时可能掩盖真正的生物学差异，故样本数应足够充分。同时还应注意对每个样本试验结果进行分析。对于统计学上的差异，还应结合动物的正常反应加以分析。

对成瘾试验的结果需进行整体和综合评估。比较产生依赖性的剂量与有效剂量、毒性剂量的关系，分析是否存在耐受性以及耐受与依赖的关系，最终根据药物拟定的适应证、有效性，综合分析继续进行临床研究的可行性。总之，在对药物潜在依赖性的风险评估中，应充分利用所有的非临床研究数据，并结合药学、药理学和临床研究信息，进行科学客观的分析和综合评价，以判断受试物是否具有潜在依赖性。

参考文献

［1］梁生旺.中药制剂分析［M］.北京:中国中医药出版社,2003.

［2］郭涛.药物研究与开发［M］.北京:人民卫生出版社,2007.

［3］刘文英.药物分析［M］.北京:人民卫生出版社,2007.

［4］崔福德.药剂学［M］.北京:人民卫生出版社,2003.

［5］Mirshahidi S, Kramer VG, Whitney J B, et al. Overlapping synthetic peptides encoding TPD52 as breast cancer vaccine in mice: prolonged survival［J］.Vaccine, 2009, 27（12）: 1825-1833.

［6］Cruz L J, Cabrales A, Iglesias E, et al.Enhanced immunogenicity and cross- reactivity of HIV-1 V3-peptide and multiple antigen peptides conjugated to distinct carrier proteins［J］. Int Immunopharmacol, 2009, 9（12）: 1452-1459.

［7］Feng Y K, Yang Q H, Liu Y S, et al. The localization of two mimic epitopes of lipopolysaccharide binding protein and the preparation of their tandem multiple antigen peptide［J］. J Immunol Methods, 2010, 362: 60-69.

［8］Brooks N A, Pouniotis D S, Sheng K. A membrane penetrating multiple antigen peptide （MAP） incorporating ovalbumin CD8 epitope induces potent immune responses in mice original research article［J］. Acta Biochim Biophys, 2010, 1798（12）: 2286-2295.

［9］Cui Y, Liu YF, Chen QQ, et al. Genomic cloning, characterization and statistical analysis of an antitumor- analgesic peptide from Chinese scorpion Buthus martensii Karsch［J］. Toxicon, 2010, 56: 432-439.

［10］Meng JX, Yan Z, Wu Y, et al. Preclinical safety evaluation of IFNalpha2a-NGR［J］. Regul Toxicol Pharmacol, 2008, 50（3）: 294-302.

［11］陈贯虹,迟建国,邱维忠,等.多肽药物的研究进展［J］.山东科学,2008, 21（3）: 42-48.

［12］Hage S, Kienlen C P, Octave J, et al. In vitro screening on-amyloid peptide production of plants used in traditional medicine for cognitive disorders［J］. J Ethnopharmacol, 2010, 131: 585-591.

［13］Xu HM, Yin RT, Chen XH, et al. An RGD-modified endostatin-derived synthetic peptide shows antitumor activity in vivo［J］. Bioconjugate Chemistry, 2008, 19（10）: 1980-1986.

［14］Xu HM, Pan L, Ren YL, et al. An RGD-Modified Angiogenesis Inhibitor HM-3 Dose: Dual Function during Cancer Treatment［J］. Bioconjugate Chem. 2011, 22（7）: 1386-1393.

［15］刘国卿.药理学［M］.第2版.北京:中国医药科技出版社,2006.

［16］吕秋军.新药药理学研究方法［M］.北京:化学工业出版社,生物医药出版分社,2007.

［17］厉保秋.多肽药物研发与开发［M］.北京:人民卫生出版社,2011.

［18］章蕴毅.药理学实验指导［M］.北京:人民卫生出版社,2007.

［19］王学娅,张何,宋光熠,等.药理学实验指导［M］.沈阳:东北大学出版社,2006.

［20］杨宝峰,苏定冯.药理学［M］.第7版.北京:人民卫生出版社,2008.

［21］丁虹,杨迎暴,殷明.实验药理学［M］.北京:中国科学出版社,2008.

［22］周宗灿.毒理学教程［M］.第3版.北京:北京大学医学出版社,2006.

［23］袁伯俊,廖明阳,李波.药物毒理学实验方法与技术［M］.北京:化学工业出版社,2007.

［24］周立国.药物毒理学［M］.第2版.北京:中国医药科技出版社,2009.

［25］李波,袁伯俊,廖明阳.药物毒理学［M］.北京:人民卫生出版社.2015.

［26］杜冠华,李学军,张永祥,等.药理学实验指南–新药发现和药理学评价［M］.北京:人民卫生出版社,2001.

［27］景丽丽.RGD靶向溶栓药物的研究进展［J］.心血管病学进展,2010,31（2）:209–212.

［28］奉涛.溶栓药物的临床应用及其进展［J］.临床合理用药,2011,4（6B）:145–146.

［29］刘丽莹,曹梅馨.抗高血压药物药理研究进展［J］.中国医药指南,2011,9(15):40–41.

［30］张杏颜.抗高血压药物的研究进展［J］.临床合理用药,2011,4（6A）:147–148.

［31］王涛,许云.抗高血压药物的分类及简单选用［J］.现代中西医结合杂志,2011,20（20）:2590–2592.

［32］王秀,夏泉.抗凝血药物临床应用的现状及研究进展［J］.安徽医药,2011,15（10）:1189–1192.

［33］王珏,施万印.抗凝抗血小板及溶栓药物的合理应用［J］.介入放射学杂志,2011,20（1）:76–81.

［34］李婷婷,朱若华,蔡光明,等.抗真菌药物的研究进展［J］.中国药房,2010,21（16）:1533–1536.

［35］李若瑜,余进.抗真菌药物研究进展［J］.中国临床医生,2010,38(11):54–56.